模拟神经外科学

Comprehensive Healthcare
Simulation:Neurosurgery

主　编　[美]Ali Alaraj
主　译　杨　军　吕建平　曹志恺　于　涛

山东科学技术出版社
·济南·

First published in English under the title
Comprehensive Healthcare Simulation: Neurosurgery
edited by Ali Alaraj
Copyright © Springer International Publishing AG, part of Springer Nature, 2018
This edition has been translated and published under licence from Springer Nature Switzerland AG.
Simplified Chinese translation edition © 2022 by Shandong Science and Technology Press Co., Ltd.
版权登记号：图字 15-2021-35

图书在版编目（CIP）数据

模拟神经外科学 /（美）阿里·阿拉杰（Ali Alaraj）主编；杨军等主译. -- 济南：山东科学技术出版社，2022.4
 ISBN 978-7-5723-1192-5

Ⅰ.①模… Ⅱ.①阿… ②杨… Ⅲ.①神经外科学 – 计算机模拟 Ⅳ.① R651-39

中国版本图书馆 CIP 数据核字 (2022) 第 035248 号

模拟神经外科学
MONI SHENJING WAIKEXUE

责任编辑：李志坚
装帧设计：孙小杰

主管单位：	山东出版传媒股份有限公司
出 版 者：	山东科学技术出版社
	地址：济南市市中区舜耕路 517 号
	邮编：250003　电话：（0531）82098088
	网址：www.lkj.com.cn
	电子邮件：sdkj@sdcbcm.com
发 行 者：	山东科学技术出版社
	地址：济南市市中区舜耕路 517 号
	邮编：250003　电话：（0531）82098067
印 刷 者：	山东彩峰印刷股份有限公司
	地址：潍坊市福寿西街 99 号
	邮编：261031　电话：（0536）8216157

规格：16 开（210 mm × 285 mm）
印张：20.75　字数：473 千
版次：2022 年 4 月第 1 版　印次：2022 年 4 月第 1 次印刷
定价：260.00 元

丛书主编

Adam I. Levine

Samuel DeMaria Jr.

主 编

Ali Alaraj
Department of Neurosurgery, University of Illinois at Chicago, Chicago, IL, USA

编 者

Aviva Abosch, MD, PhD
Department of Neurosurgery, University of Colorado, Denver, CO, USA

Emad Aboud, MD, IFAANS
Department of Neurosurgery, Arkansas Neuroscience Institute, Little Rock, AR, USA

Talal Aboud
Department of Neurosurgery, Arkansas Neuroscience Institute, Little Rock, AR, USA

Ghaith Aboud, MD
Department of Neurosurgery, Arkansas Neuroscience Institute, Little Rock, AR, USA

Ali Alaraj, MD
Department of Neurosurgery, University of Illinois at Chicago, Chicago, IL, USA

Wafa Alduais
Alshafai Neurosurgical Academy A.N.A, Toronto, ON, Canada

Kaith K. Almefty, MD
Department of Neurosurgery, Barrow Neurological Institute, St. Joseph's Hospital and Medical Center, Phoenix, AZ, USA

Nabeel Saud Alshafai
Alshafai Neurosurgical Academy A.N.A, Toronto, ON, Canada

Rami James N. Aoun, MD, MPH
Department of Neurosurgery, Mayo Clinic, Phoenix, AZ, USA
Precision Neurotherapeutics Lab, Mayo Clinic, Phoenix, AZ, USA
Neurosurgery Simulation and Innovation Lab, Mayo Clinic, Phoenix, AZ, USA

Gregory Arnone, MD
Department of Neurosurgery, University of Illinois at Chicago, Chicago, IL, USA

Adam Arthur
University of Tennessee Health Sciences Center and Semmes-Murphey
Neurologic and Spine Institute, Memphis, TN, USA

Nicholas C. Bambakidis
Department of Neurological Surgery, University Hospitals Case Medical Center, Cleveland, OH, USA

Jaafar Basma
Department of Neurosurgery, University of Tennessee Health Science Center, Memphis, TN, USA

Evgenii Belykh, MD
Department of Neurosurgery, Barrow Neurological Institute, St. Joseph's Hospital and Medical Center, Phoenix, AZ, USA
Department of Neurosurgery, Irkutsk State Medical University, Irkutsk, Russia

Bernard R. Bendok, MD, MSCI
Department of Neurological Surgery, Otolaryngology, and Radiology, Mayo Clinic, Phoenix, AZ, USA
Precision Neurotherapeutics Lab, Mayo Clinic, Phoenix, AZ, USA
Neurosurgery Simulation and Innovation Lab, Mayo Clinic, Phoenix, AZ, USA

Antonio Bernardo
Weill Cornell Medicine, Neurological Surgery, New York, NY, USA

Michael A. Bohl, MD
Department of Neurosurgery, Barrow Neurological Institute, St. Joseph's Hospital and Medical Center, Phoenix, AZ, USA

Denise Brunozzi
Department of Neurosurgery, University of Illinois at Chicago, Chicago, IL, USA

Roukoz Chamoun, MD
Department of Neurosurgery, University of Kansas Medical Center, Kansas City, KS, USA

Fady T. Charbel, MD
Department of Neurosurgery, University of Illinois at Chicago, Chicago, IL, USA

Alexander I. Evins
Weill Cornell Medicine, Neurological Surgery, New York, NY, USA

Kyle M. Fargen
Department of Neurological Surgery, Wake Forest University, Winston-Salem, NC, USA

Mark B. Frenkel
Department of Neurosurgery, Wake Forest Baptist Medical Center, Winston Salem, NC, USA

Aman Gupta, MBBS
Department of Neurosurgery, Mayo Clinic, Phoenix, AZ, USA
Precision Neurotherapeutics Lab, Mayo Clinic, Phoenix, AZ, USA
Neurosurgery Simulation and Innovation Lab, Mayo Clinic, Phoenix, AZ, USA

Rahim Ismail
Department of Neurosurgery, University of Illinois at Chicago, Chicago, IL, USA
Department of Neurosurgery, University of Rochester Medical Center, Rochester, NY, USA

Connie Ju
Department of Neurological Surgery, Case Western Reserve University, Cleveland, OH, USA

Teddy E. Kim
Department of Neurological Surgery, Wake Forest University, Winston-Salem, NC, USA

Ralf A. Kockro
Department of Neurosurgery, Hirslanden Hospital, Zurich, Switzerland

Sabine E. M. Kreilinger
Department of Anesthesiology (MC 515),
University of Illinois Health and Sciences System, Chicago, IL, USA

Chandan Krishna, MD
Department of Neurosurgery, Mayo Clinic, Phoenix, AZ, USA
Precision Neurotherapeutics Lab, Mayo Clinic, Phoenix, AZ, USA
Neurosurgery Simulation and Innovation Lab, Mayo Clinic, Phoenix, AZ, USA

Ali Krisht
Department of Neurosurgery, Arkansas Neuroscience Institute, Little Rock, AR, USA

Amanda Kwasnicki
Department of Neurosurgery, University of Illinois at Chicago, Chicago, IL, USA

Michael Lawton
Barrow Neurologic Institute, Phoenix, AZ, USA

Baruch B. Lieber
Department of Neurological Surgery, Cerebrovascular Research Center, Stony Brook University Medical Center, Stony Brook, NY, USA

Cristian Javier Luciano
Bioengineering, Biomedical and Health Information Sciences, University of Illinois at Chicago, Chicago, IL, USA

Laura Stone McGuire
Department of Neurosurgery, University of Illinois at Chicago, Chicago, IL, USA

J. Mocco
Department of Neurological Surgery, Mount Sinai Hospital, New York, NY, USA

Peter Nakaji, MD
Department of Neurosurgery, Barrow Neurological Institute, St. Joseph's Hospital and Medical Center, Phoenix, AZ, USA

Steven Ojemann
Department of Neurosurgery, University of Colorado, Denver, CO, USA

Edwing Isaac Mejia Orozco
Department of Research and Development, Holo Surgical S.A., Warsaw, Poland

Jonathan R. Pace
Department of Neurological Surgery, University Hospitals Case Medical Center, Cleveland, OH, USA

Jeremy C. Peterson, MD
Department of Neurosurgery, University of Kansas Medical Center, Kansas City, KS, USA

Mark C. Preul, MD
Department of Neurosurgery, Barrow Neurological Institute, St. Joseph's Hospital and Medical Center, Phoenix, AZ, USA

Rudy J. Rahme, MD
Department of Neurosurgery, Northwestern Feinberg School and Medicine and McGaw Medical Center, Chicago, IL, USA

Shivani Rangwala, BS
Department of Neurosurgery, University of Illinois at Chicago, Chicago, IL, USA

Ben Roitberg
Department of Neurological Surgery, Case Western Reserve University School of Medicine, MetroHealth Campus, Cleveland, OH, USA

Hassan Saad
Department of Neurosurgery, Arkansas Neuroscience Institute, Little Rock, AR, USA

Chander Sadasivan
Department of Neurological Surgery, Cerebrovascular Research Center, Stony Brook University Medical Center, Stony Brook, NY, USA

Mithun G. Sattur, MBBS
Department of Neurosurgery, Mayo Clinic, Phoenix, AZ, USA
Precision Neurotherapeutics Lab, Mayo Clinic, Phoenix, AZ, USA
Neurosurgery Simulation and Innovation Lab, Mayo Clinic, Phoenix, AZ, USA

Luis Serra
Galgo Medical SL, Barcelona, Spain

Kushal J. Shah, MD
Department of Neurosurgery, University of Kansas Medical Center, Kansas City, KS, USA

Sophia F. Shakur
Department of Neurosurgery, University of Illinois at Chicago, Chicago, IL, USA

John H. Shin, MD
Department of Neurosurgery, Massachusetts General Hospital, Harvard Medical School, Boston, MA, USA

Konstantin V. Slavin, MD
Department of Neurosurgery, University of Illinois at Chicago, Chicago, IL, USA

Maksim Son
Alshafai Neurosurgical Academy A.N.A, Toronto, ON, Canada

Theodosios Stamatopoulos, MD
Department of Neurosurgery,
Massachusetts General Hospital, Harvard Medical School, Boston, MA, USA
CORE-Center for Orthopedic Research at CIRI-AUTh, Aristotle University
Medical School, Thessaloniki, Hellas, Greece

Barbara Stanley
Department of Anaesthetics, Brighton and Sussex University Hospitals NHS Trust, Brighton, UK

Jay Vachhani
University of Tennessee Health Sciences Center and Semmes-Murphey Neurologic and Spine Institute, Memphis, TN, USA

Erol Veznedaroglu
Drexel Neurosciences Institute, Philadelphia, PA, USA

Talia Weiss
College of Applied Health Sciences, University of Illinois at Chicago, Chicago, IL, USA

Matthew E. Welz, MS
Department of Neurosurgery, Mayo Clinic, Phoenix, AZ, USA
Precision Neurotherapeutics Lab, Mayo Clinic, Phoenix, AZ, USA
Neurosurgery Simulation and Innovation Lab, Mayo Clinic, Phoenix, AZ, USA

Stacey Q. Wolfe
Department of Neurological Surgery, Wake Forest University, Winston-Salem, NC, USA

Henry H. Woo
Department of Neurological Surgery, Cerebrovascular Research Center, Stony Brook University Medical Center, Stony Brook, NY, USA

Vijay Yanamadala, MD
Department of Neurosurgery, Massachusetts General Hospital, Harvard Medical School, Boston, MA, USA

Wei Hsun Yang
Department of Neurosurgery, Arkansas Neuroscience Institute, Little Rock, AR, USA

Dali Yin
Department of Neurosurgery, University of Illinois at Chicago, Chicago, IL, USA

主　译　杨　军　北京大学第三医院神经外科

　　　　　吕建平　华南理工大学附属二院（广州市第一人民医院）神经外科

　　　　　曹志恺　华南理工大学附属二院（广州市第一人民医院）神经外科

　　　　　于　涛　北京大学第三医院神经外科

副主译　王　涛　北京大学第三医院神经外科

　　　　　易序霞　华南理工大学附属二院（广州市第一人民医院）神经外科

　　　　　郑泽龙　华南理工大学附属二院（广州市第一人民医院）神经外科

　　　　　马长城　北京大学第三医院神经外科

　　　　　陈素华　北京大学第三医院神经外科

译　者（以姓氏汉语拼音为序）

　　　　　陈　新　北京大学第三医院神经外科

　　　　　陈晓东　北京大学第三医院神经外科

　　　　　邓敏峰　华南理工大学附属二院（广州市第一人民医院）神经外科

　　　　　韩芸峰　北京大学第三医院神经外科

　　　　　刘　彬　北京大学第三医院神经外科

　　　　　刘维海　北京大学第三医院神经外科

　　　　　李镇宇　华南理工大学附属二院（广州市第一人民医院）神经外科

　　　　　卢恒聪　华南理工大学附属二院（广州市第一人民医院）神经外科

　　　　　林国中　北京大学第三医院神经外科

　　　　　马千权　北京大学第三医院神经外科

　　　　　马凯明　北京大学第三医院神经外科

　　　　　秦文健　中科院深圳先进技术研究院

司　雨　北京大学第三医院神经外科

司伟鑫　中科院深圳先进技术研究院

孙建军　北京大学第三医院神经外科

文　敏　华南理工大学附属二院（广州市第一人民医院）神经外科

涂兰波　华南理工大学附属二院（广州市第一人民医院）神经外科

王　政　广东省模拟医学研究院

吴　超　北京大学第三医院神经外科

嘉志雄　华南理工大学附属二院（广州市第一人民医院）神经外科

姬相天　北京大学第三医院神经外科

黄朝阳　华南理工大学附属二院（广州市第一人民医院）神经外科

谢京城　北京大学第三医院神经外科

杨辰龙　北京大学第三医院神经外科

杨　萱　首都医科大学附属北京同仁医院眼科

于国强　北京大学第三医院神经外科

尹晓亮　北京大学第三医院神经外科

杨　阳　北京大学第三医院神经外科

张　嘉　北京大学第三医院神经外科

张　波　北京大学第三医院神经外科

主译简介

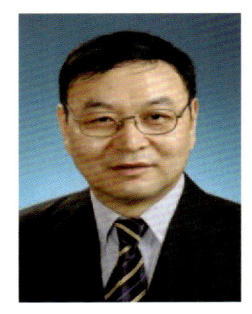

杨军，医学博士（后），教授，主任医师，神经外科、医学技术博士研究生导师，北京大学第三医院神经外科主任，北京大学医学部精准神经外科与肿瘤研究中心主任，北京大学临床科学家，王忠诚医学成就奖获得者。现任中国老年医学学会神经外科分会会长，中华医学会北京神经外科分会副主任委员，中国医师协会微创神经外科委员会副主任委员，中华医学会北京神经外科分会智能神经外科开发与应用学组组长，中华中青年神经外科交流协会副会长，《中华脑血管病杂志》副主编等。师从于我国神经外科创始人王忠诚院士，主要从事颅底病变及脑肿瘤、脑血管、脊髓脊柱及功能神经外科等基础与临床研究。以第一作者和通讯作者在中华级杂志发表论文 65 篇，SCI 收录 20 篇；主编和参编著作、研究生教材等 13 部，主持及参与国家自然科学基金等 20 余项课题，获各级科技奖项 12 项。

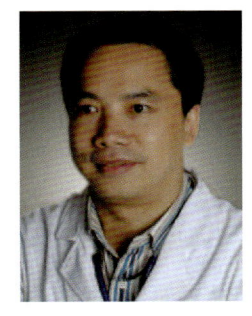

吕建平，医学博士，教授，研究生导师，华南理工大学附属第二医院（广州市第一人民医院）神经外科主任医师，美国华盛顿大学医学院（WUSTL）访问学者，教育部 2021 年全国"百姓学习之星"。现任吴阶平医学基金会模拟医学部主任委员，中国医院协会模拟医学专委会副主任委员兼秘书长，国家医学考试中心模拟虚拟技术考核专家组副组长，广东省医师协会神经外科医师分会副主任委员、创伤重症专业组组长等。主要从事脑血管病领域的基础与临床研究。出版国内首部《模拟医学》综合教材和《简明模拟医学》等专著，主编工信部《虚拟现实医疗应用白皮书》，牵头发起中国模拟医学大会（CMSH），扩大了我国模拟医学教育在国际上的影响力。在国内外学术期刊共发表论文 60 多篇，先后完成国家和省市级科研课题 10 余项，国家专利 6 项。

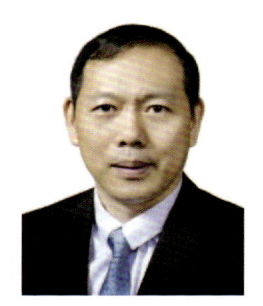

曹志恺，二级主任医师，教授，研究生导师，华南理工大学附属第二医院（广州市第一人民医院）脑系科主任兼神经外科主任。现任国家卫生健康委员会脑卒中防治工程委员会出血性脑卒中外科专业委员会常委，中国老年医学学会神经外科分会副会长，广东省医学会神经外科学分会副主任委员兼脑血管病学组组长，广东省医师协会神经外科医师分会第一、二、三届副主任委员，广东省抗癌协会神经肿瘤专业委员会副主任委员，广州市医学会神经外科学分会主任委员等。精通神经系统肿瘤、脑血管疾病和颅脑损伤的临床诊治，完成各种高难度复杂手术4 000余例，包括复杂脑动脉瘤复合手术、颅内外血管搭桥术，以及垂体瘤、听神经瘤和脑干肿瘤等的切除术，是广东省内开展颈动脉内膜切除术最早和病例最多的专家之一。发表论文50多篇，承担多项国家级和省市级科研课题。

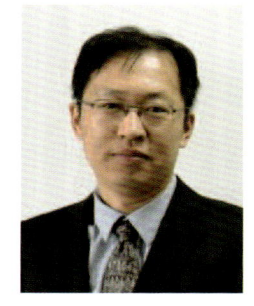

于涛，医学博士，北京大学第三医院神经外科副主任医师。现任北京医学会神经外科分会青年委员，北京医学会神经外科分会神经内镜学组委员、智能神经外科学组委员兼秘书，小儿神经外科学组委员，中国老年医学学会神经外科分会委员兼副总干事等。参编参译论著5部，主持包括北京市自然科学基金、北京大学医学部创新人才基金在内的4项科研项目。主要从事脊髓肿瘤和脊髓脊柱先天性畸形的外科治疗，专注偏瘫、截瘫、脑瘫等功能性脊髓疾病的诊断和脊髓电刺激、FSPR手术治疗等。

内容简介

模拟医学代表未来医学教育改革的发展方向。我国模拟医学学术发展的主要问题之一是缺乏能够及时反映最新思想、观点的书籍和相关文献资料，在神经外科等专科领域的应用推广更为滞后。本书作者来自美国、希腊和西班牙等多个世界知名神经外科中心，翻译团队成员主要来自北京大学第三医院和华南理工大学附属第二医院（广州市第一人民医院），均有多年丰富的临床教学实践经验。

本书涵盖各种神经外科模拟虚拟技术的基本理论和实践应用，重点介绍了神经外科模拟技术发展历史、实体模型模拟、生物模型模拟、虚拟现实模拟和模拟培训课程等，能让读者快速掌握模拟虚拟技术在神经外科各种疾病治疗中的应用，也有助于神经外科领域从业人员和医学生掌握相关模拟技术的基本知识点和实践应用思路。

本书适于全国各大医院神经外科医护人员、医学院校教师、各大医疗机构对医学教育感兴趣的医护人员、医学教育相关部门管理者、医学教育产品研发公司的科研人员以及对医学教育感兴趣的医学生使用，也可作为神经外科模拟教学培训的参考教材。

中译序

  基于传统师徒教学模式的医学教育，受伦理、工作和手术时间等因素的影响，使神经外科医师的实际操作与培训越来越受到限制。由于信息化时代大健康的发展和人民对健康的要求更高，所以临床医师需要不断学习新技术，提升手术操作水平，改革和完善当前医学教育的模式，以顺应时代发展的需要。

  智能技术在新时代神经外科的发展中起到了重要作用。以现代医学与生物学理论为基础，融合大数据、神经网络算法、机器学习、人工智能、虚拟现实、拟人控制等相关医学工程技术，针对神经外科疾病探索人机协同的智能化诊疗方法和临床应用等，构成了智能神经外科技术的主要方面。模拟虚拟技术就是智能神经外科技术的具体应用，提供了一种新的应用思路，即通过利用标准化病人、各种人体模型或虚拟现实设备等，为临床操作训练和考核评估提供一个安全、高仿真和无风险的操作平台。大量研究已证实，模拟虚拟技术训练能强化学员手术技能掌握度和熟练度，快速提升个人、团队和医疗机构的能力。基于此，近年来国内相继引进国外先进的模拟器和高端模拟人，"模拟医学"作为覆盖临床各专业学科、基础医学、公共卫生和护理学等的教学体系，正在引领我国医学教育领域的发展。其中，神经外科由于手术难度大、手术风险高，必然处于这场教学改革的前沿。

  与欧美发达国家相比，我国模拟医学领域可参考的专著不多，在神经外科等专科领域更是如此。我们有幸拜读美国 Ali Alaraj 等教授编写的《模拟神经外科学》，其内容非常全面，理论性和操作性都很强，读者可以从中掌握神经外科模拟虚拟技术等各方面的要点，是少有的经典权威之作，有助于国内神经外科专家了解国外的最新发展状况，对其深入学习和借鉴，必将对我国神经外科模拟虚拟技术的发展起到很好的推动作用。

  本书主译团队包括北京大学第三医院、华南理工大学附属第二医院（广州市第一人民医院）等医疗机构的中青年专家、教授及学者，投入了大量时间和精力，最终将这本书完整译出。推出本书的初衷在于帮助国内神经外科学术界对专科领域模拟虚拟技术的发展状况有深入认识。在此，要特别感谢吴阶平医学基金会和北京市王忠诚医学基金会为本书的版权购买、翻译团队的组建和最终出版提供的巨大支持。愿此译著能对我国神经外科模拟虚拟技术的发展尽到绵薄之力。

囿于翻译团队水平和翻译时间有限，经验尚在积累，拙作瑕疵必多，很难完全达到"信、达、雅"的要求，不一定能完全呈现原作的精确含义，敬请各位前辈、同道批评指正，以待后续再版时完善！

北京大学临床科学家

医学博士（后）、教授、主任医师、神经外科兼医学技术博士研究生导师

北京大学医学部智慧医疗工程与技术学组副组长

北京大学医学部精准神经外科与肿瘤研究中心主任

北京大学第三医院神经外科主任

中国老年医学学会神经外科分会会长

中关村肿瘤微创治疗产业技术创新战略联盟头颈外科委员会主任委员

致 谢

衷心感谢吴阶平医学基金会、北京市王忠诚医学基金会对本书出版的大力支持!

仅以本书献给我的妻子 Mirna 和女儿 Leen、Nour，感谢你们一直以来的支持和关爱，你们是我前进的动力和灯塔。

序

  神经外科学这门艺术从过去到现在一直以来都是代代相传的。在过去，医学界已经利用一些模拟方法来培训即将成为医生的学员，最开始主要在尸体上模拟手术操作过程。现在，随着新技术的进步，我们可以使用的模拟工具更多，针对不同专业已经开发出各种培训模块。在内科专业，模拟模块侧重于查体和紧急情景分析处理；而外科专业则必须结合不同方法来传授手术技能。这导致模拟模块研发面临巨大挑战，因为这些模块需要能够真实地模拟人体解剖、血流动力学、止血以及人体器官的实体特性。神经外科和其他外科专业一样，也存在其独特的挑战。由于手术几乎没有犯错的余地，神经外科实习生必然在学习规划和操作越来越复杂的手术过程中面临巨大的挑战。大脑在解剖上是人体最具挑战性的器官，任何一种手术训练模块都必须考虑头皮、颅骨、脑组织和脑室系统之间的关系，这就增加了模拟模块的复杂性。实际上，神经外科学术团体已经开启了一项非常复杂的挑战，即创造一款在不增加患者手术风险的前提下，将技术技能传授给新住院医生的另类手术技能培训工具。

  在这本《模拟神经外科学》中，我们试图阐明过去、现在以及将来可能有助于我们通过培训提升未来神经外科医生能力的模拟方法。本书将模拟培训工具分为实体模型、生物模型和虚拟现实模型。在每一章中，作者们详细描述了这些模型的特性、当前的应用情况，以及证明它们在培训中应用价值的证据。这些模型的选择应该考虑到有效性、成本效益和可获得性。

  本书对各种模拟模型，包括尸体模拟、"活尸"模拟、逼真的人体模型模拟、显微手术技能训练动物模型和基于计算机的增强现实模拟进行了详细描述。实体模拟器由于成本低廉而具有广阔的应用前景。分段式虚拟现实模拟的优势包括训练特定任务的模拟器：从简单的脑室造瘘手术到脊柱手术器械，以及最复杂的动脉瘤夹闭手术。本书还介绍了3D打印和医学影像3D可视化的作用和未来。这一领域的发展，将使我们在解读医学影像、为医学生传授基础解剖学、制订个体化手术计划以及进行术前手术演练等方面不断进步。

  以上这些模拟方法在不同级别专业课程中发挥了重要作用，并且已经被美国和国际的神经外科协会所采纳。这些课程将模拟相关资源和师资融为一体，已经被证实非常有用。本书的目的在于提供一个平台，让在培的住院医生、在职的神经外科医生和神经外科学术团体可以回顾神经外科模拟培训重要作用的最佳证据。我希望本书能对这个日新月异的（神经外科）领域有所帮助。当然，我也非常乐于得到读者的意见反馈，从而使第二版编写更加完善。

Ali Alaraj

美国，芝加哥

目　录

第一部分　概述

1　模拟医学的历史 ··· 3

第二部分　实体模型模拟

2　神经外科模拟脑室造瘘术 ·· 17
3　实体模拟器在神经血管外科中的应用 ·· 29
4　3D 打印模型在神经外科培训中的应用 ·· 45
5　显微外科吻合术模拟训练：神经外科教育的重要前沿 ·· 62
6　神经血管介入手术模拟 ·· 74

第三部分　生物模型模拟

7　神经外科显微血管吻合训练用生物模型 ·· 85
8　"活尸"模型模拟脑动脉瘤手术 ·· 95
9　尸体模型在脊柱手术模拟训练中的应用 ·· 109
10　模拟在脊髓电刺激治疗慢性疼痛培训中的应用 ·· 121

第四部分　虚拟现实（VR）模拟

11　触觉学概论 ·· 131
12　VR 模拟技术在神经外科培训中应用与评估 ··· 142
13　VR 模拟技术在微创神经外科中的应用 ··· 147
14　沉浸式触屏模拟在神经外科训练中的应用 ·· 171
15　模拟技术在动脉瘤夹闭术前演练中的应用 ·· 183

16	NeuroVR™ 模拟器在神经外科培训中的应用	194
17	模拟在神经解剖和手术入路训练中的应用	201
18	VR 模拟技术在脊柱外科中的应用	224
19	模拟在杏仁核-海马激光消融术治疗内侧颞叶癫痫中的应用	235
20	神经外科可视化与模拟技术的发展前景	242

第五部分　模拟培训课程

| 21 | NREF 神经血管外科模拟培训课程 | 263 |
| 22 | 欧洲神经外科模拟培训经验 | 269 |

第六部分　非手术模拟培训

| 23 | 神经麻醉高仿真模拟培训 | 289 |
| 24 | 神经重症监护模拟 | 296 |

第一部分
概　述

1

模拟医学的历史

Nabeel Saud Alshafai, Wafa Alduais

简介

正如孔子所言"温故而知新",本章致力于探究模拟医学在神经外科领域的发展历史,目的是突出模拟技术从非医学时代发展为神经外科重要培训工具的重要历史背景。

模拟技术早期的军事应用

回顾古代历史,欧洲军事家首先将模拟用于战略决策。公元前500年,希腊人将佩泰亚(图1.1)用于战争游戏,它是一种类似战争的棋盘游戏,用来规划军事战术[1]。象棋被认为是印第安人在6世纪使用的一种战争模拟形式[2],与19世纪普鲁士军队开发的Kriegsspiel(德语,"战争游戏")类似[3]。

尸体模拟的历史

模拟在历史上也曾作为医学教育工具。尸体被认为是解剖模拟的终极版本,至今仍在现代神经外科培训中发挥着不可或缺的作用[4]。最早的医学模拟是在公元前6世纪由希腊克罗顿地区的一位哲学家——Alcmaeon(图1.2)[5]开始的。公元前6世纪后半叶,麦格纳格拉西亚的多数著名医学院都坐落于克罗顿。与当时使用超自然力量和魔法治疗患者的做法不同,这些医学院以科学和实验的方式解决病患问题。Alcmaeon是致力于科学研究的最活跃医生之一,也是克罗顿传统医学领域的一位娴熟的实验家,同时对人类生理学充满兴趣[6]。

公元前275年,查尔斯顿(土耳其公元前335—公元前280年)的希罗菲卢斯创建了亚历山大第一所解剖学学校。他鼓励尸体解剖研究[7, 8],包括识别动脉和神经、运动和感觉神经之间的区别,区分各个脑室、脑神经及脊髓神经,发现并以他的名字命名了硬脑膜窦汇合处(窦汇)[9, 10],认为这些研究会使医学知识得到极大的拓展。

盖伦(公元129~200/216)是公认的历史上仅次于希波克拉底的医生[11]。他的研究进一步阐明了人体结构[12, 13]。罗马法律从公元前150年起禁止解剖人类尸体,因此盖伦在活的或死的动物身上进行解剖(图1.3),认为这些动物解

N. S. Alshafai (✉) · W. Alduais
Alshafai Neurosurgical Academy A.N.A,
Toronto, ON, Canada

© Springer International Publishing AG, part of Springer Nature 2018
A. Alaraj (ed.), *Comprehensive Healthcare Simulation: Neurosurgery*,
Comprehensive Healthcare Simulation, https://doi.org/10.1007/978-3-319-75583-0_1

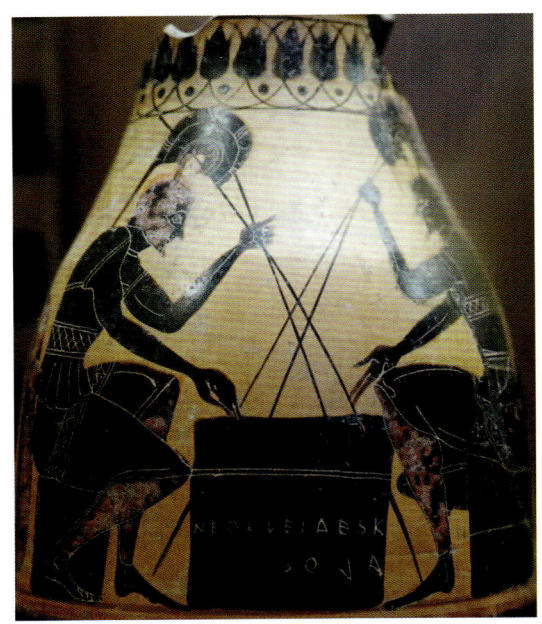

图 1.1　阿基里斯和阿贾克斯在玩棋盘游戏佩泰亚[16]

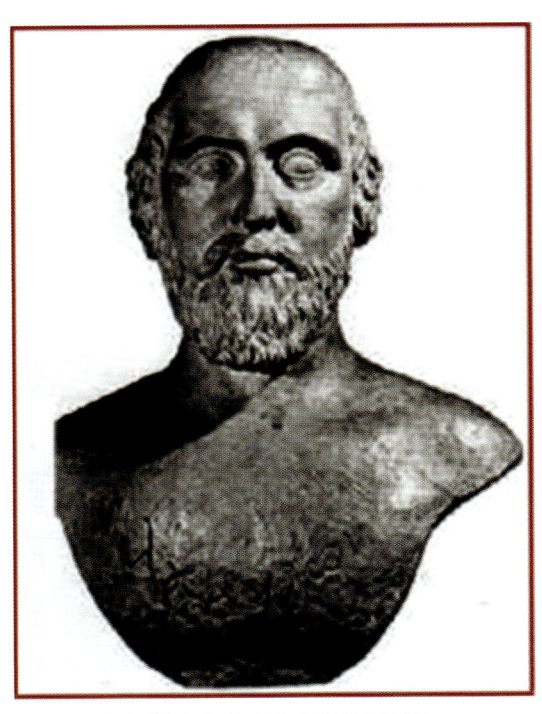

图 1.2　罗马大学（意大利）医学博物馆 Alcmaeon 雕塑（G. Arcieri 捐赠）[89]

剖结构与人类相似[14]。在他死后约 1 500 年里，学医学就是学习盖伦的学说[13]。尽管他在动物身上的解剖实验使他对循环系统、神经系统、呼吸系统和其他结构有了更全面的了解，但其对呼吸和循环系统的描述仍存在错误，后来这些错误由阿拉伯医生 Ibn al-Nafis 纠正[16]。对于 Ibn al-Nafis 是否通过解剖得出关于肺循环的结论，现仍存争论。有观点认为，他一定解剖或者观察了人体心脏，从而可以准确描述所见[17]。

莱昂纳多·达·芬奇（1452~1519）在安德烈·德尔·韦罗基奥处做学徒时就开始了人体解剖学研究。作为一位成功艺术家，达·芬奇获得了解剖人体尸体的许可。在对尸体解剖过程中，他对肌肉、肌腱和其他可见的解剖特征进行了大量研究，并很快成为解剖图谱绘制大师[18]（图 1.4）。同时，他为一篇解剖学论著绘制了 240 多幅详细图画，用约 13 000 字对其进行了详细描述，并用融化的蜡制作了脑室模型[19]。

安德雷亚斯·维萨里（1514~1564；他精心撰写的专著构成了现代人体解剖学研究的基础；图 1.5）参与了 Giunta 新版的《盖伦作品集》的编辑，并由此开始撰写基于他自己的解剖学文稿[21]。1543 年，维萨里定居在巴塞尔，帮助 Johannes Oporinus 出版了七卷本的《人体结构》，这是一部开创性的人体解剖学著作[22]。

人造实体模型在模拟中的应用历史

最早的医学模拟器是患者的一些简单模型。自古以来，人们就用黏土和石头制作模型来说明疾病的临床特征及其对人体造成的影响。许多古代文明和大陆上都发现了类似的模型。这些模型在一些文化中被用作"诊断"工具，以允许当时的女性找男医生咨询。如今，这种模型依然用来帮助学生学习肌肉骨骼系统和器官的解剖[24]。

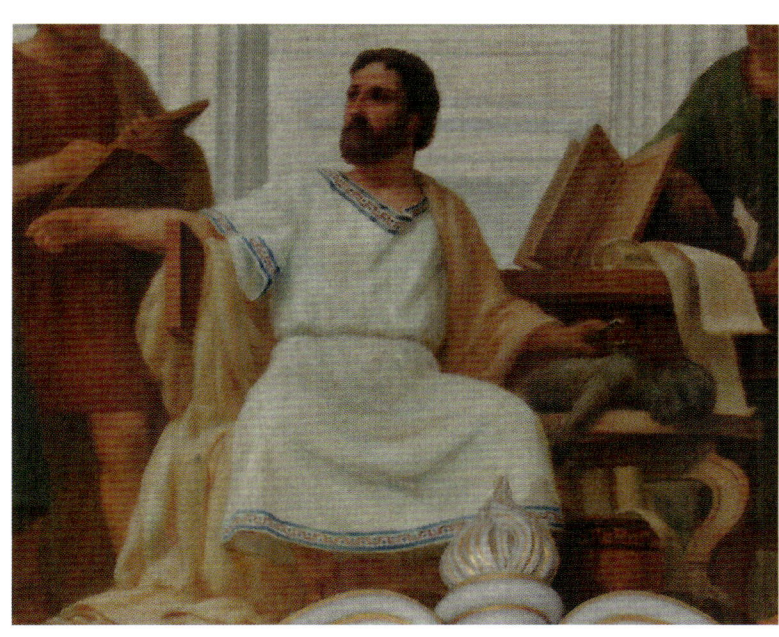

图 1.3 盖伦解剖猴，Veloso Salgado 绘于 1906 年[15]

为了克服尸体模型在医学培训中的局限性，能够再现人体反应的塑料实体模型应运而生。"复苏安妮"（Resusci-Anne，图 1.6）是由挪威出版商和玩具制造商挪度公司于 20 世纪 50 年代开发的心肺复苏假人[25]。Resusci-Anne 的出现是医学模拟史上最重要的事件之一，设计初衷是为了练习口对口呼吸，假人的脸则是根据那位著名的法国塞纳河溺水女孩的脸设计的[26]。

20 世纪 60 年代末，南加州大学的亚伯拉罕逊和邓森发明了第一台麻醉模拟器（Sim One），是一种计算机控制的人体模型[27]。该模型具有复杂的功能，可以呼吸，有血压、心跳、颞动脉和颈动脉同步搏动，能张开和闭上嘴，可以眨眼；能通过面罩或导管给药，并对 4 种静脉注射的药物和 2 种气体（氧气和氧化亚氮）做出反应。其生理反应是通过计算机编程即时"自动"发生的[28]。然而，由于成本高，SimOne 在当时并没有得到太多的认可。

1968 年，迈阿密大学医学院的迈克尔·戈登医生在美国心脏协会的科学会议上以"心脏病患者模拟器"为题的演讲中首次展示了哈维心血管病患者模拟器（图 1.7）。它是一种人体正常尺寸的模型，可以模拟 27 种心脏疾病，同时还可以进行各种体格检查，包括听诊 4 个典型区域的心音，测量血压、双侧颈静脉波形，这些都随呼吸变化。哈维心血管病患者模拟器能够通过改变血压、呼吸、脉搏、正常心音和杂音来模拟各种心脏疾病[29]。

20 世纪 80 年代末，斯坦福大学医学院的大卫加巴博士和同事研发了综合麻醉模拟器，简称 CASE 1.2，这也是第一种可以观察医生麻醉能力表现的模拟器[31]。与此同时，由佛罗里达大学迈克古德博士带领的多学科团队在格拉文斯坦博士指导下开发了 Gainesville 麻醉模拟器（GAS）。这个想法源于对麻醉住院医师进行基本临床技能培训的兴趣[32]。自那时起，不同国家开发了许多其他类型的模拟器，如英国开发了 ACCESS（麻醉计算机控制紧急情况模拟器），用于部分麻醉技能的基础培训[33]。

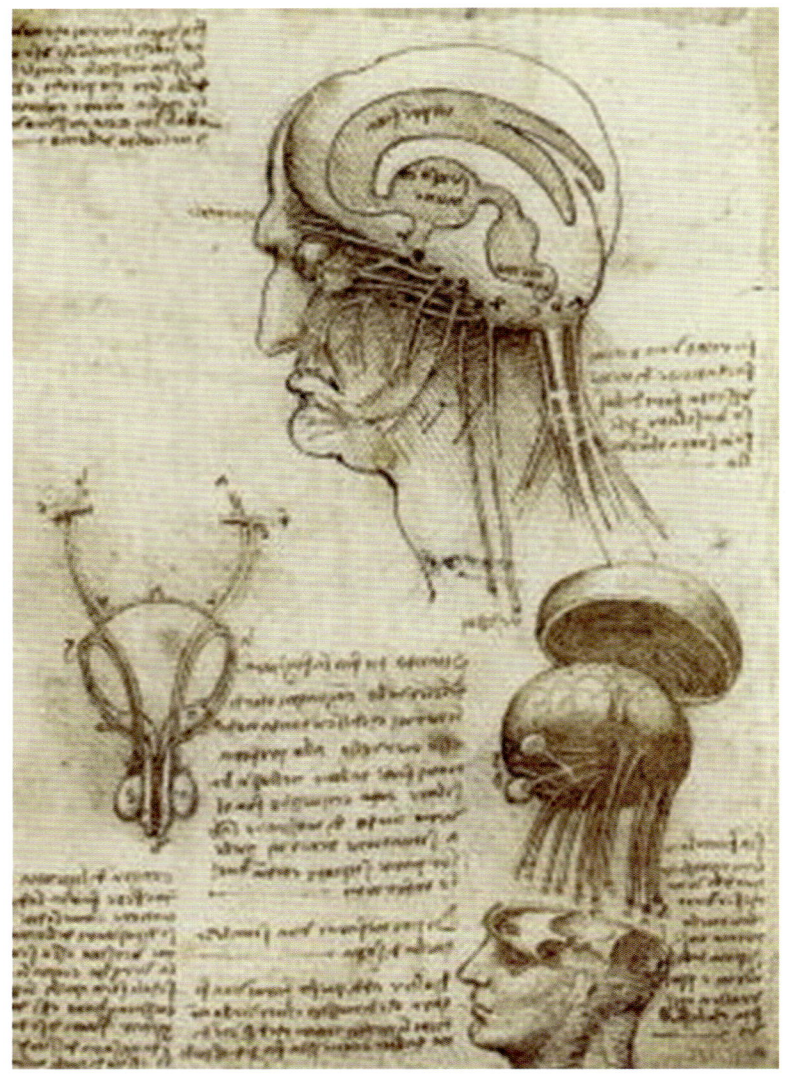

图 1.4　莱昂纳多的大脑和颅骨素描（1510）[20]

2012 年，高仿真的 Rowena（神经外科模拟手术培训工作站）面世。它有一个拥有所有外部特征和体表标记的完整头部，由仿真材料分别模拟头皮、骨和硬脑膜，后两层包括主要骨缝和血管标志。研究者们都致力于使这些层次结构尽可能真实，尤其是当它们"结合"在一起时，可以如真实结构层次一样被切开。Rowena 没有金属成分，因此可以行 MRI 扫描。首先开发的 Rowena 是成人模型，然后进一步开发了儿童模型[34]。

手术模拟的历史

Gillies 和 Williams 于 1987 年首次出版了关于模拟纤维内镜培训的论著[35]。Baillie 等于 1988 年发表了计算机模拟用于 ERCP 基本技能教学的论文[36]。在不同的医学领域，包括神经外科，已经开发了大量手术模拟器。最早的模拟神经外科手术的模型是在 2000 年由 Phillips NI 等开发的，用于模拟脑室穿刺置管[37]。多年来，手术模拟技术已逐步发展并应用于神经外科的各个亚专业（表 1.1）。

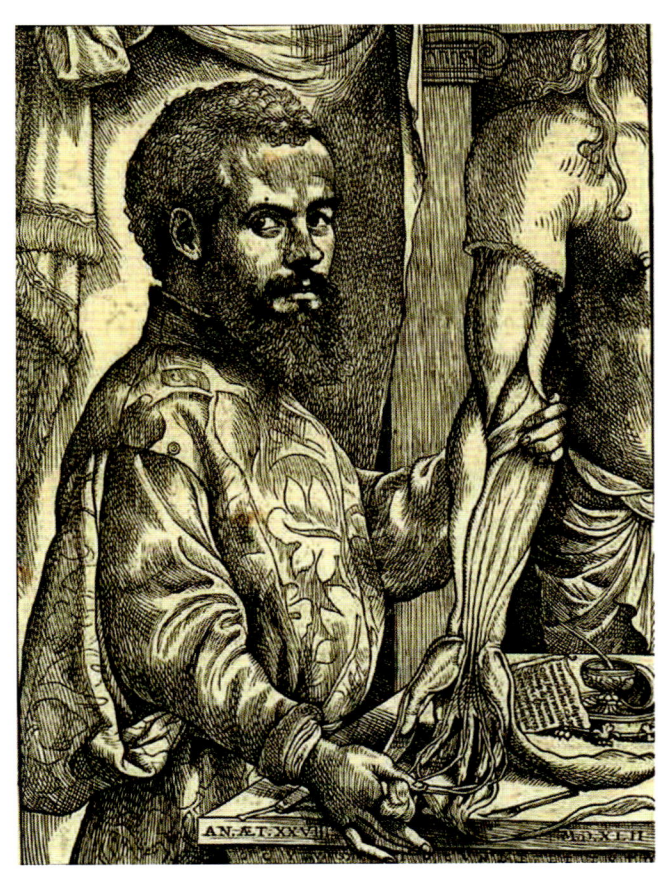

图1.5 现代人体解剖学奠基人安德雷亚斯·维萨里（1514~1564），带来了更多系统尸体解剖知识[23]

人体模拟器的使用历史

1963年，美国南加州大学的一位神经病学家首次提出在医学生见习期间用"患者演员"的概念来教授学生——演员们经过指导后，表演不同的病症——这也是标准化病人的原型[69]。在20世纪70年代，"患者导师"（有慢性病且稳定的患者）被用来教授医学生的查体和诊断技能。1993年，美国医学院校协会赞助了一项关于使用标准化病人模拟的医学院调查，表明多数美国医学院都采用这种方法进行教学。加拿大医学委员会于1993年率先将标准化病人检查纳入许可[70]。

2010年，Musachio等阐述了一项使用患者模拟器对神经外科实习生进行危重症监护培训的项目，包括的病症有脊髓休克、闭合型颅脑损伤和脑血管痉挛等。从他们的经验可以看出，神经外科重症监护模拟器能强化住院医师和医学生危重病护理教育，在安全情境下学习危重症的处理[71]。

航空模拟与神经外科模拟

目前的医学模拟主要是建立在20世纪初航空业最初使用的那些模拟器上的。据我们所知，第一个被报道的航空模拟器是1909年由法国一家制造商生产的安托瓦内特双翼飞机[72, 73]。

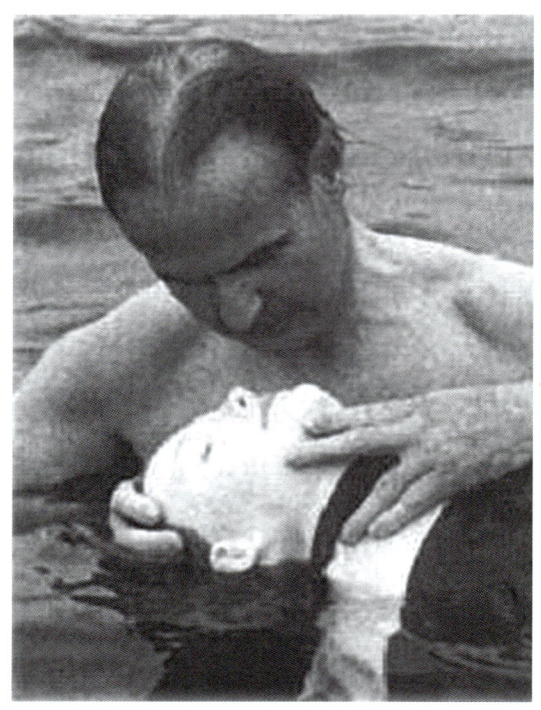

图 1.6 挪度公司的复苏安妮（1970）[26]

1928 年，Edwin Link（图 1.8）发明了第一个飞行模拟器，也就是"蓝盒"飞行训练器的原型。他相信有一种更简单、更安全、更便宜的方法来学习如何飞行[74]。Link 在 1930 年开办了自己的飞行学校，以展示教练机（模拟器）的教育价值。

1934 年，在经历了几次灾难性事故之后，军队购买了 6 个 Link 模拟器来进行培训。在第二次世界大战中，全世界对教练机的军事需求增加了，这也促进了其他版本 Link 模拟器的出现：天体导航教练机、轰炸机机组教练机和第一代飞机专用模型[76]。1955 年，民航业开始采用模拟技术进行培训，而（美国）联邦航空管理局要求对模拟进行重新认证，以保留商业飞行员的执照。20 世纪 50 年代末，计算机的诞生提高了飞行模拟的复杂性和真实感[77]。我们花了将近一个世纪才制造出今天使用的精密飞行模拟器。

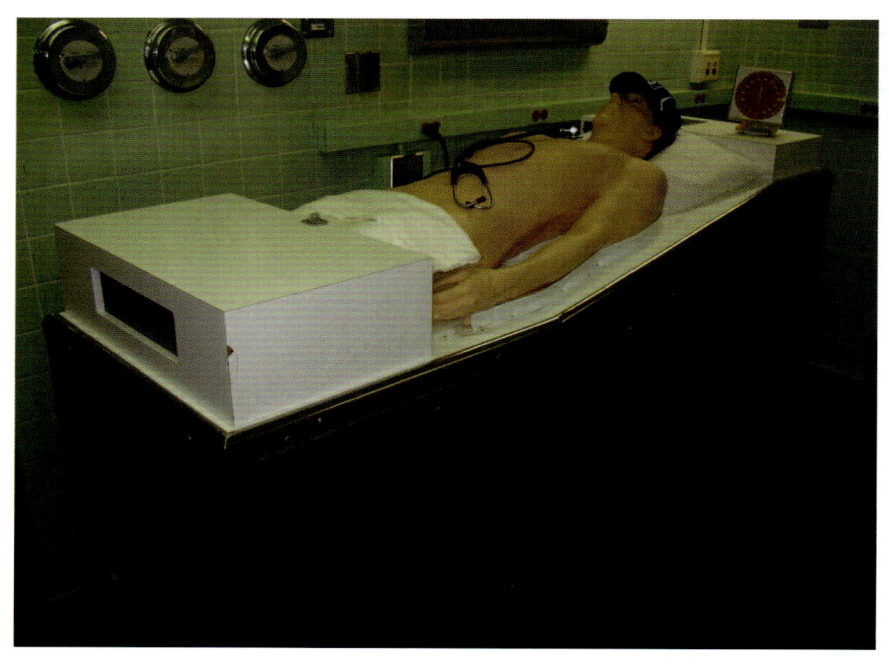

图 1.7 哈维心血管病患者模拟器（旧版本）[30]

表 1.1 不同神经外科亚专业的手术模拟

亚专业	手术模拟
普通和急诊神经外科	一般技能包括手术技术和急诊手术模拟器[38]、神经外科重症监护模拟器[39]、VR 止血模拟器[40] 国家首都地区模拟中心（马里兰州贝塞斯达军警大学）开发的颅骨钻和外伤开颅手术模拟器，用于指导处理颅脑创伤的住院医师和军队医师[41] 急诊神经外科手术，包括脑室造瘘术和去骨瓣减压术[42] 脑室造瘘模拟器，包括具有触觉反馈的虚拟现实模拟器和混合现实模拟器[43-45]
脊柱神经外科	ImmersiveTouch（ImmersiveTouch 公司，芝加哥，美国）：一种结合了触觉技术，即 Sensimmer 的虚拟现实平台，内含有腰椎椎弓根螺钉植入模型[90] 患者个体化脊柱手术混合现实模拟器[46] 经皮椎体成形术虚拟现实模拟器[47]
血管神经外科	带有彩色液体血流的尸体模型模拟活体手术[48] 人胎盘模拟动脉瘤夹闭和血管介入治疗[49,50] 血管搭桥模拟器[51] 基于模拟器的血管造影[52] 复杂动脉瘤模拟器[53-55]
小儿神经外科	计算机辅助三维可视化仿真系统在三角头畸形儿童患者行额眶重塑手术中的应用[91] 小儿神经外科解剖模拟器（ASPEN；Pro Delphus，圣保罗，巴西）[55] 儿童腰椎疾病的合成模拟器[56]
肿瘤切除及颅底	Dextroscope 模拟器可以模拟血管病变，脑神经减压术，肿瘤切除和癫痫手术[57] Neuro Touch Cranio（脑肿瘤切除虚拟现实模拟器）[58] Voxel-Man Group（德国，汉堡）开发的 VR 颞骨模拟器[59]
微创神经外科	ROBO-SIM：微创神经外科中的机械手辅助虚拟手术[60] 虚拟神经内镜系统用于外科计划，称为 VIVENDI[61] Neurtouch Endo：VR 平台是通过触觉工具操纵器整合触觉反馈的经蝶内镜手术模拟器[62]
立体定向神经外科	Monte Carlo 模拟用于足量 SRS 治疗的三维测量工具[63] 机器人放射外科系统[64] Hamamoto 等介绍的一种用于估算视辐射耐受剂量的纤维示踪模拟器[65] 三叉神经痛经皮立体定向毁损术的患者个体化混合现实模拟器[46]
功能神经外科	Nowinski 等介绍的一种基于 MR 成像的脑和血管结构三维立体定向重建的 DBS 模拟系统[66] 颅内电极植入治疗癫痫[67,68]

飞行模拟的原理也同样适用于辅助外科医师培训。基于计算机的手术模拟最初仅限于使用文本和静态图像来呈现案例情景，再通过树状贝叶斯法做出相应的回应[78]。第一种基于图像的交互式计算机虚拟现实模拟技术，是由 Jaron Lanier（计算机哲学作家、计算机科学家、视觉艺术家和古典音乐作曲家，图 1.9）于 1987 年开发的[79,80]。

医学领域最早的虚拟现实模拟器之一是由 Scott Delph 和 Joseph Rosen 开发的腿部模拟器，用于练习跟腱康复，并展示该过程对步态的影响[81]。约在同一时间，Lanier 和 Satava 开发了

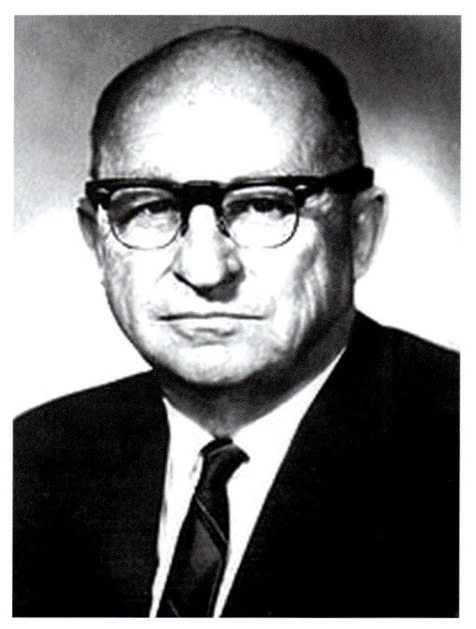

图 1.8 Edwin Link[75]

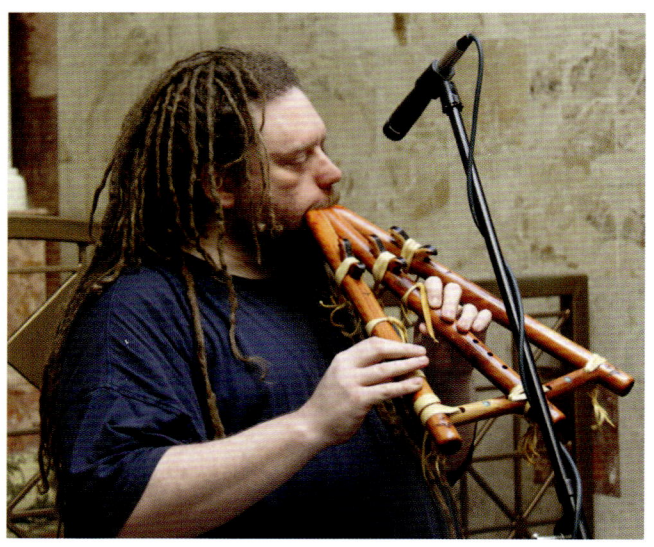

图 1.9 2009 年 6 月，Lanier 在记忆花园夏至音乐会上表演[80]

第一种用于普通外科手术培训的 VR 模拟器，虽然他们把它视为模拟器的初级版本，但是他们相信就像飞行模拟器在航空领域的作用一样，VR 模拟器必将成为普通外科教育基地的基本设备[82]。

第一种商业上成功的手术模拟器是由 Seymour 等开发的 MIST-VR（微创外科虚拟现实训练器）[83]。耳鼻喉科鼻窦手术模拟器是早期最先进的模拟器之一，由 Lockheed Martin Corporation 公司开发。该公司也制造了最早的航空模拟器[84]。

由 Immersion Medical 公司开发的血管介入模拟训练器（VIST），被认为是最复杂的混合模拟器。最早的混合模拟器是由 HT Medical 公司制造的，但最成功的是 Simbionix 公司于 2000 年开发的一套胃肠道（GI）内镜模拟器[78]。

运动跟踪模拟器最早由伦敦帝国理工学院开发。Darzi 等（2001）开发了帝国理工学院手术评估设备（ICSAD），并证明可以通过测量"运动信号"定量跟踪手的运动（见下文）[85]。眼动仪由 Mylonas 和 Darzi 及其同事于 2004 年在帝国理工学院开发成功[86]。

2007 年，又出现了新的模拟类型，即将模拟直接融入机器人手术系统的工作站，如 Intuitive Surgical 公司的达·芬奇手术机器人[87]。模拟器动力学建模已经在其他范例中得到了广泛应用，如火箭发动机和核爆炸的建模。在这些领域中开发的许多算法都被简化以用于实时环境，并且被证明在解决动态触觉问题时也很有用[88]。

参考文献

1. Smith R. The long history of gaming in military training. Simul Gaming. 2009;41:6–19.
2. Murray HJR. A history of chess: the original. 1913th ed. New York: Skyhorse Pub; 2012.
3. Robison RA, Liu CY, Apuzzo ML. Man, mind, and machine: the past and future of virtual reality simulation in neurologic surgery. World Neurosurg. 2011;76(5):419–30.
4. Moore KL. A history of anatomy: The post-Vesalian era.

Clinical Anatomy. 1998;11(4):284–284.
5. Debernardi A, Sala E, D'aliberti G, Talamonti G, Franchini AF, Collice M. Alcmaeon of Croton. Neurosurgery. 2010;66(2):247–52.
6. Bradley P. The history of simulation in medical education and possible future directions. Med Educ. 2006; 40(3):254–62.
7. Ghasemzadeh N, Zafari AM. A brief journey into the history of the arterial pulse. Cardiol Res Pract. 2011;28: 2011.
8. Potter P. Herophilus of Chalcedon: an assessment of his place in the history of anatomy. Bull Hist Med. 1976; 50(1):45.
9. Wiltse LL, Pait TG. Herophilus of Alexandria (325–255 BC): the father of anatomy. Spine. 1998;23(17):1904–14.
10. King LS. Doctors: the biography of medicine. JAMA. 1988;260(18):2729–30.
11. Kunkler K. The role of medical simulation: an overview. Int J Med Rob Comput Assisted Surg. 2006;2(3):203–10.
12. Limbrick DD Jr, Dacey RG Jr. Simulation in neurosurgery: possibilities and practicalities: foreword. Neurosurgery. 2013;73:S1–3.
13. Aufderheide AC. The scientific study of mummies. Cambridge: Cambridge University Press; 2003.
14. By Veloso Salgado – NOVA Medical School | Faculdade de Ciências Médicas da Universidade Nova de Lisboa, Public Domain. https://commons.wikimedia.org/w/index.php?curid=59771497.
15. https://commons.wikimedia.org/wiki/File:Claudius_Galenus_(1906)_-_Veloso_Salgado.pnghttps://en.wikipedia.org/wiki/Achilles#Achilles.2C_Ajax_and_a_game_of_petteia.
16. Rocca J. Galen on the brain: anatomical knowledge and physiological speculation in the second century AD. Studies in ancient medicine. 2003;26:1.
17. Le Floch-Prigent P, Delaval D. The discovery of the pulmonary circulation by Ibn al Nafis during the 13th century: an anatomical approach (543.9). FASEB J. 2014;28(1 Supplement):543–9.
18. Da Vinci L. The notebooks of Leonardo da Vinci. Courier Corporation; 2012.
19. Jones R. Leonardo da Vinci: anatomist. Br J Gen Pract. 2012;62(599):319-319.
20. By Leonardo da Vinci., http://www2.warwick.ac.uk/fac/med/study/ugr/mbchb/societies/surgical/events/invited_lecture_-/, Public Domain, https://commons.wikimedia.org/w/index.php?curid=52376553.
21. Rehder R, Abd-El-Barr M, Hooten K, Weinstock P, Madsen JR, Cohen AR. The role of simulation in neurosurgery. Childs Nerv Syst. 2016;32(1):43–54.
22. Catani M, Sandrone S. Brain renaissance: from Vesalius to modern neuroscience. Oxford: Oxford University Press; 2015.
23. By Attributed to Jan van Calcar – Page xii of De humani corporis fabrica (1534 edition), showing portrait of Andreas Vesalius. Original scan of page cropped to show portrait alone, contrasted slightly to 70 in Microsoft Photo Editor. The original book from which the scan arises is a copy of the 1543 edition stored in the collection of the U.S. National Library of Medicine, a division of the National Institutes of Health (NIH)., Public Domain. https://commons.wikimedia.org/w/index.php?curid=425785
24. Meller G. A typology of simulators for medical education. J Digit Imaging. 1997;10:194–6.
25. Rosen KR. The history of medical simulation. J Crit Care. 2008;23(2):157–66.
26. Cooper JB, Taqueti V. A brief history of the development of mannequin simulators for clinical education and training. Qual Saf Health Care. 2004;13(suppl 1):i11–8.
27. Denson JS, Abrahamson S. A computer-controlled patient simulator. JAMA. 1969;208(3):504–8.
28. Abrahamson S, Denson JS, Wolf RM. Effectiveness of a simulator in training anesthesiology residents. Qual Saf Health Care. 2004;13(5):395–7.
29. Cooper JB, Taqueti V. A brief history of the development of mannequin simulators for clinical education and training. Postgrad Med J. 2008;84(997):563–70.
30. By Gene Hobbs–Own work, CC BY-SA 3.0. https://commons.wikimedia.org/w/index.php?curid=15302566 .
31. Gaba DM, DeAnda A. A comprehensive anesthesia simulation environment: re-creating the operating room for research and training. Anesthesiology. 1988;69(3): 387–94.
32. Good ML, Lampotang S, Gibby G, Gravenstein JS. Critical events simulation for training in anesthesiology. J Clin Monit Comput. 1988;4:140.
33. Byrne AJ, Hilton PJ, Lunn JN. Basic simulations for anaesthetists a pilot study of the ACCESS system. Anaesthesia. 1994;49(5):376–81.
34. Ashpole RD. Introducing Rowena: a simulator for neurosurgical training. Bull R Coll Surg Engl.

2015;97(7):299–301.
35. Gillies DF, Williams CB. An interactive graphic simulator for the teaching of fibrendoscopic techniques. In: Marechal G, editor. EUROGRAPHICS 1987. Amsterdam: North Holland; 1987. p. 127–38.
36. Baillie J, Gillies DF, Cotton PB, Williams CB. Computer-simulation for basic ERCP training-a working model. In Gastrointestinal endoscopy; 1989 Mar 1 (Vol. 35, No. 2, pp. 177–177). 11830 Westline Industrial Dr, St Louis, Mo 63146–3318: Mosby-Year Book INC.
37. Phillips NI, John NW. Web-based surgical simulation for ventricular catheterization. Neurosurgery. 2000;46(4):933–7.
38. Sharpe R, Koval V, Ronco JJ, Dodek P, Wong H, Shepherd J, FitzGerald JM, Ayas NT. The impact of prolonged continuous wakefulness on resident clinical performance in the intensive care unit: a patient simulator study. Crit Care Med. 2010;38(3):766–70.
39. Musacchio MJ, Smith AP, McNeal CA, Munoz L, Rothenberg DM, von Roenn KA, Byrne RW. Neurocritical care skills training using a human patient simulator. Neurocrit Care. 2010;13(2):169–75.
40. Gasco J, Patel A, Ortega-Barnett J, Branch D, Desai S, Kuo YF, Luciano C, Rizzi S, Kania P, Matuyauskas M, Banerjee P. Virtual reality spine surgery simulation: an empirical study of its usefulness. Neurol Res. 2014;36(11):968–73.
41. Acosta E, Liu A, Armonda R, Fiorill M, Haluck R, Lake C, Muniz G, Bowyer M. Burrhole simulation for an intracranial hematoma simulator. Stud Health Technol Inform. 2006;125:1.
42. Lobel DA, Elder JB, Schirmer CM, Bowyer MW, Rezai AR. A novel craniotomy simulator provides a validated method to enhance education in the management of traumatic brain injury. Neurosurgery. 2013;73:S57–65.
43. Banerjee PP, Luciano CJ, Lemole Jr GM, Charbel FT, Oh MY. Accuracy of ventriculostomy catheter placement using a head-and hand-tracked high-resolution virtual reality simulator with haptic feedback. Journal of Neurosurgery. 2007;107(3):515–21.
44. Hooten KG, Lister JR, Lombard G, Lizdas DE, Lampotang S, Rajon DA, Bova F, Murad GJ. Mixed reality ventriculostomy simulation: experience in neurosurgical residency. Oper Neurosurg. 2014;10(4):565–76.
45. Lemole GM Jr, Banerjee PP, Luciano C, Neckrysh S, Charbel FT. Virtual reality in neurosurgical education: part-task ventriculostomy simulation with dynamic visual and haptic feedback. Neurosurgery. 2007;61(1):142–9.
46. Bova FJ, Rajon DA, Friedman WA, Murad GJ, Hoh DJ, Jacob RP, Lampotang S, Lizdas DE, Lombard G, Lister JR. Mixed-reality simulation for neurosurgical procedures. Neurosurgery. 2013;73(suppl_1):S138–45.
47. Ng TP, Hui KP, Tan WC. Integrative haptic and visual interaction for simulation of PMMA injection during vertebroplasty. Stud Health Technol Inform. 2006;119:96–8.
48. Aboud E, Al-Mefty O, Yaşargil MG. New laboratory model for neurosurgical training that simulates live surgery. J Neurosurg. 2002;97(6):1367–72.
49. Oliveira Magaldi M, Nicolato A, Godinho JV, Santos M, Prosdocimi A, Malheiros JA, Lei T, Belykh E, Almefty RO, Almefty KK, Preul MC. Human placenta aneurysm model for training neurosurgeons in vascular microsurgery. Oper Neurosurg. 2014;10(4):592–601.
50. Kwok JC, Huang W, Leung WC, Chan SK, Chan KY, Leung KM, Chu AC, Lam AK. Human placenta as an ex vivo vascular model for neurointerventional research. J Neurointerv Surg. 2013:neurintsurg-2013.
51. Higurashi M, Qian Y, Zecca M, Park YK, Umezu M, Morgan MK. Surgical training technology for cerebrovascular anastomosis. J Clin Neurosci. 2014;21(4):554–8.
52. Fargen KM, Arthur AS, Bendok BR, Levy EI, Ringer A, Siddiqui AH, Veznedaroglu E, Mocco J. Experience with a simulator-based angiography course for neurosurgical residents: beyond a pilot program. Neurosurgery. 2013;73(suppl_1):S46–50.
53. Mashiko T, Otani K, Kawano R, Konno T, Kaneko N, Ito Y, Watanabe E. Development of three-dimensional hollow elastic model for cerebral aneurysm clipping simulation enabling rapid and low cost prototyping. World Neurosurg. 2015;83(3):351–61.
54. Wurm G, Lehner M, Tomancok B, Kleiser R, Nussbaumer K. Cerebrovascular biomodeling for aneurysm surgery: simulation-based training by means of rapid prototyping technologies. Surg Innov. 2011;18(3):294–306.
55. Coelho G, Warf B, Lyra M, Zanon N. Anatomical pediatric model for craniosynostosis surgical training. Childs Nerv Syst. 2014;30(12):2009–14.
56. Mattei TA, Frank C, Bailey J, Lesle E, Macuk A, Lesniak M, Patel A, Morris MJ, Nair K, Lin JJ. Design

57. Anil SM, Kato Y, Hayakawa M, Yoshida K, Nagahisha S, Kanno T. Virtual 3-dimensional preoperative planning with the dextroscope for excision of a 4th ventricular ependymoma. min-Minimally Invasive. Neurosurgery. 2007;50(02):65–70.
58. Delorme S, Laroche D, DiRaddo R, Del Maestro RF. NeuroTouch: a physics-based virtual simulator for cranial microneurosurgery training. Oper Neurosurg. 2012;71(suppl_1):ons32–42.
59. Nash R, Sykes R, Majithia A, Arora A, Singh A, Khemani S. Objective assessment of learning curves for the Voxel-Man TempoSurg temporal bone surgery computer simulator. J Laryngol Otol. 2012;126(7):663–9.
60. Radetzky A, Rudolph M, Starkie S, Davies B, Auer LM. ROBO-SIM: a simulator for minimally invasive neurosurgery using an active manipulator. Stud Health Technol Inform. 2000;77:1165–9.
61. Freudenstein D, Bartz D, Skalej M, Duffner F. New virtual system for planning of neuroendoscopic interventions. Comput Aided Surg. 2001;6(2):77–84.
62. Delorme S, Laroche D, DiRaddo R, Del Maestro RF. NeuroTouch: a physics-based virtual simulator for cranial microneurosurgery training. Oper Neurosurg. 2012;71(suppl_1):ons32–42.
63. Boudou C, Balosso J, Estève F, Elleaume H. Monte Carlo dosimetry for synchrotron stereotactic radiotherapy of brain tumours. Phys Med Biol. 2005;50(20):4841.
64. Dieterich S, Cavedon C, Chuang CF, Cohen AB, Garrett JA, Lee CL, Lowenstein JR, Taylor DD, Wu X, Yu C. Report of AAPM TG 135: quality assurance for robotic radiosurgery. Med Phys. 2011;38(6):2914–36.
65. Hamamoto Y, Manabe T, Nishizaki O, Takahashi T, Isshiki N, Murayama S, Nishina K, Umeda M. Influence of collimator size on three-dimensional conformal radiotherapy of the cyberknife. Radiat Med. 2004;22(6):442–8.
66. Nowinski WL, Chua BC, Volkau I, Puspitasari F, Marchenko Y, Runge VM, Knopp MV. Simulation and assessment of cerebrovascular damage in deep brain stimulation using a stereotactic atlas of vasculature and structure derived from multiple 3-and 7-tesla scans. J Neurosurg. 2010;113(6):1234–41.
67. Noordmans HJ, Van Rijen PC, Van Veelen CW, Viergever MA, Hoekema R. Localization of implanted EEG electrodes in a virtual-reality environment. Comput Aided Surg. 2001;6(5):241–58.
68. Pieters TA, Conner CR, Tandon N. Recursive grid partitioning on a cortical surface model: an optimized technique for the localization of implanted subdural electrodes. J Neurosurg. 2013;118(5):1086–97.
69. Barrows HS, Abrahamson S. The programmed patient: a technique for appraising student performance in clinical neurology. Acad Med. 1964;39(8):802–5.
70. Wallace P. Following the threads of an innovation: the history of standardized patients in medical education. Caduceus (Springfield, Ill). 1997;13(2):5.
71. Musacchio MJ, Smith AP, McNeal CA, Munoz L, Rothenberg DM, von Roenn KA, Byrne RW. Neurocritical care skills training using a human patient simulator. Neurocrit Care. 2010;13(2):169–75.
72. Ullrich WF. A history of simulation: part II-early days. Military Simulation & Training. 2008. p. 27–30.
73. Singh H, Kalani M, Acosta-Torres S, El Ahmadieh TY, Loya J, Ganju A. History of simulation in medicine: from Resusci Annie to the Ann Myers Medical Center. Neurosurgery. 2013;73:S9–14.
74. The Link Trainer. Stark Ravings Web site. http://www.starksravings.com/linktrainer/linktrainer.htm.
75. https://en.wikipedia.org/w/index.php?curid=32934125.
76. A brief history and lineage of our CAE-Link Silver Spring operation. http://lifeafterlink.org/brochure.shtml.
77. Setting the Standard in Simulation and Training for 80+ Years. https://www.link.com/about/pages/history.aspx.
78. Satava RM. Historical review of surgical simulation—a personal perspective. World J Surg. 2008;32(2):141–8.
79. Lanier J. Virtual reality: the promise of the future. Interact Learn Int. 1992;8(4):275–9.
80. By Canticle at en.wikipedia, CC BY-SA 3.0. https://commons.wikimedia.org/w/index.php?curid=9074729
81. Delp SL, Loan JP, Hoy MG, Zajac FE, Topp EL, Rosen JM. An interactive graphics-based model of the lower extremity to study orthopaedic surgical procedures. IEEE Trans Biomed Eng. 1990;37(8):757–67.
82. Satava RM. Virtual reality surgical simulator. Surg Endosc. 1993;7(3):203–5.
83. Seymour NE, Gallagher AG, Roman SA, O'brien MK, Bansal VK, Andersen DK, Satava RM. Virtual reality training improves operating room performance: results of a randomized, double-blinded study. Ann Surg. 2002;236(4):458.

84. Edmond CV, Wiet GJ, Bolger LB. Virtual environments: surgical simulation in otolaryngology. Otolaryngol Clin N Am. 1998;31(2):369–81.
85. Datta V, Mackay S, Mandalia M, Darzi A. The use of electromagnetic motion tracking analysis to objectively measure open surgical skill in the laboratorybased model. J Am Coll Surg. 2001;193(5):479–85.
86. Mylonas G, Darzi A, Yang GZ. Gaze contingent depth recovery and motion stabilization for minimally invasive robotic surgery. Medical Imaging and Augmented Reality. 2004. p. 311–9.
87. Albani JM, Lee DI. Virtual reality-assisted robotic surgery simulation. J Endourol. 2007;21(3):285–7.
88. Spicer MA, Van Velsen M, Caffrey JP, Apuzzo ML. Virtual reality neurosurgery: a simulator blueprint. Neurosurgery. 2004;54(4):783–98.
89. https://neurosurgerycns.wordpress.com/2010/02/08/free-article-alcmaeon-of-croton/.
90. Alaraj A, Charbel FT, Birk D, Tobin M, Luciano C, Banerjee PP, Rizzi S, Sorenson J, Foley K, Slavin K, Roitberg B. Role of cranial and spinal virtual and augmented reality simulation using ImmersiveTouch modules in neurosurgical training. Neurosurgery. 2013;72(suppl_1):A115–23.
91. Rodt T, Schlesinger A, Schramm A, Diensthuber M, Rittierodt M, Krauss JK. 3D visualization and simulation of frontoorbital advancement in metopic synostosis. Childs Nerv Syst. 2007;23(11):1313–7.

第二部分

实体模型模拟

2

神经外科模拟脑室造瘘术

Shivani Rangwala, Gregory Arnone, Fady T. Charbel, Ali Alaraj

简介

脑室外引流（EVD）是一种用于神经外科创伤、出血和脑积水患者的治疗措施。在颅内压（ICP）升高的情况下，EVD可以测量颅内压，引流过多的脑脊液。脑室造瘘术是一项神经外科医师培训初期即需要掌握的手术技能，通过穿刺进入脑室后引流脑脊液。

模拟神经外科可以在患者没有风险的情况下，提高住院医师的核心专业能力。模拟脑室造瘘术是神经外科医师培训的基本内容之一。

脑室造瘘术的历史

置入脑室引流管是所有神经外科医生在早期培训时就需要掌握的一项关键技能。此外，脑室外引流（EVD）是最常用的神经外科手术之一，它将脑室内多余的脑脊液引流至脑外。1744年，Claude Nicolas Le-Cat进行了第一次有文献记载的EVD手术[1]。Carl Wernicke于1881年成为完成无菌脑室外引流套装置入的第一人[1-3]。19世纪末，EVD术开始广泛开展[1,2]。最终，这项技术带动了导管材料和内引流装置的改进，为现代脑室分流术铺平了道路。我们目前使用的脑室分流术最早出现于20世纪50年代，并得到了持续改进。除了令人印象深刻的导管装置的进步外，手术技术与20世纪仍然是一致的。

关于脑室穿刺术的论文最早发表于1850年，分享了经囟门穿刺侧脑室治疗婴儿脑积水的失败经验[1]。通过神经外科医师对理想穿刺位置以及脑脊液引流利弊的不断探索，这项技术得以进一步发展。W.W. Keens第一个报道了EVD手术技术，他确定的穿刺点随后被认为是最佳穿刺位置之一。Keen点被定义为"耳郭上方3cm，后方3cm"，是侧脑室的穿刺点之一[1]。在与Harvey Cushing的合作中，Theodore Kocher确定了另一个脑室穿刺点，即"瞳孔中线，鼻根后10cm处"，也就是著名的Kocher点[1,4]。其他穿刺点在文献中也有报道，如von Bergman

---

Electronic supplementary material: The online version of this chapter https://doi.org/10.1007/978-3-319-75583-0_2 contains supplementary material, which is available to authorized users.

S. Rangwala · G. Arnone · F. T. Charbel · A. Alaraj (✉)
Department of Neurosurgery, University of Illinois at Chicago, Chicago, IL, USA
e-mail: Alaraj@uic.edu

© Springer International Publishing AG, part of Springer Nature 2018
A. Alaraj (ed.), *Comprehensive Healthcare Simulation: Neurosurgery,*
Comprehensive Healthcare Simulation, https://doi.org/10.1007/978-3-319-75583-0_2

经额入路或Dandy穿刺点。与目前使用穿刺点关系最密切的是1908年由H. Tillman所描述的[5,6]：建议使用Kocher穿刺点进行EVD术[1]。脑室造瘘术不仅适用于脑积水，而且与外伤和出血相关，每年约行25 000例脑室造瘘术[7]。因此，EVD术是年轻神经外科住院医师的需要掌握的重要技能之一，应在培训初期掌握，以尽量降低患者的风险[1,8-10]。

手术模拟

使用模拟技术培训个人高级技能的概念源于军事业和航空业，在这些领域，模拟是培训的重要组成部分。模拟之所以被引入外科住院医师的技能培训，是因为外科学也是一个专业要求高且不容有失的领域。正如Kahol等所述，有效的模拟能够培养训练者的认知和心理行为能力，二者是外科专业所需的两种关键能力[10,12]。越来越多的文献支持在外科培训中使用模拟技术，即确保在没有高风险的手术室环境下，住院医师进行各种（模拟）操作。研究发现，接受模拟培训的普通外科住院医师的表现优于缺乏模拟培训的医师[11,13,14]。在外科各专业中，神经外科是一个对专业技术能力要求很高的专业，需要通过越来越多的模拟培训来提高住院医师的相关技能。

常规神经外科训练

神经外科住院医师培训需要一个高要求和高强度的训练环境，但近期有关住院医师工作时间限制和医师评估的政策发生了变化，要求在不增加患者风险的情况下建立有效培训模式。模拟技术恰能满足这一需求，可使住院医师在对患者进行治疗前强化神经外科基本技能。在Kirkman等关于神经外科模拟的系统回顾中，脑室引流术是最常见的模拟手术[15,16]。EVD术被认为是一种低风险的手术，在神经外科培训早期就被传授，通常由一年级和二年级住院医师进行[1,17]。低年级住院医师通常难以掌握EVD术的规范化流程，在成功完成脑室穿刺前需要进行多次练习[18]。为了避免潜在风险（如出血、感染、导管误插，甚至可能死亡）并准确评估能力，建议使用模拟（主要是虚拟现实模式）技术来培训神经外科住院医师的基本技能[17,19,20]。

脑室引流模拟

神经外科中有多种模拟技术可用，但很少有人为脑室造瘘术提供特定的模拟方法[21]。模拟在本质上可以是非虚拟的，在物理构造上允许学习者多次尝试基本操作。或者，虚拟现实触觉模拟使用不同的感官模式来精确再现整体流程体验。每种模拟类型都有优、缺点。

物理模拟训练

传统上，住院医师的模拟训练涉及尸体解剖、人体模型和合成模型，让住院医师练习基本的程序化技能[15]。由于缺乏完整的脑室压力，尸体解剖不能准确模拟脑室造瘘术。三维打印技术的创新点在于能真实地打印出具有正确解剖结构的颅骨模型。物理模型的优点是可以让住院医师识别和感觉解剖标志点来确定入口点，如Kocher点，并模拟实际的脑室造瘘过程。

Ryan的团队[10]提出了一种基于3D打印技术的、经济高效的物理模拟器来练习EVD术。该模拟器包含一个胶基大脑模具，由部分实心颅骨模具和重力驱动的压力系统控制脑室压力。对住院医师和医学生进行评估时，这种基于凝胶的3D打印模拟器在脑室引流术的神经外科培训中具有极大的应用潜力[10]。

同时，Tai的团队利用Stealth头部CT扫描数据开发了一个3D打印的物理模拟器来练习EVD术。该模型包括颅骨框架、颅盖、可替换的皮肤置入物和包含压力控制器的脑室,可以模拟真实脑室压力(图 2.1)。原型机由 17 名神经外科医师在 3 个不同的培训地点进行了测试,从住院医师到主治医师,都认为是一种有前景的住院医师培训模型,并且有改进的余地[22]。

混合现实模拟训练

混合现实模拟通过触觉反馈在物理模型和虚拟现实之间取得平衡。该平台允许学员在具有精确解剖结构的物理模型上进行操作,并根据实时反馈做出决策,优化手术技能[23-25]。Bova 的团队[23]开发了一种与虚拟现实系统相结合的特定患者的 3D 打印物理模型,可以模拟脑室穿刺术、经皮立体定向活检手术和脊柱内固定术[23]。模拟脑室穿刺术时,受训者根据物理模拟器上的表面标志确定在哪里钻孔,用手持钻钻孔(在突破内面之前停止),然后置入脑室引流管。头部物理模型通过电磁跟踪系统连接到虚拟头部,使受训者能够分析导管轨迹并查看导管尖端的最终位置[23, 24](图 2.2)。

Hooten 等[24]在 263 名住院医师中测试了混合模拟脑室造瘘术的准确性,认为模拟很真实且有利于培训。研究发现,高年资住院医师比低年资住院医师会更快、更准确地进行模拟操作,进一步支持将模拟能力转化为临床实际技能[24]。混合现实模拟改进了物理模拟模型,为训练提供了更好的反馈。

虚拟现实模拟训练

在更先进的技术中,虚拟现实平台与触觉系统相结合,让用户完全沉浸在完整的神经外科手术体验中。用户可以看到一个虚拟的三维头部,它是基于真实患者数据集建立的,用来描述正常的解剖结构。触觉系统提供实时感觉反馈,与不同手术步骤中遇到的不同类型的阻力保持同步[26-29]。目前有两种神经外科模拟器可实现沉浸式触摸和神经触摸,但只有 ImmersiveTouch 提供特定的模块用于模拟脑室穿刺[19, 26, 27, 29]。

ImmersiveTouch 是最先进的模拟平台之一,将触觉设备与高分辨率立体成像相结合,以演示各种神经外科手术流程[19, 29]。ImmersiveTouch 由伊利诺伊大学和芝加哥大学的神经外科和工程学联合开发,提供了若干不同的模块,包括模拟脑室穿刺术。系统可实时反馈插入过程中导管的位置,并根据预先确定的性能指标(包括钻孔位置、导管总轨迹、导管插入脑室的长度、导管尖端与 Monro 孔之间的最终距离)对使用者进行评分[19, 30]。为了模拟脑室造瘘过程,用

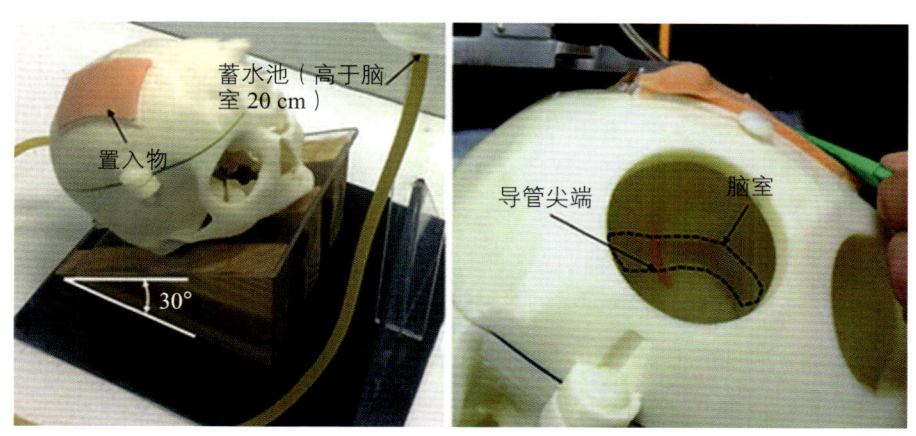

图 2.1 颅骨模型(包括脑室系统)用于培训经额脑室造瘘术置管(经 Tai 等许可使用[22])

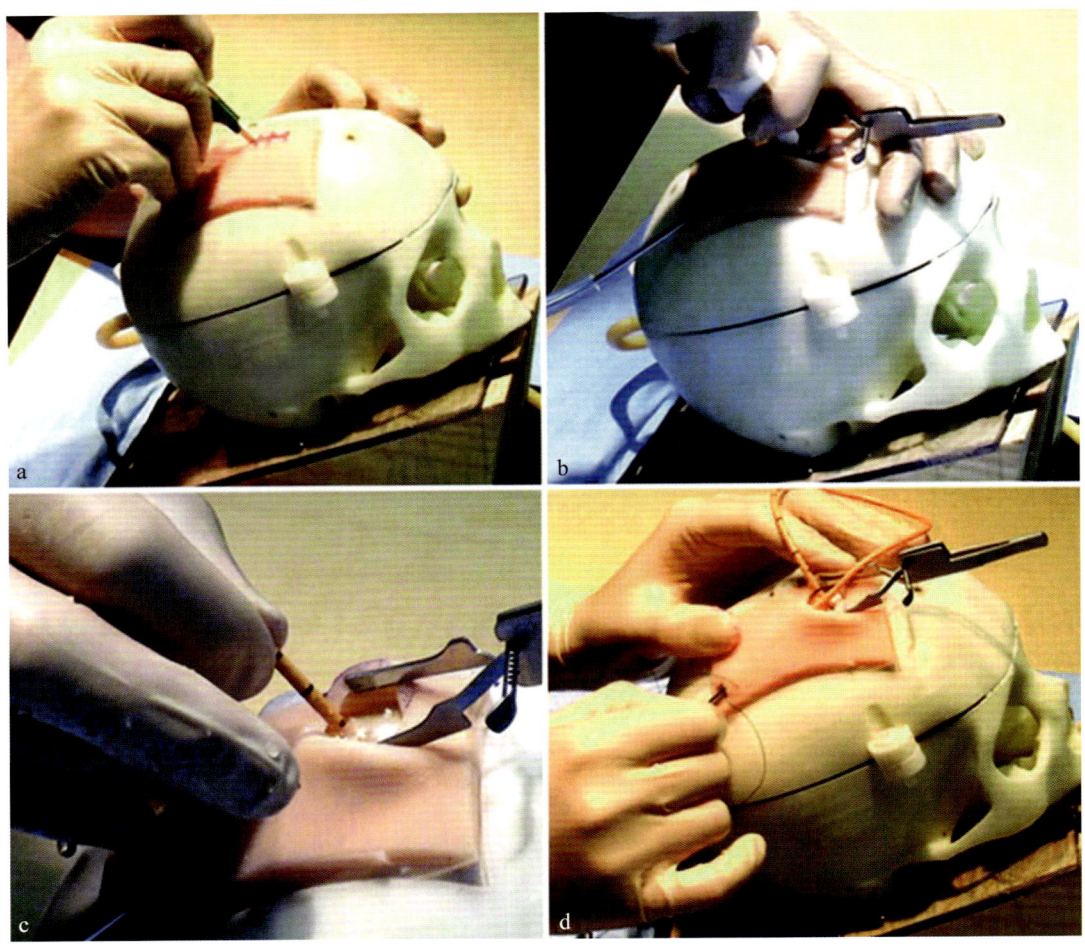

图 2.2 典型物理模型 EVD 模拟器评估图像,显示头皮切口(a),骨钻(b),导管放置(c),隧道和缝合(d)(经 Tai 等许可使用[22])

户坐于控制台前并佩戴三维眼镜,该眼镜跟踪他们的头部运动并使虚拟三维头部的位置发生相应改变,可以不断调整视角(图 2.3)。用户手握模拟虚拟导管的触针,该导管有触觉反馈,以及调节光和虚拟头部三维解剖平面的开关[9,31]。训练时首先识别手术标志点,创建穿刺孔,然后将虚拟脑室引流管置入钻孔处,继而进入脑室(图 2.4,视频 2.1)。随着引流管的推进,一旦导管进入含脑脊液的脑室,触觉反馈就会发生变化。当导管颜色变为绿色时,该模块可以识别插管是否成功(图 2.4f);该模块还允许操作员虚拟切开大脑,以确定导管的确切位置(图 2.4g,h,i)。当导管颜色变为红色时,模块还可以识别导管何时在脑室系统外(图 2.5)。此外,还有另一个用于枕部脑室造瘘的模块(图 2.6)。在尝试正常解剖模块后,Lemole 等将 ImmersiveTouch 扩展应用于异常脑室解剖。经过多次尝试后,住院医师可以成功地对"移位的脑室"插管。注意 ImmersiveTouch 精确创建的学习曲线[32](图 2.7,2.8)。

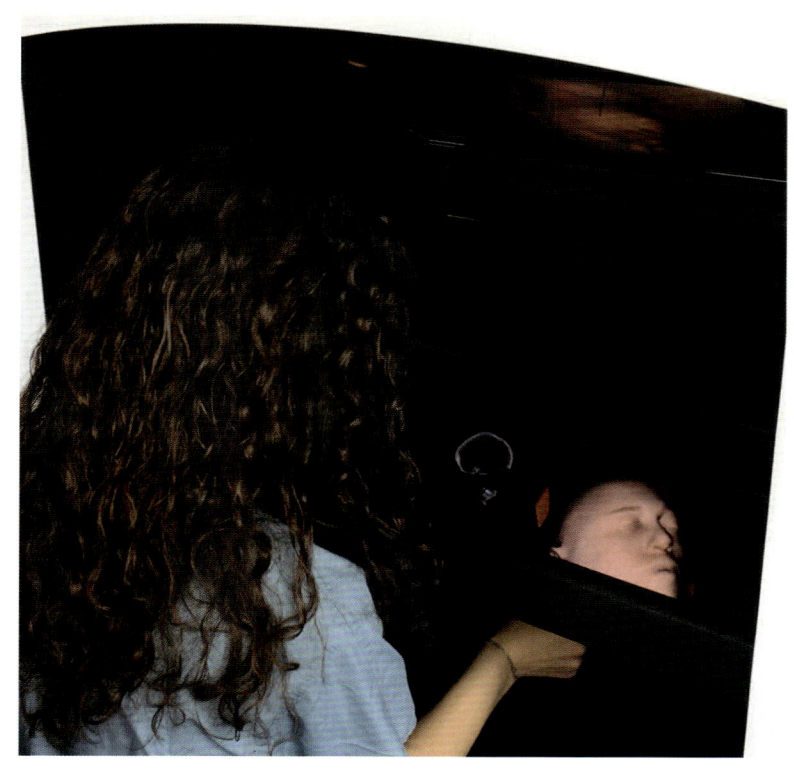

图2.3 ImmersiveTouch模拟器设置，虚拟模型是通过反射镜成像的（经 ImmersiveTouch 许可）

当前技术的优势

模拟医学在神经外科学中的意义仍是一个值得探索的领域，通过早期研究我们得到了不错的反馈。脑室引流术是所有住院医师在训练早期需要掌握的标准手术。Schirmer 在为神经科住院医师培训开发的创伤模拟模块中，用 ImmersiveTouch 来模拟脑室穿刺过程，并取得了良好的结果。使用 ImmersiveTouch 模块培训的住院医师，脑室引流术的成功率明显提高，低年资住院医师比高年资住院医师从模拟中获益更多[20, 30]。在 2006 年 AANS 会议上测试住院医师和主治医师时，Banerjee 发现，与尝试徒手行脑室引流的 97 例患者的回顾性研究相比，沉浸式触控脑室穿刺模块精准模拟了导管置入过程，支持该模块能可重复地模拟真实操作[18, 19, 29, 31]。使用该技术的神经外科住院医师和主治医师认为，其在脑室穿刺术模拟中提供的感官和视觉信息很真实，有助于提升相关的操作技能[9, 19, 20, 29]。此外，ImmersiveTouch 还包含正常和异常的解剖模型，住院医师可据此练习各种脑室穿刺方案，以提升临床技能[20, 32]。

现有技术的局限性

物理模拟器的局限取决于 3D 打印技术，挑战在于如何选择合适的材料打印模拟器，能更好地模拟脑组织和脑室的生物力学特性。Tai 等使用了具有真实模拟体验的明胶状材料[22, 33]。物理模拟器的另一个缺点是产品长期磨损，使用后需要频繁更换零件，如 Tai 等开发的一次性颅骨嵌入件[22]。物理系统的局限性也适用于混合模拟器的物理组件。尽管在使用过程中需要定期更换，但物理模拟器的成本（制造成本约为 1 000 美元）还是远低于虚拟现实系统的成本[22]。

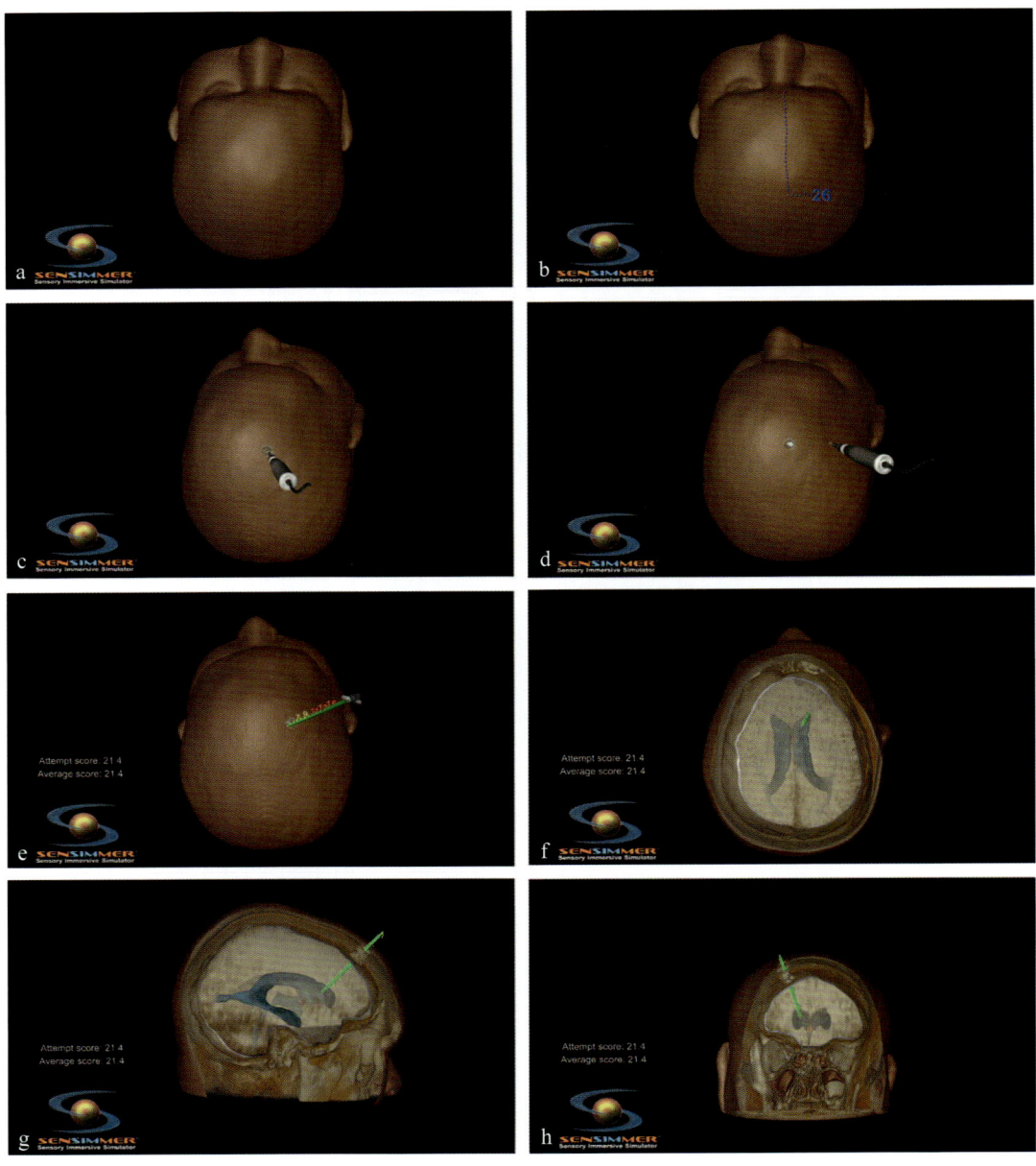

图 2.4 ImmersiveTouch 模拟步骤,包括头部在轴向平面(f),矢状面(g),定位点(a),皮肤标记识别(b),穿刺位点(h),钻孔(c,d),置入引流管(e)(经 ImmersiveTouch 许可)

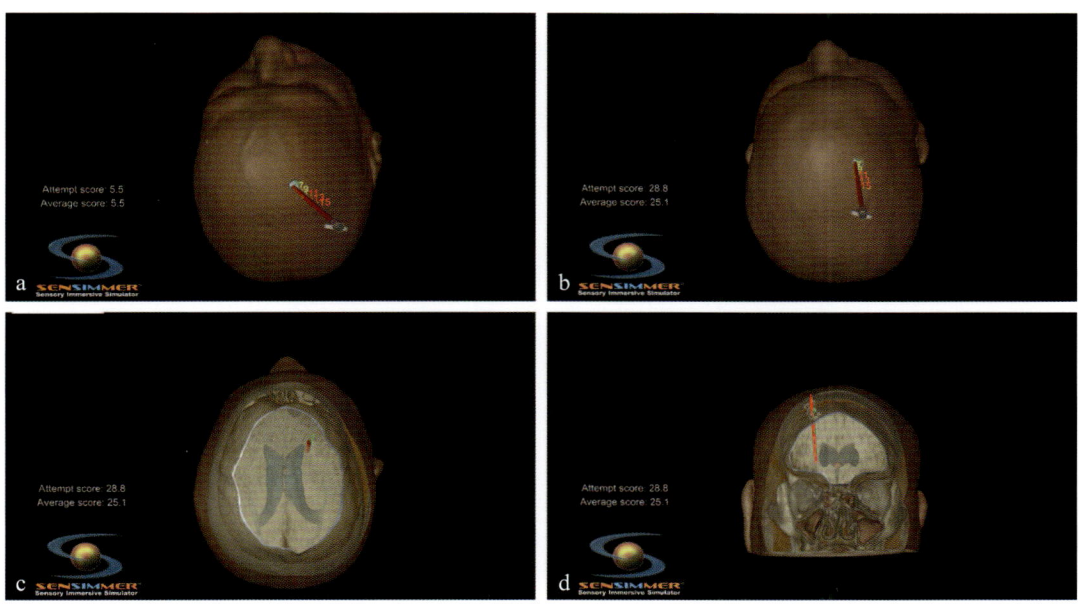

图 2.5　ImmersiveTouch 模拟脑室穿刺情况，误置于脑室外识别为红色（a），不同角度的引流管位置错误（b），在不同的轴位（c）、冠状位（d）切面上确定引流管位于额角外的位置（经 ImmersiveTouch 许可）

虚拟现实系统的一个缺点是成本高，限制了其在多数神经外科住院医师培训项目中的应用。使用虚拟现实系统的前期成本多变，租赁期起价为 20 000 美元，购买期起价为 75 000 美元。一旦系统开始用于住院医师培训，这些估算还不包括初始设置和未来维护的时间和资源[30]。

此外，虚拟现实系统体积庞大，需要安装空间。根据住院医师培训计划，住院医师除在病房的日常工作之外，在此类系统上进行练习的可能性可能会受限[26]。所有的模拟系统都应该是加强而不是取代住院医师的实际操作训练。

触觉反馈和处理仍在不断改进，虽然目前的技术有效，但它并不能完全模拟实际 EVD 手术的复杂性和可能遇到的并发症。

结论

最近的技术进步确实为脑室引流术的训练带来了新的模式，包括物理模型和基于虚拟现实的模块。这些模块已广泛应用于神经外科住院医师培训。

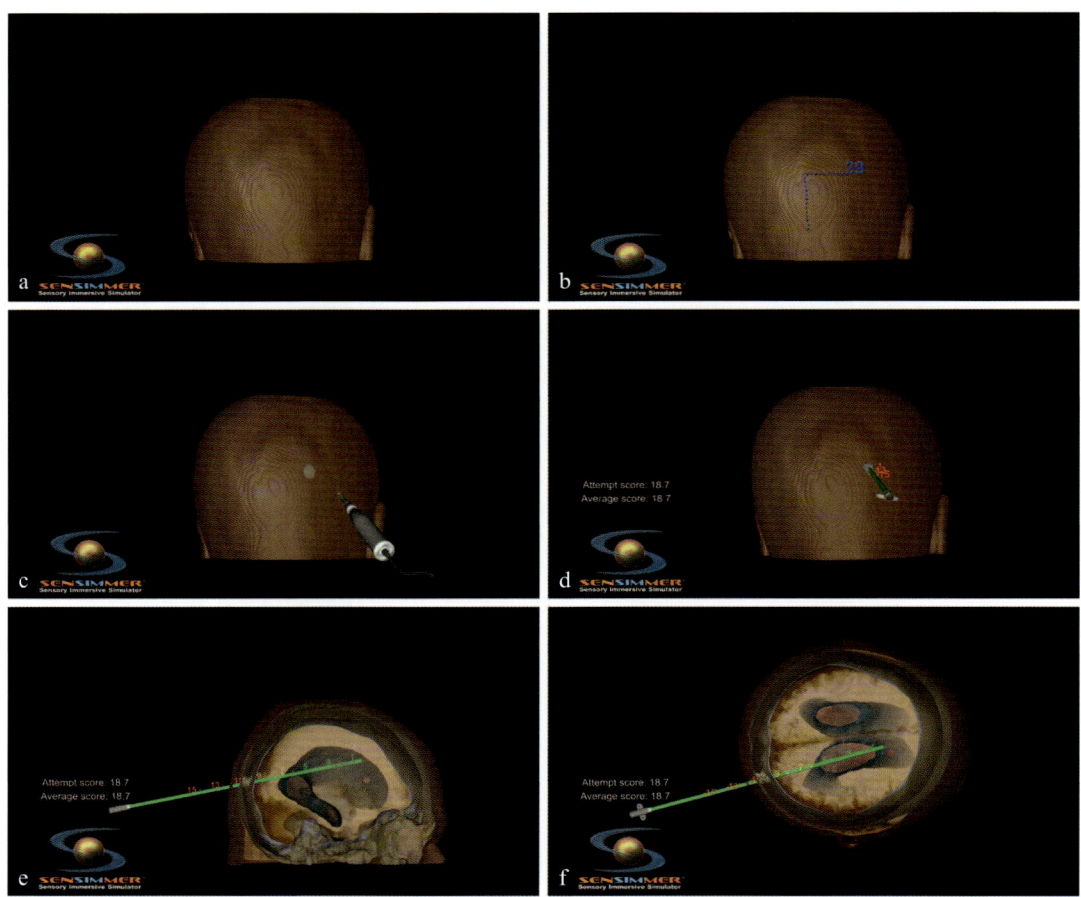

图 2.6 ImmersiveTouch 经枕叶脑室穿刺术模拟方案，包括头部定位（a），皮肤标记物识别（b），穿刺点（c），脑室引流管放置位置（d），虚拟矢状位（e）、轴位（f）影像用于确定引流管在脑室系统中的位置（经 ImmersiveTouch 许可）

2 神经外科模拟脑室造瘘术

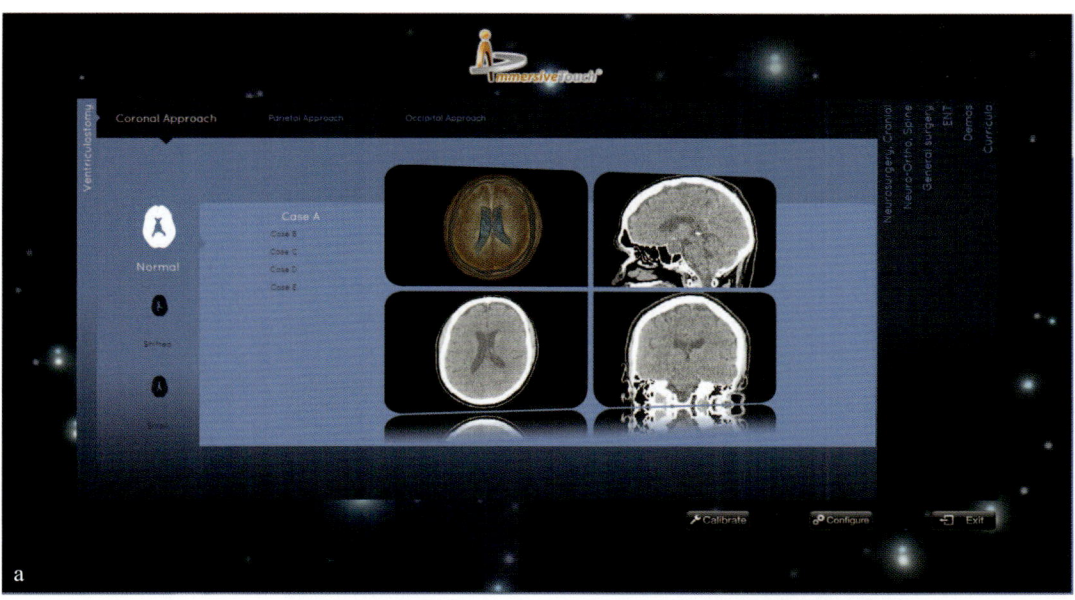

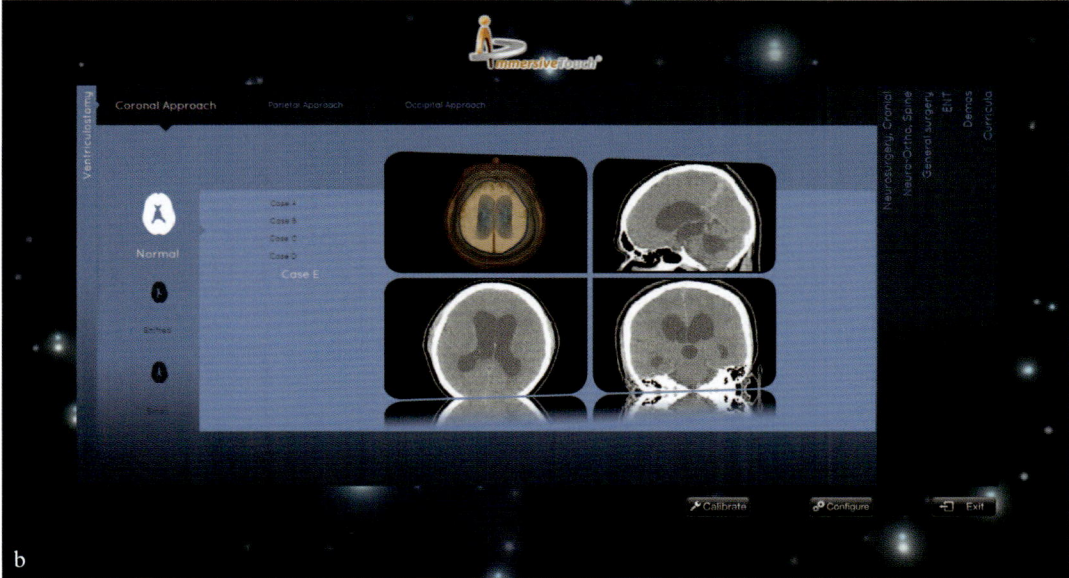

图 2.7 ImmersiveTouch 脑室穿刺术模块中的正常脑室（a）、脑积水（b）、变形的脑室（c）和细小脑室（d）（经 ImmersiveTouch 许可）

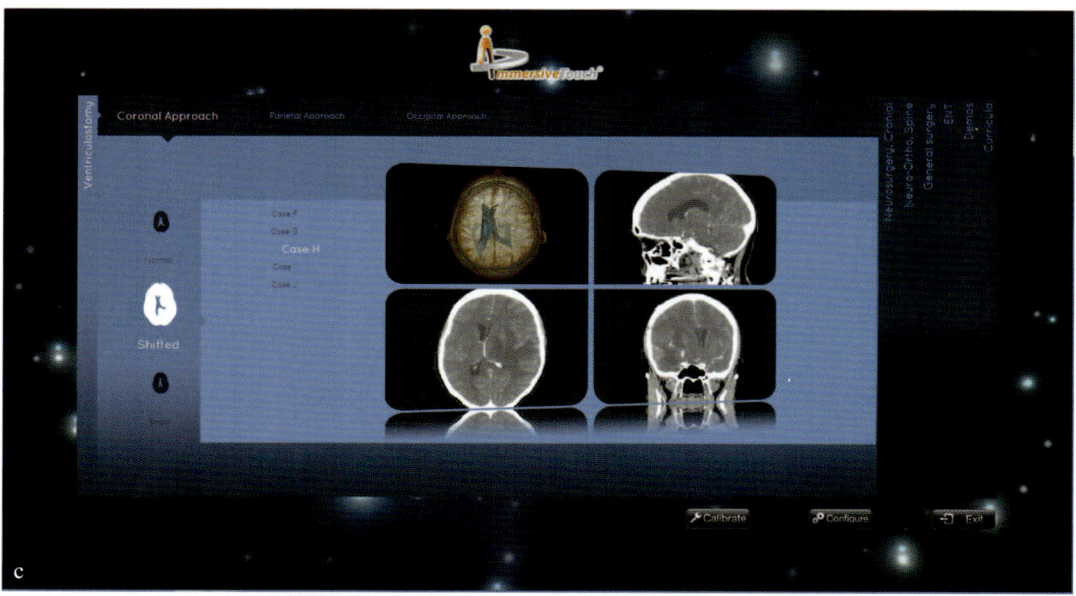

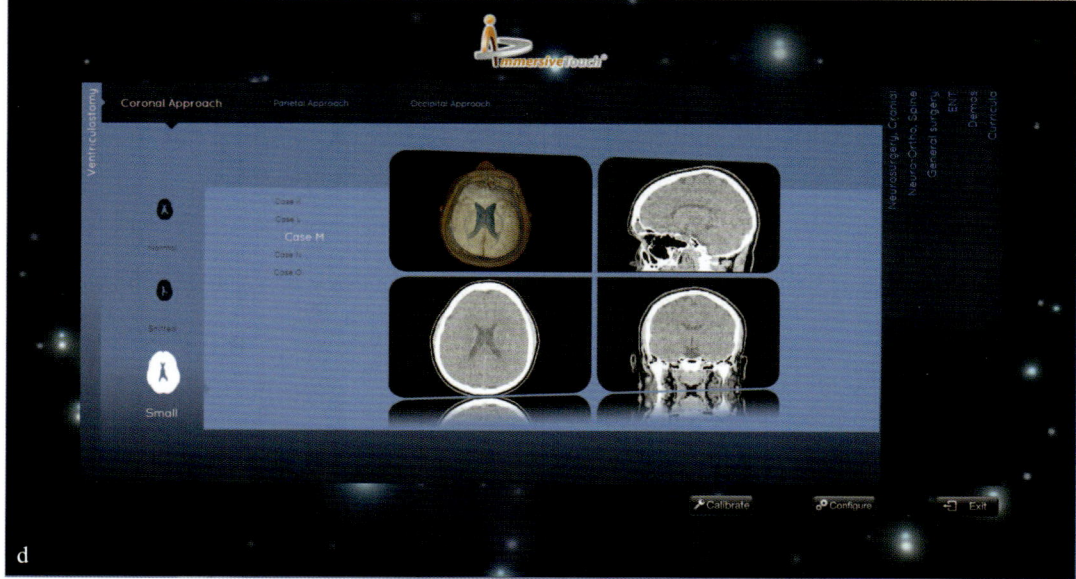

图 2.7（续）

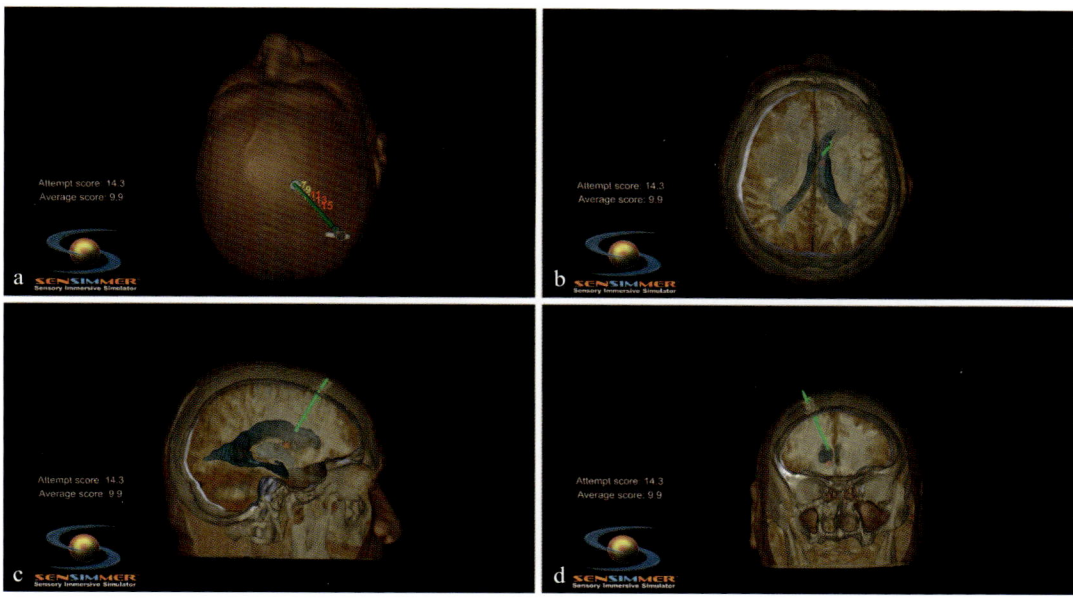

图 2.8 ImmersiveTouch 培训移位脑室置入引流管（a），轴位（a）、矢状位（b）、冠状位（c）影像显示脑室系统内的引流管的位置（经 ImmersiveTouch 许可）

参考文献

1. Srinivasan VM, O'Neill BR, Jho D, Whiting DM, Oh MY. The history of external ventricular drainage. J Neurosurg. 2014;120(1):228–36.
2. Weisenberg SH, TerMaath SC, Seaver CE, Killeffer JA. Ventricular catheter development: past, present, and future. J Neurosurg. 2016;125(6):1504–12.
3. Keen WW. Surgery of the lateral ventricles of the brain. Lancet. 136(3498):553–5.
4. Schültke E. Theodor Kocher's craniometer. Neurosurgery. 2009;64(5):1001–4; discussion 4–5.
5. Kaufmann GE, Clark K. Emergency frontal twist drill ventriculostomy. Technical note. J Neurosurg. 1970; 33(2):226–7.
6. Dandy WE. An operative procedure for hydrocephalus. Bull Johns Hopkins Hosp. 1922;33:189–90.
7. Sekula RF, Cohen DB, Patek PM, Jannetta PJ, Oh MY. Epidemiology of ventriculostomy in the United States from 1997 to 2001. Br J Neurosurg. 2008;22(2): 213–8.
8. Kakarla UK, Kim LJ, Chang SW, Theodore N, Spetzler RF. Safety and accuracy of bedside external ventricular drain placement. Neurosurgery. 2008;63(1 Suppl 1):ONS162–6; discussion ONS6–7.
9. Lemole GM, Banerjee PP, Luciano C, Neckrysh S, Charbel FT. Virtual reality in neurosurgical education: part-task ventriculostomy simulation with dynamic visual and haptic feedback. Neurosurgery. 2007;61(1):142–8; discussion 8–9.
10. Ryan JR, Chen T, Nakaji P, Frakes DH, Gonzalez LF. Ventriculostomy simulation using patient-specific ventricular anatomy, 3D printing, and hydrogel casting. World Neurosurg. 2015;84(5):1333–9.
11. Grantcharov TP. Is virtual reality simulation an effective training method in surgery? Nat Clin Pract Gastroenterol Hepatol. 2008;5(5):232–3.
12. Kahol K, Vankipuram M, Smith ML. Cognitive simulators for medical education and training. J Biomed Inform. 2009;42(4):593–604.
13. Grantcharov TP, Kristiansen VB, Bendix J, Bardram L, Rosenberg J, Funch-Jensen P. Randomized clinical trial of virtual reality simulation for laparoscopic skills training. Br J Surg. 2004;91(2):146–50.
14. Seymour NE, Gallagher AG, Roman SA, O'Brien MK, Bansal VK, Andersen DK, et al. Virtual reality training improves operating room performance: results of a randomized, double-blinded study. Ann Surg.

15. Suri A, Patra DP, Meena RK. Simulation in neurosurgery: past, present, and future. Neurol India. 2016;64(3):387–95.
16. Kirkman MA, Ahmed M, Albert AF, Wilson MH, Nandi D, Sevdalis N. The use of simulation in neurosurgical education and training. A systematic review. J Neurosurg. 2014;121(2):228–46.
17. Fried HI, Nathan BR, Rowe AS, Zabramski JM, Andaluz N, Bhimraj A, et al. The insertion and Management of External Ventricular Drains: an evidence- based consensus statement:a statement for healthcare professionals from the Neurocritical Care Society. Neurocrit Care. 2016;24(1):61–81.
18. Huyette DR, Turnbow BJ, Kaufman C, Vaslow DF, Whiting BB, Oh MY. Accuracy of the freehand pass technique for ventriculostomy catheter placement: retrospective assessment using computed tomography scans. J Neurosurg. 2008;108(1):88–91.
19. Alaraj A, Charbel FT, Birk D, Tobin M, Luciano C, Banerjee PP, et al. Role of cranial and spinal virtual and augmented reality simulation using ImmersiveTouch modules in neurosurgical training. Neurosurgery. 2013;72(Suppl 1):115–23.
20. Yudkowsky R, Luciano C, Banerjee P, Schwartz A, Alaraj A, Lemole GM, et al. Practice on an augmented reality/haptic simulator and library of virtual brains improves residents' ability to perform a ventriculostomy. Simul Healthc. 2013;8(1):25–31.
21. Chan S, Conti F, Salisbury K, Blevins NH. Virtual reality simulation in neurosurgery: technologies and evolution. Neurosurgery. 2013;72(Suppl 1):154–64.
22. Tai BL, Rooney D, Stephenson F, Liao PS, Sagher O, Shih AJ, et al. Development of a 3D-printed external ventricular drain placement simulator: technical note. J Neurosurg. 2015;123(4):1070–6.
23. Bova FJ, Rajon DA, Friedman WA, Murad GJ, Hoh DJ, Jacob RP, et al. Mixed-reality simulation for neurosurgical procedures. Neurosurgery. 2013;73(Suppl 1):138–45.
24. Hooten KG, Lister JR, Lombard G, Lizdas DE, Lampotang S, Rajon DA, et al. Mixed reality ventriculostomy simulation: experience in neurosurgical residency. Neurosurgery. 2014;10(Suppl 4):576–81; discussion 81.
25. Lampotang S, Lizdas D, Rajon D, Luria I, Gravenstein N, Bisht Y, et al. Mixed simulators: augmented physical simulators with virtual underlays. IEEE Virtual Reality. Orlando. 2013.
26. Cobb MI-PH, Taekman JM, Zomorodi AR, Gonzalez LF, Turner DA. Simulation in neurosurgery: a brief review and commentary. World Neurosurg. 2016;89:583–6.
27. Delorme S, Laroche D, DiRaddo R, Del Maestro RF. NeuroTouch: a physics-based virtual simulator for cranial microneurosurgery training. Neurosurgery. 2012;71(1 Suppl Operative):32–42.
28. Escobar-Castillejos D, Noguez J, Neri L, Magana A, Benes B. A review of simulators with haptic devices for medical training. J Med Syst. 2016;40(4):104.
29. Alaraj A, Lemole MG, Finkle JH, Yudkowsky R, Wallace A, Luciano C, et al. Virtual reality training in neurosurgery: review of current status and future applications. Surg Neurol Int. 2011;2:52.
30. Schirmer CM, Elder JB, Roitberg B, Lobel DA. Virtual reality-based simulation training for ventriculostomy: an evidence-based approach. Neurosurgery. 2013;73(Suppl 1):66–73.
31. Banerjee PP, Luciano CJ, Lemole GM, Charbel FT, Oh MY. Accuracy of ventriculostomy catheter placement using a head- and hand-tracked high- resolution virtual reality simulator with haptic feedback. J Neurosurg. 2007;107(3):515–21.
32. Lemole M, Banerjee PP, Luciano C, Charbel F, Oh M. Virtual ventriculostomy with 'shifted ventricle': neurosurgery resident surgical skill assessment using a high-fidelity haptic/graphic virtual reality simulator. Neurol Res. 2009;31(4):430–1.
33. Chen RK, Shih AJ. Multi-modality gellan gum-based tissue-mimicking phantom with targeted mechanical, electrical, and thermal properties. Phys Med Biol. 2013;58(16):5511–25.

3

实体模拟器在神经血管外科中的应用

Chander Sadasivan, Baruch B. Lieber, Henry H. Woo

模拟医学

模拟培训技术不断发展进步，从最早 Mesopotamia 寺庙牧师使用绵羊肺、肝脏的简单模型，经 100 年前由 Galen、Vesalius 和 Da Vinci 等改良的复杂人体解剖模型，到半个世纪前开发的复苏安妮和哈维模拟器[1, 2]，再到目前一系列复杂的分娩、战场创伤模拟器等。随着模拟设备制造技术的不断成熟，模拟培训的范围在过去十年里迅速扩大。通过替代在患者身上操作，医生或实习生可以在可控环境内学习新技术并从中获益。模拟器为工作时间有限或所在临床中心病例数少的实习医生，在提高或维持技能水平方面提供了一条绝佳途径[3, 4]。用于治疗各种血管疾病的传统血管外科正逐渐被血管内（介入）手术所取代，新的血管介入医疗器械正在快速进入医疗市场，这要求介入医师不断学习如何使用这些新器械。由于血管介入器械和模拟技术不断发展进步，即使在动物模型上复制一些相对简单的场景（结构相对简单、尺寸较小的血管等）[4]，也要花费相对高昂的成本（伦理和费用），导致使用动物模型进行介入手术训练的情况在不断减少。在美国，由于（介入）技术的复杂性和目前医学教育系统不完善，约 20 万住院患者死于可预防的不良事件。在医学领域，特别是血管介入手术中使用模拟器，有助于实现"无害"这一基本原则[5]。

大量研究已证实基于模拟器培训的积极作用，在降低成本、提高学生和受训者的兴趣和信心、减少培训时间、增加手术团队成员之间团队合作力、提高手术效率（减少造影剂剂量、缩短曝光量和操作时间等）及减少并发症[1, 4, 6~17]等方面，模拟器具有优势。对资深手术者而言，高仿真模拟器更有助于提高外科医生执行复杂手术的操作技能[9, 11, 18~20]。

模拟器可以用于术前计划的制订，即术前选择最佳支架、弹簧圈或栓塞剂等器械及其使用顺序[21]。医学模拟器有助于改善手术疗效和患者预后，与传统的"看一例病例，做一例手术，教一个学生"模式相关的固有错误发生率可以通过模拟培训经验累积得到降低。

其他模拟模型

值得注意的是，在过去10年里，随着3D打印技术的日益广泛应用，市面上已经开发了几种不同材料制成头颅各种组织的实体模型，来满足成像、手术计划或手术演练等各种要求[22~24]，包括用琼脂凝胶结合氧化铁和羟基磷灰石分别打印血肿和钙化[25]，用石蜡打印头皮软组织，用氯化锰溶液打印可用于MRI检查的脑组织[26]，用硫酸钙[27]、聚酰胺尼龙和玻璃珠[28]打印可用于耳科手术训练的颞骨，用尼龙粉末和光聚合物材料打印可用于髋臼骨折手术评估的骨结构[29, 30]；环氧树脂腔填充磷酸二钾和琼脂糖凝胶后，可分别打印出骨骼和脑组织[31]；将石蜡、特氟龙和碳酸钙按不用比例混合后，可以模拟真实骨和软组织密度[32]。此外，还有用尼龙和玻璃珠粉末或刚性光聚合物制成颅骨和脑血管模型，用硅橡胶和柔性光聚合物分别打印带颅骨的脑血管模型中的颅骨、脑血管[33, 34]；用尼龙和玻璃粉等与人体骨骼质地相似的物质打印骨骼，可在其上进行钻孔和咬骨[33, 34]；用各种介质（石蜡、聚氨酯、环氧树脂）结合特定的粉末/黏合剂打印出的颅骨（ProJet，3D系统），可以模拟新生儿颅骨的声学衰减特性和人体鼻窦的骨折力度[35, 36]。

还有其他几种虚拟血管模拟器[20]，依靠软件编码模拟医疗器械设备的触觉反馈。虚拟系统有几个优点，如便携、安装/启动时间短、无辐射、无实体设备的成本和具有自动反馈功能等。另一方面，系统可感知相对较弱的触感，操作相对简单，容易使新学员们建立自信心。当然，器械跟踪和操作任务只能根据软件编码才能执行，新设备如果没有编码则无法运行。本章将着重介绍用于神经血管介入手术培训的高仿真实体模拟器或仿制器。

仿制器（高仿真实体介入模拟器）

"模拟器"这个词已经成为虚拟系统的代名词，因此，需要一个不同的名称来描述实体系统。这些年来，已经有一些独立运行的实体部件，如血管、血流动力泵的模型，用于各种研究、测试或培训（表3.1，图3.1）[37-39]。在本章中，我们用"仿制器"来区分高仿真综合系统实体模拟器和这些独立运行的实体部分。真正的神经血管介入仿制器必须有以下几个部分：解剖级精确度的血管复制品、生理搏动性血流、适当的X线衰减参数和其他与介入相关的物理参数，如与血液匹配的液体黏度，导管与血管腔内壁内摩擦力和血管本身的等效悬浮力。下面列出了有关仿制器要求的其他详细信息。

表3.1　销售用于模拟神经内血管的脉冲泵和血管复制品的商业公司

组件	公司
脉动泵	Shelley医学影像技术公司 医学植入物测试实验室 哈佛血管模拟仪器实验
血管复制品	埃拉斯特拉特萨尔 联合生物制品公司 血管生物医学实验室

血流泵

生理脉动流　心血管系统的血流动力学极其复杂，不仅因为每次循环时左心室的每搏输出量随时间而变化，还因为血液流经的动脉网络结构和性能的不同而不同[40-42]。当心室收缩时，心室压力上升到主动脉压力以上，主动脉瓣打开，导致血液迅速涌入主动脉；而主动脉顺应性强，此时主动脉会扩张。在收缩期末期，当心室压力降至主动脉压以下，主动脉瓣迅速关闭时，血液"反弹"到主动脉中，引起主动

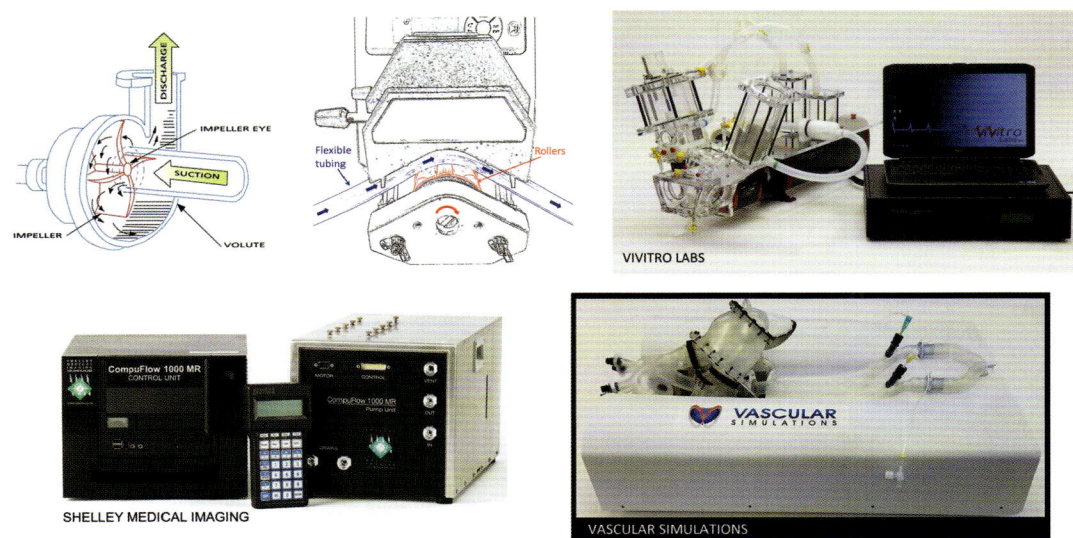

图 3.1 不同类型的泵或原理图。从左上角顺时针方向依次是：离心泵，蠕动泵和 3 种商业化的脉冲流泵 – ViVitro 实验公司的动脉泵，Vascular simulation 的血管仿制器和 Shelley 医学影像技术公司的流量泵。离心泵原理图引自 www.pumpfundamentals.com

脉压显著升高，形成称为"重搏切迹"的特征性波形。心室舒张，二尖瓣打开，心房逐渐充满血液。在升主动脉收缩、血流喷射过程中主动脉压力增高，与远端血管间形成压力梯度（压力梯度驱动流动，而不是压力），使血液持续通过血管系统。此过程克服了多种形式的阻力，如流体的黏性阻力、壁的摩擦阻力及结构阻力等。在舒张期间，主动脉放松或反冲，将液体推向下游，导致压力逐渐下降（舒张期长约是收缩期的 2 倍）。血管系统的这种顺应性行为符合 Windkessel（弹性腔）理论，可以通过用具有物理电阻、电容和电感（即阻抗）的组件来模拟血管床[43, 44]，电压、电流和电阻抗分别对应血管床的压力梯度、流量和阻抗。

这种连续血管段的机械性膨胀和松弛，发出压力脉冲波穿过动脉树。当脉冲波顺流而下时，它会从动脉分支点反射出去，一部分又会向上传播，到达升主动脉。与主动脉相比，前、后行波的总和导致大动脉的压力升高[41, 45]（图 3.2，平均动脉压持续降低）；毛细血管的平均

压力和脉压都显著降低，毛细血管基本上没有搏动。顺应性血管的阻尼机制导致通过整个动脉树的血流脉动持续降低，以稳定毛细血管中的血流（图 3.2）。

对心血管树中压力和流量的概述强调高仿真度模拟血流动力学方面的重要性：血管入口压力和流量的时间特性必须符合生理学；进行血管内训练的大动脉血管系统必须完整，在正确的解剖位置，具有生理顺应性；远端床/微循环阻力和顺应性必须用适当的 Windkessel 组件复制。

泵 机械泵的设计有很多，其中两大类是将动能传递给流体的动态泵和正排量泵，有一定体积的液体被规律截留并从泵中排出[46, 47]。泵的主要目标是提供传统上所称的"液压头"，以克服系统压力、重力和摩擦力，并以所需流速驱动工作流体。可用于实体模拟器的一种常见的稳定流或连续流泵是离心泵（动力泵）。离心泵的基本设计包括一个电机，该电机与泵壳内装有叶轮叶片的轴相连，得以高速旋转（图

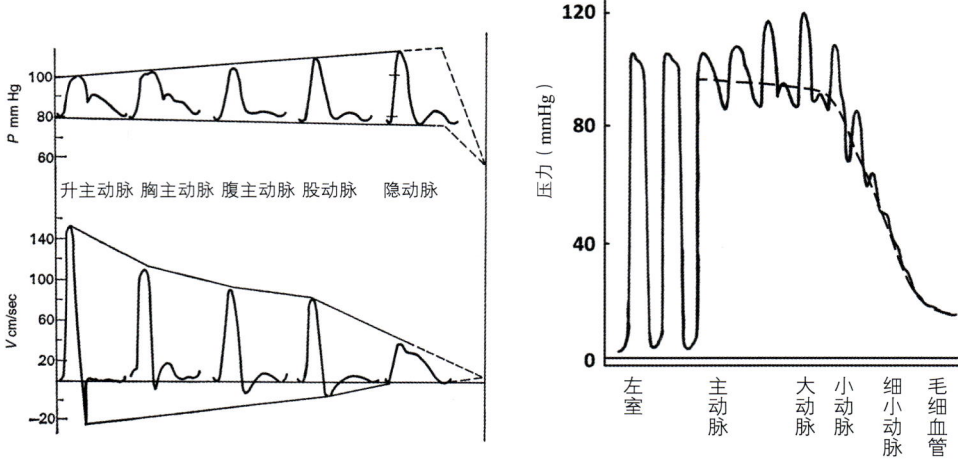

图 3.2 血压（左上、右图）和血流（左下图）在心血管系统的脉动性。由于反射的压力波，降主动脉的大动脉压升高，但平均动脉压降低（右图虚线），以维持血流流动的压力梯度。血流脉冲幅度不断减小，从小动脉（右面板尾部和左面板折线处）开始，压力和血流脉冲率均大幅降低，以实现血流在毛细血管内的平稳流动。左图引自 McDonald 1974，图 13.4[41]（右图修改引自 O'Rourke 和 Hashimoto，2007[45]）

3.1）。动态泵遵循伯努利原理工作，流体通过旋转叶片被加速，随后高动能转化为势能，产生驱动流经流动回路的流量所需的压力。离心泵产生稳定的流量，因为只要驱动流量的电机以恒定速度旋转，输出就保持恒定的压力和流量（图 3.3）。轴流泵或螺旋桨泵是动力泵的另一种常见形式，工作原理类似。这两种泵都可用于循环支持装置[48]。

多数其他泵的设计都有瞬态流量输出，称为容积泵。容积泵有很多种，从隔膜泵到滑片泵，常见的是活塞泵和蠕动泵[46, 47]。活塞泵设计简单，活塞位于圆柱形泵壳内。活塞的机械运动通过在入口产生吸入压力来填充外壳，并通过在出口处产生正压力来排出液体；入口和出口处的单向止回阀确保单向流动。蠕动泵因其成本低、操作灵活而被广泛应用于小型泵，其驱动机理与肠蠕动相似。这些泵有电机连接到一个轴上，在轴末端连接着多个滚柱（或偏心凸轮），滚柱位于盘形外壳上。与泵的入口和出口相连的柔性管沿着外壳的内周运行，以便将管道夹在滚柱和外壳之间。马达旋转后滚柱将一定量的液体困在滚柱之间的管子中，并通过出口排出（图 3.1）。蠕动泵的优点是保持流体在柔性管内，不会与任何其他泵部件接触；疲劳磨损通常发生在易于更换的柔性管。这些泵产生的瞬态流，基本上以循环模式输出液体丸（图 3.3）。从不稳定性和周期性的意义上讲，这些流动是脉动性的，但必须与生理脉动流区分开来。脉动流体泵需要更精密的控制系统和反馈机制。

脉动流体泵（表 3.1，图 3.1） 商业用泵和研究用泵都是通过机电控制产生生理脉动流，供模拟器使用。值得注意的是，有许多心室辅助装置、跨装置桥或心脏替代装置，利用类似的泵送机制（离心式、螺旋桨式、隔膜式）产生连续的或通过调节驱动机制产生脉动流[49~53]，在此不展开讨论。用于模拟器的可编程活塞泵可以将任何期望的流量波形作为输入，并使用软件控制电压，以调整驱动活塞电机的转矩和转速，从而精确地输出所需波形。其他系统利

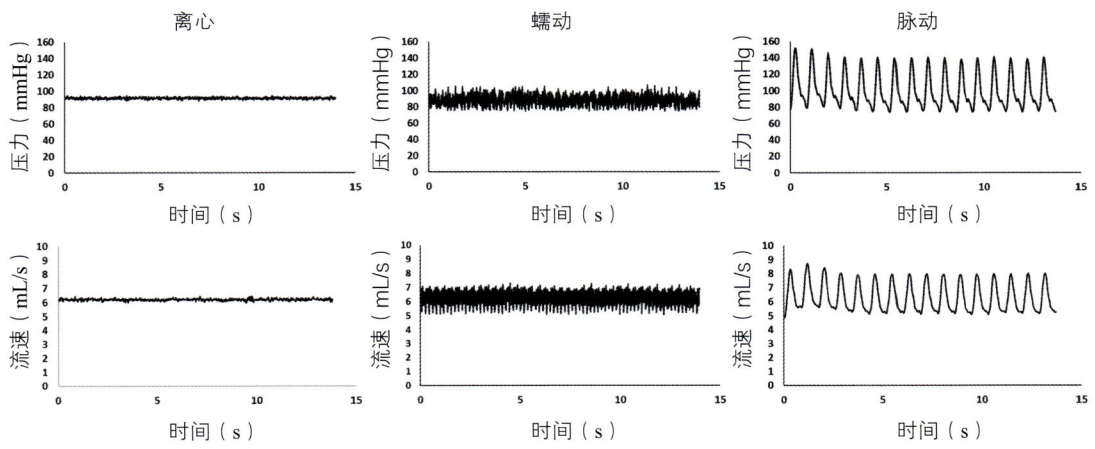

图 3.3 在带有离心、蠕动和脉冲泵的直径 5 mm 管内测得的压力（上图）和流量（下图），所有泵的平均流速为 6.3 mL/s

用顺应性心室的驱动（收缩），通过液压或气动机制模拟左心室（通过将空气或液体加压到室外"挤压"）来形成生理上真实的心室输出；可以将不同的心脏瓣膜结构插入这些机器，以提高生理准确性。如上所述，这些泵的生理流量输出需要与具有生理相容性的动脉树的复制品相匹配，以高仿真模拟血流动力学。通常需要用户手动调节远端动脉床阻力和流量回路的顺应性，以实现压力和流量的正确传输，但也可以在液压和电子回路中内置反馈系统，以自动控制这些参数并保持稳定的压力和流量。为复制 Windkessel 现象，通常通过调节空气柱的高度来模拟远端柔性或电容，而阻力可以用阻力阀或流动回路中的窄通道来模拟[44]。控制反馈可以通过采集和分析循环中适当位置的压力和流量传感器的数字信号来实现，从而实时调整泵的性能。

工作液 为了保持血流动力学的仿真度，由脉冲泵泵送的工作液必须模拟血液的主要机械特性——密度（1.06 g/mL）和黏度［约 0.04 g/（cm·s）］。这可以用各种增稠剂的水溶液来实现，如甘油或山梨醇。血液表现为一种非牛顿流体（其黏度在低剪切速率下增加），但这种影响仅在小血管和微循环中比较明显，对于多数用于血管内训练的大血管来说，这种影响可以忽略。如果在缓慢流动状态下需要精确的血流行为，如在大的海绵窦段动脉瘤，可以通过添加不同的物质（如聚乙烯醇、硼砂或黄原胶）来改变工作液组成，以模拟其非牛顿特性[54, 55]。根据训练场景，通过匹配血管复制品和流体的折射率，可以提高血管的光学清晰度[56]。最后，对于由形状记忆材料制成的血管内装置，模拟血液的液体温度必须是或接近生理温度，才能让装置正确运行。

血管复制品

近 30 年来，许多研究小组利用各种方法制造脑血管病变的血管复制品，用于研究和测试（介入）器械，包括从尸头血管铸型到直接 3D 打印[38, 57~69]。图 3.4 显示了制造脑血管复制品的几种常见方法。设计阶段通常涉及体积重建和患者影像数据（DSA、CT、MRI）的分割，或在计算机辅助设计（CAD）软件中构建理想/简化的几何图像，然后通过 3D 打印或机械加工创建模具。例如，在尸头上用丙烯酸/环氧树脂血管铸模，就可用作模具。最原始的铸造技术是熔蜡铸造或熔模铸造，使用阴模制造蜡复制品，在其上浇注柔性聚合物或刚性树脂，蜡熔

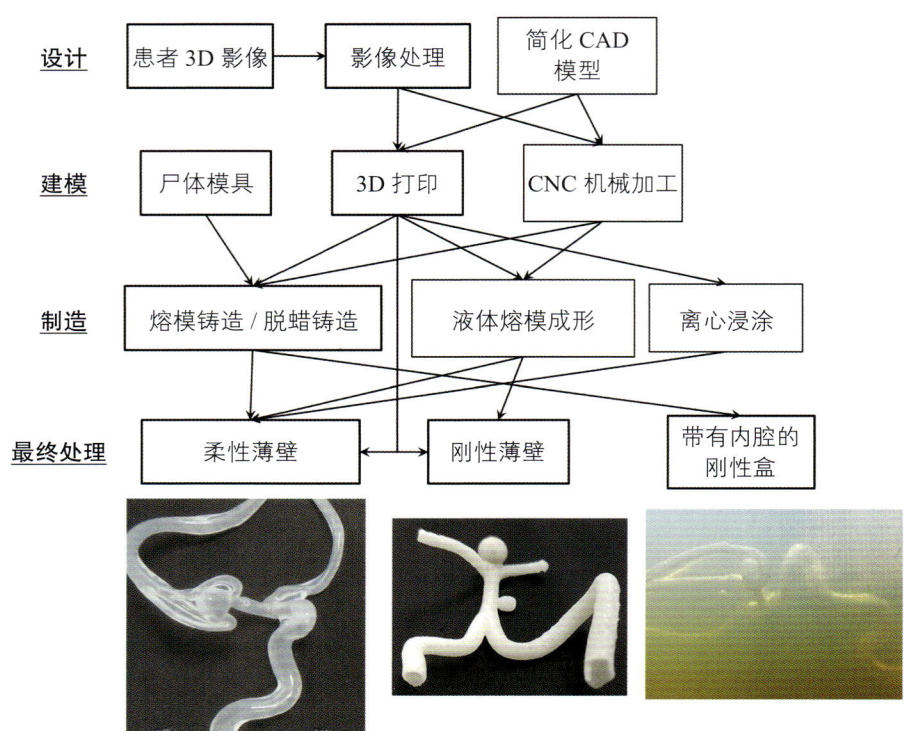

图 3.4 制造脑血管复制品的常用方法。根据不同需求可以采用几种途径获得血管复制品，并且可以使用几种工具和技术来完成制作。从左下到右图依次是：一个柔性薄壁硅胶复制品，一个 500 μm 壁厚的刚性 3D 打印复制品，和一个带有血管腔的刚性硅胶盒复制品。CAD 计算机辅助设计，数控计算机数字控制

化后可以获得所需的几何形状。液体聚合物可以通过液态熔模成型注入或灌入模具中，或者使用浸涂旋涂技术涂覆在模具上（下面有更详细工艺描述）。通过这些方法可以铸造原材料部件，取芯后就可获得血管形状。随着 3D 打印技术的进步，人们基本能够直接跳过成型和铸造阶段，打印硬性和软性血管复制品，但控制软性打印品的材料特性以匹配生理血管壁特性仍处于初期研究阶段。一般来说，制造复制品所选用的材料必须是具有适当抗疲劳性的耐用材料，可以形成复杂的几何形状，导管和导丝（或可以涂覆）在管腔可产生一定的摩擦系数，并与动脉扩张性相匹配。到目前为止，使用的主要材料还是硅树脂，后者具有多种特性（可用性、储存性、基于成分的多种材料特性、耐久性等）。

液态熔模 熔模铸造通常包括制造一套金属模具或压模，该模具是所需零件外层的阴模，将熔融的蜡注入模具中，形成蜡复制品，在蜡复制品上涂上陶瓷，形成陶瓷外壳；将蜡熔化，将熔融金属倒入陶瓷外壳，然后破坏陶瓷外壳（通过喷水、振动等）以获得最终铸件，最后抛光。可以想象，通过上述步骤可以制造复杂的外部形状或表面结构。如果还需要内面结构（如复杂形状的内腔），则需要额外的步骤——制作内芯模具，将陶瓷涂于模具以形成陶瓷内芯，并将其组装到先前的模具中，以获得蜡质复制品，然后将其涂上陶瓷外壳并进行铸造，以获得具有内、外面的零件。

液体注射成型通常包括在高压下将低温液态硅树脂（两种独立的液体成分混合形成最终的硅树脂）注射到加热的金属模具中，使硅树脂在其中固化，然后打开模具后可获得硅树脂

部分。在过去二十多年，人们已经注意到 3D 打印技术可以减少传统成型铸造的时间和花费，如直接打印模具、蜡复制品或完整的内芯和外壳模具[70-72]。这些技术相结合，已用于制造脑血管复制品：在室温条件下，于相对较低的压力下向模具中注入液态硅树脂，使硅树脂固化，并破坏模具以获得最终的硅树脂复制品[38]。图 3.5 所示为制造带股动脉的主动脉分叉工艺实例。

浸渍旋转涂层 浸涂是一种传统的制造工艺，它将模具（或芯轴或基材）蘸上（浸入和抽取）涂层溶液，待涂层材料固化后从模具上剥离，以获得最终零件或具有涂层材料形状的基材最后一部分。旋涂是指在旋转基体的中心沉积一种涂层溶液，通过离心力使涂层材料均匀地覆盖在基体上。离心旋涂法结合了这两种工艺，将零件放置在旋转的腔室中，注入涂层溶液，通过离心力在零件上形成薄膜后，取出零件待溶液固化。有人将这些技术结合起来，开发出一种浸-旋涂法，以制造血管复制品，其方法是 3D 打印芯模具/心轴并将其浸入涂层溶液，通过旋转以获得均匀的涂层厚度，去除模具，待涂层固化以获得最终复制品[37,57,73]。该工艺对若干参数要求较高，如溶液黏度、涂层数、浸泡、萃取、旋转时间和速度[37,74]。

图 3.6 展示了用离心旋涂工艺制作海绵窦段颈动脉硅树脂复制品的步骤。将患者血管造影影像（也可以使用任何三维成像，如 CTA 或 MRA）导入医学图像处理软件（Mimics，Materialise，Luuven，Belgium），对三维结构进行修剪，保留相关的动脉系统。然后添加（动脉）近端和远端，以便能够将复制品组装到整个循环系统。将处理好的设计图转换为立体光刻（STL）格式，用分辨率为 180μm 的 ABS（丙烯腈-丁二烯-苯乙烯）塑料通过快速图片打印机（Dimension Elite，Stratasys，Eden Prairie，MN）进行 3D 打印。然后用溶剂打滑塑料内芯，以降低表面粗糙度。将磨光后的内芯浸入硅酮溶液，并使用多轴旋转器旋转获得均匀的涂层厚度。根据所需厚度，可以再施涂一层。将涂有硅树脂的内芯材置于 75℃的对流烘箱 36 小时使硅酮固化，然后破坏内芯，获得该患者的柔性薄壁血管复制品。从设计到模具加工，再到硅树脂的使用，几乎每一步都至关重要，

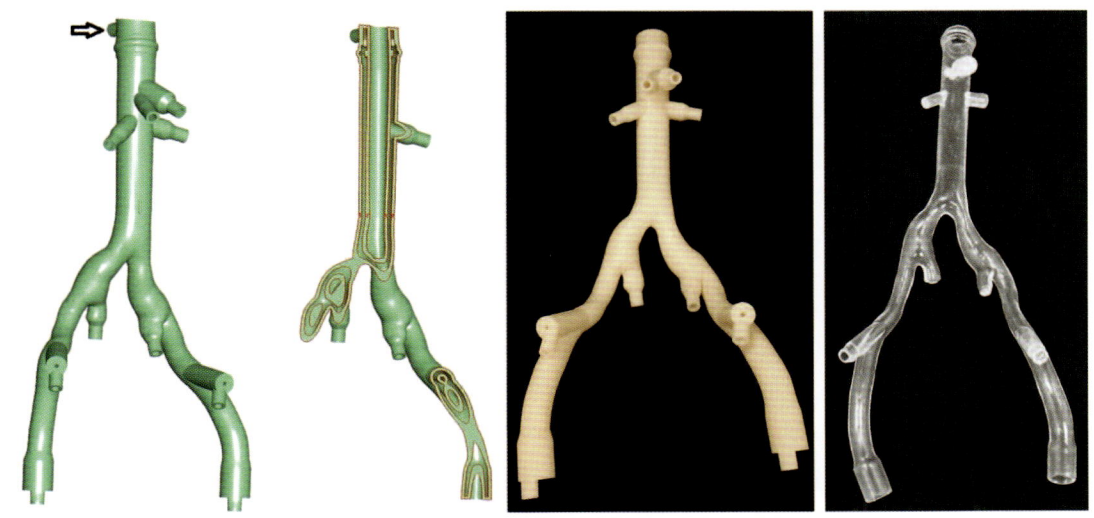

图 3.5 从左到右依次是：腹主动脉分叉模具设计；箭头指向硅胶注射口，横切面显示完整内芯，带有内可容硅胶流动的外壳，3d 打印模具，除去模具后的成形硅胶

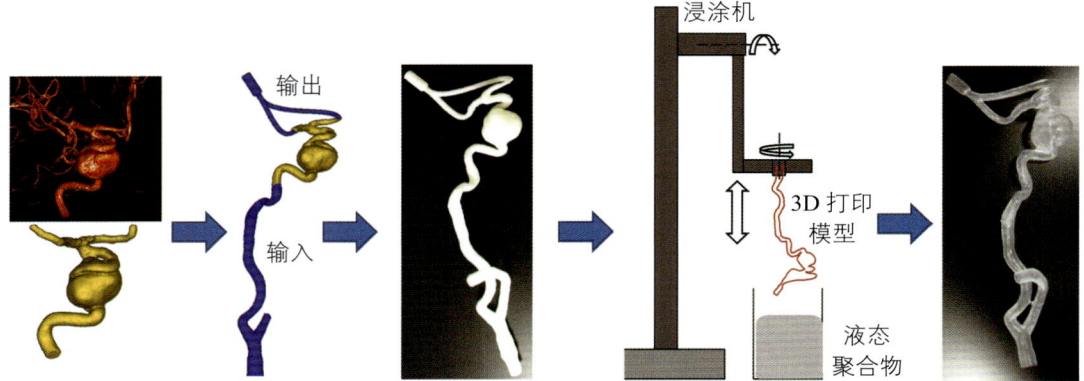

图3.6 用浸涂法制造血管复制品的大致过程,从左至右图依次是:剪切患者的原始3D图像,只保留感兴趣区域(动脉瘤);添加(兴趣区域的)近端和远端血管使整个结构可以插入循环系统的相应血管段;3D打印模具;模具表面涂上一层液态聚合物;聚合物固化后去除模具,就可以得到带中空管腔的血管复制品。为了使聚合物涂层能够均匀涂于模具表面,通常需要浸涂机的多轴平移和旋转

需要精确控制以保持管腔的几何精度。已有多家商业公司(表3.1)使用上述方法制造可以用于培训和手术计划的脑动脉瘤复制品,在这个复制品上可进行置入弹簧圈、转流器、支架等操作。当然,也可制造带有血凝块的血管复制品,以模拟机械取栓过程;或者制造可以模拟栓塞手术的动静脉畸形血管复制品(图3.7)。

复制品中产生生理压力波形的血管系统也必须具有与人体动脉相当的可扩张性。动态扩张性或顺应性有许多定义,但所有这些定义都基于血管容积变化百分比与压力变化比率[(收缩容积 − 舒张容积)/(舒张容积 × 脉压)]。已经有若干研究小组测量了人类动脉机械性能[75~89],发现颅外动脉壁厚0.75~1.0 mm,颅内动脉壁厚约0.5 mm[77~80, 84],60岁人体的动脉动态顺应性为每100 mmHg 8%~12%(参照ISO 7198动态顺应性定义,多数研究测量的是颈总动脉)[75~77, 82, 83, 87],周向弹性模量为0.5~1.0 MPa[38, 77, 78, 80, 85, 86, 89]。动态顺应性主要与动脉直径、弹性模量和壁厚[柔度=直径/(模量 × 厚度)]有关。其他动脉特性包括具有2 000~5 000 mmHg[87, 88, 90]的爆裂强度和200克力以下[87, 88]的缝线牵拉强度。通过Shore硬度评分测量橡胶的硬度,硬度为25 Shore的硅酮组合物弹性模量约为0.5 MPa。因此,如果在达到解剖级精确度的脑血管模具涂上这种硅胶,使其动脉壁厚度从颅外1 mm到颅内0.5 mm不等,那么该硅树脂复制品可具有与生理相匹配的动态顺应性。

导丝、导管和器械输送系统的血管内操作,如可推性、可跟踪性和可扭转性,在很大程度上取决于血管复制品的管腔摩擦系数。猪尾导管的滑动摩擦系数在0.04(低密度聚乙烯)~0.1(硅化乳胶)之间,取决于导管材料[91, 92]。相比之下,生硅树脂的摩擦系数可以非常高,根据不同的表面材料,摩擦系数范围可以从约0.6到远超1[91, 93, 94]。因此,硅树脂血管复制品的管腔摩擦力必须至少降低一个数量级,才能用于血管介入手术,通常解决办法是在管腔上涂上一层减摩剂或使用硅酮复制品,或这两种方法联用。除了有机硅外,聚乙烯醇(PVA)也被认为是一种优秀的组织替代物,其固有的低摩擦系数适用于介入手术,早期的脑血管复制品采用的就是聚乙烯醇[68, 93, 95~100]。

由于颅内血管位于脑实质蛛网膜下腔中而不是脑实质内,不能自由浮动,因此当通过导管

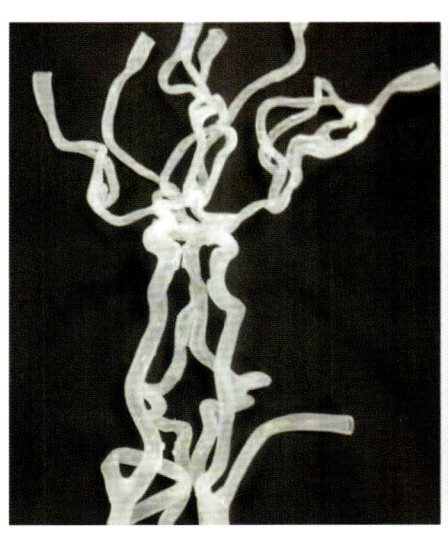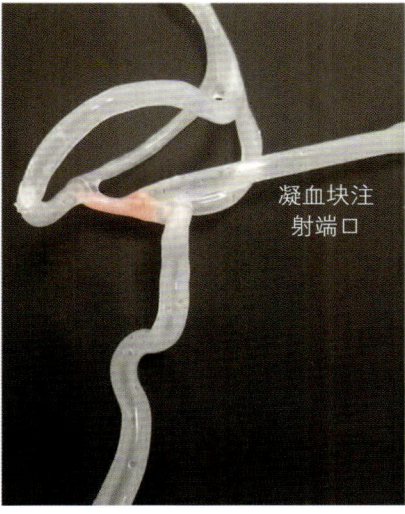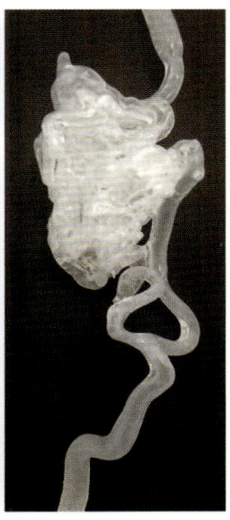

图 3.7　从左右到依次是 Willis 环的柔性硅胶复制品，大脑中动脉通过"凝块端口"注入人工血栓形成动脉闭塞，动静脉畸形的图像

和设备时会有一定程度的弯曲。为了初步模拟血管外空间，血管复制品可以悬浮在血管外空间的凝胶介质中，以达到模拟血管弯曲的效果。在前面也提到了模拟脑组织的材料特性[101，103]，如动态黏度须在 60~180 Pa.s 之间。

X 线衰减

多数神经血管介入手术都是在数字减影血管造影或透视下进行的，尤其是对于新手学员而言；为了模拟骨性标志物或减影伪影，或掌握完整显示动脉所需的造影剂注射剂量和速度，则需要具有射线生理衰减的仿真颅骨结构。此外，也需要颅骨影像用于日益精细和复杂的新型介入设备模拟显示血管造影成像。

目前，已经有相关研究报道了骨的力学和 X 线衰减特性[104-125]。颅骨总厚度为 5~10 mm，内、外皮质层各占 20%~25%，骨小梁和板障占剩余的 50%~60%；平均颅骨厚度估计为 7~8 mm[107，114-119]。皮质骨密度为 1.6~1.85 g/mL[114，121，123，124]，它一般呈正交异性（横向和纵向各向同性），纵向弹性模量为 16~21 GPa，横向弹性模量约为 11 GPa，剪切模量为 3.5~6.0 GPa，泊松比为 0.2~0.5[114，120-125]；纵向和横向拉伸和抗压强度分别为 0.135 GPa 和 0.05 GPa、0.2 GPa 和 0.13 GPa[124，125]。相应骨小梁的特性可能是这些值的二分之一到十分之一[124]。骨小梁的 X 线衰减值为 200~300 HU[106，108，112]，皮质骨为 1 500~1 700 HU[106，109，111，113]，因此颅骨平均 X 线衰减值可估计为 700~800 HU[110]。脑实质的衰减值约为 30 HU[126]，也需要对其进行模拟，以提高放射密度的准确性。我们可从标准技术局获得皮质骨和脑实质 X 线衰减概况（http://physics.nist.gov/PhysRefData/XrayMassCoef/tab4.html）。

如果用凝胶模拟脑实质，则可以向凝胶中添加多种介质，如硫酸钡、碘化剂或二氧化钛，以增加射线不透光度。通常用满足霍恩斯菲尔德衰减系数的塑料注入模具，获取颅骨的放射图像。3D 打印虽然还没真正应用于该领域，但已能够打印和真实患者相匹配的放射不透光度的个体化颅骨。例如，与之前提到的粉末/黏合剂 3D 打印技术相关的渗透后处理技术[35，36]，可将衰减可变性材料融合到多孔打印结构中。

如图 3.8 所示，造影剂可以经悬浮在凝胶中的颅内主要动脉注入搏动性"血流"中，该动脉系统嵌于具有生理性衰减特性的颅骨。利用现有技术还可以进一步提高仿真度，包括加入鲜红的脑实质、皮质和骨小梁轮廓、静脉窦和头皮/皮肤替代品等。

致谢

感谢 Brandon Kovarovic 在流量泵章节的协助。

利益冲突

本章作者在 Vascular Simulations，LLC 公司有利益相关性。

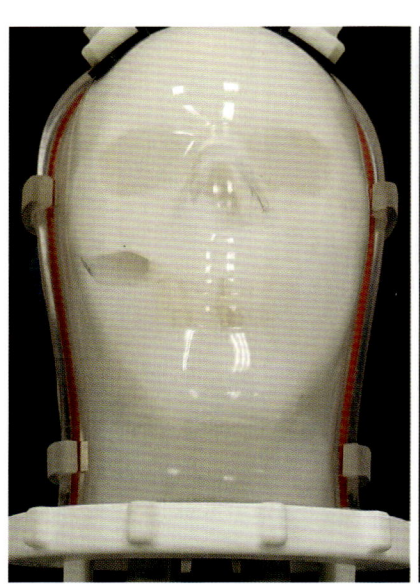 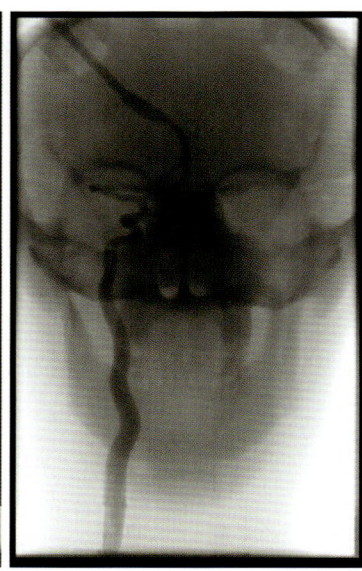

图 3.8 （左图）内含血管复制品（用凝胶支撑）的颅骨模型。凝胶（0~35 HU）和颅骨（800~1 000 HU）都有生理性 X 射线衰减。（右图）带颅骨的右侧颈总动脉血管复制品的原始血管造影像

参考文献

1. Kunkler K. The role of medical simulation: an overview. Int J Med Rob Comput Assisted Surg. 2006;2(3):203–10. https://doi.org/10.1002/rcs.101.
2. Rosen KR. The history of medical simulation. J Crit Care. 2008;23(2):157–66. https://doi.org/10.1016/j.jcrc.2007.12.004.
3. Bath J, Lawrence P. Why we need open simulation to train surgeons in an era of work-hour restrictions. Vascular. 2011;19(4):175–7. https://doi.org/10.1258/vasc.2011.oa0284.
4. Nesbitt CI, Birdi N, Mafeld S, Stansby G. The role of simulation in the development of endovascular surgical skills. Perspect Med Educ. 2016;5(1):8–14. https://doi.org/10.1007/s40037-015-0250-4.
5. James JT. A new, evidence-based estimate of patient harms associated with hospital care. J Patient Saf. 2013;9(3):122–8. https://doi.org/10.1097/PTS.0b013e3182948a69.
6. Roguin A, Beyar R. Real case virtual reality training prior to carotid artery stenting. Catheter Cardiovasc Interv. 2010;75(2):279–82. https://doi.org/10.1002/ccd.22211.
7. Dawson DL. Training in carotid artery stenting: do carotid simulation systems really help? Vascular. 2006;14(5):256–63.
8. Tedesco MM, Pak JJ, Harris EJ, Jr., Krummel TM, Dalman RL, Lee JT. Simulation-based endovascular skills assessment: the future of credentialing? J Vasc Surg. 2008;47(5):1008–1; discussion 14. https://doi.

9. Lee JT, Qiu M, Teshome M, Raghavan SS, Tedesco MM, Dalman RL. The utility of endovascular simulation to improve technical performance and stimulate continued interest of preclinical medical students in vascular surgery. J Surg Educ. 2009;66(6):367–73. https://doi.org/10.1016/j.jsurg.2009.06.002.

10. Nestel D, Van Herzeele I, Aggarwal R, Odonoghue K, Choong A, Clough R, et al. Evaluating training for a simulated team in complex whole procedure simulations in the endovascular suite. Med Teach. 2009;31(1):e18–23. https://doi.org/10.1080/01421590802337104.

11. Aggarwal R, Mytton OT, Derbrew M, Hananel D, Heydenburg M, Issenberg B, et al. Training and simulation for patient safety. Qual Saf Health Care. 2010;19(Suppl 2):i34–43. https://doi.org/10.1136/qshc.2009.038562.

12. Boyle E, O'Keeffe DA, Naughton PA, Hill AD, McDonnell CO, Moneley D. The importance of expert feedback during endovascular simulator training. J Vasc Surg. 2011;54(1):240–8 e1. https://doi.org/10.1016/j.jvs.2011.01.058.

13. Willaert WI, Aggarwal R, Van Herzeele I, O'Donoghue K, Gaines PA, Darzi AW, et al. Patient-specific endovascular simulation influences interventionalists performing carotid artery stenting procedures. Eur J Vasc Endovasc Surg. 2011;41(4):492–500. https://doi.org/10.1016/j.ejvs.2010.12.013.

14. Eidt JF. The aviation model of vascular surgery education. J Vasc Surg. 2012;55(6):1801–9. https://doi.org/10.1016/j.jvs.2012.01.080.

15. Hseino H, Nugent E, Lee MJ, Hill AD, Neary P, Tierney S, et al. Skills transfer after proficiencybased simulation training in superficial femoral artery angioplasty. Simul Healthc. 2012;7(5):274–81. https://doi.org/10.1097/SIH.0b013e31825b6308.

16. Markovic J, Peyser C, Cavoores T, Fletcher E, Peterson D, Shortell C. Impact of endovascular simulator training on vascular surgery as a career choice in medical students. J Vasc Surg. 2012;55(5):1515–21. https://doi.org/10.1016/j.jvs.2011.11.060.

17. Duran C, Bismuth J, Mitchell E. A nationwide survey of vascular surgery trainees reveals trends in operative experience, confidence, and attitudes about simulation. J Vasc Surg. 2013;58(2):524–8. https://doi.org/10.1016/j.jvs.2012.12.072.

18. Robinson WP, 3rd, Schanzer A, Cutler BS, Baril DT, Larkin AC, Eslami MH, et al. A randomized comparison of a 3-week and 6-week vascular surgery simulation course on junior surgical residents' performance of an end-to-side anastomosis. J Vasc Surg. 2012;56(6):1771–80; discussion 80–1. https://doi.org/10.1016/j.jvs.2012.06.105.

19. Lonn L, Edmond JJ, Marco J, Kearney PP, Gallagher AG. Virtual reality simulation training in a high-fidelity procedure suite: operator appraisal. J Vasc Interv Radiol. 2012;23(10):1361–6 e2. https://doi.org/10.1016/j.jvir.2012.06.002.

20. Eslahpazir BA, Goldstone J, Allemang MT, Wang JC, Kashyap VS. Principal considerations for the contemporary high-fidelity endovascular simulator design used in training and evaluation. J Vasc Surg. 2014;59(4):1154–62. https://doi.org/10.1016/j.jvs.2013.11.074.

21. Fargen KM, Siddiqui AH, Veznedaroglu E, Turner RD, Ringer AJ, Mocco J. Simulator based angiography education in neurosurgery: results of a pilot educational program. J Neurointerv Surg. 2012;4(6):438–41. https://doi.org/10.1136/neurintsurg-2011-010128.

22. Klein GT, Lu Y, Wang MY. 3D printing and neurosurgery – ready for prime time? World Neurosurg. 2013;80(3–4):233–5. https://doi.org/10.1016/j.wneu.2013.07.009.

23. Rengier F, Mehndiratta A, von Tengg-Kobligk H, Zechmann CM, Unterhinninghofen R, Kauczor HU, et al. 3D printing based on imaging data: review of medical applications. Int J Comput Assist Radiol Surg. 2010;5(4):335–41. https://doi.org/10.1007/s11548-010-0476-x.

24. Ventola CL. Medical applications for 3D printing: current and projected uses. P T. 2014;39(10):704–11.

25. Nute JL, Le Roux L, Chandler AG, Baladandayuthapani V, Schellingerhout D, Cody DD. Differentiation of low-attenuation intracranial hemorrhage and calcification using dual-energy computed tomography in a phantom system. Investig Radiol. 2015;50(1):9–16. https://doi.org/10.1097/rli.0000000000000089.

26. Shmueli K, Thomas DL, Ordidge RJ. Design, construction and evaluation of an anthropomorphic head phantom with realistic susceptibility artifacts. J Magn Reson Imaging. 2007;26(1):202–7. https://doi.org/10.1002/jmri.20993.

27. Schwager K, Gilyoma JM. Ceramic model for temporal bone exercises–an alternative for human temporal

bones? Laryngorhinootologie. 2003;82(10):683–6. https://doi.org/10.1055/s-2003-43242.

28. Suzuki M, Ogawa Y, Kawano A, Hagiwara A, Yamaguchi H, Ono H. Rapid prototyping of temporal bone for surgical training and medical education. Acta Otolaryngol. 2004;124(4):400–2.

29. Hurson C, Tansey A, O'Donnchadha B, Nicholson P, Rice J, McElwain J. Rapid prototyping in the assessment, classification and preoperative planning of acetabular fractures. Injury. 2007;38(10):1158–62. https://doi.org/10.1016/j.injury.2007.05.020.

30. Niikura T, Sugimoto M, Lee SY, Sakai Y, Nishida K, Kuroda R, et al. Tactile surgical navigation system for complex acetabular fracture surgery. Orthopedics. 2014;37(4):237–42. https://doi.org/10.3928/01477447-20140401-05.

31. Gallas RR, Hunemohr N, Runz A, Niebuhr NI, Jakel O, Greilich S. An anthropomorphic multimodality (CT/MRI) head phantom prototype for end-to-end tests in ion radiotherapy. Zeitschrift fur medizinische Physik. 2015;25:391–9. https://doi.org/10.1016/j.zemedi. 2015.05.003.

32. Shikhaliev PM. Dedicated phantom materials for spectral radiography and CT. Phys Med Biol. 2012;57(6):1575–93. https://doi.org/10.1088/0031-9155/57/6/1575.

33. Mori K, Yamamoto T, Oyama K, Ueno H, Nakao Y, Honma K. Modified three-dimensional skull base model with artificial dura mater, cranial nerves, and venous sinuses for training in skull base surgery: technical note. Neurol Med Chir. 2008;48(12):582–7; discussion 7–8.

34. Wurm G, Lehner M, Tomancok B, Kleiser R, Nussbaumer K. Cerebrovascular biomodeling for aneurysm surgery: simulation-based training by means of rapid prototyping technologies. Surg Innov. 2011;18(3):294–306. https://doi.org/10.1177/1553350610395031.

35. Gatto M, Harris RA, Sama A, Watson J, editors. Investigating the effectiveness of three-dimensional-printing for producing realistic physical surgical training phantoms. Annals of DAAAM for 2010 and 21st International DAAAM Symposium "Intelligent Manufacturing and Automation: Focus on Interdisciplinary Solutions", October 20, 2010–October 23,2010; 2010;Zadar: Danube Adria Association for Automation and Manufacturing, DAAAM.

36. Gatto M, Memoli G, Shaw A, Sadhoo N, Gelat P, Harris RA. Three-dimensional printing (3DP) of neonatal head phantom for ultrasound: thermocouple embedding and simulation of bone. Med Eng Phys. 2012;34(7):929–37. https://doi.org/10.1016/j.medengphy.2011.10.012.

37. Arcaute K, Wicker RB. Patient-specific compliant vessel manufacturing using dip-spin coating of rapid prototyped molds. J Manuf Sci E T ASME. 2008;130(5):0510081–05100813. https://doi.org/10.1115/1.2898839.

38. Chueh JY, Wakhloo AK, Gounis MJ. Neurovascular modeling: small-batch manufacturing of silicone vascular replicas. AJNR Am J Neuroradiol. 2009;30(6):1159–64. https://doi.org/10.3174/ajnr. A1543.

39. Chaudhury RA, Atlasman V, Pathangey G, Pracht N, Adrian RJ, Frakes DH. A high performance pulsatile pump for aortic flow experiments in 3-dimensional models. Cardiovasc Eng Technol. 2016;7(2):148–58. https://doi.org/10.1007/s13239-016-0260-3.

40. Fung YC. Biomechanics : circulation. 2nd ed. New York: Springer; 1997.

41. McDonald DA. Blood flow in arteries. 2nd ed. Baltimore: The Williams & Wilkins Company; 1974.

42. Lieber BB, Sadasivan C. Hemodynamics, Macro circulatory. Encyclopedia of biomaterials and biomedical engineering. 2nd ed (Online Version). CRC Press; 2008. p. 1356–1367.

43. Segers P, Rietzschel ER, De Buyzere ML, Stergiopulos N, Westerhof N, Van Bortel LM, et al. Three- and four-element Windkessel models: assessment of their fitting performance in a large cohort of healthy middle-aged individuals. Proc Inst Mech Eng H J Eng Med. 2008;222(4):417–28.

44. Kung EO, Taylor CA. Development of a physical windkessel module to re-create in-vivo vascular flow impedance for in-vitro experiments. Cardiovasc Eng Technol. 2011;2(1):2–14. https://doi.org/10.1007/s13239-010-0030-6.

45. O'Rourke MF, Hashimoto J. Mechanical factors in arterial aging: a clinical perspective. J Am Coll Cardiol. 2007;50(1):1–13. https://doi.org/10.1016/j.jacc.2006.12.050.

46. Volk MW. Pump characteristics and applications. Mechanical engineering, vol. 103. New York: M. Dekker; 1996.

47. Armignacco P, Garzotto F, Bellini C, Neri M, Lorenzin A, Sartori M, et al. Pumps in wearable ultrafiltration devices: pumps in wuf devices. Blood Purif. 2015;39(1–3):115–24. https://doi.org/10.1159/000368943.

48. Moazami N, Fukamachi K, Kobayashi M, Smedira NG, Hoercher KJ, Massiello A, et al. Axial and centrifugal continuous-flow rotary pumps: a translation from pump mechanics to clinical practice. J Heart Lung transplant. 2013;32(1):1–11. https://doi.org/10.1016/j.healun.2012.10.001.
49. Jahren SE, Ochsner G, Shu F, Amacher R, Antaki JF, Vandenberghe S. Analysis of pressure head-flowloops of pulsatile rotodynamic blood pumps. Artif Organs. 2014;38(4):316–26. https://doi.org/10.1111/aor.12139.
50. Pirbodaghi T, Axiak S, Weber A, Gempp T, Vandenberghe S. Pulsatile control of rotary blood pumps: does the modulation waveform matter? J Thorac Cardiovasc Surg. 2012;144(4):970–7. https://doi.org/10.1016/j.jtcvs.2012.02.015.
51. Cuenca-Navalon E, Laumen M, Finocchiaro T, Steinseifer U. Estimation of filling and afterload conditions by pump intrinsic parameters in a pulsatile total artificial heart. Artif Organs. 2016;40(7):638–44. https://doi.org/10.1111/aor.12636.
52. Gu YJ, van Oeveren W, Mungroop HE, Epema AH, den Hamer IJ, Keizer JJ, et al. Clinical effectiveness of centrifugal pump to produce pulsatile flow during cardiopulmonary bypass in patients undergoing cardiac surgery. Artif Organs. 2011;35(2):E18–26. https://doi.org/10.1111/j.1525-1594.2010.01152.x.
53. Sajgalik P, Grupper A, Edwards BS, Kushwaha SS, Stulak JM, Joyce DL, et al. Current status of left ventricular assist device therapy. Mayo Clin Proc. 2016;91(7):927–40. https://doi.org/10.1016/j.mayocp.2016.05.002.
54. Jungreis CA, Kerber CW. A solution that simulates whole blood in a model of the cerebral circulation. AJNR Am J Neuroradiol. 1991;12(2):329–30.
55. Anastasiou AD, Spyrogianni AS, Koskinas KC, Giannoglou GD, Paras SV. Experimental investigation of the flow of a blood analogue fluid in a replica of a bifurcated small artery. Med Eng Phys. 2012;34(2):211–8. https://doi.org/10.1016/j.medengphy.2011.07.012.
56. Yousif MY, Holdsworth DW, Poepping TL. Deriving a blood-mimicking fluid for particle image velocimetry in Sylgard-184 vascular models. Conf Proc IEEE Eng Med Biol Soc. 2009;2009:1412–5. https://doi.org/10.1109/iembs.2009.5334175.
57. Seong J, Sadasivan C, Onizuka M, Gounis MJ, Christian F, Miskolczi L, et al. Morphology of elastase- induced cerebral aneurysm model in rabbit and rapid prototyping of elastomeric transparent replicas. Biorheology. 2005;42(5):345–61.
58. Santore J, Sadasivan C, Fiorella DJ, Lieber BB, Woo HH, editors. Creation of patient-specific silicone vascular replicas of aneurysm-parent vessel complexes. AANS/CNS Cerebrovascular Section Annual Meeting; 2012. Hilton New Orleans Riverside, New Orleans.
59. Kerber CW, Heilman CB. Flow dynamics in the human carotid artery: I. Preliminary observations using a transparent elastic model. AJNR Am J Neuroradiol. 1992;13(1):173–80.
60. Knox K, Kerber CW, Singel SA, Bailey MJ, Imbesi SG. Stereolithographic vascular replicas from CT scans: choosing treatment strategies, teaching, and research from live patient scan data. AJNR Am J Neuroradiol. 2005;26(6):1428–31.
61. Yagi T, Sato A, Shinke M, Takahashi S, Tobe Y, Takao H, et al. Experimental insights into flow impingement in cerebral aneurysm by stereoscopic particle image velocimetry: transition from a laminar regime. J R Soc Interface / R Soc. 2013;10(82):20121031. https://doi.org/10.1098/rsif.2012.1031.
62. Anderson JR, Diaz O, Klucznik R, Zhang YJ, Britz GW, Grossman RG, et al. Validation of computational fluid dynamics methods with anatomically exact, 3D printed MRI phantoms and 4D pcMRI. Conf Proc IEEE Eng Med Biol Soc. 2014;2014:6699–701. https://doi.org/10.1109/embc.2014.6945165.
63. Khan IS, Kelly PD, Singer RJ. Prototyping of cerebral vasculature physical models. Surg Neurol Int. 2014;5:11. https://doi.org/10.4103/2152-7806.125858.
64. Russ M, O'Hara R, Setlur Nagesh SV, Mokin M, Jimenez C, Siddiqui A, et al. Treatment planning for image-guided neuro-vascular interventions using patient-specific 3D printed phantoms. Proceedings of SPIE – the International Society for Optical Engineering. 2015;9417. https://doi.org/10.1117/12.2081997.
65. Ikeda S, Arai F, Fukuda T, Negoro M, Irie K. An in vitro patient-specific biological model of the cerebral artery reproduced with a membranous configuration for simulating endovascular intervention. J Rob Mechatronics. 2005;17(3):327–34.
66. Mashiko T, Otani K, Kawano R, Konno T, Kaneko N, Ito Y, et al. Development of three-dimensional hollow elastic model for cerebral aneurysm clipping simulation enabling rapid and low cost prototyping. World Neurosurg. 2015;83(3):351–61. https://doi.org/10.1016/

j.wneu.2013.10.032.
67. Wetzel SG, Ohta M, Handa A, Auer JM, Lylyk P, Lovblad KO, et al. From patient to model: stereolithographic modeling of the cerebral vasculature based on rotational angiography. AJNR Am J Neuroradiol. 2005;26(6):1425–7.
68. Yu CH, Ohta M, Kwon TK. Study of parameters for evaluating the pushability of interventional devices using box-shaped blood vessel biomodels made of PVA-H or silicone. Biomed Mater Eng. 2014;24(1):961–8. https://doi.org/10.3233/bme-130891.
69. Benet A, Plata-Bello J, Abla AA, Acevedo-Bolton G, Saloner D, Lawton MT. Implantation of 3D-printed patient-specific aneurysm models into cadaveric specimens: a new training paradigm to allow for improvements in cerebrovascular surgery and research. Biomed Res Int. 2015;2015:939387. https://doi.org/10.1155/2015/939387.
70. Bassoli E, Gatto A, Iuliano L, Violante MG. 3D printing technique applied to rapid casting. Rapid Prototyp J. 2007;13(3):148–55. https://doi.org/10.1108/13552540710750898.
71. Cheah CM, Chua CK, Lee CW, Feng C, Totong K. Rapid prototyping and tooling techniques: a review of applications for rapid investment casting. Int J Adv Manuf Technol. 2005;25(3–4):308–20. https://doi.org/10.1007/s00170-003-1840-6.
72. Sachs E, Cima M, Williams P, Brancazio D, Cornie J. Three dimensional printing: rapid tooling and prototypes directly from a CAD model. J Eng Ind. 1992;114(4):481–8. https://doi.org/10.1115/1.2900701.
73. Wicker R, Cortez M, Medina F, Palafox G, Elkins C, editors. Manufacturing of complex compliant cardiovascular system models for in-vitro hemodynamic experimentation using CT and MRI data and rapid prototyping technologies. ASME Summer Bioengineering Conference; 2001 Jun 27–Jul 1; Snowbird: ASME.
74. Arcaute K, Palafox GN, Medina F, Wicker RB, editors. Complex silicone aorta models manufactured using a dip-spin coating technique and water-soluble molds. 2003 Summer Bioengineering Conference; 2003 June 25–29; Key Biscayne.
75. Van Merode T, Hick PJ, Hoeks AP, Rahn KH, Reneman RS. Carotid artery wall properties in normotensive and borderline hypertensive subjects of various ages. Ultrasound Med Biol. 1988;14(7):563–9.
76. Hirai T, Sasayama S, Kawasaki T, Yagi S. Stiffness of systemic arteries in patients with myocardial infarction. A noninvasive method to predict severity of coronary atherosclerosis. Circulation. 1989;80(1):78–86.
77. Luc M, Polonsky T, Lammertin G, Spencer K. Automated border detection for assessing the mechanical properties of the carotid arteries: comparison with carotid intima-media thickness. J Am Soc Echocardiogr. 2010;23(5):567–72. https://doi.org/10.1016/j.echo.2010.01.024.
78. Kamenskiy AV, Dzenis YA, MacTaggart JN, Lynch TG, Jaffar Kazmi SA, Pipinos II. Nonlinear mechanical behavior of the human common, external, and internal carotid arteries in vivo. J Surg Res. 2012;176(1):329–36. https://doi.org/10.1016/j.jss.2011.09.058.
79. Hayashi K, Handa H, Nagasawa S, Okumura A, Moritake K. Stiffness and elastic behavior of human intracranial and extracranial arteries. J Biomech. 1980;13(2):175–84.
80. Franquet A, Avril S, Le Riche R, Badel P, Schneider FC, Boissier C, et al. Identification of the in vivo elastic properties of common carotid arteries from MRI:a study on subjects with and without atherosclerosis. J Mech Behav Biomed Mater. 2013;27:184–203. https://doi.org/10.1016/j.jmbbm.2013.03.016.
81. Tanaka H, Dinenno FA, Monahan KD, Clevenger CM, DeSouza CA, Seals DR. Aging, habitual exercise, and dynamic arterial compliance. Circulation. 2000;102(11):1270–5.
82. Hansen F, Mangell P, Sonesson B, Lanne T. Diameter and compliance in the human common carotid artery-variations with age and sex. Ultrasound Med Biol. 1995;21(1):1–9.
83. Lenard Z, Fulop D, Visontai Z, Jokkel G, Reneman R, Kollai M. Static versus dynamic distensibility of the carotid artery in humans. J Vasc Res. 2000;37(2):103–11. https://doi.org/10.1159/000025721.
84. Sato T, Sasaki T, Suzuki K, Matsumoto M, Kodama N, Hiraiwa K. Histological study of the normal vertebral artery – etiology of dissecting aneurysms. Neurol Med Chir. 2004;44(12):629–35; discussion 36.
85. Drangova M, Holdsworth DW, Boyd CJ, Dunmore PJ, Roach MR, Fenster A. Elasticity and geometry measurements of vascular specimens using a high-resolution laboratory CT scanner. Physiol Meas. 1993;14(3):277–90.
86. Dobrin PB. Mechanical properties of arteries. Physiol

Rev. 1978;58(2):397–460.
87. Konig G, McAllister TN, Dusserre N, Garrido SA, Iyican C, Marini A, et al. Mechanical properties of completely autologous human tissue engineered blood vessels compared to human saphenous vein and mammary artery. Biomaterials. 2009;30(8):1542–50. https://doi.org/10.1016/j.biomaterials.2008.11.011.
88. L'Heureux N, Dusserre N, Konig G, Victor B, Keire P, Wight TN, et al. Human tissue-engineered blood vessels for adult arterial revascularization. Nat Med. 2006;12(3):361–5. https://doi.org/10.1038/nm1364.
89. Monson KL, Goldsmith W, Barbaro NM, Manley GT. Axial mechanical properties of fresh human cerebral blood vessels. J Biomech Eng. 2003;125(2):288–94.
90. Sarkar S, Salacinski HJ, Hamilton G, Seifalian AM. The mechanical properties of infrainguinal vascular bypass grafts: their role in influencing patency. Eur J Vasc Endovasc Surg. 2006;31(6):627–36.https://doi.org/10.1016/j.ejvs.2006.01.006.
91. Kazmierska K, Szwast M, Ciach T. Determination of urethral catheter surface lubricity. J Mater Sci Mater Med. 2008;19(6):2301–6. https://doi.org/10.1007/s10856-007-3339-4.
92. Caldwell RA, Woodell JE, Ho SP, Shalaby SW, Boland T, Langan EM, et al. In vitro evaluation of phosphonylated low-density polyethylene for vascular applications. J Biomed Mater Res. 2002;62(4):514–24. https://doi.org/10.1002/jbm.10249.
93. Ohta M, Handa A, Iwata H, Rufenacht DA, Tsutsumi S. Poly-vinyl alcohol hydrogel vascular models for in vitro aneurysm simulations: the key to low friction surfaces. Technol Health Care. 2004;12(3):225–33.
94. Persson BNJ. Silicone rubber adhesion and sliding friction. Tribol Lett. 2016;62(2). https://doi.org/10.1007/s11249-016-0680-0.
95. Kosukegawa H, Mamada K, Kuroki K, Liu L, Inoue K, Hayase T, et al. Measurements of dynamic viscoelasticity of poly (vinyl alcohol) hydrogel for the development of blood vessel biomodeling. J Fluid Sci Tech. 2008;3(4):533–43. https://doi.org/10.1299/jfst.3.533.
96. Kosukegawa H, Shida S, Hashida Y, Ohta M, editors. Mechanical properties of tube-shaped poly (vinyl alcohol) hydrogel blood vessel biomodel. ASME 2010 3rd Joint US-European Fluids Engineering Summer Meeting; 2010. Montreal: Fluids Engineering Division.
97. Yu C, Kosukegawa H, Mamada K, Kuroki K, Takashima K, Yoshinaka K, et al. Development of an in vitro tracking system with poly (vinyl alcohol) hydrogel for catheter motion. J Biomech Sci Eng. 2010;5(1):11–7. https://doi.org/10.1299/jbse.5.11.
98. Kosukegawa H, Kiyomitsu C, Ohta M, editors. Control of wall thickness of blood vessel biomodel made of poly (vinyl alcohol) hydrogel by a three-dimensional-rotating spin dip-coating method. ASME 2011 International Mechanical Engineering Congress and Exposition; 2011. Denver: ASME.
99. Mutoh T, Ishikawa T, Ono H, Yasui N. A new polyvinyl alcohol hydrogel vascular model (KEZLEX) for microvascular anastomosis training. Surg Neurol Int. 2010;1:74. https://doi.org/10.4103/2152-7806.72626.
100. Spetzger U, von Schilling A, Brombach T, Winkler G. Training models for vascular microneurosurgery. Acta Neurochir Suppl. 2011;112:115–9. https://doi.org/10.1007/978-3-7091-0661-7_21.
101. Saboori P, Sadegh A. Material modeling of the head's subarachnoid space. Sci Iran. 2011;18(6):1492–9.
102. Fallenstein GT, Hulce VD, Melvin JW. Dynamic mechanical properties of human brain tissue. J Biomech. 1969;2(3):217–26.
103. Cotter CS, Smolarkiewicz PK, Szczyrba IN. A viscoelastic fluid model for brain injuries. Int J Numer Methods Fluids. 2002;40(1–2):303–11. https://doi.org/10.1002/fld.287.
104. Chen X, Lam YM. Technical note: CT determination of the mineral density of dry bone specimens using the dipotassium phosphate phantom. Am J Phys Anthropol. 1997;103(4):557–60. https://doi.org/10.1002/(sici)1096-8644(199708)103:4<557::aid-ajpa10>3.0.co;2-#.
105. Giambini H, Dragomir-Daescu D, Huddleston PM, Camp JJ, An KN, Nassr A. The effect of quantitative computed tomography acquisition protocols on bone mineral density estimation. J Biomech Eng. 2015;137(11). https://doi.org/10.1115/1.4031572.
106. Mah P, Reeves TE, McDavid WD. Deriving Hounsfield units using grey levels in cone beam computed tomography. Dentomaxillofac Radiol. 2010;39(6):323–35. https://doi.org/10.1259/dmfr/19603304.
107. Delye H, Clijmans T, Mommaerts MY, Sloten JV, Goffin J. Creating a normative database of agespecific 3D geometrical data, bone density, and bone thickness of the developing skull: a pilot study. J Neurosurg Pediatr. 2015;16(6):687–702. https://doi.

108. Lee S, Chung CK, Oh SH, Park SB. Correlation between bone mineral density measured by dual-energy X-ray absorptiometry and Hounsfield units measured by diagnostic CT in lumbar spine. J Korean Neurosurg Soc. 2013;54(5):384–9. https://doi.org/10.3340/jkns.2013.54.5.384.
109. Kowalczyk M, Wall A, Turek T, Kulej M, Scigala K, Kawecki J. Computerized tomography evaluation of cortical bone properties in the tibia. Ortop Traumatol Rehabil. 2007;9(2):187–97.
110. Turkyilmaz I, Ozan O, Yilmaz B, Ersoy AE. Determination of bone quality of 372 implant recipient sites using Hounsfield unit from computerized tomography: a clinical study. Clin Implant Dent Relat Res. 2008;10(4):238–44. https://doi.org/10.1111/j.1708-8208.2008.00085.x.
111. Lim Fat D, Kennedy J, Galvin R, O'Brien F, Mc Grath F, Mullett H. The Hounsfield value for cortical bone geometry in the proximal humerus – an in vitro study. Skelet Radiol. 2012;41(5):557–68. https://doi.org/10.1007/s00256-011-1255-7.
112. Schreiber JJ, Anderson PA, Hsu WK. Use of computed tomography for assessing bone mineral density. Neurosurg Focus. 2014;37(1):E4. https://doi.org/10.3171/2014.5.focus1483.
113. Cassetta M, Stefanelli LV, Pacifici A, Pacifici L, Barbato E. How accurate is CBCT in measuring bone density? A comparative CBCT-CT in vitro study. Clin Implant Dent Relat Res. 2014;16(4):471–8. https://doi.org/10.1111/cid.12027.
114. Peterson J, Dechow PC. Material properties of the human cranial vault and zygoma. Anat Rec A Discov Mol Cell Evol Biol. 2003;274(1):785–97. https://doi.org/10.1002/ar.a.10096.
115. Delye H, Verschueren P, Depreitere B, Verpoest I, Berckmans D, Vander Sloten J, et al. Biomechanics of frontal skull fracture. J Neurotrauma. 2007;24(10):1576–86. https://doi.org/10.1089/neu.2007.0283.
116. Adeloye A, Kattan KR, Silverman FN. Thickness of the normal skull in the American blacks and whites. Am J Phys Anthropol. 1975;43(1):23–30. https://doi.org/10.1002/ajpa.1330430105.
117. Lynnerup N, Astrup JG, Sejrsen B. Thickness of the human cranial diploe in relation to age, sex and general body build. Head Face Med. 2005;1:13. https://doi.org/10.1186/1746-160x-1-13.
118. Lynnerup N. Cranial thickness in relation to age, sex and general body build in a Danish forensic sample. Forensic Sci Int. 2001;117(1–2):45–51.
119. Sabanciogullari V, Salk I, Cimen M. The relationship between total calvarial thickness and diploe in the elderly. Int J Morphol. 2013;31(1):38–44.
120. Kobler JP, Prielozny L, Lexow GJ, Rau TS, Majdani O, Ortmaier T. Mechanical characterization of bone anchors used with a bone-attached, parallel robot for skull surgery. Med Eng Phys. 2015;37(5):460–8. https://doi.org/10.1016/j.medengphy.2015.02.012.
121. Park HK, Dujovny M, Agner C, Diaz FG. Biomechanical properties of calvarium prosthesis. Neurol Res. 2001;23(2–3):267–76. https://doi.org/10.1179/016164101101198424.
122. Zysset PK, Guo XE, Hoffler CE, Moore KE, Goldstein SA. Elastic modulus and hardness of cortical and trabecular bone lamellae measured by nanoindentation in the human femur. J Biomech. 1999;32(10):1005–12.
123. Dechow PC, Nail GA, Schwartz-Dabney CL, Ashman RB. Elastic properties of human supraorbital and mandibular bone. Am J Phys Anthropol. 1993;90(3):291–306. https://doi.org/10.1002/ajpa.1330900304.
124. Keaveny TM, Hayes WC. Mechanical properties of cortical and trabecular bone. In: Hall BK, editor. Bone: Bone growth–B. Boca Raton: CRC Press; 1993. p. 285–344.
125. Reilly DT, Burstein AH. The elastic and ultimate properties of compact bone tissue. J Biomech. 1975;8(6):393–405.
126. Camargo ECS, González G, González RG, Lev MH. Unenhanced computed tomography. In: González RG, Hirsch JA, Koroshetz WJ, Lev MH, Schaefer PW, editors. Acute ischemic stroke: imaging and intervention. Berlin, Heidelberg: Springer Berlin Heidelberg; 2006. p. 41–56.

4

3D 打印模型在神经外科培训中的应用

Kushal J. Shah, Jeremy C. Peterson, Roukoz Chamoun

简介

神经外科培训方式随着技术进步而不断发展。正如古语所说"见一例病人，做一例手术，教一个学生"，传统神经外科教学是在手术室内真实患者身上完成的。由于医生工作时限要求和其他各种情况的变化，开始出现其他培训方式。

尸体解剖是解剖教学的好方法，可以在尸体上进行医学教育培训。然而，尸体解剖教学成本高，尸体保存技术也影响解剖结构的真实性，而且尸体上通常很难有相关病症表现。

随着技术的进步，神经外科医生正开始将导航系统作为一种训练的方法，最近甚至开始使用模拟器。模拟器是一种很好的教学工具，但对于高级别操作/手术来说，它还不够逼真。

3D 打印模型的优势在于可以制作个体化疾病模型，用于传授各种手术入路和手术技术。立体光刻是一种制造固态物体的方法和设备，通过连续地"印刷"，将薄层的固化材料一层接一层地"打印"成目标产物[1]。

采用这项技术可制造复杂的 3D 颅骨、大脑、脊柱和其他器官模型。更先进的 3D 打印机可利用多种颜色和材料，赋予人造组织更真实的外观和触感。当然，高级 3D 打印机的成本比普通的也要高得多。

我们机构使用的是 Stratasys 公司生产的 uPrint SE Plus 3D 打印机。

本章将给大家列举几种 3D 打印模型，以及它们如何有效地用于神经外科技能操作培训。

颅脑手术

动脉瘤夹闭术

脑动脉瘤的显微手术切除和夹闭是神经外科技术要求最高的手术之一。传统上，掌握这些技能需要通过在尸体上练习和观察高年资神经外科医生手术。随着介入技术的日益普及，介入手术的数量越来越多，而开颅动脉瘤切除和夹闭手术在世界范围内都逐步减少。一般来说，需要开颅手术的动脉瘤病例往往比较特殊和具有挑战性，这类病人一般不适合介入治疗。

K. J. Shah · J. C. Peterson · R. Chamoun (✉)
Department of Neurosurgery, University of Kansas
Medical Center, Kansas City, KS, USA
e-mail: kjs5wf@mail.umkc.edu; jpeterson6@kumc.edu; rchamoun@kumc.edu

© Springer International Publishing AG, part of Springer Nature 2018
A. Alaraj (ed.), *Comprehensive Healthcare Simulation: Neurosurgery*,
Comprehensive Healthcare Simulation, https://doi.org/10.1007/978-3-319-75583-0_4

这大大减少了神经外科医生利用尸体标本中相对比较简单的动脉瘤病例来掌握技术的机会，加之有动脉瘤的尸体也并不常见。针对这种情况，3D打印技术开始进入人们的视野，有助于弥补动脉瘤手术训练的不足（图4.1）。

3D打印脑血管结构，尤其是动脉瘤，是该技术在神经外科的主要应用之一。1999年，D'Uso等[2]首次使用计算机断层血管成像扫描（CTA）和磁共振血管成像扫描（MRA）的三维数据，采用立体光刻技术制作颅内血管生物模型。他们对16例患者进行了前瞻性研究，以评估使用激光束固化感光液体树脂层的过程的准确性和实用性。除了对一个含有血栓的动脉瘤显示存在不足外，其他都可以精确呈现术中的血管结构。CTA内的信息包括动脉和静脉结构，必须根据解剖知识来确定。在模型中，直径小于1 mm的穿支血管被剔除。文中还对生物模型和尸体标本进行了比较。研究表明，外科医生认为3D生物模型有助于病人宣教，指导术前病人体位摆放和术中操作。模型非常精确，在模型上测量数据可作为术中测量的重要参考，有助于术中辨别解剖关系。该研究存在一定的局限性，如小血管结构的构建存在困难；在不剔除相关解剖结构的情况下去除了支撑材料，使得模型和真实结构存在差异；手动确定分割阈值的大小，这可能会带来误差。该模型构建时间平均为3天，每个模型的成本为300美元。

1999~2003年，Wurm等[3]对13例动脉瘤进行了前瞻性研究。前3例采用CTA和SLA 250系统（3D Systems, Valencia CA），构建层厚度为0.25 mm的模型。研究发现，CTA成像和快速原型机相比，分辨率较差，故其余患者采用3D旋转血管造影数据构建模型。最后一个模型通过SLA 3500系统（3D Systems, Valencia CA）构建而成，层厚为0.062 5 mm。影像数据收集、后处理技术和立体光刻技术的改进，提高了整体研究准确性。研究者通过和术中视频进行比较，以评估模型的准确性。他们发现这些模型对于三维解剖结构的理解以及动脉瘤与分支血管的关系的展示很有意义。由于其属于刚性结构，此类模型无助于评估动脉瘤颈部的几何形状和模拟夹闭过程，也不能提供解剖训练机会。在这项研究中，从获得影像数据到构建完成模型约需要50小时（图4.2）。

Wurm等[4]继续改进方法，使得模型能更好模拟动脉瘤分离和夹闭过程。他们首先利用3D旋转血管造影术获取与骨骼相关的血管系统的影像数据。利用之前使用过的立体光刻技术构建这种模型，包括骨骼和血管结构，还包含质地柔软的硅胶动脉瘤模型，以便能更好地模

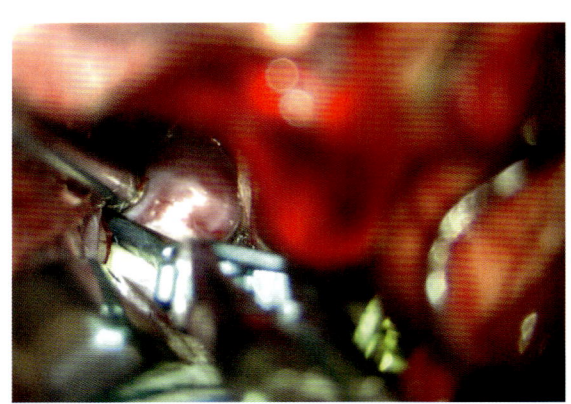

图4.1 大脑前交通动脉瘤夹闭

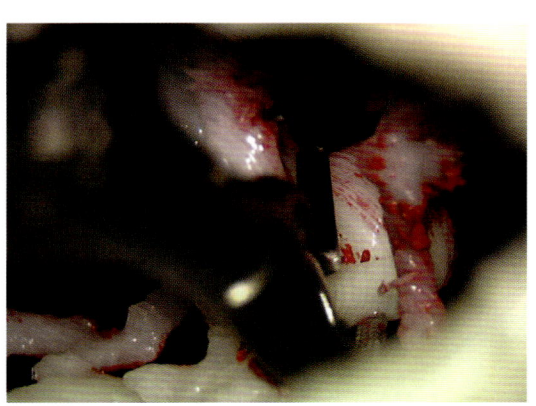

图4.2 在3D模型上测试多种型号动脉瘤夹和不同夹闭方向后，确定最佳型号和置夹方向

拟真实动脉瘤夹闭。为了改进模型功能，他们首先使用了 PolyJet Matrix 3D 打印技术。打印时喷射液态的光致聚合物，然后立即用高强度紫外线固化液体聚合物。这种打印技术具有在一个模型中打印多种材料的能力，所构建模型可同时包含刚性材料和弹性材料。构建模型均包含三个部分：坚实的颅骨，不同颜色的血管，以及富有弹性和柔韧性的动脉瘤。血管和骨骼为不透明的刚性聚合物，动脉瘤为琥珀色半透明橡胶状可弯曲的光聚合物材料。因打印尺寸的原因，颅骨和血管必须分开打印，动脉瘤也单独打印。动脉瘤和载瘤动脉模块是中空结构，以便置于模型血管，并允许在多次夹闭模拟训练后更换。数据传输和模型生产耗时 1.5 周，成本约 2 000 欧元。研究认为这种模型可提供一种理想的模拟训练途径，以提高学员手术技巧，并有良好的动脉瘤夹闭触觉反馈。然而，这些模型还不能提供关于血管壁内在因素的反馈，也不包括动脉瘤周围结构信息，如对于暴露动脉瘤很重要的外侧裂解剖结构和周围脑组织。

Kimura 等[5]报道了一种采用 CTA 数据信息制造中空且富有弹性的动脉瘤和血管模型的技术。这种弹性的、橡胶样聚合物血管模型由 PolyJet 打印机制造。在打印好血管后，将其置于紫外线下使材料外表面固化。通过刮除血管内未固化的部分，使模型中空。然后，创建一种含有树脂和滑石粉的硬骨模型，这些树脂和滑石粉在受照射后会变硬。空心血管模型通过可弯曲的金属丝或塑性黏土，按手术预期的方向连接于颅骨。他们用这种模型对 3 例患者进行了回顾性研究，对 8 名患者进行了前瞻性研究。对于前瞻性病例，8 例中的 5 例在模型及手术中动脉瘤的夹闭方向和动脉瘤夹所用数量一致。这些模型随后用于培训神经外科低年资医生，并使用可弯曲的血管内窥镜观察动脉瘤夹闭前后的管腔变化。模型生产时间为 3~7 天，成本为 300~400 美元。局限性是需要将血管模型固定于空心模型上，需要时间来构建模型，并且模型不能涵盖动脉瘤周围组织。

近年来，通过 CTA 影像获取血管细节有了很大进步，巴西的专家研究了基于 CTA 数据创建动脉瘤解剖模型的准确性[6]。他们使用 PolyJet 打印机构建动脉瘤和周围血管小片段，并比较动脉瘤模型的测量结果与数字减影血管造影（金标准）的测量结果，结果显示所有三个原型都准确地代表了从血管造影中获取的血管结构测量值。该模型打印时间平均 20 小时，成本为 130 美元。该论文指出，这种模型构建方法更快、成本更低，但展示的解剖结构信息比以前的研究要少。本文主要不足是所构建的动脉瘤不是空心结构，也没有包含动脉瘤周围相关组织。研究证明在构建模型时需要先进的解剖学知识，尤其是为了避免将伪迹引入打印，在 CTA 窗口水平准确收集相关小血管的信息时。

Mashiko 等[7]利用一种新技术构建了 20 例患者模型，12 例患者行动脉瘤夹闭术，3 例患者采用介入治疗，1 例患者在治疗前死亡，4 例尚在手术规划阶段。模型构建数据来源于 CTA，打印动脉瘤以及载瘤血管所用材质为丙烯腈-丁二烯-苯乙烯（ABS）塑料。他们手工去除基材和多余材料，并用丙烯腈-丁二烯-苯乙烯与少量二甲苯混合制成的腻子对血管做平滑处理，然后在丙烯腈-丁二烯-苯乙烯血管模型上涂上成型硅胶，使其变硬。待硅胶硬化后，血管模型浸泡在二甲苯溶液，使丙烯腈-丁二烯-苯乙烯融化成凝胶，并将其挤压和清洗出血管腔，形成空心硅胶血管模型。将空心弹性血管模型放置在硬塑性模型的相应位置，以便在接近动脉瘤时显示术野情况。可以在模型上按照假定方向进行动脉瘤夹模拟放置，并和实际手术操作比较。该模型可以很好显示解剖结构，但在实际 4 例手术中对动脉瘤夹进行了微调：3 例因动脉瘤颈比模型要宽厚，术中使用了加强夹；1 例患者动脉瘤术前模型未详细展示瘤颈血管附着情况。本研究的缺陷是问卷调查所提供的为主观数据。该动脉瘤模型经久耐用，可承受25~80次夹闭实验。根据模型打印尺寸的不同，创建模型所需的时间为14~24小时。该系统安装费用约为66 500美元，但动脉瘤打印材料成本为200~600日元或2~6美元，完整颅骨打印材料成本约为150美元。研究证明颅内结构的打印初始成本较低，是此类模型的最有利因素。与他们所在机构的20例动脉瘤夹闭术相比，使用模型可以节省成本。之前的20个病例需要进行8次无效夹闭，而在3D建模研究中则没有这种情况。

Benet[8]构建了一种空心血管3D模型，并将其置于尸体内，以模拟动脉瘤的分离和夹闭。他们利用2例患者的术前数据，构建2个3D打印动脉瘤模型，然后将模型放置于2具尸体双侧相应的解剖位置[8]。动脉瘤数据来自MRA，并使用橡胶样材料打印。通过最小限度地分离蛛网膜池，将动脉瘤模型置入尸体体内，并使用氰基丙烯酸酯连接或使用8-0缝线与尸体血管缝合，基于训练和研究需求，创建与实际患者类似的血管模型（图4.3，表4.1）。

然后在模型上模拟解剖和夹闭动脉瘤的过程。他们指出，这些模型具有和尸体血管相似的弹性，可在其上进行操作。动脉瘤也足够坚固，可以对周围组织造成占位效应仍不变形。该技术的局限性在于患者颅骨和尸体颅骨存在解剖结构差异（图4.4）。

Lan等[10]创建了彩色3D颅脑模型来演示动脉瘤，并在其中添加了一些周围结构，如视神经。模型数据来自CT、MRI和CTA。使用新一代打印机能够一次打印不同硬度、颜色或透明度的材料，并且可以显示直径1 mm的血管结构。该模型呈现了动脉瘤夹闭过程中视神经、鞍旁区、床突等周围结构的解剖信息。打印的细节分辨率为0.016 mm，动脉瘤模型打印耗时2小时，整个颅脑模型打印耗时20小时。根据尺寸的不同，每个模型打印材料成本为20~200美元。

Andereggen等[11]创建了6个复杂脑动脉瘤模型，以便让患者更好地理解动脉瘤的治疗过程，让医生评估是否有行旁路手术或阻断动脉的必要。研究团队利用CTA和3D血管造影数据构建复杂动脉瘤的精确解剖关系。神经影像三维表面配准软件的进步，提高了该研究半自动和手工分割的能力。再基于多模态影像，绘制颅骨、动脉瘤内部、颅外血管的解剖，甚至动脉瘤内填充的弹簧圈，最后使用表面配准软件对这些结构进行相互关联的定向。此类模型可用于确定最佳开颅范围和保护用于旁路的颅外动脉的模拟培训。该研究也存在以下局限：所有结构都用刚性材料打印，而且在打印模型上无法看到细小的穿支血管。

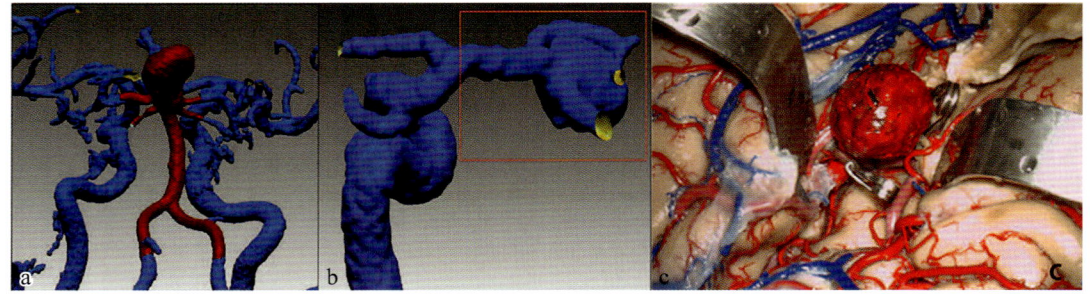

图4.3　a.基于MRA生成的基底动脉尖端动脉瘤模型。b.基于MRA生成大脑中动脉动脉瘤模型。c.将3D打印动脉瘤置入尸体[8]

表 4.1 在尸体上模拟动脉瘤夹闭术[8]

3D 模型	手术入路	侧别	动脉瘤夹闭的入路
基底动脉尖端动脉瘤	眶颧	左	右侧眶颧
	眶颧	右	左侧眶颧
	眶颧	左	右侧眶颧
	眶颧	右	左侧眶颧
大脑中动脉动脉瘤	翼点	左	左侧翼点
	翼点锁孔	右	右侧翼点锁孔
	翼点	左	左侧翼点
	翼点	右	右侧翼点锁孔

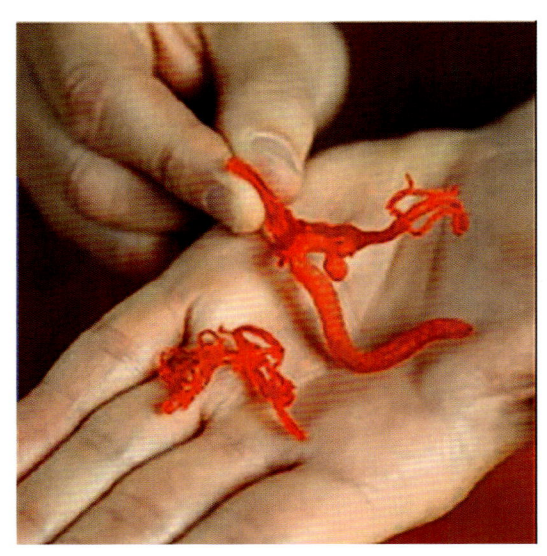

图 4.4 仅显示动脉瘤和载瘤动脉的血管模型[9]

Mahiko 等[12]创建了带有中空大脑的 MCA 动脉瘤 3D 模型，以测量和模拟牵拉脑组织进行侧裂解剖时需使用的力，并将其应用于训练。颅骨和硅胶血管的构建过程与前面论述的文章相似。用 4 mm 厚的软聚亚胺酯材料脑表面凹模打印大脑，外层覆盖着一块亚克力板，板上有一根连接管，可使内腔充满水。模型中设计有一个脑压感受器，可以通过管腔内水柱的压力来反映分离侧裂时脑组织所受到的压力。模型制作耗时约 96 小时，材料成本约 17 美元。该模型包含与动脉瘤有关的脑组织，但出于研究的目的，并没有构建神经、脑池或硬脑膜/蛛网膜的细节，以进行详细解剖。

Ryan 等[13]进一步改良了该模型，以便更逼真地模拟动脉瘤夹闭。研究团队采用 9 例患者的 CT、CTA 和 MRI 数据来创建模型，同时优化了个体病变结构的可复性和适应性。每个动脉瘤和载瘤血管被分割成独立的动脉瘤，然后再与单独的 Willis 环合并。每个节段都可以单独打印出来，中空的动脉瘤套管（shore 值 A27）滑进/出坚硬的非动脉瘤的红色血管树，以便替换其他（患者）动脉瘤。正常颅脑 MRI 数据可分别打印出大脑的额叶、顶叶、颞叶、枕叶、小脑，以及包括视神经在内的脑干结构。这些片段通过 ABS 系统打印出来并打磨后，外周用硅胶浇铸成型，用弱弹性的硅胶形成最终的脑模型，以更好地模拟正常脑组织的膨胀性。颅骨从正常结构患者的数据中获得，如前所述，其硬度与骨骼相似。颅骨以纵裂分成两半打印出来，这样可以方便替换其内的大脑和血管模型。该模型有效地将大脑和颅骨融合并应用于训练，不仅可以呈现不同动脉瘤的精准手术入路，还能练习使用正确的器械模拟动脉瘤夹闭。因单个模块化部件的成本低于 10 美元，所以该模型的模块化形式使得未来成本价格低于 1 000 美元。这样可先打印出通用模型，只需将患者个体化的动脉瘤结构置入其中，大大提高了打印速度，使其可用于为动脉瘤破裂患者制订手术计划。该模型的不足之处在于只有视神经，而未能打印出其他脑神经。其次是同其他模型一样，无法显示小穿支血管。第三个不足是无法模拟分离蛛网膜。这个时期的 3D 打印机无法创建直径小于 0.45 mm 的血管，导致动脉瘤夹闭特征与真实结构参数有所不同（图 4.5）。

我们用一个待夹闭的直径约 7 mm 的前交通动脉瘤案例，来展示创建 3D 模型在手术计划中的指导作用。根据该病例的影像学检查结果，最初计划进行左侧翼点入路开颅，但创建该病例的 3D 模型后，提示最佳手术入路为右侧眶颧入路（图 4.5）。在模型上显露眶颧入路的骨窗后，发现额窦开放，这一点也需在手术规划中予以关注。接下来，我们在模型上使用动脉瘤夹和持夹器从多个角度预演动脉瘤夹闭（图 4.2）。我们还将模型带入手术室，指导患者头位摆放。此例患者的应用经验表明，3D 打印有助于外科医生选择最佳手术入路和动脉瘤夹（图 4.6）。

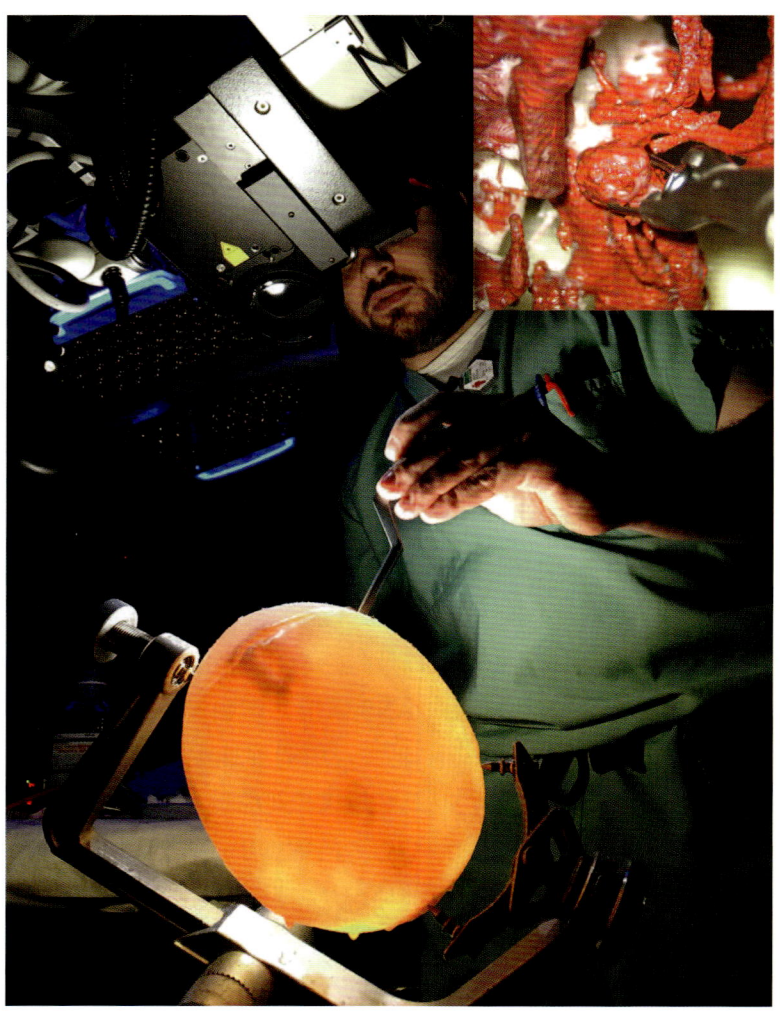

图 4.5　住院医师显微镜下在 3D 打印模型上模拟动脉瘤夹闭

4 3D打印模型在神经外科培训中的应用

一个脑压鼓室器，可以通过其输入水的压力，来模拟脑压。外层罩套一层玻璃丝织布，用于大脑。用4mm厚的软塑材料搭模型样相似。血管和蛛网膜分别按结构和位置与被模的完全一致，脑膜在脑组织模型外层，并保持足够的干湿度。

Mahiko等[12]创建了带有中等大脑的MCA动脉瘤3D模型，以测量和模拟其放置股进行动脉瘤切除时重要作用力。

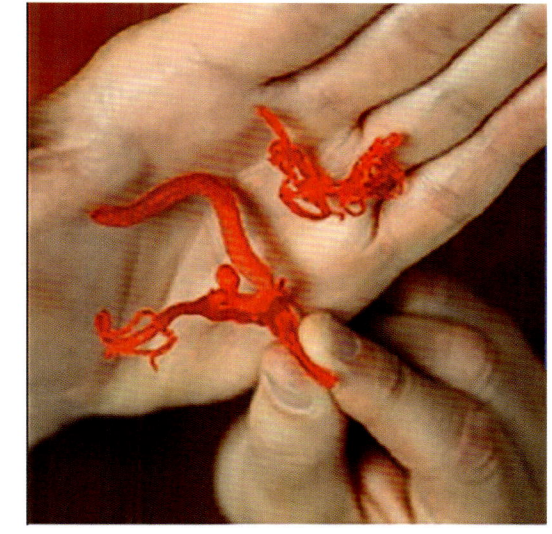

图4.4 仿真光纤脑膜和蛛网膜动脉瘤血管模型[9]

Ryan等[13]进一步验证了该模型，以便更真实地模拟动脉瘤夹闭，他们用来自9例患者的CT、MRI数据来创建模型，同时优化了个体解剖结构的复杂性和多变性。每个动脉瘤和蛛网膜血管分别独立成立的动脉瘤，然后其与真实的Willis环为后相接，可以再挤打印出来，中空的模型覆盖着（shore A27）硬度/出硬度模拟的动脉瘤红色的血管，以便替换其他（假体）动脉瘤。正常颅脑MRI数据可分别打印出大脑的额叶、顶叶、颞叶、枕叶、小脑，以便在特殊神经被放在内膜的中央。然后薄片轻质的ABS系统打印出来并打磨后，外层用皮胶或薄纸，用要强化和的表皮的颜色模型，以便对解剖模型正常放置的触感性。将薄片以正常树脂复合的表现和连续中的得，所得打印的模型。其技术可以方便精密其内膜和大脑和血管的模型出来，以模拟具有该样技术的大脑和脑动脉分别应用于来完成分离切除时脑组织接受到的压力。模拟来完成分离切除时大约96小时，材料成本约为17美元。该模型主要与动脉瘤有关的脑组织，旨在于研究模型母本与动脉瘤有关的脑组织，并放有结构神经经、脑液流便膜腔/蛛网膜的细节，以进行其细解剖。

表4.1 在尸体上模拟的动脉瘤术后[8]

3D模型	手术入路	侧别	动脉瘤来回的入路
前交通动脉动脉瘤	眼眶	左	右侧眼眶
	眼眶	右	右侧眼眶
	眼眶	左	右侧眼眶
	眼眶	右	右侧眼眶
大脑中动脉动脉瘤	翼点	左	右侧翼点锁孔
	翼点锁孔	右	右侧翼点锁孔
	翼点	左	翼点
	翼点	右	右侧翼点锁孔

训练，不仅可以省掉术中因动脉瘤破裂的棘手手术人路，还能练习使用正确的器械准确地夹闭动脉瘤。

因为个模拟动脉体瘤的大小于10毫升，所以这种模型转化成式便得术成本降低至了1 000美元。这些3D打印出的通用模型，只需将重新填充的硅胶成型部件置入其中，不大幅度了打印速度，便其可用于为动脉瘤患者制订手术计划。该模型的尺寸之比在千分之五有损神经外科医生打印出其他脑神经。第三个尺寸完全是一样，尤其是完美复制的血管。这个精细的3D打印过程能够构建完美图像。这个精细的3D打印过程能够构建其直径小于0.45 mm的血管，包括动脉瘤本身的特性与真实结构完全一致有所不同（图4.5）。

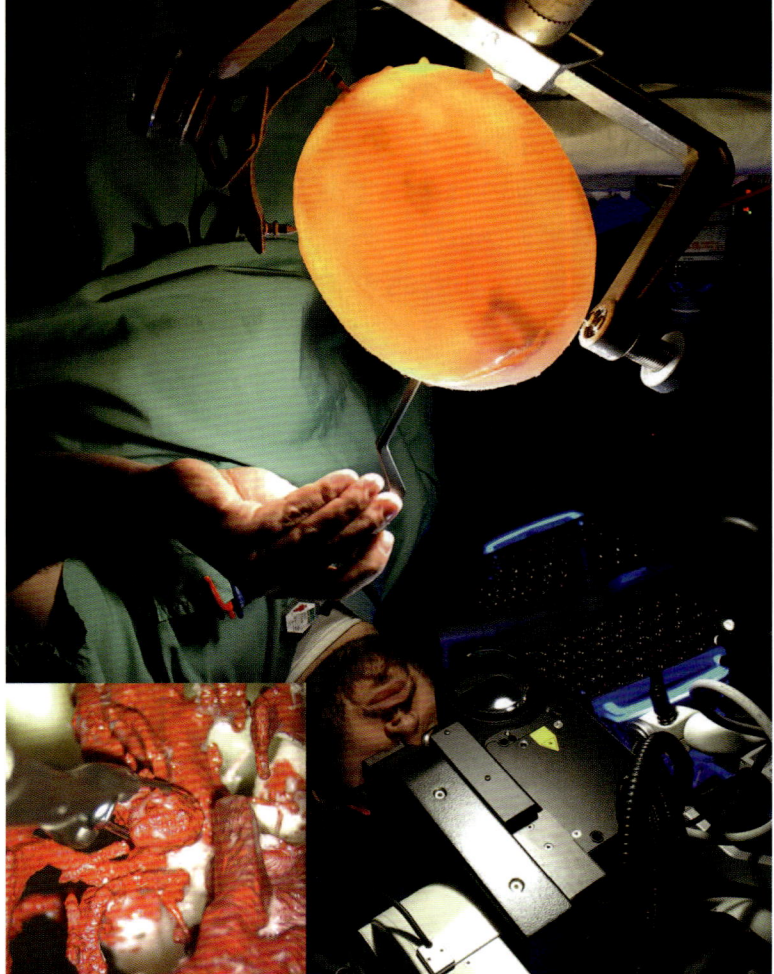

图 4.5 在医生的显微镜下在 3D 打印模型上模拟动脉瘤夹闭术

我们用一个逆来的约有 7 mm 的假动动脉瘤案例，来展示创建 3D 模型在手术计划中的使用。根据医生病例的影像学检查结果，我们可以进行右右侧蛛网膜下腔开窗，但仍建议该例 3D 模型片，都光载体其在人脑为右侧脑轮入脑（图 4.5）。在模型上放置准确人脑的骨图片，用显微镜开始。这一点也体现在手术初始中子以我们记录操作下来，我们打算操作上使用的动脉瘤夹和持术器从几个角度拍摄动脉瘤来（图 4.2）。此例是我们应用该技术表明，3D 打印有助于让医生更精准进行人脑血管和神经的解剖（图 4.6）。

颅底 / 颅脑肿瘤

神经外科需要长期严格训练的另一个亚专业是肿瘤手术,尤其是颅底肿瘤手术。随着放化疗手段的不断发展,手术病例的数量有所下降。3D 打印模型取代尸体实验室训练,成为神经外科医生持续发展技能和学习解剖的重要途径。

Waran 等[14]在一篇论文中用神经导航系统验证了这些模型手术所需的解剖准确性。神经导航技术的进步已使其能可靠地应用于更多手术。Waran 团队利用 1 mm 薄层 CT 数据制作 5 个颅骨模型。每个颅骨数据通过表面配准在导航系统上进行注册,通过覆盖表面轮廓精准再现模型,发现所有模型都很容易注册。在每个头骨上测试了 10 个小的表面标记,并在导航系统上进行验证。每个模型上的 10 个点都与成像相关。

这种精确程度在处理颅底解剖时非常重要,尤其是颞骨。有 3 篇文章介绍了在解剖实验室利用 3D 打印模型学习颞骨解剖技能的经验。第一篇文章由 Cruz 和 Francis[15]撰写,试图根据既往尸体解剖和手术经验来评估模型有效性。模型所用数据来自正常人类尸体颞骨 CT 扫描,分辨率为 12 μm。模型所用材料是一种铸粉和黏结剂,物理特性类似颞骨。颞骨的不同结构用不同颜色显示。铸造粉末可以从乳突气房和耳蜗等中空结构中去除。面神经、颈动脉和乙状窦最初被打印成中空结构,并有适当的彩色标注边缘和填充彩色线。硅树脂薄片用于模拟硬脑膜和鼓膜。9 名受训者在 3 个 3D 打印的颞骨上执行特定操作任务,之后进行问卷调查以评估操作体验。他们的结论是模型解剖结构逼真,提供了一种很好替代尸体颞骨解剖训练的方法。

Hochman 等[16]撰写的第二篇论文也进行了类似研究,得出类似结论。主要区别在于受训者在尸体标本和该标本的 3D 打印模型上进行解剖。模型将不同的解剖结构,如硬脑膜、颈动脉、耳软骨囊及面神经等分别以切片形式打印出来,然后将这些节段与打印的骨按正确方向拼接。

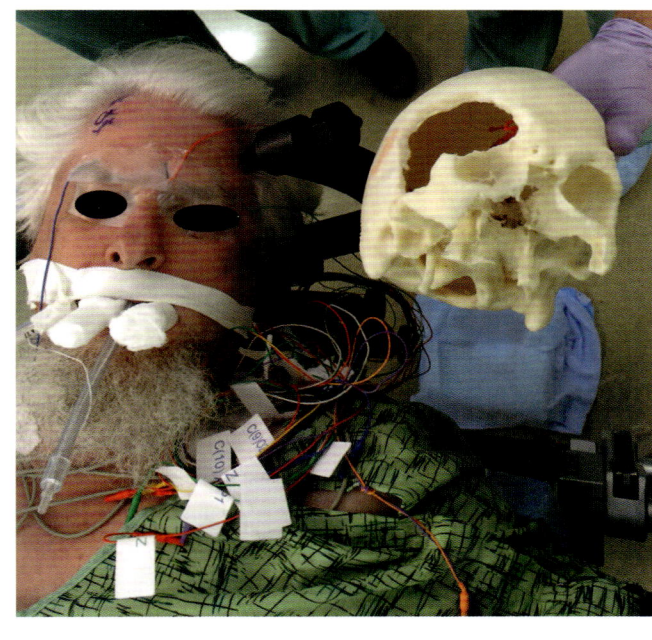

图 4.6 利用 3D 打印模型指导患者术中头位摆放,以更好地显露动脉瘤

随后，用氰基丙烯酸酯和对苯二酚混合物将其根据预定义的基准结合在一起。有趣的是，在模型中可以观察到，用氨基甲酸酯代表的面神经结构内有青铜内芯样的特征，这可能意味着在解剖过程中面神经受到了损伤。

在最后一篇论文中，Wanibuchi 等[17]使用合成树脂和无机填充材料，利用选择性激光烧结技术创建模型。颞骨分成两部分，因此染料可以分别被置入半规管和面神经管，接着用蓝色硅胶填充乙状窦。该技术的主要优点是材料热稳定性高，可以耐受高速磨钻操作，也能最大限度地保证解剖精确性以及骨的性质和质感。

另一个需要经过长期训练和理解复杂解剖结构的领域是颅底肿瘤的治疗。我们发现有 3 篇文章专门介绍了 3D 打印模型在该领域的应用。D'Urso 等[18]在一项研究中，用 11 例颅底肿瘤患者的立体平版打印模型，对手术进行前瞻性评估，包括 3 例听神经鞘瘤、5 例脑膜瘤、1 例蝶窦溶性皮样囊肿、1 例眶后黑色素瘤及 1 例巨大垂体腺瘤。当时使用的是第一代 3D 打印机，因此缺乏打印多个对象的能力。每一部分（如肿瘤、颅骨、血管）都必须单独涂色，这使得区分正常组织和异常组织的真实过渡区存在困难。

Kondo 等[19]采用更新的技术，打印了 4 例颅底肿瘤患者模型，利用多种材料和颜色分别代表颈内动脉、基底动脉、脑干、颅骨和肿瘤。本研究目的是打印无肿瘤、实体肿瘤或不同程度的网状肿瘤，以确定手术时深部结构的可见性。使用的印刷技术是黏结剂喷射。研究结论是，将颅底肿瘤打印成中空的网状轮廓，在保持肿瘤与手术损伤高危组织之间的三维关系的同时，可显著改善对深部结构的评估能力。

最后一篇文章来自我们机构[20]，利用 3 例岩斜区肿瘤患者的高分辨率颅底 CT 和 MRI 数据构建 3D 打印模型，评估中颅窝入路或乙状窦后入路所能提供的视野范围[20]。我们使用神经导航系统融合图像数据集分割骨骼和肿瘤。这些文件转换成 STL 文件并用计算机辅助绘图软件进行处理，利用 3D 打印机和熔融沉积建模来创建三维实体模型。每次开颅手术后，我们都描绘肿瘤区域，然后使用神经导航软件定义每条手术入路可见的表面积。打印机成本约为 5 万美元，每个颅骨制作成本约为 150 美元。在本研究中的模型没有包括肿瘤周围的脑、脑干、脑神经和血管等结构，所以无法确定这些解剖结构对手术视野的影响（图 4.7，表 4.2）。

垂体手术与内镜手术中的应用

传统的神经外科技术通常通过大切口和广泛的颅骨切除来进行各种颅底手术。随着科技的发展，神经内镜技术也在发展。神经内镜已成为治疗垂体肿瘤、脑室肿瘤和脑积水等多种神经外科疾病的常规手段。

新技术令人兴奋，但有一定的学习曲线。对临床医生进行新设备使用培训，传统上是通过尸体课程教学，或者通过"老手带新手"的方式进行的。3D 打印模型提供了另一种培训模式，培训者在学习新技术时可以避免对患者的伤害。

内镜三脑室造瘘术和脑室病变活检术是神经外科的常规手术。Waran 等[21]创建了一个包含有松果体肿瘤和脑积水的颅脑模型。3 名外科医生在模型上模拟三脑室造瘘和松果体活检的每一个步骤，每位操作者对操作逼真度评分（1~5 分），最后给出总分 4.5 分（满分 5 分），提示模型达到一种真实而自然的手术体验。他们还在模型上成功使用神经导航，指出这些模型能够模拟在实际手术中看到的某些触觉反应。

垂体肿瘤是原发颅脑肿瘤中最常见的之一，因此，经蝶手术是神经外科常见手术[22]。我们研究所对神经外科住院医师开展了利用 3D 模型进行蝶窦入路手术解剖的研究[23]。在开始正式手术教学前，所有住院医师都到手术室，要求

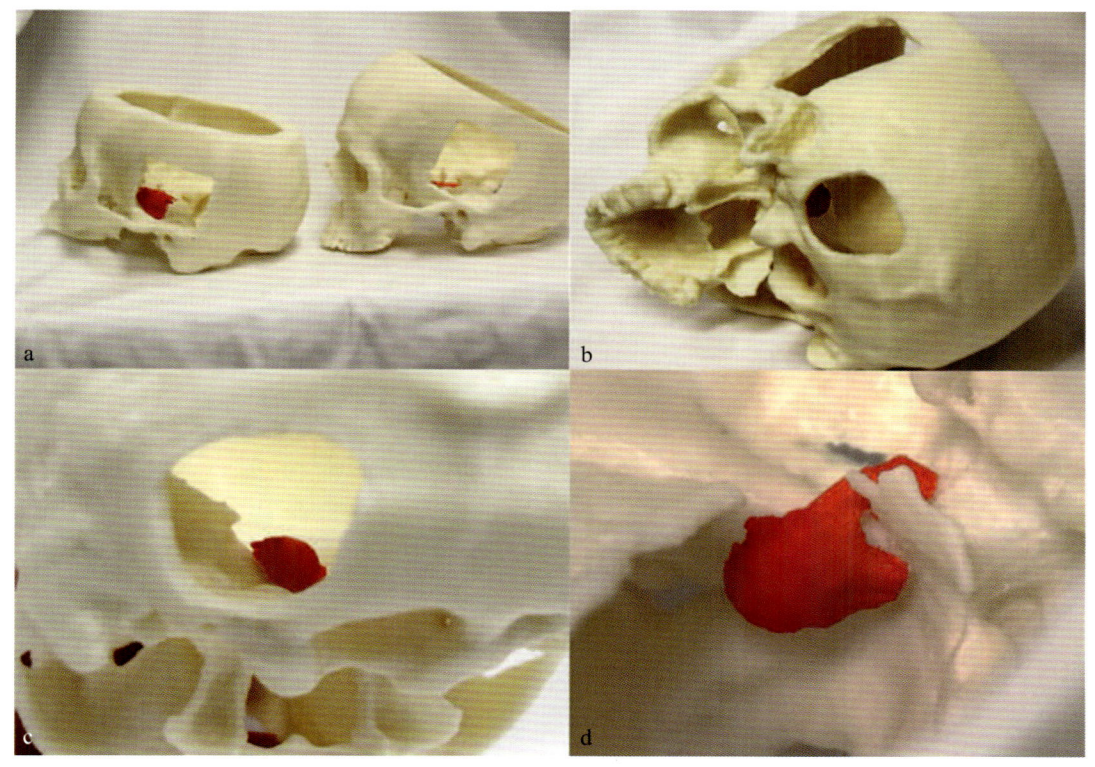

图 4.7　a. 中颅窝入路至岩斜区肿瘤。b. 乙状窦后入路至肿瘤。c. 经枕骨大孔见肿瘤。d. 岩斜区肿瘤放大图

表 4.2　两种手术入路所能显露的岩斜区肿瘤的表面积

手术入路	中颅窝入路	乙状窦后入路
患者 1	52 mm²	148 mm²
患者 2	103 mm²	188 mm²
患者 3	378 mm²	75 mm²

识别包括蝶鞍、海绵窦、视神经和颈旁动脉在内的重要结构。住院医师分成两组。A 组通过一个包含 2D 图像的讲座来学习解剖学知识。B 组学习同样的课程，但也通过 3D 打印模型学习。住院医生再次在手术室接受检查，以识别相同的关键结构。然后，A 组学习 3D 打印模型，并进行第三次测试。结果表明，使用 3D 模型训练后，住院医师识别重要解剖标志的能力有所提高（表 4.3）。本研究客观地说明了使用该三维模型有助于提高住院医师对相关解剖结构的认识[23]（图 4.8）。

内镜下的鼻内解剖辨认和内镜下恰当磨除一些解剖结构是外科医生在进行颅底内镜手术时面临的挑战之一。这项技术不同于其他神经外科手术，因为是在狭窄通道内进行手术，视野有限，而且在骨性标志物周围有许多重要解剖结构。被调查的外科医生支持使用该 3D 模型进行鼻内镜解剖训练[24]（图 4.9）。

颅底凹陷症手术具有一定难度，往往要求医生经过充分训练。传统上，其手术治疗多通过经口入路进行。然而，随着内镜技术的进步，可以采用鼻内镜手术。Narayanan 等[26] 在 3D 模型上展示了经鼻入路手术如何治疗颅底凹陷症。15 名具有不同经验水平的耳鼻喉科外科医生参与了这项研究，以证实该模型在这项技术中的实用性。他们注意到前鼻解剖和经鼻入路的局限性；然而，整个过程其余部分被很好地模拟。与尸体相比，3D 模型有一个明显优势是可以模拟疾病（图 4.10）。

表 4.3　解剖标志测试结果[23]

	A 组				B 组	
	没有教学	讲座	讲座 +3D 模拟		没有教学	讲座 +3D 模拟
R1	3	6	8	R5	3	7
R2	2	4	6	R6	2	7
R3	4	6	6	R7	4	8
R4	2	4	8	R8	2	8
平均	2.75	5	7	平均	2.75	7.5

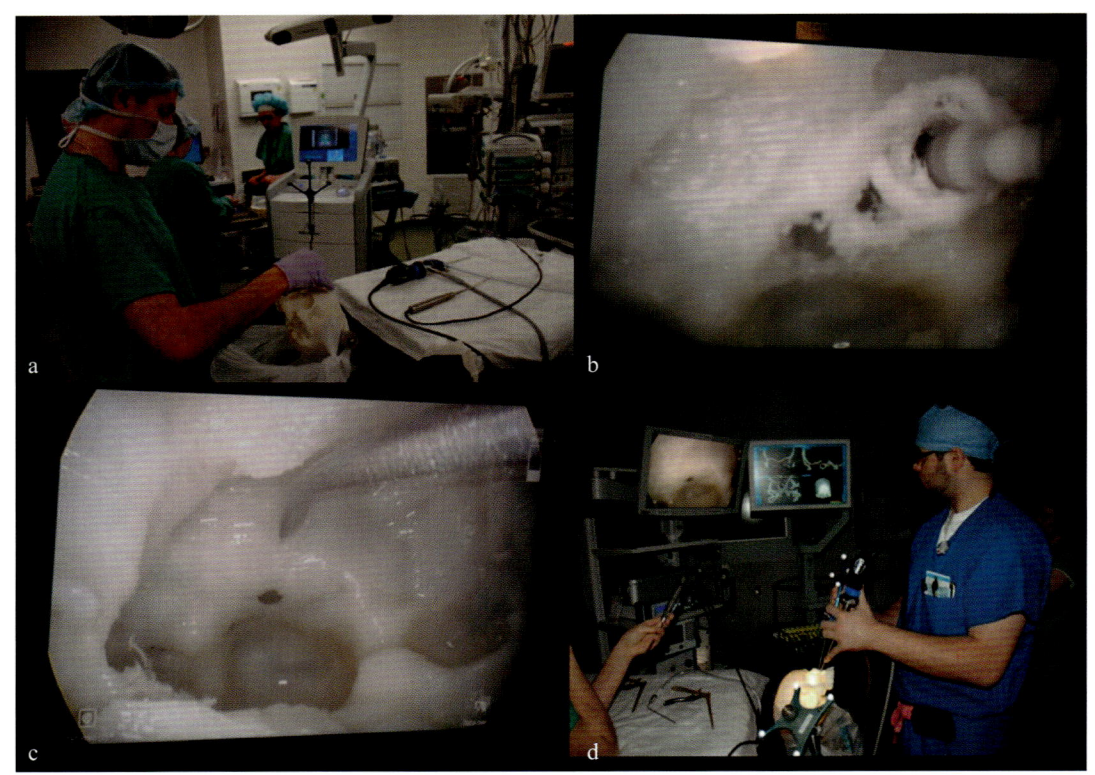

图 4.8　a. 3D 打印模型导航下注册。b. 内镜下磨钻磨蝶窦。c. 内镜下识别各种解剖结构。d. 住院医师练习内镜下导航

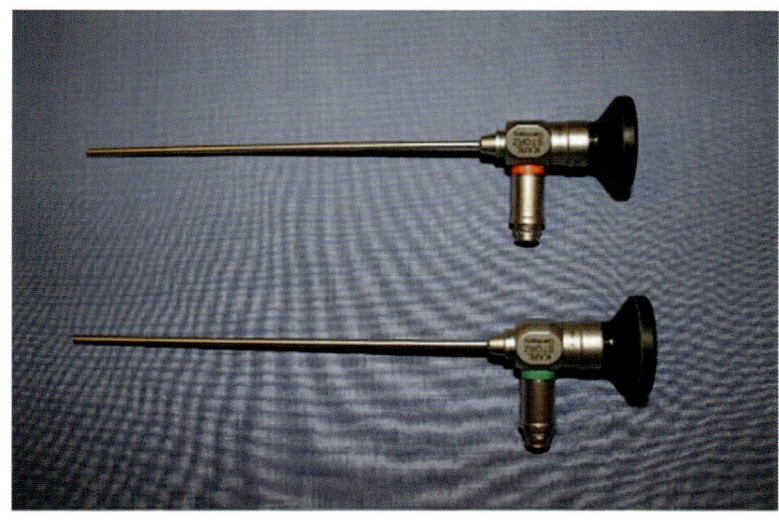

图 4.9　硬质内镜：直径 2.7 mm，角度 0° 和 30°，长度 14 cm

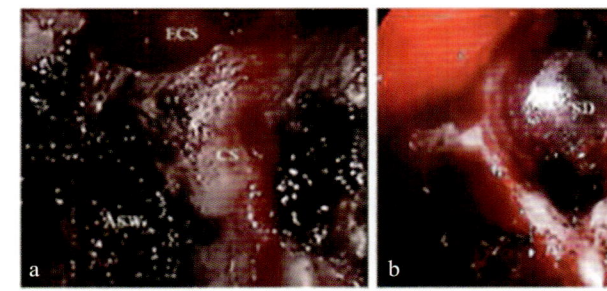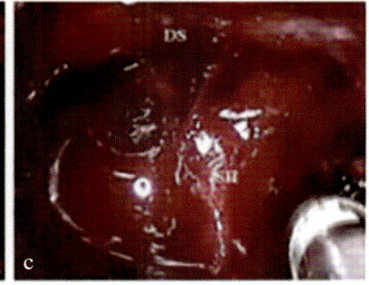

图 4.10　内镜下经蝶鞍肿瘤切除术的术中内镜视图。a. 蝶窦前壁。b. 蝶鞍硬膜暴露。c. 肿瘤切除术后蝶鞍区域[27]

简单操作/脑室外引流

神经外科一些床边操作非常常见，通常能挽救生命，包括脑室外引流（EVD）、腰椎穿刺和腰大池引流、中心静脉置管以及气管插管等。床边操作通常由住院医师在适当监督下完成。

EVD 通常用于治疗脑积水、脑室内出血、脑脊液漏，或协助其他疾病的诊断。这些操作通常是在密切监督的活体病人身上训练。由于保存技术影响脑室系统结构，尸体并不是很好的教学工具[28]。模拟器是一种教学 EVD 操作的方式，Luciano 等人为此开发了基于虚拟现实（VR）的模拟器[29]。

目前也开发了适用于 EVD 操作教学的 3D 模型。Tai 等[28]开发了一种 3D 模型，可以利用一次性插入物进行 EVD 操作（图 4.11）。

Tai 等[30]让 17 名外科医生使用该 3D 模型，他们给"模拟器作为神经外科新手培训工具的价值"打了最高分。使用者可以在此模型上进行皮肤切开及牵开、颅骨钻孔、锐性切开硬脑膜、脑内置入导管、皮下隧道引出导管和缝合皮肤等操作。

Ryan 等[31]还描述了一种为神经外科训练而创建的 3D 模型。10 名住院医师和医生参与研究，记录每人正确穿入脑室前需要进行穿刺

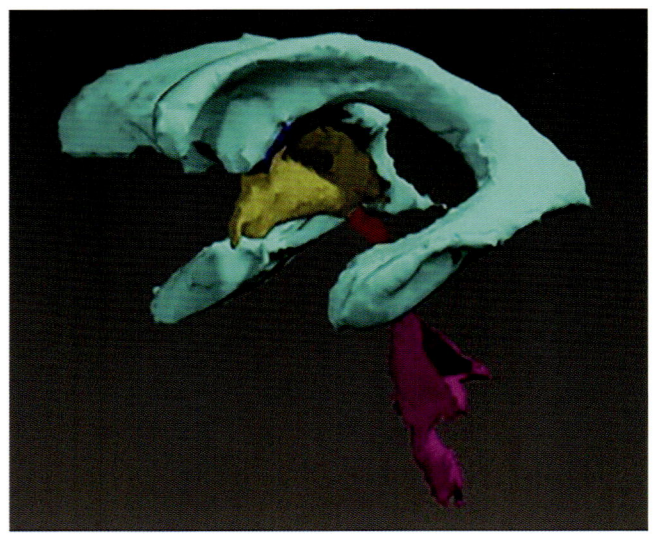

图 4.11　脑室系统[30]

的次数。研究展示如何以每个大脑模型 4 美元的合理价格创建这些模型，比其他模型的造价要少得多。

目前的 3D 打印技术已经足够先进，可以打印人体各个层次。Waran 等[32]创建了一个模型，该模型包含皮肤、骨、硬脑膜和肿瘤等机构并且和真实患者的结构具有一致性。该模型缺点是费用昂贵，可重复使用的底座要 2 000 美元，一次性外科内置物要 600 美元。

该研究小组还开发了一种用 3D 打印模型来测试神经导航平台注册技能的方法，可成功地注册并准确导航所有模型。

我们可以利用 3D 模型来强化放置脑室外引流管的训练。当前技术进步已经使得这些 3D 模型更加逼真，并且能够模拟人体头颅不同层次的结构，神经导航系统也可在模型上应用。

脊柱手术

脊柱手术在神经外科手术中占很高比例，安全开展脊柱手术的关键是充分了解脊柱各个方面解剖结构，3D 打印模型有助于深入理解这些解剖结构（图 4.12）。

神经外科医生通常会遇到罕见且具有挑战性的情况，如合并畸形的脊柱翻修手术。选择适当手术入路至关重要，但仅依靠术前影像资料做出选择并不容易。创建自定义的患者模型是确定最佳手术入路的一种方法。NYU 的医生为一例 11 岁男性患者制作了特异性 3D 脊柱模型，该患者患有多种脊柱先天性畸形，此前接受过 C1-C2 椎板切除术并置入内置物。他们制作的此例颅颈交界区模型包括骨结构和血管结构。通过回顾各种可能手术入路，在 3D 模型帮助下最后决定采用后方入路[33]。

印度学者将颅颈交界 3D 模型应用于手术规划。他们制作了 11 例患者的 3D 打印模型，利用这些模型研究关节突、椎弓根大小、椎动脉路径以及其他重要解剖标志。结论是研究模型的信息和能力对于手术计划很有意义[34]。

胸椎手术由于胸椎椎弓根小，置钉时常有难度，具有特定挑战性。Hu 等展示了一种快速原型钻孔模板，以协助置入椎弓根螺钉[35]（图 4.13）。

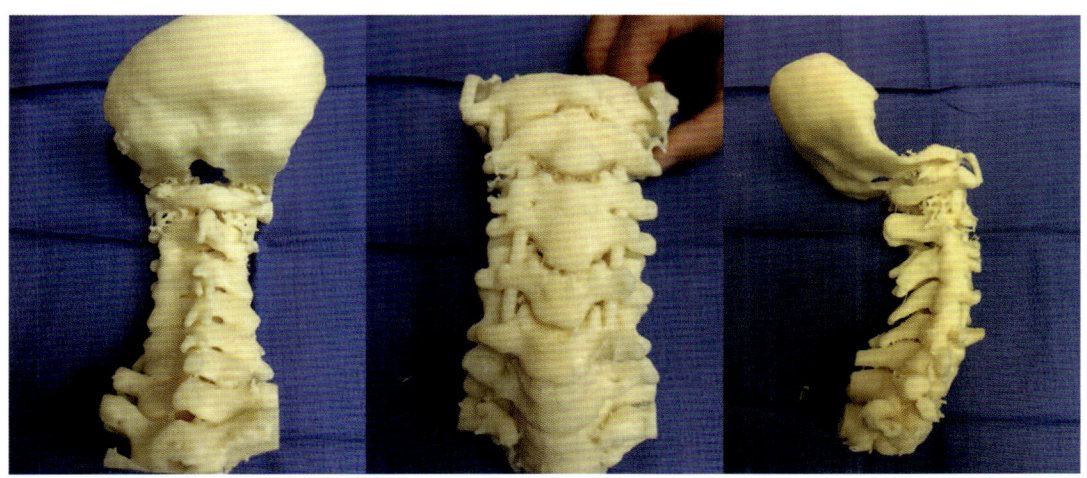

图 4.12　由颈椎 CTA 资料构建的颈椎 3D 打印模型

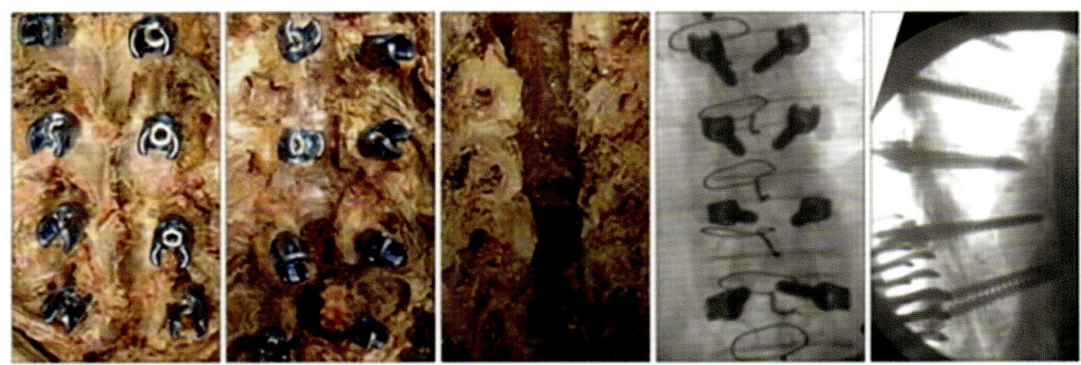

图 4.13　经胸椎椎弓根置入螺钉[36]

Otsuki 等[37]的研究显示，脊柱翻修手术可在 3D 打印模型上制订置钉计划。他们制作了体积很小但可以紧贴骨表面的为精准置钉提供轨迹的导向器，这些导向器能够准确引导术者置入椎弓根螺钉。

腰椎间盘切除翻修手术比第一次手术更具挑战性。第一次手术瘢痕组织形成和骨组织缺失是导致手术复杂性的两个因素。Li 等[38]在术前打印手术患者的脊柱 3D 模型，对照组接受传统手术。研究发现，使用 3D 模型组手术时间和失血显著减少。然而，手术效果没有明显差异。

自定义内置物在医学领域的热度不断升温，脊柱外科也不例外。Spetzger 等[39]通过研究认为，可以创建用于前路颈椎椎间盘切除术及融合（ACDF）的内置物。在术前计划中如发现骨赘，可用磨钻磨除。创建的定制内置物具有和患者高度匹配的优势，椎间融合器会精确置入正确位置。因此，椎间融合器在应力分布不均的情况下，也不会向各个方向发生移位。他们所用内置物用多孔钛合金制造，由 EIT 公司生产（图 4.14）。

Xu 等[41]描述了一个非常有趣的尤文肉瘤病例，他们在后路切除病变和固定后，经前路到达肿瘤并行 C2 椎体切除。通过 3D 打印多孔金属人工椎体，经前路置入椎体缺损处并固定。

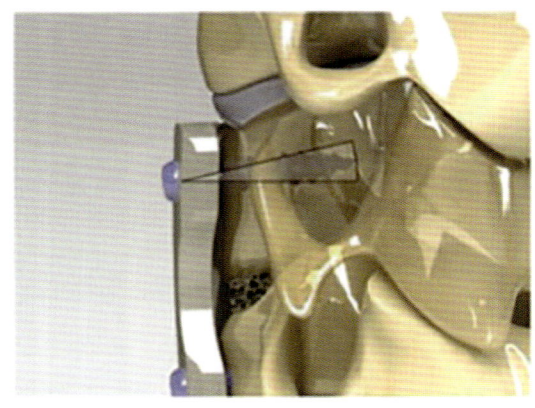
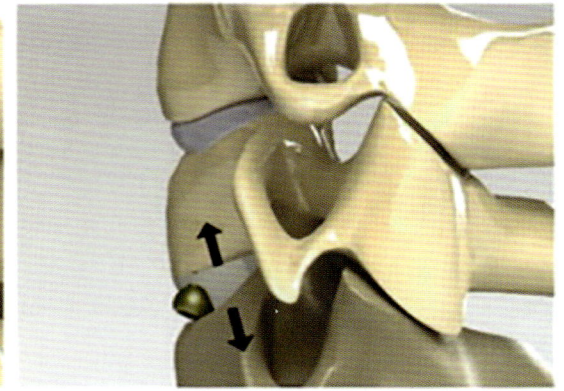

图 4.14　前方入路椎体间植骨及金属板固定[40]

3D 打印模型是脊柱解剖教学的理想工具。Li 等[42]使用 3D 打印模型测试医学生的脊柱解剖知识。研究聚焦脊柱骨折，将学生们随机分为三组：仅使用 CT 组、使用 3D 图像组和使用 3D 打印模型组。他们发现，使用 3D 打印模型组的学生表现明显优于仅使用 CT 组。本研究进一步证实了 3D 模型是一种有效教学工具（图 4.15）。

很明显，外科医生认为 3D 模型非常有用。有趣的是，放射科医生也认为它们很有价值。颈椎模型由 CT 数据生成，可用于模拟 MRI 引导下的手术，如低温消融手术[43]。

展望

随着成像技术和 3D 打印技术和设备的不断进步，3D 打印模型将对神经外科训练产生前所未有的巨大影响。鉴于不断变化的培训规定和要求，神经外科医生必须获得足够的训练机会，非常有必要充分利用先进的 3D 打印技术。多篇关于血管内治疗领域（神经外科正在蓬勃发展的领域）的文章也支持这种观点。目前对模型最大的要求是，只需一次打印而不需要组装，能以高精度表现真实解剖结构，组织特征接近临床真实情况。我们认为，一旦人们能发明与实际大脑组织具有相似物理性质的打印材料，3D 打印技术将更能发挥其优势。受训者将能够用逼真设备进行练习，避免在外科手术中训练对患者造成伤害。

结论

3D 模型是神经外科手术训练中的一种宝贵资源。本章展示了它在颅脑和脊柱神经外科中的多种应用。在进行神经外科手术前打印真实患者模型，可以使得受训者在不对患者造成伤害的情况下演练手术。

许多研究者在文献中描述了 3D 打印模型在多种神经外科手术中的应用。目前，3D 打印机拥有打印复杂结构和先进材料的功能，有着惊人的打印能力，能打印多种不同的颜色和浓稠度。打印机具备这些属性，使得我们可以打印坚硬的颅骨以及柔软、柔性的血管。

随着技术不断进步，神经外科领域创建的模型也将不断改进，模型变得越真实，就越适用于培训。在目前一周 80 小时培训时间的时代，应用精准打印的 3D 模型将更有助于手术培训。另一方面，在精确打印的复制品上练习手术比在活生生的人身上练习更加安全。

3D 模型未来将可能成为神经外科训练的主

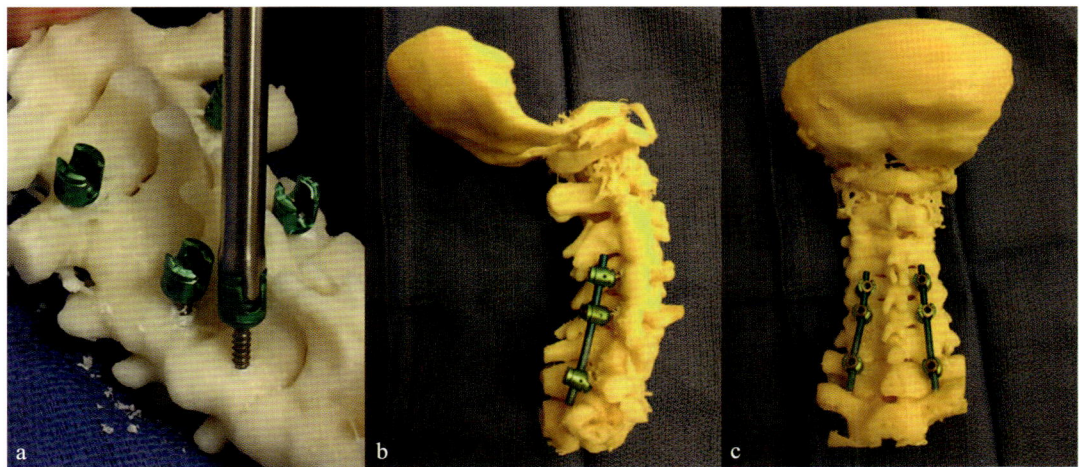

图 4.15　a. 在 3D 模型上模拟颈椎侧块螺钉置入术。在 3D 模型上置入颈胸段内固定术物后的（b）侧方视角及（c）后方视角

要方式。毫无疑问，它将成为神经外科培训者的重要助手。在神经外科未来的培训教学中，3D 模型会成为一种优秀的教学工具。

参考文献

1. Hull CW, inventor; Google Patents, assignee. Method and apparatus for production of three-dimensional objects by stereolithography1996.
2. D'Urso PS, Thompson RG, Atkinson RL, Weidmann MJ, Redmond MJ, Hall BI, et al. Cerebrovascular biomodelling: a technical note. Surg Neurol. 1999;52(5):490–500.
3. Wurm G, Tomancok B, Pogady P, Holl K, Trenkler J. Cerebrovascular stereolithographic biomodeling for aneurysm surgery. Technical note. J Neurosurg. 2004;100(1):139–45.
4. Wurm G, Lehner M, Tomancok B, Kleiser R, Nussbaumer K. Cerebrovascular biomodeling for aneurysm surgery: simulation-based training by means of rapid prototyping technologies. Surg Innov. 2011;18(3):294–306.
5. Kimura T, Morita A, Nishimura K, Aiyama H, Itoh H, Fukaya S, et al. Simulation of and training for cerebral aneurysm clipping with 3-dimensional models. Neurosurgery. 2009;65(4):719–25; discussion 25–6.
6. Erbano BO, Opolski AC, Olandoski M, Foggiatto JA, Kubrusly LF, Dietz UA, Zini C, et al. Rapid prototyping of three-dimensional biomodels as an adjuvant in the surgical planning for intracranial aneurysms. [1678–2674 (Electronic)].
7. Mashiko T, Otani K, Kawano R, Konno T, Kaneko N, Ito Y, et al. Development of three-dimensional hollow elastic model for cerebral aneurysm clipping simulation enabling rapid and low cost prototyping. LID–S1878–8750(13)01357–0 [pii] LID – https://doi.org/10.1016/j.wneu.2013.10.032 [doi]. [1878–8750(Electronic)].
8. Benet A, Plata-Bello J, Abla AA, Acevedo-Bolton G, Saloner D, Lawton MT. Implantation of 3D-printed patient-specific aneurysm models into cadaveric specimens: a new training paradigm to allow for improvements in cerebrovascular surgery and research. Biomed Res Int. 2015;2015:939387.
9. Khan IS, Kelly PD, Singer RJ. Prototyping of cerebral vasculature physical models. Surg Neurol Int. 2014;5 [2229–5097 (Print)]:11.
10. Lan Q, Chen A, Zhang T, Li G, Zhu Q, Fan X, et al. Development of three-dimensional printed Craniocerebral models for simulated neurosurgery. World Neurosurg. 2016;91:434–42.
11. Anderggen L, Gralla J, Andres RH, Weber S, Schroth G, Beck J, et al. Stereolithographic models in the interdisciplinary planning of treatment for complex intracranial aneurysms. Acta Neurochir. 2016; 158(9): 1711–20.
12. Mashiko T, Konno T, Kaneko N, Watanabe E. Training in brain retraction using a self-made three-dimensional model. World Neurosurg. 2015;84(2):585–90.

13. Ryan JR, Almefty KK, Nakaji P, Frakes DH. Cerebral aneurysm clipping surgery simulation using patient-specific 3D printing and silicone casting. World Neurosurg. 2016;88:175–81.
14. Waran V, Devaraj P, Hari Chandran T, Muthusamy KA, Rathinam AK, Balakrishnan YK, et al. Three-dimensional anatomical accuracy of cranial models created by rapid prototyping techniques validated using a neuronavigation station. J Clin Neurosci. 2012;19(4):574–7.
15. Da Cruz MJ, Face FHW. Content validation of a novel three-dimensional printed temporal bone for surgical skills development. J Laryngol Otol. 2015;129(Suppl 3):S23–9.
16. Hochman JB, Rhodes C, Wong D, Kraut J, Pisa J, Unger B. Comparison of cadaveric and isomorphic three-dimensional printed models in temporal bone education. Laryngoscope. 2015;125(10):2353–7.
17. Wanibuchi M, Noshiro S, Sugino T, Akiyama Y, Mikami T, Iihoshi S, et al. Training for Skull Base surgery with a colored temporal bone model created by three-dimensional printing technology. World Neurosurg. 2016;91:66–72.
18. D'Urso PS, Anderson RL, Weidmann MJ, Redmond MJ, Hall BI, Earwaker WJ, et al. Biomodelling of skull base tumours. J Clin Neurosci. 1999;6(1):31–5.
19. Kondo K, Harada N, Masuda H, Sugo N, Terazono S, Okonogi S, et al. A neurosurgical simulation of skull base tumors using a 3D printed rapid prototyping model containing mesh structures. Acta Neurochir. 2016;158(6):1213–9.
20. Muelleman TJ, Peterson J, Chowdhury NI, Gorup J, Camarata P, Lin J. Individualized surgical approach planning for petroclival tumors using a 3d printer. J Neurol Surg B Skull Base. 2016;77(3):243–8.
21. Waran V, Narayanan V, Karuppiah R, Thambynayagam HC, Muthusamy KA, Rahman ZA, et al. Neurosurgical endoscopic training via a realistic 3-dimensional model with pathology. Simul Healthc. 2015;10(1):43–8.
22. Jane JA Jr, Sulton LD, Laws ER Jr. Surgery for primary brain tumors at United States academic training centers: results from the Residency Review Committee for neurological surgery. J Neurosurg. 2005;103(5):789–93.
23. Shah KJ, Peterson JC, Beahm DD, Camarata PJ, Chamoun RB. Three-dimensional printed model used to teach skull base anatomy through a transsphenoidal approach for neurosurgery residents. Oper Neurosurg [Internet]. 2016;12:326–9.
24. Tai BL, Wang AC, Joseph JR, Wang PI, Sullivan SE, McKean EL, et al. A physical simulator for endoscopic endonasal drilling techniques: technical note. J Neurosurg. 2016;124(3):811–6.
25. Pollak N, Azadarmaki R, Ahmad S. Feasibility of endoscopic treatment of middle ear myoclonus: a cadaveric study. ISRN Otolaryngol. 2014;2014:175268.
26. Narayanan V, Narayanan P, Rajagopalan R, Karuppiah R, Rahman ZAA, Wormald PJ, et al. Endoscopic skull base training using 3D printed models with pre-existing pathology. Eur Arch OtorinoLaryngol. 2015;272(3):753–7.
27. Song Y, Wang T, Chen J, Tan G. Endoscopic trans-sphenoidal resection of sellar tumors with conchal sphenoid sinus: a report of two cases. Oncol Lett. 2015;9(2):713–6.
28. Tai BL, Rooney D, Stephenson F, Liao PS, Sagher O, Shih AJ, et al. Development of a 3D-printed external ventricular drain placement simulator: technical note. J Neurosurg. 2015;123(4):1070–6.
29. Luciano C, Banerjee P, Lemole GM Jr, Charbel F. Second generation haptic ventriculostomy simulator using the ImmersiveTouch system. Stud Health Technol Inform. 2006;119:343–8.
30. Manson A, Poyade M, Rea PA. Recommended workflow methodology in the creation of an educational and training application incorporating a digital reconstruction of the cerebral ventricular system and cerebrospinal fluid circulation to aid anatomical understanding. BMC Med Imaging. 2015;15:44.
31. Ryan JR, Chen T, Nakaji P, Frakes DH, Gonzalez LF. Ventriculostomy simulation using patient-specific ventricular anatomy, 3D printing, and hydrogel casting. World Neurosurg. 2015;84(5):1333–9.
32. Waran V, Narayanan V, Karuppiah R, Owen SL, Aziz T. Utility of multimaterial 3D printers in creating models with pathological entities to enhance the training experience of neurosurgeons. J Neurosurg. 2014;120(2):489–92.
33. Pacione D, Tanweer O, Berman P, Harter DH. The utility of a multimaterial 3D printed model for surgical planning of complex deformity of the skull base and craniovertebral junction. J Neurosurg. 2016;125:1–4.
34. Goel A, Jankharia B, Shah A, Sathe P. Three-dimensional models: an emerging investiga-tional revolution for craniovertebral junction surgery. J Neurosurg Spine.

35. Hu Y, Yuan ZS, Spiker WR, Dong WX, Sun XY, Yuan JB, et al. A comparative study on the accuracy of pedicle screw placement assisted by personalized rapid prototyping template between pre- and post-operation in patients with relatively normal mid-upper thoracic spine. Eur Spine J. 2016;25(6):1706–15.
36. Hyun SJ, Kim YJ, Cheh G, Yoon SH, Rhim SC. Free hand pedicle screw placement in the thoracic spine without any radiographic guidance : technical note, a cadaveric study. J Korean Neurosurg Soc. 2012;51(1): 66–70.
37. Otsuki B, Takemoto M, Fujibayashi S, Kimura H, Masamoto K, Matsuda S. Utility of a custom screw insertion guide and a full-scale, color-coded 3D plaster model for guiding safe surgical exposure and screw insertion during spine revision surgery. J Neurosurg Spine. 2016;25(1):94–102.
38. Li C, Yang M, Xie Y, Chen Z, Wang C, Bai Y, et al. Application of the polystyrene model made by 3-D printing rapid prototyping technology for operation planning in revision lumbar discectomy. J Orthop Sci. 2015;20(3):475–80.
39. Spetzger U, Frasca M, Konig SA. Surgical planning, manufacturing and implantation of an individualized cervical fusion titanium cage using patient-specific data. Eur Spine J. 2016;25(7):2239–46.
40. Palepu V, Kiapour A, Goel VK, Moran JM. A unique modular implant system enhances load sharing in anterior cervical interbody fusion: a finite element study. Biomed Eng Online. 2014;13(1):26.
41. Xu N, Wei F, Liu X, Jiang L, Cai H, Li Z, et al. Reconstruction of the upper cervical spine using a personalized 3D-printed vertebral body in an adolescent with Ewing Sarcoma. Spine. 2016;41(1):E50–4.
42. Li Z, Li Z, Xu R, Li M, Li J, Liu Y, et al. Three-dimensional printing models improve understanding of spinal fracture – a randomized controlled study in China. Sci Rep. 2015;5:11570.
43. Mitsouras D, Lee TC, Liacouras P, Ionita CN, Pietilla T, Maier SE, et al. Three-dimensional printing of MRI-visible phantoms and MR image-guided therapy simulation. Magn Reson Med. 2016;77(2):613–22

5

显微外科吻合术模拟训练：神经外科教育的重要前沿

Rudy J. Rahme, Chandan Krishna, Mithun G. Sattur, Rami James N. Aoun, Matthew E. Welz, Aman Gupta, Bernard R. Bendok

简介

一个多世纪前，Halstedian 提出"见一例病人，做一例手术，教一个学生"的学徒教育模式，直到 20 世纪 80 年代中期一直是外科教育的规范[1,2]。1984 年，一位年轻女性患者 Libby Zion 的不幸死亡引起一系列政治、法律和其他领域的改变，最终导致传统学徒教育模式的重塑，包括一系列关于医学研究生教育的裁决和重大改进，重点是缓解住院医师疲劳，这被认为（但从未证实过）是导致医疗错误的主要因素[2]。2003 年 7 月，医学毕业后教育认证委员会（ACGME）召开会议并发布"住院医师教育指南"，主要内容包括：住院医师每周工作时间限定在 80 小时内，值班时间限定在 24 小时内，每周至少休息 1 天，平均 4 周[3,4]。

然而，自这些规定开始实施以来，人们就其预期的教育效果进行了持续辩论。这些规定虽然用意很好，但可能效果不佳。特别是在神经外科专业，有人担心实习生在80小时内是否能够完成足够的专科训练，学到足够经验。这一点尤其重要，因为住院医师需要掌握丰富的技能才能正式行医，而神经外科的培训内容随着开放手术、微创手术和介入的进步和创新而不断扩大，这些都是住院医师必须掌握的。每周80小时的工作时间限制，同时随着越来越多的学院和私人医疗中心的病例减少，实习生们达到"1万小时"这一熟练程度的标准将变得更加困难[5]。此外，在过去20年里，人们越来越关注"怎么预防医疗过失"这一问题。这两大因素使人们注意到模拟训练在减少错误、加强流程和情景训练方面的潜力。尤其是神经外科是一个高风险的专业，只要有一点偏差就会导致严重后果，很可能是受住院时间限制影响最大的专业之一。因此，投入时间和精力开发新的神经外科模拟模块和课程，弥补新环境下的不足变得尤为重要[6~13]。

模拟培训及其有效性主要基于三个理念。第一是刻意练习，意思是抱着预期认知的重复练习和/或以提高专业领域技能水平为目的、具有反馈性质的练习。刻意练习的一个重要标志是为了掌握一门技能，不断超越、挑战自己水平的练习[14,15]。在这过程中导师经常给予客观反馈也至关重要。第二是精通力，指在最短的时间内减少技术错误，执行特定任务的能力[16]。然而，精通力并不一定会转化为更好的手术结果。模拟环境中往往没有考虑到附加因素，如压力和专注水平等[17]。这引出了第三个理念——自动行为，意为在手术室中执行多任务的能力。掌握这项技能，外科医生可以应对在实验室很难模拟的各种紧急和不可预测情况[16,18]。

模拟医学的历史与发展

模拟培训并不是一个新概念。事实上，早在19世纪，模拟技术就已经应用于战争军事训练，模拟军事各种活动，包括全面野战演习和全自动抽象计算机化模型，如兰德战略评估中心（RSAC）[19,20]。模拟在航空领域也起着核心作用[19]。在20世纪30年代，飞行模拟器培训成为飞行员训练的一个强制性部分，包括军事、商业和业余领域。与外科手术类似，航空失误影响极其严重，可导致失去生命。创建一个安全和可控的环境，让学员反复面对各种困难状况至关重要，尤其是在现实生活中很少见的一些情况，模拟变得更加重要。

在医疗领域，第一个模拟训练模块是利用演员来描绘各种临床遭遇情景，虽然它最初由于缺乏验证和成本高昂而被否决。直到1993年，加拿大医学委员会在考取医师执业证时采用标准化病人进行模拟，这种模式才被广泛接受[19]。美国国家医学考试委员会（NBME）在两篇大型综述文章验证了这种方法后，批准将标准化病人作为考试的一种形式，使得第2站临床技能考试成为美国医师执业考试的一个组成部分[21,22]。

神经外科疾病经常突然发生，需要快速救治，导致新学员很难在不冒不良后果的风险下获得全面的实际操作经验。因此，模拟培训在这个专业尤为重要，在过去十余年里人们不断研发、提供各种逼真的模拟外科手术的模型。目前有四种类型的模拟器。第一种为实体模型，包括人造模型、人体模型和尸体。这类模块允许受训者直接在组织和设备上进行操作。然而，实体模型也有其局限性，包括可利用性、缺乏再现性、难以复制特定病症、成本昂贵以及与真实患者组织稳定性的明显差异。第二类为虚拟现实（VR）模型。这类是由计算机生成的模型，允许大规模定制。与实体模型不同的是，它们可以在不对模型造成破坏的情况下多次使用。新型的VR模型带有触觉反馈系统，更接近真实情况。第三类是基于网络的模型。最后一类混合模型是前三类的组合。目前存在不同类型的模拟器，可以模拟神经外科各种手术，包括动脉瘤夹闭[23]、微血管减压[24]、肿瘤切除[25]、神经血管介入[26, 27]和脊柱手术[28]。

模拟在神经血管外科手术中的重要性

直到最近，神经外科由于缺乏经过验证的模型和课程而很少有机会开展模拟培训，医师培训多仍局限于手术室。此外，即使是基本手术入路也可能很复杂，而且即使是在 80 小时规定颁布之前，也存在许多只在住院医师培训后期才出现的变量，减少了新手外科医生掌握这些高要求手术的机会。尤其是血管显微吻合术，它是最复杂和最具挑战性的外科技术之一，因为它对手的灵巧性、精细运动和手眼协调性的要求高，并且还要求对血管仔细、轻柔操作，以避免损伤脆弱的血管内皮和血管壁。血管显微吻合术的熟练度已经证明可以转化为其他显微外科技术[6, 29]。显微吻合是神经外科的一个组成部分，随着越来越多的三级医疗中心手术量的减少，建立显微吻合训练模型变得非常重要。

此外，开颅入路在任何神经外科手术中都必不可少，错误的入路会使得显露受限、手术操作不佳、感染率增加，从而导致更高的并发症发生率、死亡率，以及欠美观的切口。尤其是对于脑血管和颅底亚专科，即使是最有经验的手术医生，到达脚间池和环池仍然是一项复杂而富有挑战性的操作。此结构位于脑组织深部，与重要的血管和神经关系密切，加上颅骨解剖复杂，进入这一区域时动作要精细、轻柔，不允许有丝毫差错。重复和强化训练是掌握这门技术的关键，高达 1 万小时的训练才能达到熟练程度[5]，但住院医师培训时间现在减少到每周 80 小时，同时血管介入技术在快速发展，许多以前用开颅手术治疗的疾病现在都选择神经介入手术，进一步限制了住院医师对复杂颅底入路的实践。因此，对神经血管外科医生来说，有必要开发这类设备和模块。

血管显微吻合是一项要求很高的操作技能，操作不当会产生灾难性后果。它不仅是神经外科，也是血管外科、整形外科和耳鼻咽喉科培训的组成部分。因为操作风险高，住院医师直到培训后期才有机会接触这项技术。因此，对这类操作的模拟培训不仅可使住院医师熟悉手术器械，熟悉在显微镜下操作和定位，以及如何在脆弱的血管壁上操作，甚至还可使他们胜任一些基本但必需的外科技能操作。

血管显微吻合模拟的另一个维度就是可以对患者进行个体化模拟，可用于复杂病例的术前演练。

（血管）显微吻合训练模型

定期练习是学习、掌握和提高血管显微吻合技能所需的技巧之精髓。研究表明，新手外科医生需要完成约 50 次血管吻合，才能达到专家级外科医生的水平，即实现吻合口通畅[30-33]。多年来，人们为培训开发了多种模型。从人和动物的尸体到老鼠等活体动物，到鸡翅，再到合成的实体和虚拟模型[34, 35]。

仿真模型必须可靠、有效，具有教育意义和成本效益特性。可靠的模型要求可以模拟一种手术技术，并且可重复使用，在反复使用以及在不同的考官做评估时不会改变其可靠性。为了验证其可靠性，在将模拟培训纳入医学课程之前，需要解决多个参数[6, 7, 46]。

表面效度 仿真模型复制真实场景的程度。这通常由一个专家小组来判断[6, 7, 46]。

- 内容效度：模拟器完整完成某技能的程度[6, 7, 46]。
- 结构效度：模型评估技能水平差异的程度（即区分新手和专家）[7, 46]。
- 共时效度：实际结果与预期结果的匹配程度[6, 46]。
- 预测效度：所学技能在真实手术中转化

的程度以及对未来表现的相关性[5]。

为了测量验证这些不同的效度，人们已经开发了不同的模型，但目前还没有一个模型在所有维度都是最优的。例如，人类尸体虽然解剖上最真实，但缺乏手术室环境中活体脑组织的血流动力学和脉动特性。Garrett 和 Aboud 开发了可搏动脑模型来解决这个问题[47,48]。以此为基础，Olabe 开发了一种用于训练包括血管显微吻合在内的各种显微外科技术的灌注人尸脑模型[39]。虽然这个模型在理论上确实在许多方面解决了有效性的问题，并且在某种程度上复制了手术室环境，但它仍面临多重挑战：首先人类尸体很难获得，价格昂贵，需要特殊的生物危害安全实验室；这些模型需要准备和设置，非常耗时；与所有其他实体模型类似，可使用次数有限。因此，增加验证可能会以牺牲成本效益和再现性为代价。

Inoue 建议使用纱布、10-0 缝线和显微镜进行显微外科训练。这种模型价格低廉，无须特殊准备，而且可以广泛使用。虽然它可能有助于训练进行显微操作时手的灵活性和舒适性，但它无法用于血管旁路术的训练。纱布的密实度显然也不能模仿血管壁的不同层次结构[49]。

从鸡翅中提取动脉是一种廉价、易获得的显微吻合训练模型[36,43]。鸡翅价格便宜，容易购买，也不需要任何特殊设施来保存。多篇论文详细介绍了从鸡翅提取动脉的技术[36,43,50,51]。鸡翅臂动脉通常直径约 1.0 mm，类似大脑中动脉的 M4 段[36,43]。但这个模型的主要问题之一是动脉直径变化大，以及其相对较短的长度[37]。火鸡翼肱动脉可以作为替代品。它的动脉的直径更大，平均约 1.47 mm，更容易在其上面操作，因此可能更适合培训新手[37]。和鸡翅动脉一样，这些动脉易获取、便宜，不需要任何特殊的设备或设施。火鸡肱动脉的直径变化较小，比鸡肱动脉长，因此可以用于多次吻合[37]。Kawashima 在对 25 具尸体标本的研究中发现，

大脑中动脉的 M4 段直径在三分之二的标本中大于 1.5 mm，在 90% 的尸体中大于 1 mm[52]。由于鸡胸动脉有时直径小至 0.6 mm，火鸡动脉可能更适合于吻合训练[37]。这种模型虽然有一定局限性，但它提供了相对真实的体验。值得注意的是，提取此血管所需的外膜环周剥离范围比颅内血管更广，这可能会耗费一定时间。而且，即使它不是生物有害材料且是可生物降解的组织，但是这些鸡翅仍需妥善处理。保存它们可能会改变其物理特性（如冷冻），并可能导致无法使用，至少使用不便。此外，尽管可以在吻合结束后评估狭窄程度，但与活体模型不同，这类模型不能有效评估血栓形成情况[37]。

由于老鼠的遗传、生物学和行为特征与人类非常相似，加之许多人类症状和情况已可以在老鼠身上复制，因此老鼠被用于医学研究已经有几十年历史。老鼠用于显微外科训练也不足为奇[51,53]，以低廉的成本、对感染有很高的抵抗力而得到广泛使用，甚至有人认为这些大鼠模型是显微外科训练的"金标准"[7]。虽然这一说法可能值得怀疑，但活体大鼠模型确实可提供类似人类血管的训练体验[37,51,54]。对神经外科住院医师和护理人员进行问卷调查，对比不同模型，活体大鼠得分始终最高[37,51]。但使用活体动物进行训练会引发一些问题，如活的动物需要严格遵守动物试验伦理方面的制度，操作者需要有相应的执照和培训，以及为动物提供适当空间。此外，大鼠模型不能在特定实验室之外使用，因此对于时间有限的住院医师来说，也不便进行培训。使用活体动物进行训练还有伦理问题[37]。所有这些使得老鼠模型并不现实。在一项比较研究中，Hwang 发现虽然老鼠模型最逼真，但它们比鸡翅更不实用[51]。

与动物模型相比，合成血管模型更具成本效益，有易获取、易处理、易储存和易维护等特点[6]。为此，人们建立了硅树脂血管模型。尽管它可能不像老鼠血管那样逼真，但其实用

性使得合成血管模型成为生物模型和虚拟模型的具有吸引力的替代品。人们提出各种各样的设计思路，包括便携式的"显微血管训练卡"。这类模型设置简单、价格低廉，但缺乏血流动力学特性，而且制作起来可能很烦琐[35, 55]。它们可用于端端、侧侧和端侧吻合。为了模拟深部血管吻合情景，学员可以在塑料盒中进行操作[34, 35]。在作者看来，模拟需要考虑成本效益并易于经常练习，人造血管模型比老鼠更容易达到以上目标。

验证评估工具

在对2012年实施的显微外科培训模式和评估工具相关文献的回顾中，Dumestre等查阅了238篇文章，由于没有进行验证，最终只有9篇被纳入分析[56]。

2014年，他们又查阅261篇文献，又将10篇文章和1篇摘要纳入综述[46]。其余250篇文章要么没有对手术进行评价，要么缺乏评估工具，因此被排除在外。最后结论是，虽然有很多种模拟模型和设计，但由于缺乏有效验证，它们在教育中的实用性有限。

目前大多数的评估工具要么直接来源于普通外科的研究，要么至少以此为基础而来。帝国理工学院外科评估设备（ICSAD）就是一种最初用于腹腔镜和普通外科开放手术的运动跟踪设备[57~59]。它在三个平面上跟踪外科医生的双手运动、单手运动和运动幅度。随后通过与Reznick的全球评分量表（GRS）的分数进行比较，从而验证了ICSAD在显微外科手术中的有效性，即随着手的运动量和运动幅度的增加，ICSAD的得分随之降低[60]。经验丰富的外科医生和新手外科医生在手部运动、完成任务的时间和路径长度方面的得分也存在显著差异，因此证明了其结构效度[61, 62]。

客观结构化临床技能评估（OSAT）的多样性也已被证实适用于各种专业，包括普通外科、眼科和血管显微吻合[63, 64]。然而，不同的模型不能解决有效性的不同方面。Nugent[64]评估了16名接受了为期5天血管显微吻合训练的学员技能水平，发现在课程结束后，学员技能水平得到显著提高。但由于考官对学员并不陌生，因此存在观察偏差。此外，男性学员的显微技术操作表现与心理运动能力倾向评估得分相关，而女性学员却不相关[64]。基于视频的OSAT证实适用于基本的显微外科缝合，但由于不同技能水平之间无法比较，因此也无法证明其结构效度[61, 62]。Moulton评价了不同练习方法对38名初级住院医师在微血管吻合技能操作方面的影响[63]，虽然证明了显微吻合的内容效度，但由于缺乏不同技能水平的外科医生/受训者之间的比较，结构效度也无法得到验证。

西安大略大学显微外科技能获取/评估（UWOSA）工具包含两个五点式Likert量表，首先评估打结情况，其次评估吻合情况[65]，包括对"打结质量""效率""处理""准备""缝合"和"最终成果"的评估。通过评价20位外科住院医师、进修医师打结的视频和17个端端、端侧吻合术的视频，证明了其标准、结构和内容的有效性[65]。

另一个评估工具是Chan等开发的显微外科技术结构化评估（SAMS）[66]。该评估有三个组成部分，包括GRS、错误列表、综合评级（总体表现）以及备注框。结果证明，资深外科医生得分一直高于实习医生，也证明其预测效度和内容效度。

西北大学客观显微吻合评估工具（NOMAT）

上述描述的模型和评估工具与显微外科技能评价有关，已在眼科和整形外科等不同专业得到测试和应用。西北大学客观显微吻合评估工具（Northwestern Objective micro nastromosis Assessment Tool，NOMAT）则是专为神经外科住院医师开发和验证的血管显微吻合评估工具[6, 15, 67]。NOMAT 是以 OSATS 为基础的 14 项 Likert 型客观评价量表。西北大学范伯格医学院神经外科学系开发了一种血管显微吻合操作台模型[6]，初始版本包括用 10-0 丝线进行 1 mm 和 3 mm 血管的显微缝合（图 5.1）。除了显微镜外，还配有一个基本的显微外科工具组件（图 5.2）。最初对 21 名不同年级水平参与者进行测试和验证。参与者分为有经验者、初级学员和新手。参与者均完成 1 mm 和 3 mm 血管的吻合并记录。缝合结束时，将一个带有红色染料的输液泵连接于血管，以确定吻合口是否通畅，是否有渗漏或任何血管损伤。水平开放血管以评估吻合质量。由经验丰富的神经外科医师利用 NOMAT 量表基于吻合可行性的主观评分，对这些无法识别个人特征的视频进行评估。结果显示，有经验者在 1 mm 血管上的表现明显优于初级学员和新手，其结构效度得到了验证[15]。但对于 3 mm 的血管，这种差异并不显著。可能因为在 1 mm 血管上进行显微吻合更加精细和复杂，使得考官评估差异性上更敏感。学员首先是在 3 mm 血管上进行操作。因为有经验者可能有更短的学习曲线，因此在 3 mm 血管上练习后，他们在 1 mm 血管上的表现更好。此外，有经验者完成吻合的速度更快，动作更流畅，针头穿过血管壁以及打结的效率更高。主观评分与 NOMAT 评分有较好的相关性。为了进一步评估 NOMAT 量表的有效性，2014 年，神经外科学会（SNS）新人训练营创建了一个血管显微吻合术模块[15]。54 名一年级住院医师在 3 mm 模型

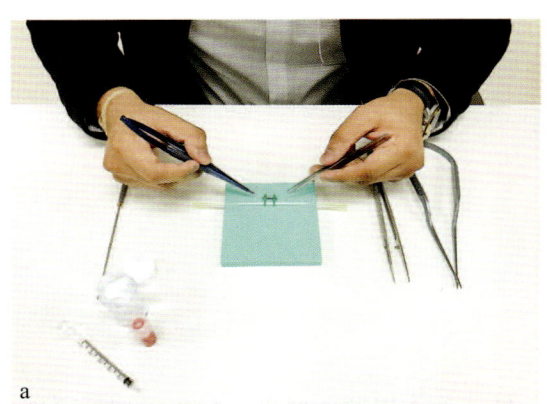
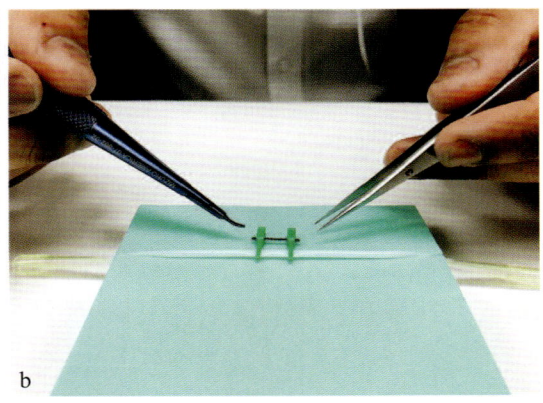
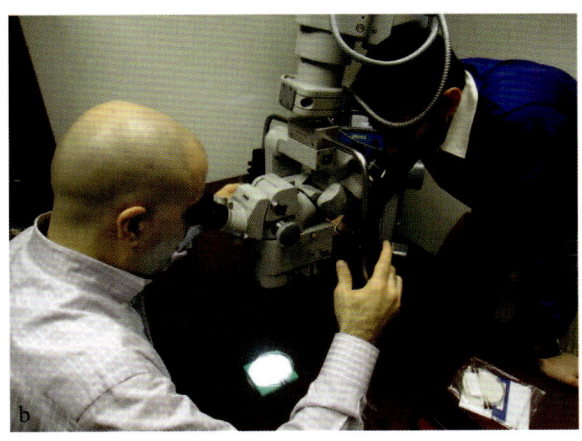

图 5.1　a，b. 两端均连接有输液泵的 1 mm、3 mm 血管（c）的早期血管吻合装置（照片经梅奥医学教育和研究基金会许可使用，保留版权）

上进行血管显微吻合操作,并由 2 名博士后和 1 名有经验的显微外科医师使用 NOMAT 工具进行对其评分(图 5.3)。结合这项研究和西北大学的初步研究,共对 75 名学员进行了评估,组间相关系数显示 NOMAT 具有较高的整体评价者间信度,说明评分者的专业水平不影响工具的准确性和有效性。

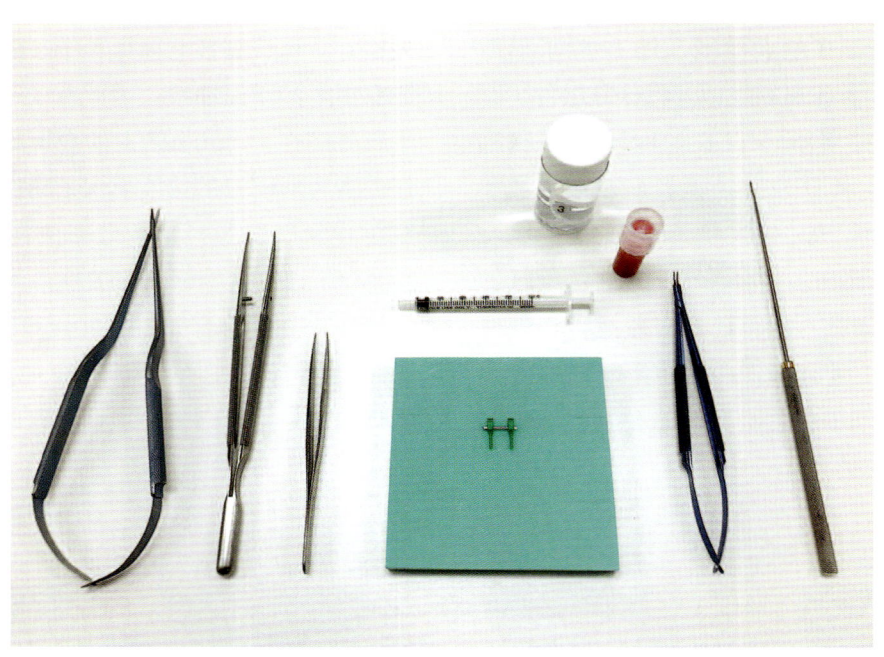

图 5.2　在 NOMAT 模块中使用的基本显微手术工具组件(经梅奥医学教育与研究基金会许可使用,版权所有)

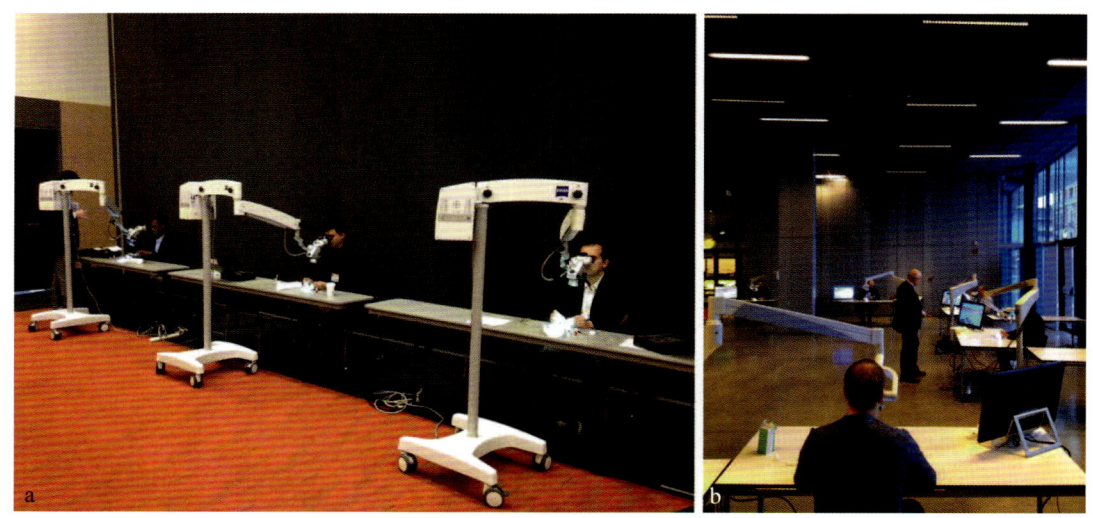

图 5.3　参与者在显微镜下进行血管显微吻合(照片经梅奥医学教育与研究基金会许可使用。版权所有)

不同的研究中均使用了 NOMAT，进一步证明了其有效性[40,68]。Belykh 用 NOMAT 评价了以人和牛胎盘血管作为血管显微吻合训练潜在模型的可行性。17 名有经验者和 13 名无经验者共对 40 条分离的人胎盘动脉和 10 条牛胎盘静脉进行了旁路移植手术。结构效度的检验结果显示，二者的 NOMAT 得分有显著差异。由于该模型高度复制了真实情景，加上参与者填写的主观调查，因此可认为此模型可以提高显微外科技术，并验证了表面和内容效度。进一步分析结果，作者认为 NOMAT 评分 >50 分与血管显微吻合的成功率相关。

神经外科与模拟组织

由于医学实践性质的变化，2010 年，神经外科医师学会成立了一个专门委员会，其目标是"最大限度地开展神经外科教育，以高效、安全和最大限度改善患者预后"。这个委员会被称为 CNS 模拟委员会，任务是提出一项综合全面的神经外科模拟倡议，以期发展和改善住院医师教育[8]。委员会围绕 ACGME 定义的六种核心能力设计了一套基于模拟的课程，这六种核心能力是患者照护、医学理论知识、实践学习和提高、医患沟通技能、专业素养和系统实践。

2011 年，在华盛顿举行的 CNS 年会上组织了第一个模拟培训课程，主要涉及三个领域：神经血管、颅脑和脊柱手术。血管培训课程主要是在血管造影模型上进行（介入培训），后来增加了血管旁路手术培训（图 5.4）。委员会根据住院医师和参与者的反馈意见，将教育课程标准化。课程细节不在本章内容范围内，简单来说，模拟培训课程按住院医师要求预先设定目标，课程前后均有基于模型的测试。除了模拟技能学习外，课程还包括（理论）授课。利用这一教育模型，在 2012 年 CNS 年会上对血管吻合模拟器进行了测试[67]。整个环节包括授课前进行关于血管显微吻合的理论和技能考试，教师授课，课后再进行理论和技能考试。使用 NOMAT 对参与者进行评估。结果显示，参训人员的课后理论、技能考试成绩均较课前显著提高。虽然参与人数不多，但本研究的结果强调了 CNS 委员会提出的"模拟培训课程"这种形式的有效性。

在布拉格举行的欧洲神经外科医师协会年会上，也进行了同样的测试[69]。再次使用 NOMAT 作为评估工具，同样显示课后住院医师

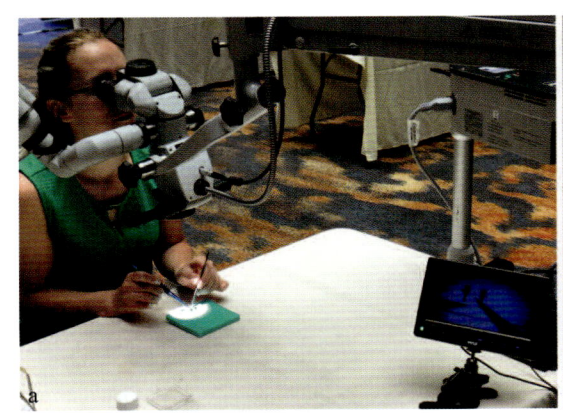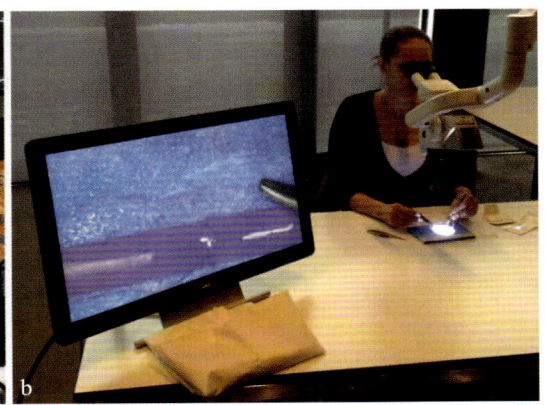

图 5.4 住院医师在显微镜下通过屏幕上的血管投影进行显微解剖，以进行监督和指导（经梅奥医学教育与研究基金会许可使用，版权所有）

的技能操作和理论水平均有提升。这些结果为住院医师模拟课程和培训的标准化提供了更多依据。事实上，对美国神经外科主任进行的一项调查显示，72%的主任们认为模拟培训可以改善患者预后；几乎一半的人表示，在对患者进行治疗前，住院医师应该在模拟器上操作达到要求的熟练程度[70]。此外，74%的被调查者表示，将把模拟培训作为住院医师的一个强制性部分。为了进一步强化模拟培训作为住院医师培训一部分的重要性和有效性，针对毕业后一年级住院医师进行的一项调查发现，他们对在新人训练营中获得的技能的满意度和知识保留率都很高[71]。

结论与未来方向

模拟神经外科还处于起步阶段。血管显微吻合操作空间、技术复杂，可能是血管神经外科发展最迟的领域。利用多种合成和生物素材，我们创造了多种模拟模型，每种模型各有利弊。理想的血管显微吻合模拟模型仍然难以实现，更重要的是，尽管在少数学员身上测试和验证了NOMAT等有前途的评估量表，但我们仍需要对评估工具进行改进，使其与手术室的表现相关联。虽然我们在过去十多年里取得了巨大进步，但为了能够使用通过验证的模拟模型和模块促进医学教育，还有很多工作要做，将模拟培训课程纳入CNS年会就是有希望的开始。接下来，应开展大规模研究以确定模拟培训对医学教育和临床结果的确切作用和影响。

参考文献

1. Carter BN. The fruition of Halsted's concept of surgical training. Surgery. 1952;32(3):518–27.
2. Fabricant PD, Dy CJ, Dare DM, Bostrom MP. A narrative review of surgical resident duty hour limits: where do we go from here? J Grad Med Educ. 2013;5(1):19–24.
3. Accreditation Council for Graduate Medical Education. Report of the ACGME work group on resident duty hours: Accreditation Council for Graduate Medical Education. Chicago: Accreditation Council for Graduate Medical Education;2002.
4. Accreditation Council for Graduate Medical Education: Accreditation Council for Graduate Medical Education. Statement of justification/impact for the final approval of common standards related to resident duty hours. Chicago: Accreditation Council for Graduate Medical Education;2002.
5. Ericsson KA, Krampe RT, Tesch-Römer C. The role of deliberate practice in the Acquisition of Expert Performance. Psychol Rev. 1993;100(3):363–406.
6. Aoun SG, El Ahmadieh TY, El Tecle NE, et al. A pilot study to assess the construct and face validity of the Northwestern Objective Microanastomosis Assessment Tool. J Neurosurg. 2015;123(1):103–9.
7. Balasundaram I, Aggarwal R, Darzi LA. Development of a training curriculum for microsurgery. Br J Oral Maxillofac Surg. 2010;48(8):598–606.
8. Harrop J, Lobel DA, Bendok B, Sharan A, Rezai AR. Developing a neurosurgical simulation-based educational curriculum: an overview. Neurosurgery. 2013;73(Suppl 1):25–9.
9. Zammar SG, Hamade YJ, Aoun RJ, et al. The cognitive and technical skills impact of the Congress of Neurological Surgeons simulation curriculum on neurosurgical trainees at the 2013 Neurological Society of India meeting. World Neurosurg. 2015;83(4):419–23.
10. Fargen KM, Arthur AS, Bendok BR, et al. Experience with a simulator-based angiography course for neurosurgical residents: beyond a pilot program. Neurosurgery. 2013;73(Suppl 1):46–50.
11. Harrop J, Rezai AR, Hoh DJ, Ghobrial GM, Sharan A. Neurosurgical training with a novel cervical spine simulator: posterior foraminotomy and laminectomy. Neurosurgery. 2013;73(Suppl 1):94–9.
12. Ghobrial GM, Balsara K, Maulucci CM, et al. Simulation training curricula for neurosurgical residents: cervical foraminotomy and durotomy repair modules. World Neurosurg. 2015;84(3):751–755e751–7.
13. Lobel DA, Elder JB, Schirmer CM, Bowyer MW, Rezai AR. A novel craniotomy simulator provides a validated method to enhance education in the management of traumatic brain injury. Neurosurgery. 2013;73(Suppl

1):57–65.
14. Duvivier RJ, van Dalen J, Muijtjens AM, Moulaert VR, van der Vleuten CP, Scherpbier AJ. The role of deliberate practice in the acquisition of clinical skills. BMC Med Educ. 2011;11:101.
15. Pines AR, Alghoul MS, Hamade YJ, et al. Assessment of the interrater reliability of the congress of neurological surgeons microanastomosis assessment scale. Oper Neurosurg. 2016;Publish Ahead of Print.
16. McCaslin AF, Aoun SG, Batjer HH, Bendok BR. Enhancing the utility of surgical simulation: from proficiency to automaticity. World Neurosurg. 2011; 76(6):482–4.
17. Prabhu A, Smith W, Yurko Y, Acker C, Stefanidis D. Increased stress levels may explain the incomplete transfer of simulator-acquired skill to the operating room. Surgery. 2010;147(5):640–5.
18. Stefanidis D, Scerbo MW, Montero PN, Acker CE, Smith WD. Simulator training to automaticity leads to improved skill transfer compared with traditional proficiency-based training: a randomized controlled trial. Ann Surg. 2012;255(1):30–7.
19. Singh H, Kalani M, Acosta-Torres S, El Ahmadieh TY, Loya J, Ganju A. History of simulation in medicine: from Resusci Annie to the Ann Myers Medical Center. Neurosurgery. 2013;73(Suppl 1):9–14.
20. Davis PK, Winnefeld JA, Bankes SC, Kahan JP. Analytic War Gaming with the RAND Strategy Assessment System (RSAS). 1987. http://www.rand.org/pubs/research_briefs/RB7801.html.
21. Barrows HS. An overview of the uses of standardized patients for teaching and evaluating clinical skills. AAMC Acad Med. 1993;68(6):443–51; discussion 451-443.
22. Swanson DB, van der Vleuten CP. Assessment of clinical skills with standardized patients: state of the art revisited. Teach Learn Med. 2013;25(Suppl 1):S17–25.
23. Mashiko T, Otani K, Kawano R, et al. Development of three-dimensional hollow elastic model for cerebral aneurysm clipping simulation enabling rapid and low cost prototyping. World Neurosurg. 2015;83(3):351–61.
24. Oishi M, Fukuda M, Hiraishi T, Yajima N, Sato Y, Fujii Y. Interactive virtual simulation using a 3D computer graphics model for microvascular decompression surgery. J Neurosurg. 2012;117(3):555–65.
25. Delorme S, Laroche D, DiRaddo R, Del Maestro RF. NeuroTouch: a physics-based virtual simulator for cranial microneurosurgery training. Neurosurgery. 2012;71(1 Suppl Operative):32–42.
26. Nguyen N, Eagleson R, Boulton M, Realism d RS. Criterion validity, and training capability of simulated diagnostic cerebral angiography. Stud Health Technol Inform. 2014;196:297–303.
27. Spiotta AM, Rasmussen PA, Masaryk TJ, Benzel EC, Schlenk R. Simulated diagnostic cerebral angiography in neurosurgical training: a pilot program. J Neurointerv Surg. 2013;5(4):376–81.
28. Luciano CJ, Banerjee PP, Sorenson JM, et al. Percutaneous spinal fixation simulation with virtual reality and haptics. Neurosurgery. 2013;72(Suppl 1):89–96.
29. Crosby NL, Clapson JB, Buncke HJ, Newlin L. Advanced non-animal microsurgical exercises. Microsurgery. 1995;16(9):655–8.
30. Lascar I, Totir D, Cinca A, et al. Training program and learning curve in experimental microsurgery during the residency in plastic surgery. Microsurgery. 2007; 27(4):263–7.
31. Blackwell KE, Brown MT, Gonzalez D. Overcoming the learning curve in microvascular head and neck reconstruction. Arch Otolaryngol Head Neck Surg. 1997;123(12):1332–5.
32. Hui KC, Zhang F, Shaw WW, et al. Learning curve of microvascular venous anastomosis: a never ending struggle? Microsurgery. 2000;20(1):22–4.
33. Szalay D, MacRae H, Regehr G, Reznick R. Using operative outcome to assess technical skill. Am J Surg. 2000;180(3):234–7.
34. Buis DR, Buis CR, Feller RE, Mandl ES, Peerdeman SM. A basic model for practice of intracranial microsurgery. Surg Neurol. 2009;71(2):254–6.
35. Matsumura N, Hayashi N, Hamada H, Shibata T, Horie Y, Endo S. A newly designed training tool for microvascular anastomosis techniques: microvascular practice card. Surg Neurol. 2009;71(5):616–20.
36. Kim BJ, Kim ST, Jeong YG, Lee WH, Lee KS, Paeng SH. An efficient microvascular anastomosis training model based on chicken wings and simple instruments. J Cerebrovasc Endovasc Neurosurg. 2013;15(1):20–5.
37. Abla AA, Uschold T, Preul MC, Zabramski JM. Comparative use of turkey and chicken wing brachial artery models for microvascular anastomosis training. J Neurosurg. 2011;115(6):1231–5.
38. Olabe J, Olabe J, Roda JM, Sancho V. Human cadaver brain infusion skull model for neurosurgical training.

39. Olabe J, Olabe J, Sancho V. Human cadaver brain infusion model for neurosurgical training. Surg Neurol. 2009;72(6):700–2.
40. Belykh E, Lei T, Safavi-Abbasi S, et al. Low-flow and high-flow neurosurgical bypass and anastomosis training models using human and bovine placental vessels: a histological analysis and validation study. J Neurosurg. 2016;125(4):915–28.
41. Hicdonmez T, Hamamcioglu MK, Tiryaki M, Cukur Z, Cobanoglu S. Microneurosurgical training model in fresh cadaveric cow brain: a laboratory study simulating the approach to the circle of Willis. Surg Neurol. 2006;66(1):100–4. discussion 104
42. Colpan ME, Slavin KV, Amin-Hanjani S, Calderon-Arnuphi M, Charbel FT. Microvascular anastomosis training model based on a Turkey neck with perfused arteries. Neurosurgery. 2008;62(5 Suppl 2):ONS407–410; discussion ONS410–401.
43. Hino A. Training in microvascular surgery using a chicken wing artery. Neurosurgery. 2003;52(6):1495–7; discussion 1497–8.
44. Schoffl H, Hager D, Hinterdorfer C, et al. Pulsatile perfused porcine coronary arteries for microvascular training. Ann Plast Surg. 2006;57(2):213–6.
45. Inoue T, Tsutsumi K, Saito K, Adachi S, Tanaka S, Kunii N. Training of A3-A3 side-to-side anastomosis in a deep corridor using a box with 6.5-cm depth:technical note. Surg Neurol. 2006;66(6):638–41.
46. Dumestre D, Yeung JK, Temple-Oberle C. Evidence-based microsurgical skills acquisition series part 2: validated assessment instruments – a systematic review. J Surg Educ. 2015;72(1):80–9.
47. Garrett HE Jr. A human cadaveric circulation model. J Vasc Surg. 2001;33(5):1128–30.
48. Aboud E, Aboud G, Al-Mefty O, et al. "Live cadavers" for training in the management of intraoperative aneurysmal rupture. J Neurosurg. 2015;123(5):1339–46.
49. Inoue T, Tsutsumi K, Adachi S, Tanaka S, Saito K, Kunii N. Effectiveness of suturing training with 10-0 nylon under fixed and maximum magnification (x 20) using desk type microscope. Surg Neurol. 2006;66(2):183–7.
50. Olabe J, Olabe J. Microsurgical training on an in vitro chicken wing infusion model. Surg Neurol. 2009;72(6):695–9.
51. Hwang G, Oh CW, Park SQ, Sheen SH, Bang JS, Kang HS. Comparison of different microanastomosis training models : model accuracy and practicality. J Korean Neurosurg Soc. 2010;47(4):287–90.
52. Kawashima M, Rhoton AL Jr, Tanriover N, Ulm AJ, Yasuda A, Fujii K. Microsurgical anatomy of cerebral revascularization. Part I: anterior circulation. J Neurosurg. 2005;102(1):116–31.
53. Ilie V, Ilie V, Ghetu N, Popescu S, Grosu O, Pieptu D. Assessment of the microsurgical skills: 30 minutes versus 2 weeks patency. Microsurgery. 2007;27(5):451–4.
54. Onoda S, Kimata Y, Matsumoto K. Iliolumbar vein as a training model for microsurgical end-to-side anastomosis. J Craniofac Surg. 2016;27(3):767–8.
55. Rayan B, Rayan GM. Microsurgery training card: a practical, economic tool for basic techniques. J Reconstr Microsurg. 2006;22(4):273–5; discussion 276.
56. Dumestre D, Yeung JK, Temple-Oberle C. Evidence-based microsurgical skill-acquisition series part 1: validated microsurgical models – a systematic review. J Surg Educ. 2014;71(3):329–38.
57. Taffinder N, Smith SG, Huber J, Russell RC, Darzi A. The effect of a second-generation 3D endoscope on the laparoscopic precision of novices and experienced surgeons. Surg Endosc. 1999;13(11):1087–92.
58. Datta V, Chang A, Mackay S, Darzi A. The relationship between motion analysis and surgical technical assessments. Am J Surg. 2002;184(1):70–3.
59. Datta V, Mackay S, Mandalia M, Darzi A. The use of electromagnetic motion tracking analysis to objectively measure open surgical skill in the laboratorybased model. J Am Coll Surg. 2001;193(5):479–85.
60. Grober ED, Hamstra SJ, Wanzel KR, et al. Validation of novel and objective measures of microsurgical skill: hand-motion analysis and stereoscopic visual acuity. Microsurgery. 2003;23(4):317–22.
61. Ezra DG, Aggarwal R, Michaelides M, et al. Skills acquisition and assessment after a microsurgical skills course for ophthalmology residents. Ophthalmology. 2009;116(2):257–62.
62. Saleh GM, Voyatzis G, Hance J, Ratnasothy J, Darzi A. Evaluating surgical dexterity during corneal suturing. Arch Ophthalmol. 2006;124(9):1263–6.
63. Moulton CA, Dubrowski A, Macrae H, Graham B, Grober E, Reznick R. Teaching surgical skills: what kind of practice makes perfect? A randomized, controlled trial. Ann Surg. 2006;244(3):400–9.
64. Nugent E, Joyce C, Perez-Abadia G, et al. Factors

influencing microsurgical skill acquisition during a dedicated training course. Microsurgery. 2012;32(8): 649–56.
65. Temple CL, Ross DC. A new, validated instrument to evaluate competency in microsurgery: the University of Western Ontario Microsurgical Skills Acquisition/Assessment instrument [outcomes article]. Plast Reconstr Surg. 2011;127(1):215–22.
66. Chan W, Niranjan N, Ramakrishnan V. Structured assessment of microsurgery skills in the clinical setting. J Plast Reconstr Aesthet Surg. 2010;63(8):1329–34.
67. El Ahmadieh TY, Aoun SG, El Tecle NE, et al. A didactic and hands-on module enhances resident microsurgical knowledge and technical skill. Neurosurgery. 2013; 73(Suppl 1):51–6.
68. Belykh E, Byvaltsev V. Off-the-job microsurgical training on dry models: Siberian experience. World Neurosurg. 2014;82(1–2):20–4.
69. Zammar SG, El Tecle NE, El Ahmadieh TY, et al. Impact of a vascular neurosurgery simulation-based course on cognitive knowledge and technical skills in European neurosurgical trainees. World Neurosurg. 2015;84(2):197–201.
70. Ganju A, Aoun SG, Daou MR, et al. The role of simulation in neurosurgical education: a survey of 99 United States neurosurgery program directors. World Neurosurg. 2013;80(5):e1–8.
71. Selden NR, Anderson VC, McCartney S, Origitano TC, Burchiel KJ, Barbaro NM. Society of Neurological Surgeons boot camp courses: knowledge retention and relevance of hands-on learning after 6 months of postgraduate year 1 training. J Neurosurg. 2013;119(3): 796–802.

6

神经血管介入手术模拟

Teddy E. Kim, Mark B. Frenkel, Kyle M. Fargen, Stacey Q. Wolfe, J. Mocco

简介

目前，外科培训正在经历模式转变，从传统学徒制培训转向更多采用模拟训练[1]。从一定程度上来说，这是由对患者安全问题、工作时间限制以及当前学徒制模式下培训机会有限的担忧等因素所驱动的变革[1]。无论采用何种方法，关键在于如何获得高效、可靠和安全的复杂操作技能、手术判断，以应对各种解剖、病理和潜在并发症。鉴于公众对医师资格的日益关注，相关部门开展了一系列诸如维持认证等计划，以确保高标准的医疗实践操作，目的是提高医疗质量、患者安全性，提供更好的成本效益比。关键胜任力和操作技能的评估往往具有挑战性，单纯笔试在外科领域还不足以体现整体胜任力[2]。

虚拟现实模拟外科技能培训不断发展，证实在多个专业中都能提升手术室新获取技能的表现[3-7]。在腹腔镜手术领域，标准化基础模拟课程，如腹腔镜手术基础，已经被纳入培训课程，现在已是获得美国外科委员会认证的先决条件[7, 8]。许多外科专业都开发有专用模拟器，以适应培训所需的专业技术，包括但不限于腹腔镜、关节镜、支气管镜、消化系统、泌尿生殖系统、妇科、颞骨手术，以及机器人手术、介入手术[1, 4, 6, 9, 10]。

本章将重点介绍模拟在神经血管介入手术中的应用，首先回顾血管介入外科手术中基于模拟器的训练，然后讨论现代神经血管介入模拟设备，以及现有的关于神经血管介入模拟和操作表现的文献。

Electronic supplementary material: The online version of this chapter https://doi.org/10.1007/978-3-319-75583-0_6 contains supplementary material, which is available to authorized users.

T. E. Kim (✉) · K. M. Fargen · S. Q. Wolfe
Department of Neurological Surgery, Wake Forest University, Winston-Salem, NC, USA
e-mail: tekim@wakehealth.edu

M. B. Frenkel
Department of Neurosurgery, Wake Forest Baptist Medical Center, Winston Salem, NC, USA

J. Mocco
Department of Neurological Surgery, Mount Sinai Hospital, New York, NY, USA

© Springer International Publishing AG, part of Springer Nature 2018
A. Alaraj (ed.), *Comprehensive Healthcare Simulation: Neurosurgery*,
Comprehensive Healthcare Simulation, https://doi.org/10.1007/978-3-319-75583-0_6

神经血管介入手术模拟训练

现代医学不断朝着微创方向发展，掌握血管介入技术在很多专业已变得至关重要[11]。导管技术已经在外科血管介入和介入放射领域广泛应用。这些程序需要一套专门的技能训练设备，利用二维屏幕引导，通过三维血管树成功实施导航。对于受训者来说，在目前学徒制模式下，由于介入手术一次只能让一位外科医生操作，因此获得这种手术技能变得很有挑战性[11]。目前，培训还主要在患者身上进行，偶尔会增加患者安全风险[12]。为此，研究人员开发了虚拟现实模拟器，专门用于辅助血管内操作训练。

血管内操作的独特性对模拟来说是福祸并存。一方面，在模拟器上复制血管内操作相对简单。操作者在退出导管以及移动导管或金属丝时，实际上没有真正看见导丝，而只是想象其在屏幕上的表现。因此，模拟器仅仅需要捕捉导管和金属丝的运动，然后在模拟荧光透视的屏幕上形成视觉表现。因此，这些因素使得模拟血管造影比开放手术操作更简单，所需要做的只是插入导线和导管。另一方面，由于血管介入技术在实际临床实践中需要掌握微妙的手部运动技巧，了解设备负荷和流体生理学，捕捉手部细微动作的触觉以及血流动力学因素对模拟设备响应能力的影响，这样模拟器必须更加真实，才能使模拟更为有效和逼真。这意味着开发一种通用的血管介入模拟器相对简单，但是设计真实的模拟器可能会非常复杂。幸运的是，随着技术不断进步，模拟器变得越来越真实。

一些培训模块如瑞典开发的血管介入系统模拟器[13]等，已被证实使用后可以显著提高手术医师对下肢闭塞性疾病、心脏病和颈动脉疾病等的操作能力[11,14-16]。在一项前瞻性观察性队列研究中，Lee让41名医学生参加为期8周的血管外科选修课程，使用高仿真血管内介入模拟器进行肾动脉支架置入术培训[17]。研究发现，培训前后相比，在操作时间、准确性和整体表现方面都有显著改善[17]。同样，Van Herzeele等让11名有经验的血管介入医师参加为期2天的颈动脉支架置入术课程，发现其能力表现有显著改善[18]。使用模拟器提升操作能力可以从总的操作时间、造影剂使用量、插管时间和目标准确度等方面得以体现[11]。研究表明，血管内介入模拟训练可以提高新手和经验丰富的介入医生的表现[19, 20]。

See等对血管介入模拟培训文献进行了荟萃分析，发现23项研究显示在手术时间、透视时间和造影剂使用量方面都有显著改善[21]。其中，5项研究是针对患者的手术演练，证明模拟训练可显著影响透视角度和改善性能指标；3项为随机对照研究，显示血管介入模拟训练后总体手术操作规范程度得到改善，支持模拟在血管介入训练中发挥有益作用的观点[21]。

神经血管介入模拟器

目前，有两种方法可用于神经血管内模拟：计算机虚拟现实模拟器和硅胶血管模型（有或没有循环泵）。虚拟现实模拟器能够记录外科医生的操作行为，并将其转化为数字绩效评估和定量评估[2]。在硅胶树脂血管模型上，受训者能够在特有的"潮湿"环境中操作，允许在手术操作流程中针对每个步骤进行训练。

流动模型

Replicator（血管模拟，Stonebrook，NY；图6.1）是人类动脉系统的复制品，包含左心功能。这种先进的流动模型复制单个患者的解剖结构和病理改变，可用于临床治疗前执行和实施血管介入手术。它利用一个功能性的左心房和左心室模拟出心脏周期活动，"血流"通过硅树脂主动脉，依从性再现人体主动脉波形。通过真实患者的影像数据制成主动脉弓和脑血管系统的颈部血管，一些病理改变，如颅内动脉瘤，也能被重建出来。其他模块也在开发中，包括中风、颈动脉狭窄、脑动静脉畸形、腹主动脉瘤、主动脉和二尖瓣狭窄。

目前也存在一些不太复杂的流动模型（视频6.1），如充满盐水的硅树脂回路模拟各种病变（最常见是脑动脉瘤），允许在直视或透视下利用不同技术，如线圈、支架、分流器和栓塞剂，进行操作训练（图6.2）。这些方法的优点是易于携带且相当合乎实际，经常用于向介入医生介绍新产品，他们可以练习如何放置新的支架，或者从头到脚进行操作，比较不同的导丝性能。缺点是没有搏动性血流，缺乏跨越股动

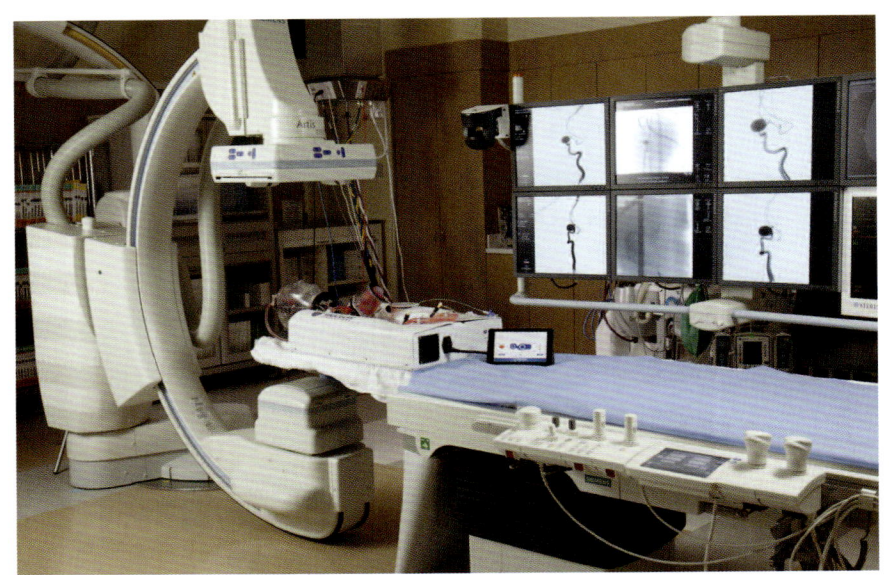

图 6.1　The Replicator 模拟器（经 Vescular Simulations，LLC 许可）

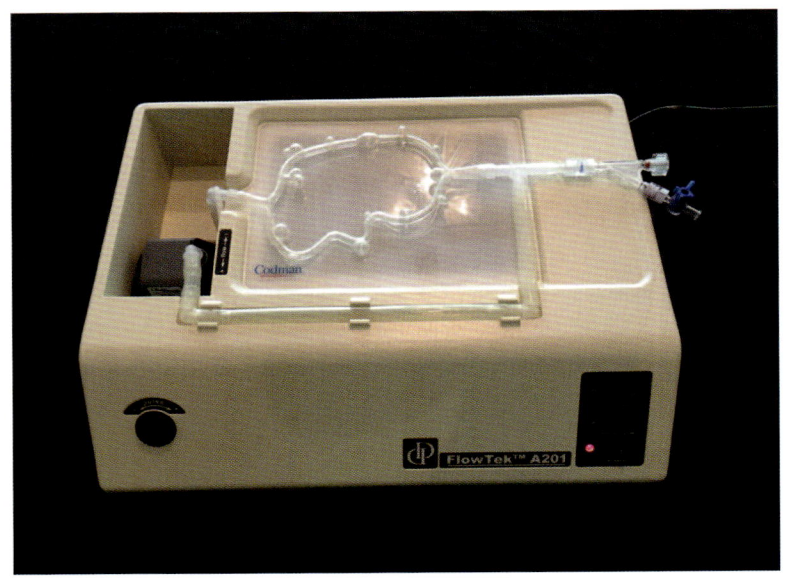

图 6.2　带盐水泵和模拟动脉瘤的硅胶流动模型装置

脉血管分叉时导丝的稳定性，缺乏在精细运动过程中所需的典型一对一触觉反馈。Arthur 等发现，在高仿真模拟环境（如 The Replicator）中使用先进技术能缩短学习曲线，不会危害患者安全[22，23]。

VIST-C: 血管介入系统培训（瑞典哥德堡，Mentice 公司）

VIST-C 系统（瑞典哥德堡市，Mentice）是一种血管内介入模拟器，应用非常广泛，包括从股动脉、髂动脉、主动脉、肾动脉、颈动脉、冠状动脉到颅内血管（图 6.3）。它是一种便携式高仿真血管内介入模拟器（视频 6.1），可使用真实血管介入手术导管和导线，这些导管和导线通过一个端口置入，与内部跟踪轮啮合，可以捕捉导管在所有平面上的细微运动[24]。通过注射器注入空气模拟虚拟对比度，通过先进的力反馈技术提供感官反馈[25]。该系统设置有各种各样的临床实践培训情景，以提升学员的介入技术技能、临床决策能力和操作流程熟练程度。

ANGIO Mentor：Simbionix 公司

Simbionix ANGIO Mentor 系统（3D Systems，Littleton，Co.）为临床诊断性和介入案例情景提供了一种可交互的双平面透视显示。该系统能够整合各种护套、诊断导管和导丝，并在模拟操作时测量其机械性能[26]。该系统利用导管和导丝的机械特性，通过跟踪水平位移和在固定位置的滚动来测量导丝操纵情况，并将其可视化地转换到屏幕上[26]。血管施加不同的力保持导管在管腔内，通过计算机软件计算导管与血管壁的碰撞力[26]。系统能够利用这些综合信息，通过计算角度、摩擦力和前向载荷等模拟导管在血管中位置，实现高端触觉反馈，从而真实模拟实际血管介入手术。

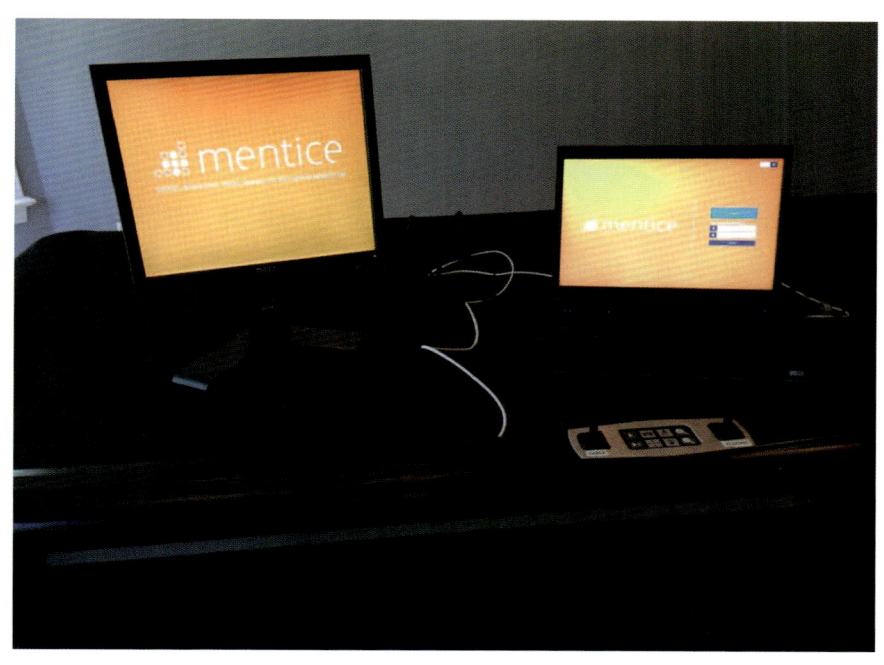

图 6.3　Mentice 模拟器的模拟程序与控制器

该系统具有超过 23 种不同的血管介入操作和 158 例病人模拟情景，跨越多个学科，包括介入心脏病学、介入放射学、血管外科、心胸外科、电生理学、介入神经放射学、创伤和神经外科。Simbionix ANGIO Mentor 可用于为下一步干预措施做准备，基于扫描图像创建患者特定的 3D 模型。该三维模型可以导出到虚拟仿真环境，也可以通过三维打印机进行物理打印，以便模拟、分析和评估外科治疗方案。

Compass：医学模拟公司

Compass 是一种便携式的血管内模拟器。它可以装在一个类似滚动行李箱的箱子里，作为行李托运。该模拟器在几分钟内能够设置完成，可以在普通桌子上放置高分辨率显示屏供单人使用，或投影到大屏幕用于群体培训。该设备在操作过程中有触觉反馈，其平板电脑用于控制注射造影剂或移动 C 臂等。

血管介入模拟在神经外科训练中的应用

血管介入技术是一种完全不同于"开放式"神经外科手术的技能。传统神经外科住院医师往往专注于双手器械使用和直视下抽吸技术（通常借助放大镜），而血管介入手术则需要精细地操作导丝和导管，结果显示在监视器上。虽然掌握这两项技术都需要相当多的重复训练，但重要的是，掌握血管介入技术并不取决于是否熟练掌握"开放式"神经外科手术，反之亦然。当介入神经放射科医生和神经外科医生开展血管介入手术时，也证实了这一事实。这不同于神经外科其他专业，缺乏先决技能意味着学员可以在培训任何阶段学习和实践这些技能。例如，神经外科住院医师希望完成开放性脑血管手术，以掌握血管显微外科。在成为一名熟悉手术细节的外科医生之前，术者必须先掌握普通神经外科手术，作为获得新技能的基础。因此，没有经验的住院医师尝试学习复杂显微神经外科手术，实际是不可行的。然而，血管介入操作不需要神经外科相关技能操作基础，因此可以在神经外科住院医师培训期间任何时间点开始学习。事实上，医学生、住院医师，甚至是接受过全面训练的神经外科医师，都可能同样具备获得血管介入操作技能的能力，这意味着血管介入模拟学习在整个培训周期都有潜在作用。这可能扩大血管介入模拟的适用性，并可能使希望在住院医师培训计划中使用模拟的部门获得最大收益。

虽然模拟在介入放射学和普通外科住院医师培训中的效用越来越大，但模拟在神经外科培训中的应用稍微落后于其他专业[24]。血管介入模拟试点项目显示出这种模式的良好效用[24]。Fargen 等设计了一套实践模拟课程（VIST-C，Mentice，Sweden），主要目的是培训血管造影的基本原理、解剖结构辨认、导管选择、导管和导丝相互作用的基本原理、减少辐射暴露和基础血管造影等，研究证明其能有效提高没有经验的神经外科住院医师实操水平和相关知识，为住院医师早期阶段培训提供一种可行方法[24]。在培训前后测试，学员在包括血管造影解剖学的一般原理、流程和适应证，以及客观数据（包括造影检查时间、插管时间和所用造影剂量）的各个方面均有显著改善[24]。

Spiotta 等开展了另一项神经外科试点研究，利用 Simbionix 系统评估血管介入模拟在不同经验的神经外科住院医师和主治医师中的效用[26]。每名参与者都要求回答开展过血管造影的次数、对主动脉和颈部血管解剖的了解程度，以及导管选择和技术的熟悉程度[26]。对既往经验有限的住院医师进行简短的教学性介绍，内容涉及主动脉及其分支的基本解剖结构、诊断导管和导丝的参数、几何结构、穿过主动脉弓的基本技术以及选择性插管等[26]。其中，住院医师很少接触脑血管造影[26]，所有主治医师都做过超过100例介入手术[26]。结果发现无论是否接触过血管造影，所有参与者，包括住院医师和主治医师，通过透视检查次数证实培训后都表现了进步[26]。尽管之前很少接触的住院医师偶尔会做出"危险"动作，但在培训过程中没有出现严重的并发症，这些"危险"动作也通过实时指导得以纠正[26]。

另一项类似研究用于评估培训住院医师在更复杂的主动脉弓解剖情景下使用二次曲线导管的能力[27]。培训方案从5分钟的教学开始，包括在基本和复杂主动脉弓解剖情景下，如何使用一次和二次曲线导管，以及五次操作尝试。结果显示，使用Simmons Ⅱ导管选择性插管所需总时间表现了有统计学意义的改善[27]。

在这些前期研究基础上，随后两次神经外科医生大会（CNS）年会开设了120分钟模拟培训课程[24]，37名神经外科受训人员接受了课程前书面和模拟技能评估，然后在血管介入模拟器接受讲师指导的培训，最后再进行课程后书面和模拟实践评估。CNS 2011和CNS 2012两组受试者培训后成绩均显著高于前测成绩（$P<0.001$），并且教师对CNS 2011和CNS 2012两组的实际后测分数的评估均显著高于前测实际分数（$P<0.001$），再次表明模拟可能是传授某些神经血管介入技巧的有效方法[22]。

Ernst等的研究评估了关键胜任力并分析临床经验、知识和技术技能之间的关联[2, 28]。所有受试者均为欧洲介入科医生（$n=26$），他们接受短暂教学后，在ANGIO Mentor（3D Solutions）上进行大脑中动脉（MCA）M1段血栓清除术，并栓塞后交通动脉瘤，Replicator（血管模拟，Stony Brook 纽约）用于MCA分叉部动脉瘤栓塞术（WEBTM动脉瘤栓塞系统，Sequent，加利福尼亚）[28]。

这项研究提供了一个用于评估的案例，能够合理、经济、有效地评估神经血管介入医生在理论知识和实践技能方面的某些能力。该研究发现工作经历时间并不能保证临床判断或经验，但在理论知识和实践技能之间存在显著关联[2]。此外，技术知识（即材料和技术）似乎与动脉瘤栓塞和血栓切除术的技能相关[2]。使用血管介入模拟器评估手术操作技能，已被证明是获得客观数据以评估技术能力的可行方法[2]。

优点和局限性

神经血管介入手术现在已成为神经外科住院医师培训的一个重要组成部分。最近，越来越多专家强调将神经血管介入手术技能纳入神经外科的核心能力，这表现在住院医师评审委员会要求增加相关病例最低标准、实习生训练营以及笔试和口试中的血管造影技能及知识。因此，住院医师培训项目必须采用新的方法，在遵守工作时间限制的同时，不牺牲神经外科其他领域的培训[24]。

当前，模拟技术在血管介入培训中的应用正在急剧增加，模拟技术的进步也更接近真实临床情景[24, 29, 30]。增强现实新设备，将虚拟与真实世界的手术设备相结合，并提供触觉反馈，与实际血管介入手术非常相似[24]。此外，系统现在可以重建实际病人解剖和病理学，可以用来调整设备的大小和在实际病人治疗前进行治疗配置。大量文献证明了模拟器培训与临床血管介入经验之间的相关性[19, 31-33]，表明目前可用的模拟器模拟与临床真实条件足够接近，可将培训转化临床技能的提升[33]。此外，有数据表明，即使是熟练的血管介入医生也能继续从模拟培训课程中获益[24]。

模拟最大好处之一是在无风险的环境中重复练习。连续性学习，纠正错误后重复练习，是成功掌握技术技能的关键。模拟可以在不影响患者安全，无医疗设备成本、实验室成本和时间限制的情况下进行教学，既有益又高效。模拟器还有其他若干优点，包括无辐射暴露，并且可以根据具体情况定制。与其他学科类似，各种证据强烈支持在模拟器上获得的技能可以转为临床真实血管造影操作技能[2, 26, 34, 35]。

然而，模拟培训仍然存在很大局限性。模拟器无法训练和评估患者以外的材料准备等技能[2]。可用性和成本仍然存在很大局限性，到目前为止，触觉反馈虽然比前几代模拟器有了很大改进，但仍然不完全是真实世界的体验。更重要的是，电子模拟器还没有一种方法可以充分模拟包括预防栓塞、造影剂注射或冲洗等在内的各种临床操作。血管介入技术中的一个关键技能，特别是对学习者来说，是预防空气或血栓栓塞。不慎在导管内注入空气或血液停滞而导致栓塞，可能会给患者带来可怕后果。在有危险液体介质的情况下，追求技术完美是学习神经介入技术的一个组成部分。不幸的是，现在电子模拟器还没有能力教给学习者这一关键技能。此外，由于模拟环境是一个无风险环境，并且通常不受教员监督，如果没有向受训者提供适当的反馈，那么糟糕的操作可能无法产生真正有益的临床后果，并可能养成不良习惯[24]。

展望

需要进一步研究确认模拟在血管介入手术培训中的有效性，并探讨模拟是否是血管介入实验室传统培训的有效辅助手段。此外，还需要进行研究，以验证在模拟器上获得的技能是否可转化为临床实操技能，模拟培训是否真能提高患者安全性和医疗质量。模拟器的准确性对于使用神经刺激平台进行高质量培训至关重要。将模拟器用于培训的另一个步骤是在实际操作之前使用模拟器"练习"困难案例。高仿真模拟平台是许多血管疾病"试验性"治疗的理想选择，以评估手术流程质量；但是必须记住，这是在假设模拟器能准确描述体内真实条件的前提下进行的。对于神经模拟技术来说，这是一个激动人心的时代，未来将会有更多进展进一步推动神经血管介入治疗水平的提高。

参考文献

1. Andersen SA, Konge L, Caye-Thomasen P, Sorensen MS. Retention of mastoidectomy skills after virtual reality simulation training. JAMA Otolaryngol Head Neck Surg. 2016;142:635–40.
2. Dayal AK, Fisher N, Magrane D, Goffman D, Bernstein PS, Katz NT. Simulation training improves medical students' learning experiences when performing real vaginal deliveries. Simul Healthc. 2009;4:155–9.
3. Dawe SR, Pena GN, Windsor JA, et al. Systematic review of skills transfer after surgical simulation-based training. Br J Surg. 2014;101:1063–76.
4. Dawe SR, Windsor JA, Broeders JA, Cregan PC, Hewett PJ, Maddern GJ. A systematic review of surgical skills transfer after simulation-based train-ing: laparoscopic cholecystectomy and endoscopy. Ann Surg. 2014;259:236–48.
5. Sturm LP, Windsor JA, Cosman PH, Cregan P, Hewett PJ, Maddern GJ. A systematic review of skills transfer after surgical simulation training. Ann Surg. 2008;248:166–79.
6. Dorozhkin D, Nemani A, Roberts K, et al. Face and content validation of a Virtual Translumenal Endoscopic Surgery Trainer (VTEST). Surg Endosc. 2016;30:5529–36.
7. Boza C, Leon F, Buckel E, et al. Simulation-trained junior residents perform better than general surgeons on advanced laparoscopic cases. Surg Endosc. 2016;31:135–41.
8. Scott DJ, Ritter EM, Tesfay ST, Pimentel EA, Nagji A, Fried GM. Certification pass rate of 100% for fundamentals of laparoscopic surgery skills after proficiency-based training. Surg Endosc. 2008;22:1887–93.
9. Waterman BR, Martin KD, Cameron KL, Owens BD, Belmont PJ Jr. Simulation training improves surgical proficiency and safety during diagnostic shoulder arthroscopy performed by residents. Orthopedics. 2016;39:1–7.
10. Shore EM, Grantcharov TP, Husslein H, et al. Validating a standardized laparoscopy curriculum for gynecology

11. Narra P, Kuban J, Grandpre LE, Singh J, Barrero J, Norbash A. Videoscopic phantom-based angiographic simulation: effect of brief angiographic simulator practice on vessel cannulation times. J Vasc Interv Radiol. 2009;20:1215–23.
12. Ahmed K, Keeling AN, Fakhry M, et al. Role of virtual reality simulation in teaching and assessing technical skills in endovascular intervention. J Vasc Interv Radiol. 2010;21:55–66.
13. Rodriguez D, Berenguera A, Pujol-Ribera E, Capella J, Peray JL, Roma J. Current and future competencies for public health professionals. Gac Sanit. 2013;27:388–97.
14. Chaer RA, Derubertis BG, Lin SC, et al. Simulation improves resident performance in catheter-based intervention: results of a randomized, controlled study. Ann Surg. 2006;244:343–52.
15. Patel AD, Gallagher AG, Nicholson WJ, Cates CU. Learning curves and reliability measures for virtual reality simulation in the performance assessment of carotid angiography. J Am Coll Cardiol. 2006;47:1796–802.
16. Gallagher AG, Renkin J, Buyl H, Lambert H, Marco J. Development and construct validation of performance metrics for multivessel coronary interventions on the VIST virtual reality simulator at PCR2005. EuroIntervention. 2006;2:101–6.
17. Lee JT, Qiu M, Teshome M, Raghavan SS, Tedesco MM, Dalman RL. The utility of endovascular simulation to improve technical performance and stimulate continued interest of preclinical medical students in vascular surgery. J Surg Educ. 2009;66:367–73.
18. Van Herzeele I, Aggarwal R, Neequaye S, et al. Experienced endovascular interventionalists objectively improve their skills by attending carotid artery stent training courses. Eur J Vasc Endovasc Surg. 2008;35:541–50.
19. Van Herzeele I, Aggarwal R, Choong A, Brightwell R, Vermassen FE, Cheshire NJ. Virtual reality simulation objectively differentiates level of carotid stent experience in experienced interventionalists. J Vasc Surg. 2007;46:855–63.
20. Dawson DL, Meyer J, Lee ES, Pevec WC. Training with simulation improves residents' endovascular procedure skills. J Vasc Surg. 2007;45:149–54.
21. See KW, Chui KH, Chan WH, Wong KC, Chan YC. Evidence for endovascular simulation training: a systematic review. Eur J Vasc Endovasc Surg. 2016;51:441–51.
22. Fargen KM, Arthur AS, Bendok BR, et al. Experience with a simulator-based angiography course for neurosurgical residents: beyond a pilot program. Neurosurgery. 2013;73(Suppl 1):46–50.
23. Arthur A, Hoit D, Coon A, Delgado Almandoz JE, Elijovich L, Cekirge S, Fiorella D. Physician training within the WEB Intrasaccular Therapy (WEB-IT) study. J Neurointerv Surg. 2018;10(5):500–4.
24. Fargen KM, Siddiqui AH, Veznedaroglu E, Turner RD, Ringer AJ, Mocco J. Simulator based angiography education in neurosurgery: results of a pilot educational program. J Neurointerv Surg. 2012;4:438–41.
25. Jensen UJ, Jensen J, Olivecrona GK, Ahlberg G, Tornvall P. Technical skills assessment in a coronary angiography simulator for construct validation. Simul Healthc. 2013;8:324–8.
26. Spiotta AM, Rasmussen PA, Masaryk TJ, Benzel EC, Schlenk R. Simulated diagnostic cerebral angiography in neurosurgical training: a pilot program. J Neurointerv Surg. 2013;5:376–81.
27. Spiotta AM, Kellogg RT, Vargas J, Chaudry MI, Turk AS, Turner RD. Diagnostic angiography skill acquisition with a secondary curve catheter: phase 2 of a curriculum-based endovascular simulation program. J Neurointerv Surg. 2015;7:777–80.
28. Ernst M, Kriston L, Romero JM, et al. Quantitative evaluation of performance in interventional neuroradiology: an integrated curriculum featuring theoretical and practical challenges. PLoS One. 2016;11:e0148694.
29. Lemole GM Jr, Banerjee PP, Luciano C, Neckrysh S, Charbel FT. Virtual reality in neuro-surgical education: part-task ventriculostomy simulation with dynamic visual and haptic feedback. Neurosurgery 2007;61:142–8; discussion 8–9.
30. Botden SM, Torab F, Buzink SN, Jakimowicz JJ. The importance of haptic feedback in laparoscopic suturing training and the additive value of virtual reality simulation. Surg Endosc. 2008;22:1214–22.

31. Bech B, Lonn L, Falkenberg M, et al. Construct validity and reliability of structured assessment of endo-Vascular expertise in a simulated setting. Eur J Vasc Endovasc Surg. 2011;42:539–48.
32. Van Herzeele I, Aggarwal R, Malik I, et al. Validation of video-based skill assessment in carotid artery stenting. Eur J Vasc Endovasc Surg. 2009;38:1–9.
33. Tedesco MM, Pak JJ, Harris EJ Jr, Krummel TM, Dalman RL, Lee JT. Simulation-based endovascular skills assessment: the future of credentialing? J Vasc Surg. 2008;47:1008–1; discussion 14.
34. Stolarek I. Procedural and examination skills of first-year house surgeons: a comparison of a simulation workshop versus 6 months of clinical ward experience alone. N Z Med J. 2007;120:U2516.
35. Smith CC, Huang GC, Newman LR, et al. Simulation training and its effect on long-term resident performance in central venous catheterization. Simul Healthc. 2010;5:146–51.

第三部分

生物模型模拟

7

神经外科显微血管吻合训练用生物模型

Evgenii Belykh, Michael A. Bohl, Kaith K. Almefty, Mark C. Preul, Peter Nakaji

缩略语

STA 颞浅动脉
IACUC 动物保护与使用学会

简介

脑动脉不同于颅外血管，不仅管壁更薄，而且缺乏外弹力膜。这些差异使颅内血管更易发生相关的血管疾病[1]，如烟雾病、动脉粥样硬化性闭塞、颅内动脉瘤和动静脉畸形等。而每种疾病都为神经外科医师带来了特有的挑战，使得神经血管外科医师必须精通各种血管病变的显微外科治疗，全面掌握各种复杂的显微血管外科手术技能。这些技能往往需要在紧急情况下使用，分秒之间就能决定预后的明显差异；因此，速度训练也非常有必要。目前，对神经外科医师在应对脑血管疾病或相关急症之前，必须熟练掌握显微血管外科技术已经形成共识。然而，由于对住院医师工作时间的管理日益规范（训练时间减少，同时要求培训中心能提供更快捷的培训），接受血管内介入治疗患者人数不断增加导致行开放手术的患者相对减少，使住院医师通过临床实践提高手术技能的难度逐渐加大。因此，简单而易得的显微血管训练模式成为学习外科手术技术、提高并维持技能的关键。

适宜的脑血管手术模型需要能模拟手术环境的特殊状况，包括开颅范围大小（会限制手术自由度）、手部支撑的平面、有或没有牵开器条件下狭窄的手术路径[2]，周围脑组织结构相对复杂且质地变脆变软，（剪开蛛网膜后）脑脊液涌现等。模拟手术环境的另一个重要方面是速度训练。因为多数脑血管手术都是与时

E. Belykh
Department of Neurosurgery, Barrow Neurological Institute, St. Joseph's Hospital and Medical Center, Phoenix, AZ, USA

Department of Neurosurgery, Irkutsk State Medical University, Irkutsk, Russia

M. A. Bohl · K. K. Almefty · M. C. Preul · P. Nakaji (✉)
Department of Neurosurgery, Barrow Neurological Institute, St. Joseph's Hospital and Medical Center, Phoenix, AZ, USA
e-mail: Neuropub@barrowneuro.org

© Springer International Publishing AG, part of Springer Nature 2018
A. Alaraj (ed.), *Comprehensive Healthcare Simulation: Neurosurgery*,
Comprehensive Healthcare Simulation, https://doi.org/10.1007/978-3-319-75583-0_7

间赛跑，血管临时阻断或损伤可能导致不可逆的脑缺血或脑卒中事件，小的穿支血管的存在使手术环境变得更加复杂。

除了这些解剖结构特点外，显微神经外科手术还要考虑特定的动态变化条件，如血管的表面张力、外膜抗张强度、黏附力和伸缩性等变化。最后，还要考虑神经外科医师术中所用的各种工具，包括手术显微镜、刺刀样长柄器械、显微剪和其他显微外科特有的器械。这些共同构成了所有神经外科医师能够安全开展显微手术前必须熟悉的环境。

目前，对于神经外科医生在临床实施手术前应在实验室里熟练掌握显微血管吻合技术已形成共识。参加显微外科培训课程，学习基本的显微外科技能和原则，应作为实验室训练的起点。显微吻合训练应由三个部分组成：首先，学员应参加每年度的显微外科课程，在高仿真模型上练习，并能随时获得专业老师的指导。在未来的课程中，学员可以重新评估过去一年获得的技术和经验，并获得专家的辅导和反馈。其次，他们应该在容易获取的现有模型上进行日常练习[3]。简单的生物或人工模型训练是维持和提高基本显微外科技术的有效方法（图7.1）。最后，他们也应该在手术室里进行显微外科技术训练，包括安全剪开蛛网膜、熟练处理脑动脉和静脉、进行显微血管吻合等。这种实践与练习相结合的方式，是提升和维持手术技能的一种理想方法（图7.2）。有许多模型可用于日常的自我练习，包括仿真度不同的干性模型和湿性模型。学员一般多在毕业后利用这些模型进行训练，首先从干性模型训练开始，然后是湿性模型训练。本章重点介绍用于显微血管外科训练的生物模型。

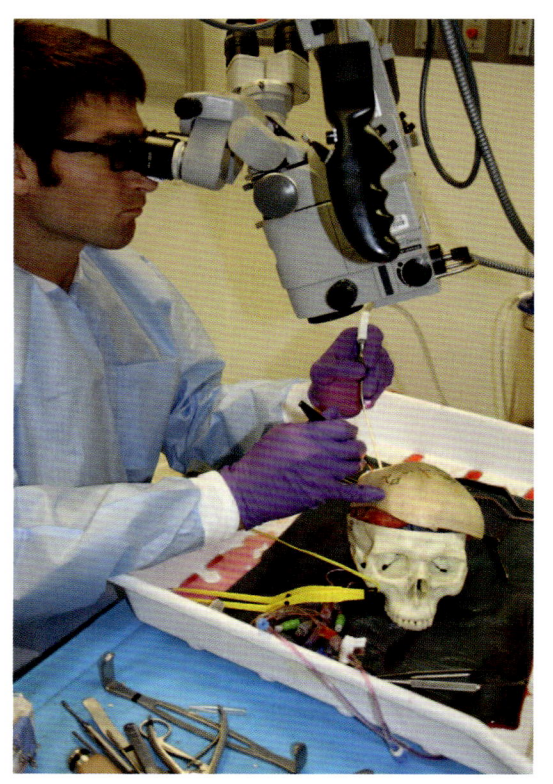

图7.1 在Barrow神经科学研究所应用胎盘模型练习显微血管吻合技术（经Barrow神经科学研究所许可）

生物模型实验室

在住院医师的实验室教学中增加生物模型培训，需要有足够的以及能安全处理人体和动物组织所需的设备、物资和材料。一项针对100名美国神经外科住院医师（65%有回应）的调查发现，95.4%的科室主任认为解剖实验室应是神经外科培训计划的必要部分[4]。除了利用解剖实验室学习显微解剖知识外，学员还可以学习如何安全舒适地在手术显微镜下使用显微器械开展手术。当然，实验室应遵守相关规章制度。在可能的情况下，应邻近其他研究部门，以便通过协作和共用设备来降低成本。手术室如要开展活体动物和大型实验动物实验，还需要额外的、合适的设备和资源。

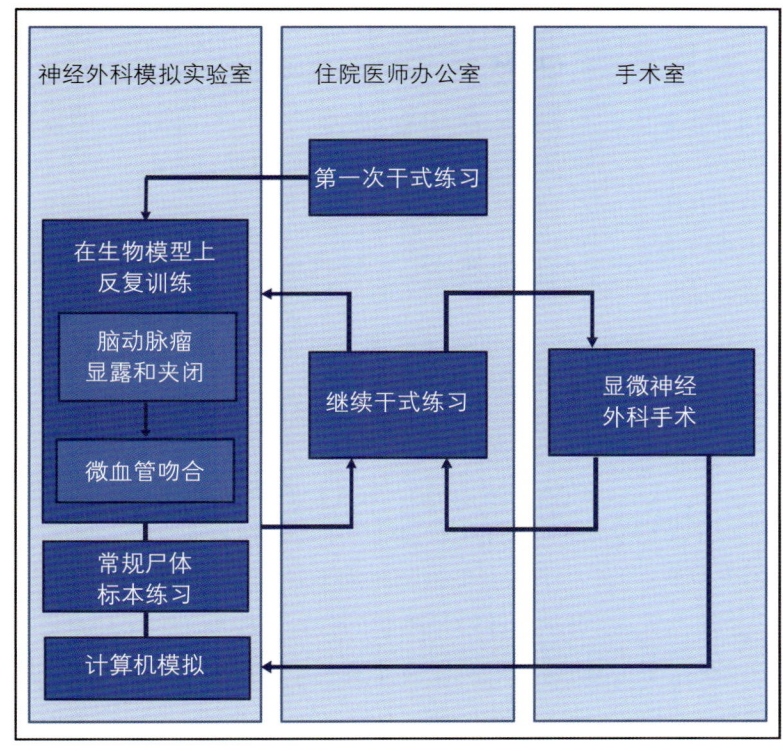

图 7.2 显微神经外科训练流程。练习者先从缝合"干"的物品开始,接着进行包括血管旁路移植、显微神经解剖以及各种颅脑手术入路的年度培训课程(每个房间都有个人近期训练模块安排表),最后结合临床需要进行专门的解剖和显微技术训练

虽然所必需的实验室设备清单因开展培训类型不同而存在差异,但神经外科基本设备和手术显微镜应是标准配置。其他基本设备包括工作台、带水龙头的水槽、良好的通风条件,摆放书籍、设备、物资和教育材料的架子和储存化学品的柜子。

理想状态下,神经外科学研究实验室应包括一个用于小型和大型动物活体实验的无菌手术室、血管介入造影室、学习颅底外科解剖的实验室,以及一个横跨各基础学科和细胞培养的实验室。其他还可以包含带计算机工作站的房间、可储存尸体的冷库、仪器高压消毒和清洁室、会议室、可用于教学的大型解剖室和工作人员办公室,以及操作实验室,包含用于基本显微外科培训必要的设备[5],如硅胶和生物模型(如鸡翼)等。这种实验室提供了方便快捷的全套培训设施,几乎每天都可以开展培训[3]。

应用生物模型的伦理学问题

所有在生物模型(包括活体和死亡动物及人体组织)上进行的研究、教育和培训,都应按照专门委员会制定的规则进行。大鼠和其他实验动物的议定规则应经实验动物保护和使用委员会(Institutional Animal Care and Use Committee,IACUC)批准。胎盘的使用应经专门的审查委员会批准。学员在开展训练前,接受关于实验动物相关规则的培训是绝对必要的。此类培训通常由机构组织,也可以在线完成,如通过院校协作培训机构完成(https://www.citiprogram.org/)。

显微外科训练用的鸡翼血管模型

新鲜或冷冻的家禽是进行显微血管外科训练的极佳资源。Hino 等[6]首先报道利用鸡翼动脉进行血管吻合训练，后来也使用火鸡翼动脉，后者目前更受青睐，因为它们的动脉比鸡翼动脉更长、直径更大（火鸡为 1.47 mm ± 0.14 mm，鸡为 1.07 mm ± 0.25 mm）[5]，与人体大脑中动脉和颞浅动脉非常相似（图 7.3）[5]。另外，现在也经常使用火鸡颈动脉[7]。家禽动脉可以通过原位插管[8]或解剖后连接于加压设备或注射器，以模拟血液流动。

实验室经常使用长度为 4~6 cm、直径为 1.5 mm 的血管，用于各种显微血管操作训练，包括模拟血管吻合（端侧、端端、侧侧）、动脉瘤切除和手术夹闭。目前，鸡翼也常用于进行内镜下切开训练[9]，我们也成功应用火鸡翼血管在三维内镜下进行分离和缝合操作训练。

显微外科训练也经常使用死亡动物组织。尽管人脑动脉和动物的外周动脉的血管壁结构存在差异，触感不同，但这些生物模型提供了比人工模型更高的仿真度。另一个重要因素是，小家禽动脉比其他活体模型更容易发干和变得僵硬，因此需要频繁保湿。在标本保湿时，生理盐水优于普通水，后者容易引起组织肿胀。在工作区域附近放置湿润的棉片，有助于保持术野的湿润，并防止液体过度积聚。家禽组织可以冷冻和解冻多次，但这会导致它变得越来越柔软和松弛，降低其模拟效果。该模型可以很方便通过消费者的日常商业途径（如食品杂货店）获取，只需很短时间切开血管后即可开始练习，并且不需 IACUC 或专门委员会的伦理审查。

胎盘模型用于显微外科训练

人类胎盘可用于显微外科训练，是最真实的生物模型之一（图 7.4）。胎盘平均重量为 500 g，含胎儿和母体两个面：胎儿面覆盖着类似蛛网膜的薄羊膜层，动脉和静脉在羊膜胎儿面，以脐带附着处为中心呈放射状分布。

关于人类和牛胎盘组织特性的比较研究表明，二者均是理想的脑血管模型[10]。人类胎盘动脉末端直径与大脑中动脉 M2~M4 段和颞浅动脉（STA）近似（图 7.5）。直径 1mm 胎盘动脉与 M4、直径 1.8 mm 胎盘动脉与 STA 的中间层厚度相似。另外，胎盘动脉和脑血管的网状纤维层也都相似。胎盘动脉末端与 M4、直径 1.8 mm 胎盘动脉与 STA 的网状纤维层厚度基本相同。通过对接受与未接受此模型训练的神经外科医师的比较研究，证实胎盘是一种非常好的显微血管吻合训练材料[10]。

胎盘可以从大多数医院都有的产科获取，经过总共不到 5 分钟的准备（包括除膜，清洗、

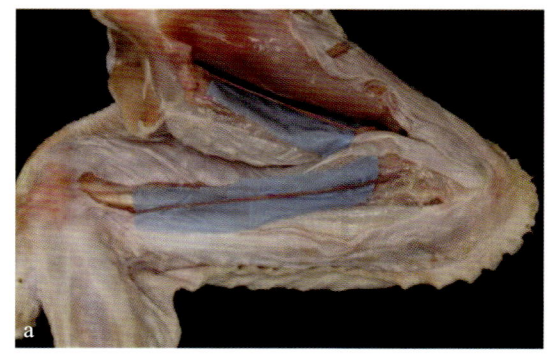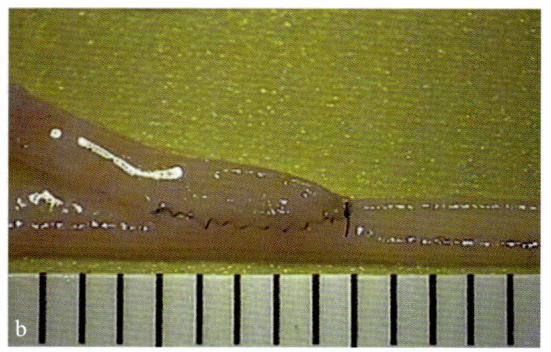

图 7.3　火鸡翼模型。a. 显露好的鸡翼动脉。b. 已经完成的端侧吻合（图片经 Abla 等[5]准许使用）

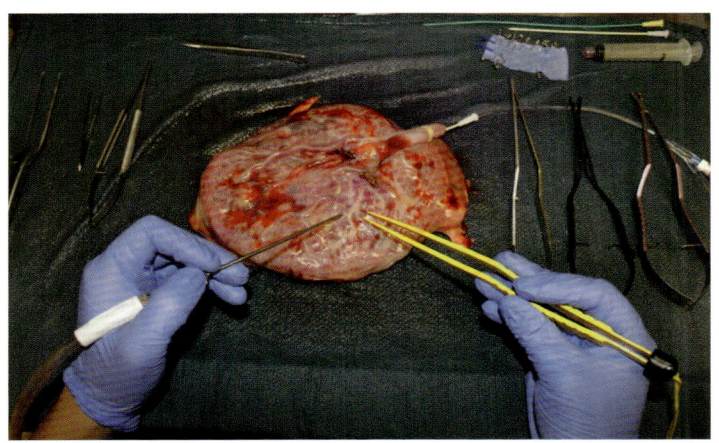

图 7.4 在人胎盘模型上应用吸引器和双极电凝进行显微神经外科训练（胎盘已经清洗干净并连接加压液体）（经 Barrow 神经科学研究所许可）

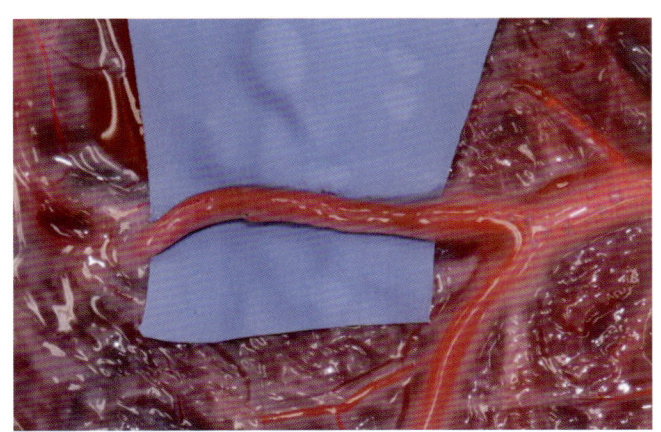

图 7.5 分离好的人体胎盘动脉节段（经 Barrow 神经科学研究所许可）

去除残留的血液，冲洗 2 条动脉和脐带静脉）即可用于显微外科训练。如果要利用胎盘血管创建动脉瘤模型，则需要特殊准备，插入球囊并充气加压。实验室还可以通过加压容器给胎盘动脉灌注彩色染料。此外，两个或更多的胎盘叠起来，可以模拟通过狭窄路径开展颅脑手术。

胎盘模型作为显微外科训练材料最近受到了广泛关注，多份报道描述了采用该模型进行多种训练，如各种显微血管吻合（图 7.6）[10, 11]、动脉瘤夹闭（图 7.7）或包裹（图 7.8）[12, 13]，以及脑肿瘤显微切除[14]等。

该模型的主要优点是新鲜胎盘具有人体组织的所有拉伸特性。此外，胎盘胎儿面的动脉与人脑动脉非常相似，表面被覆的羊膜类似脑血管手术中的蛛网膜（图 7.9），胎盘和脑动脉壁具备类似的组织结构。

胎盘在腐烂变质前可以多次使用，胎盘模型通常可以使用 1~2 周。此外，需要注意人类胎盘有感染危险。在征得捐献者同意使用胎盘之前，应对其进行充分筛查，并且应通过使用防护手套、隔离衣和防溅措施来尽量减少直接接触。胎盘模型的最大缺陷是不能模拟人体大脑解剖和脑脊液。

牛胎盘也可以用作生物模型，并且可以提供较多的训练用血管。牛胎盘平均重量约为 5 kg，由分布在羊膜上的约 100 个小叶组成，这些不同直径的长动脉和静脉血管通过脐部相通（图7.10）。这些大的胎盘分支血管与人颈动脉直径相似，小的胎盘动脉则类似常用于旁路移植的桡动脉。

牛胎盘模型可以模拟颈动脉内膜切除术[15]或复杂的不同直径的血管吻合的旁路移植手术。牛胎盘的分叶组织解剖剥离操作，可以用来模拟从脑实质中切除脑动静脉畸形（图7.11）。每个分叶都含有丰富的血管，包含几条供血动脉和引流静脉，应在分离过程中予以辨别；以圆弧形方式进行切除，类似现实中的脑动静脉畸形切除手术。

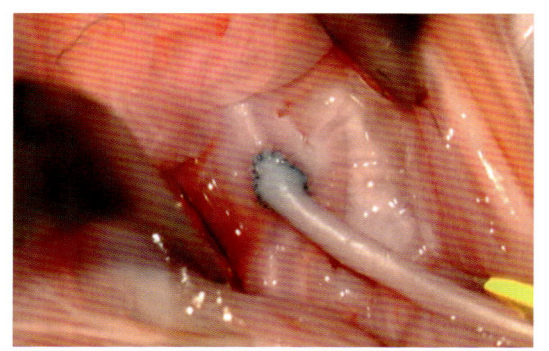

图 7.6　已完成端侧吻合的胎盘动脉（胎盘应用自动拉钩牵开）（经 Barrow 神经科学研究所许可）

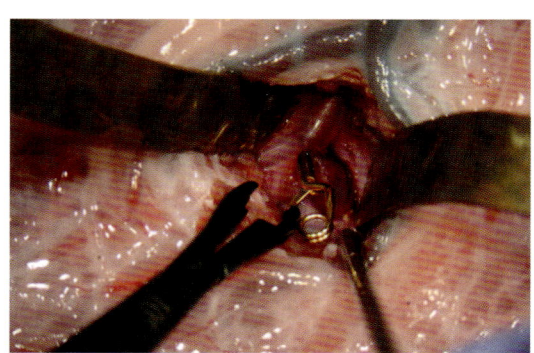

图 7.7　胎盘动脉模拟脑动脉瘤夹闭手术（另一胎盘模拟狭窄的手术入路）（经 Barrow 神经科学研究所许可）

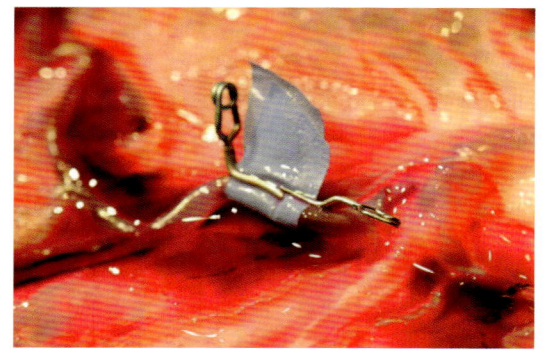

图 7.8　应用胎盘动脉训练脑动脉瘤夹闭或包裹手术（经 Barrow 神经科学研究所许可）

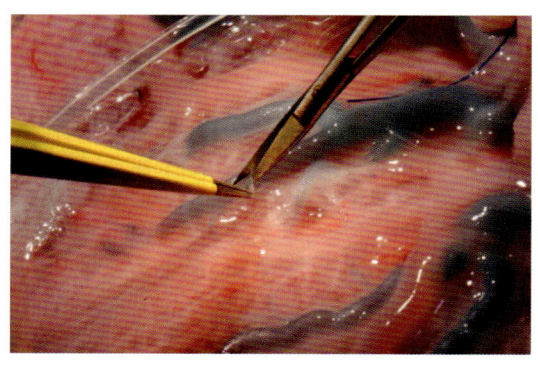

图 7.9　锐性分离羊膜层，模拟分离脑蛛网膜（经 Barrow 神经科学研究所许可）

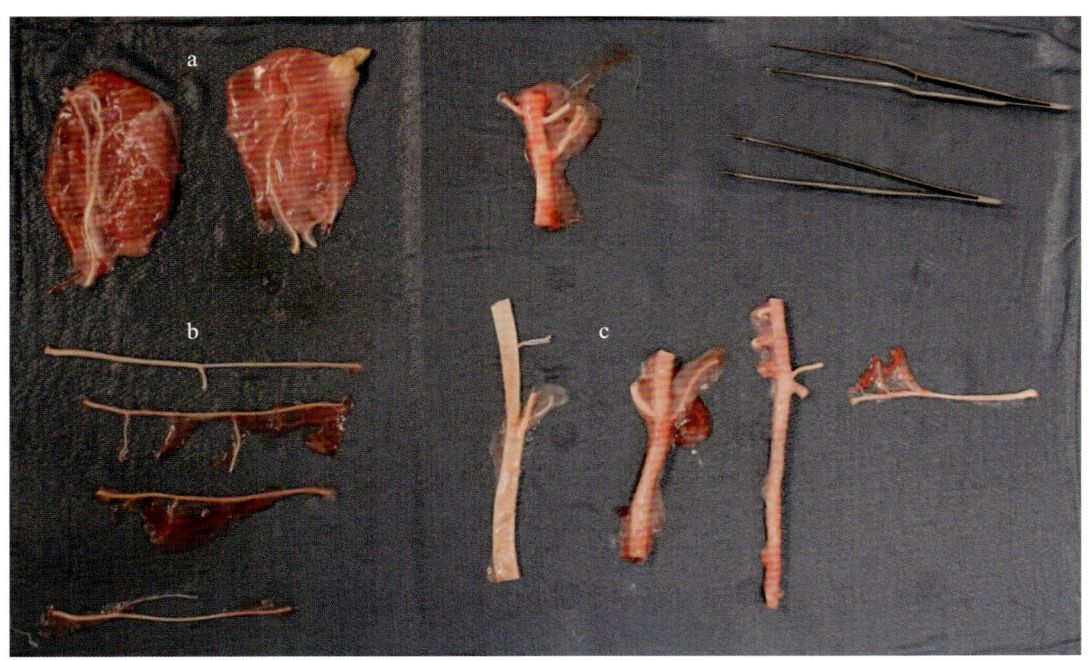

图 7.10 在牛胎盘上分离出的不同节段血管。a. 单个独立分叶。b. 长而细的分支，可作为血管供体模拟桡动脉；c. 粗的血管模拟人体颈动脉（经 Barrow 神经科学研究所许可）

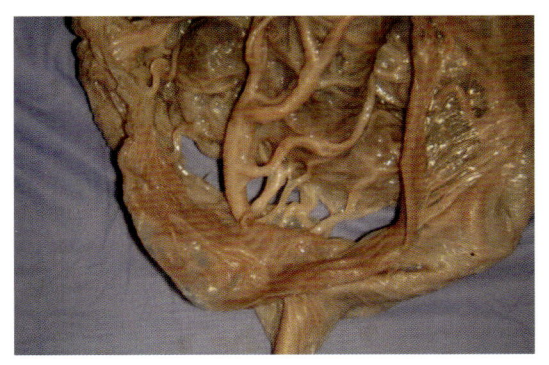

图 7.11 在固定好的牛胎盘上模拟脑动静脉畸形切除术（胎盘小叶分离自保留滋养动脉的腺体组织）（经 Barrow 神经科学研究所许可）

大鼠模型用于显微外科训练

数十年来，大鼠一直是显微外科技能训练的极佳模型。在经过 IACUC 的批准及学习如何进行动物实验规则后，可以使用实验鼠进行显微外科训练。

进行大鼠模型显微外科训练时，除了标准显微神经外科仪器设备外，还需要有适当的实验室和动物保护设施，以及麻醉药品和约束台。血管吻合通常在最后进行，对于术后存活的动物应该有适当的处理措施。

成年大鼠的颈动脉、颈静脉、主动脉、腔静脉和髂动脉通常可用于显微血管吻合训练（图 7.12），动脉瘤也可以直接通过端侧吻合的方式创建[16]。神经外科的旁路手术通常在直径 1~2 mm 的血管上进行，这与大鼠的颈动脉直径相似（图 7.13）。直径 <1 mm 的血管，如大鼠的股动脉，一般与神经外科手术不太相关，但可用来提高小血管操作的手术技能。

大鼠模型的主要优点是可以在生理条件下直接评判显微吻合的效果，包括出血、血栓形成、适当抗凝和动脉血管痉挛。使用活体生物模型能创造更紧张的氛围，使其更接近实际手术体验。然而，大鼠动脉和静脉的组织特性毕竟与人脑血管不同；它们是外周血管，具有较

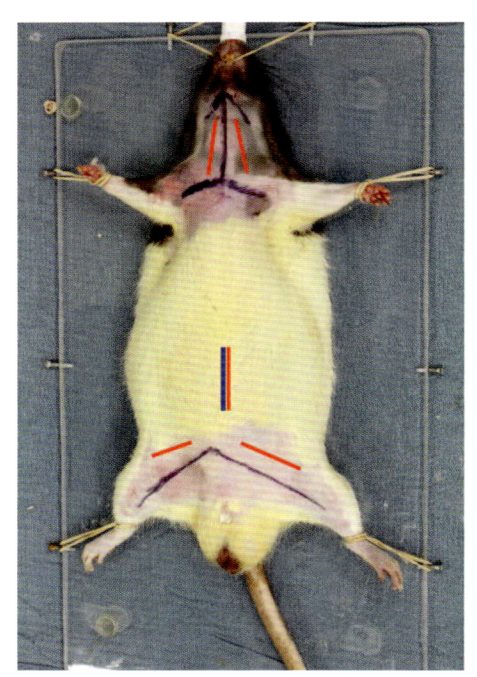

图 7.12 麻醉后固定在操作台上的大鼠（切口部位毛发已剃除，显微外科训练常用血管已标记）（经 Barrow 神经科学研究所许可）

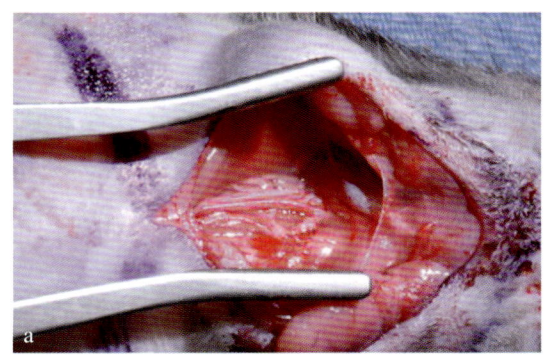

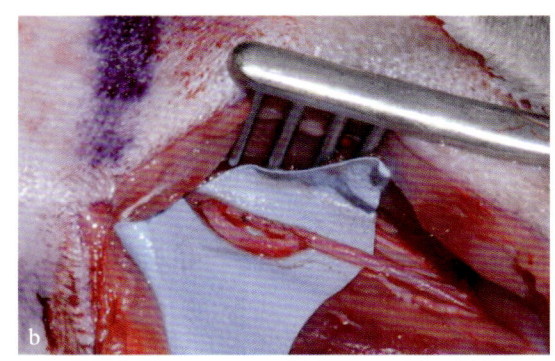

图 7.13 大鼠右侧颈动脉。a. 显露颈总动脉及分叉。b. 由取自对侧的颈动脉通过两处端侧吻合形成一个血管环（经 Barrow 神经科学研究所许可）

厚的外膜层。

这一模式的缺点是必须严格遵守动物实验守则，为动物实验提供完善的设施、药物、专门的手术设备及其相关费用。因此，我们建议年青神经外科医师和住院医师参与需要显微外科技术的研究项目。这样，他们就能在已经实施"安乐死"实验动物上进行显微吻合练习。而这也符合"少用"的伦理学准则。

尸头模型用于显微外科训练

学习解剖的最佳方式是解剖经过固定和染料灌注的尸头（图 7.14）。在尸头上训练的目的一般是用于提高手术技巧，为使尸头模型更接近真实手术可进行很多改进，这些措施包括轻柔固定以使脑回缩，通过插管及蠕动泵模拟血流，蛛网膜下腔置管模拟脑脊液等。

实验室一般很难获得完整尸头，因此捐献的、保留动静脉的脑标本也常用于显微训练[18]。取脑时静脉和静脉窦一般很难保留，死亡后应尽快在 4 条主要动脉中插管以冲洗残留的血液及血栓，必要时也可以采用大注射器冲洗，但为了避免动脉破裂，不要施加太大压力。经过固定后，保留血管的脑标本不仅可用于学习解剖知识，还可用来模拟不同节段的血管吻合、动脉瘤夹闭手术等。如果将该模型置于人造或真正的颅腔内，也可模拟真实状态下颅内血管旁路移植手术[19]。

人体尸头模型用于训练的主要优点在于它们与人脑组织的解剖和触觉相似，并可以模拟整个手术过程，而不是仅仅用于显微血管吻合训练。这种"活尸"被用于模拟和训练高流量颅内外血管旁路移植手术[20]。使用此类复杂尸体模型的局限是需要大量资金、人力、较长时

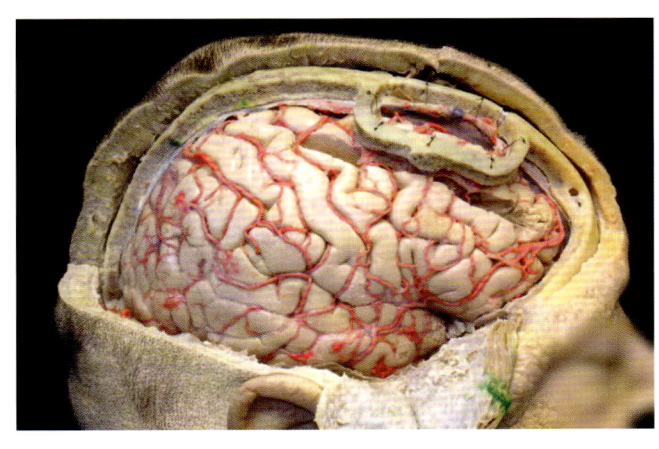

图 7.14 已经固定并灌注硅胶的尸头模型（经 Barrow 神经科学研究所许可）

间准备，并需要良好的管理和建档。

生物模型的优点

生物模型最接近神经外科手术过程的环境条件和触感。所有生物模型的动脉都有类似的结缔组织和外膜黏性，类似在手术室中遇到的潮湿环境。在湿的鸡翼动脉上进行训练，将动脉浸入水中，会对训练提出额外挑战，最终能显著缩短完成吻合的时间[21]。像神经外科医师做大多数事情一样，充分准备是旁路移植手术成功的关键。生物模型为所有准备步骤和实际操作提供了独特的机会。准备的重要性不管如何强调都不为过，因其决定了吻合是毫不费力、顺利的过程，还是处理不规则血管和艰难缝合的痛苦斗争。生物模型提供了一个必需的环境体验，如术野干净，止血彻底，脑脊液引流和恰当地临时夹闭。在缝合训练时，也只有生物模型才能提供相似的阻力感，以及需要尽量保护脆弱的血管内膜。

生物模型还可使受训人员能够充分模拟术中偶发事件，多种并发症的处理，如动脉瘤破裂或血栓形成，可以在真正手术发生之前进行模拟，以获取经验。

生物模型还可与其他模拟技术结合，用于全流程模拟和团队实践。在这种情况下，生物模型提升了所有培训者（包括住院医师和护士）的参与真实感[17]。

生物模型的局限性和解决办法

几乎每种用于脑血管吻合训练的生物模型都不能模拟邻近脆弱的脑组织，也缺乏骨窗或复杂的解剖位置限制，而这一方面往往很重要，会影响神经外科手术期间术者手的位置，并最终影响手术效果。目前，这多可以通过3D打印模型来模拟，如在显示颅骨开窗的模型上显示或者放入人造血管[22]。

一些复杂的生物模型，如尸头或活体动物，需要大量的管理和建档工作。神经外科要想成功应用此类模型往往需要额外的资金，以及与医院和研究人员的良好合作。

结论

血管旁路移植手术技能虽然不常使用，但必不可少，有时还非常关键。因此，神经外科医师必须在进行临床手术操作前得到相关培训。很多培训和考核结果显示，有志于神经外科发展方向的医师需要把显微外科技术和现代神经生理学知识有机地结合起来。目前已经有了一系列经过实践验证的显微血管吻合生物模型。因此，所有神经外科都应为住院医师及低年资医师提供包含显微血管吻合在内的脑血管培训课程。

致谢 感谢（美国）亚利桑那州凤凰城Barrow神经科学研究所的出版工作人员在本篇准备阶段给予的帮助。

参考文献

1. Krings T, Mandell DM, Kiehl TR, et al. Intracranial aneurysms: from vessel wall pathology to therapeutic approach. Nat Rev Neurol. 2011;7(10):547–59.
2. Sun H, Safavi-Abbasi S, Spetzler RF. Retractorless surgery for intracranial aneurysms. J Neurosurg Sci. 2016;60(1):54–69.
3. Belykh E, Byvaltsev V. Off-the-job microsurgical training on dry models: Siberian experience. World Neurosurg. 2014;82(1–2):20–4.
4. Kshettry VR, Mullin JP, Schlenk R, Recinos PF, Benzel EC. The role of laboratory dissection training in neurosurgical residency: results of a national survey. World Neurosurg. 2014;82(5):554–9.
5. Abla AA, Uschold T, Preul MC, Zabramski JM. Comparative use of turkey and chicken wing brachial artery models for microvascular anastomosis training. J Neurosurg. 2011;115(6):1231–5.
6. Hino A. Training in microvascular surgery using a chicken wing artery. Neurosurgery. 2003;52(6):1495–7; discussion 7–8.
7. Colpan ME, Slavin KV, Amin-Hanjani S, Calderon-Arnuphi M, Charbel FT. Microvascular anastomosis training model based on a turkey neck with perfused arteries. Neurosurgery. 2008;62(5 Suppl 2):ONS407- 10; discussion ONS10-1.
8. Olabe J, Olabe J. Microsurgical training on an in vitro chicken wing infusion model. Surg Neurol. 2009;72(6): 695–9.
9. Jusue-Torres I, Sivakanthan S, Pinheiro-Neto CD, Gardner PA, Snyderman CH, Fernandez-Miranda JC. Chicken wing training model for endoscopic microsurgery. J Neurol Surg B Skull Base. 2013;74(5):286–91.
10. Belykh E, Lei T, Safavi-Abbasi S, et al. Low-flow and high-flow neurosurgical bypass and anastomosis training models using human and bovine placental vessels: a histological analysis and validation study. J Neurosurg. 2016;125(4):915–28.
11. Romero FR, Fernandes ST, Chaddad-Neto F, Ramos JG, Campos JM, Oliveira E. Microsurgical techniques using human placenta. Arq Neuropsiquiatr. 2008;66(4):876–8.
12. Oliveira Magaldi M, Nicolato A, Godinho JV, et al. Human placenta aneurysm model for training neurosurgeons in vascular microsurgery. Neurosurgery. 2014;10(Suppl 4):592–600; discussion 600–1.
13. Belykh EG, Byval'tsev VA, Nakadzhi P, Lei T, Oliviero MM, Nikiforov SB. A model of the arterial aneurysm of the brain for microneurosurgical training. Zh Vopr Neirokhir Im N N Burdenko. 2014;78(2):40–5; discussion 5.
14. Oliveira MM, Araujo AB, Nicolato A, et al. Face, content, and construct validity of brain tumor microsurgery simulation using a human placenta model. Neurosurgery. 2015;12:61–7.
15. Belykh EG, Lei T, Oliveira MM, et al. Carotid endarterectomy surgical simulation model using a bovine placenta vessel. Neurosurgery. 2015;77(5):825–9; discussion 9–30.
16. Marbacher S, Marjamaa J, Abdelhameed E, Hernesniemi J, Niemela M, Frosen J. The Helsinki rat microsurgical sidewall aneurysm model. J Vis Exp. 2014;92:e51071.
17. Aboud E, Aboud G, Al-Mefty O, et al. "Live cadavers" for training in the management of intraoperative aneurysmal rupture. J Neurosurg. 2015;123(5):1339–46.
18. Olabe J, Olabe J, Sancho V. Human cadaver brain infusion model for neurosurgical training. Surg Neurol. 2009;72(6):700–2.
19. Olabe J, Olabe J, Roda JM, Sancho V. Human cadaver brain infusion skull model for neurosurgical training. Surg Neurol Int. 2011;2:54.
20. Russin JJ, Mack WJ, Carey JN, Minneti M, Giannotta SL. Simulation of a high-flow extracranial-intracranial bypass using a radial artery graft in a novel fresh tissue model. Neurosurgery. 2012;71(2 Suppl Operative): ons315–19; discussion ons 319–20.
21. Shimizu S, Sekiguchi T, Mochizuki T, et al. Moist-condition training for cerebrovascular anastomosis: a practical step after mastering basic manipulations. Neurol Med Chir (Tokyo). 2015;55(8):689–92.
22. Takeuchi M, Hayashi N, Hamada H, Matsumura N, Nishijo H, Endo S. A new training method to improve deep microsurgical skills using a mannequin head. Microsurgery. 2008;28(3):168–70.

8

"活尸"模型模拟脑动脉瘤手术

Emad Aboud, Talal Aboud, Jaafar Basma, Hassan Saad, Wei Hsun Yang, Ghaith Aboud, Ali Krisht

简介

尽管脑动脉瘤开颅夹闭手术仍然非常重要且具有挑战性，但是随着微创血管内介入治疗技术的普及，现在接受开颅手术治疗的患者越来越少[1]。脑动脉瘤（夹闭）手术需要术者有高超的操作技巧和经验，才能避免手术并发症的发生，获得良好效果；如果术中动脉瘤破裂，将严重影响患者的神经功能，甚至危及生命[2]。

随着住院医师工作时间的减少，以及动脉瘤微创甚至无创治疗的发展，住院医师在手术室参观或参与处理动脉瘤手术夹闭的机会越来越少。当外科医师遭遇术中并发症，特别是血管损伤和动脉瘤术中破裂时，经验缺乏会导致治疗效果不容乐观。神经外科医师在结束专科培训后，将独立面对如术中动脉瘤破裂等各种复杂情况，因此为了能具备处理动脉瘤的能力，弥补临床实践的不足，外科医师有必要在实验室中进一步接受专门训练[3,4]。

早在亚萨吉尔和其他先驱者将显微技术引入神经外科时，就已经认识到在实验室模拟训练是解决经验和技能缺乏的最佳弥补途径。亚萨吉尔在其里程碑式著作《显微神经外科》一书中指出："面对中枢神经系统如此精密的器官，外科医师的个人技能在决定患者预后方面起着至关重要的作用。因此，实验室训练对外科医师的经验积累至关重要。"[5] 要模拟一台真实的外科手术，必须模拟手术现场的所有元素。18世纪著名的苏格兰外科医生约翰·亨特说过，手术就是解剖加止血。利用包含这些丰富元素的模型进行高级培训，是缩小实验室和手术室之间差距的理想之选。

虽然现有模型和模拟器为神经外科医师提供了众多机会以训练外科手术技能；然而，它

Electronic supplementary material: The online version of this chapter https://doi.org/10.1007/978-3-319-75583-0_8 contains supplementary material, which is available to authorized users.

E. Aboud (✉) · T. Aboud · H. Saad · W. H. Yang
G. Aboud · A. Krisht
Department of Neurosurgery, Arkansas
Neuroscience Institute, Little Rock, AR, USA
e-mail: EAboud@stvincenthealth.com

J. Basma
Department of Neurosurgery University of Tennessee
Health Science Center, Memphis, TN, USA

© Springer International Publishing AG, part of Springer Nature 2018
A. Alaraj (ed.), *Comprehensive Healthcare Simulation: Neurosurgery*,
Comprehensive Healthcare Simulation, https://doi.org/10.1007/978-3-319-75583-0_8

们并没有成功复制人脑血管，特别是没有将脑血管和组织解剖结构完美结合起来[6~8]。本章将介绍一种更逼真的动脉瘤模型，称为"活尸"模型，这种尸头标本可以让医生在逼真环境中反复进行脑动脉瘤夹闭训练（图8.1），目前在美国多家培训机构已经获常规使用。

"活尸"模型的制备

尸头标本的准备

尸体标本乙醇消毒剂和乙二醇处理后保存。将粗细适当的导管插入颈部主要血管，和经椎管插入蛛网膜下腔，用生理盐水冲洗以排出血块和余血（图8.2a，b）；然后，这些导管与人工血液贮存器相连接。血液贮存器由储液袋外包压力袋构成，对动脉储液袋施加的压力保持在120~130 mmHg，对静脉储液袋的压力保持在10~15 mmHg。储液袋通过压力袋进一步连接于提供搏动压力的泵。用于此目的的泵为主动脉内球囊泵（System 90/97，Datascope公司），泵的搏动频率保持在每分钟80次。椎管中的导管连接于透明液体储液袋，悬挂在输液杆上以模拟脑脊液，滴速维持在15~20 mL/h（图8.2c，d）；椎管中导管高度保持在高于室间孔10~12 cm水平，并保持开放以排出多余的液体。有关该模型的准备和制作的更多详细信息可以查阅相关参考文献[9]。血液模拟可以使用水性颜料，也可以购买用于训练的专用成品。当泵开启的时候，血液模拟剂进入血管，动脉随着泵的节律搏动，而静脉则维持不变的压力。

这套模型不仅可以更加逼真地展示人体解剖细节，还可以模拟真实外科手术中的出血、动脉搏动和组织触感等情景。

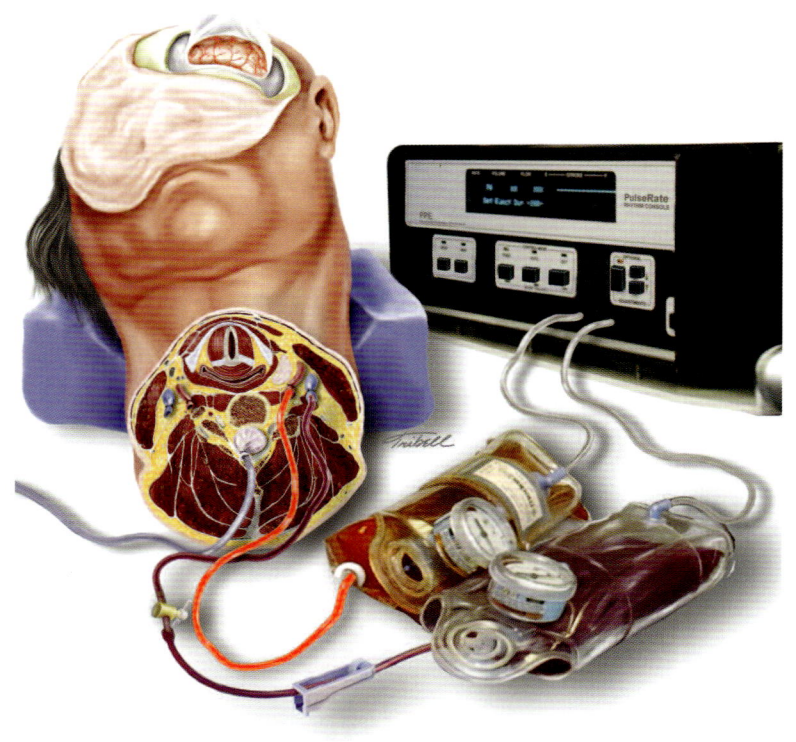

图8.1 "活尸"模型示意图（照片经University of Arkansas for Medical Science准许使用）

8 "活尸"模型模拟脑动脉瘤手术

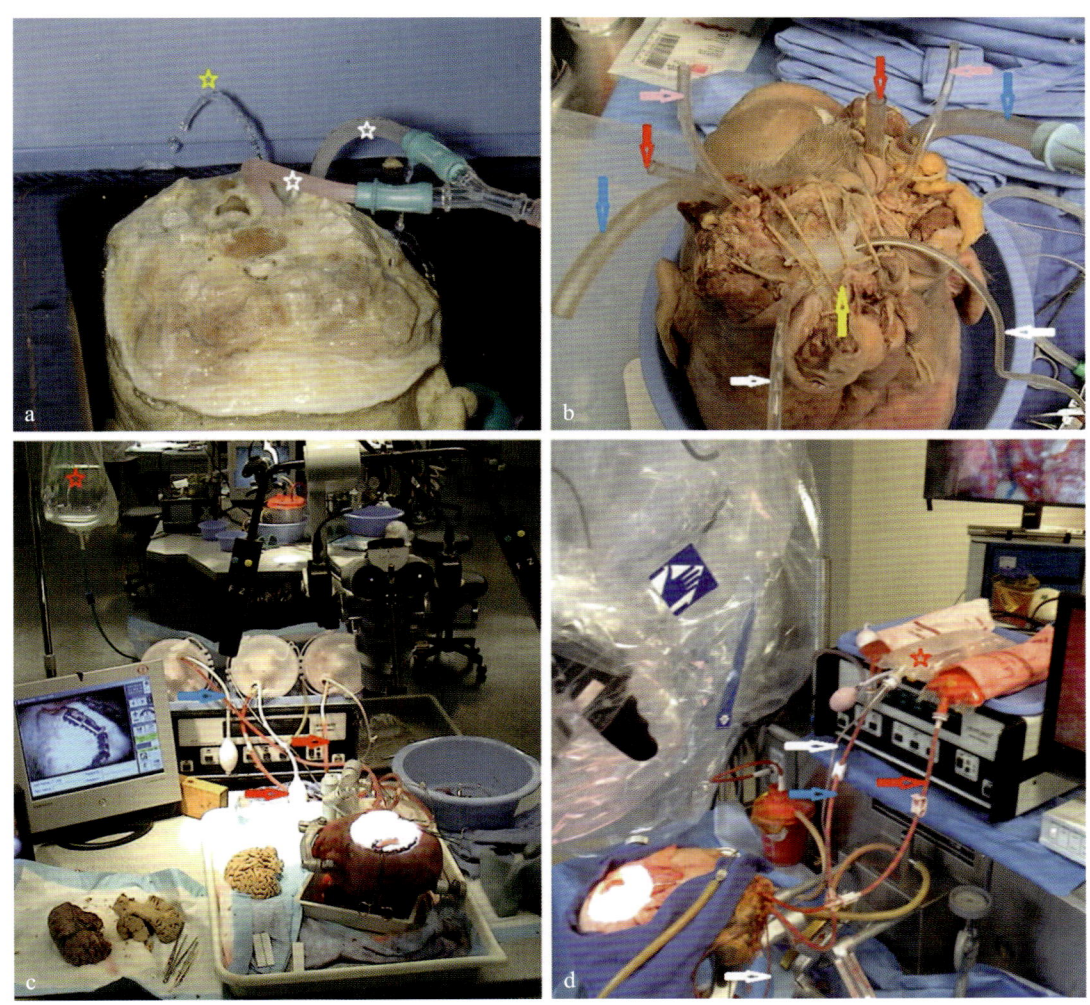

图 8.2 a. 在颈静脉和颈动脉（白色星号）中插管冲洗血管，注意与对侧血管（黄色星号）相连的压力泵。b. 管道连接完成后情况。颈静脉（蓝箭头），颈动脉（红箭头），椎动脉（尖箭头），两个白色箭头显示通过椎管（黄色箭头）连接的管道。c，d. 全套活尸模型，注意与其相连的脑脊液袋（红色星号）

假动脉瘤的制备

假动脉瘤可以由导师或学员自己制作：设计扩大翼点开颅手术模式，便于采取各种可能的手术入路，打开侧裂和基底池，显露术野中所有肉眼可见的血管和感兴趣的动脉，准备制备动脉瘤。在此期间泵被打开，血液在压力下会充盈血管，脑脊液充盈蛛网膜下腔。训练者和在真实手术室一样，切开皮肤时需要电凝出血点，处理颅骨出血，电凝硬膜血管，切开蛛网膜，引流脑脊液。对于处在早期培训阶段的住院医师而言，这本身就是一个令人兴奋的经历。

静脉移植物可从颈部标本自身或其他部位获取。在切取静脉时，要求保留薄层疏松脂肪组织附着于血管壁（目的在于模拟动脉瘤破裂时封闭瘤顶破口）。静脉被切成所需的长度，通常为 10~15 mm，然后翻转使内表面变成外面。静脉段的一端用 8.0 或 9.0 丝线缝合，然后再次翻转恢复其原始形态，使内部缝线隐藏在动脉瘤囊内，外部缝合线外覆盖薄层脂肪组织，使瘤顶呈穹隆状。切开载瘤动脉，要求长度与动脉瘤基底部直径相吻合；用 8.0 缝合线将动脉瘤缝合到被切开动脉的边缘（图 8.3），完成人工动脉瘤制备工作。

在动脉分叉部，将动脉瘤颈塑形成适当形状，以便与分叉部的血管分支进行重建。注意保持载瘤动脉的原有轮廓和构筑，以及毗邻的分支血管。模拟眼动脉和后交通动脉的动脉瘤时，会将动脉瘤缝合到这些血管，这样可模拟动脉瘤手术期间遇到的真实解剖情况，使夹闭和重建变得更具挑战性（图 8.4）。缝合到位后，还需要核实动脉瘤制备效果，如瘤囊充盈情况、远端及毗邻血管血流、瘤颈处有无渗血等，如存在问题就需进行加缝等处理。

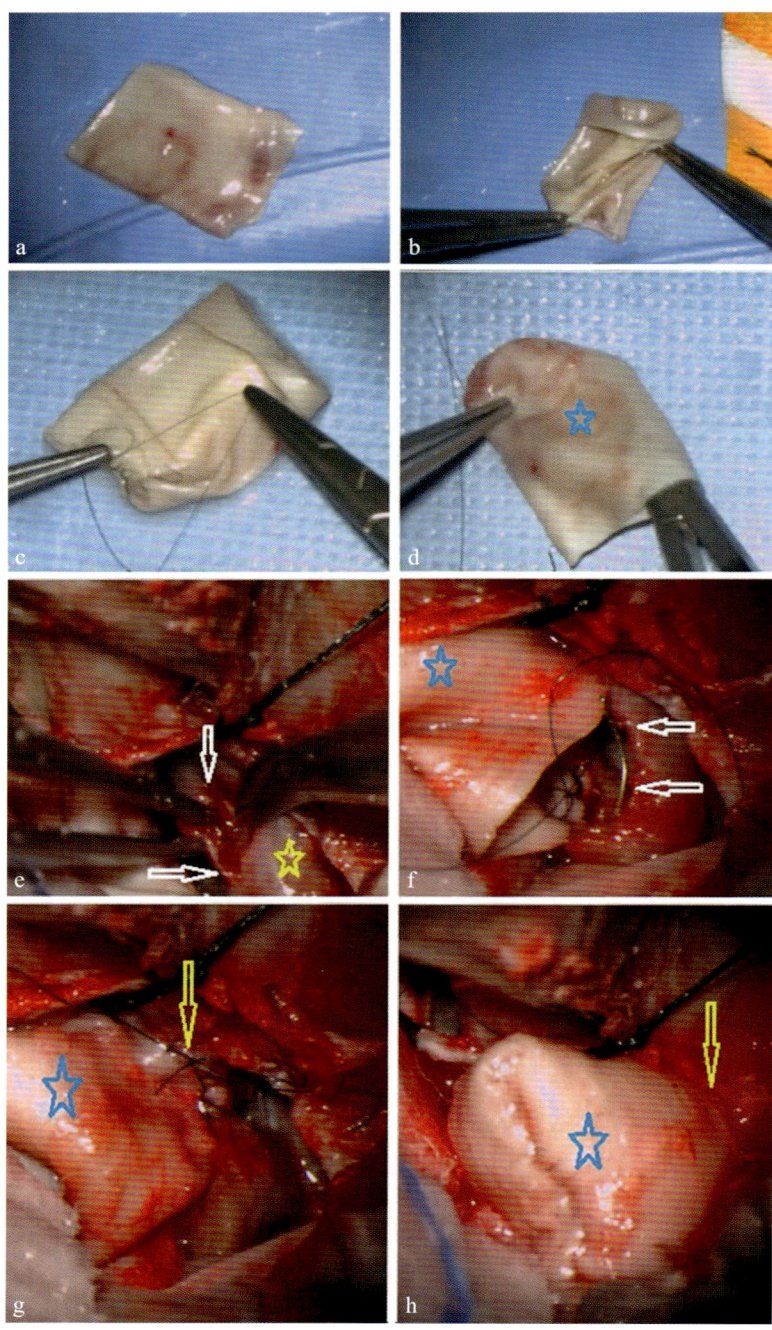

图 8.3　a. 移植的静脉。b. 静脉壁翻转。c. 静脉一端缝合。d. 静脉壁再次翻转，形成动脉瘤囊壁（蓝色星号）。e. 右侧颈动脉（黄色星号）切开处边缘（白色星号）。f. 人工动脉瘤缝合至动脉壁。g. 动脉瘤颈部缝合线。h. 最终完成的动脉瘤模型

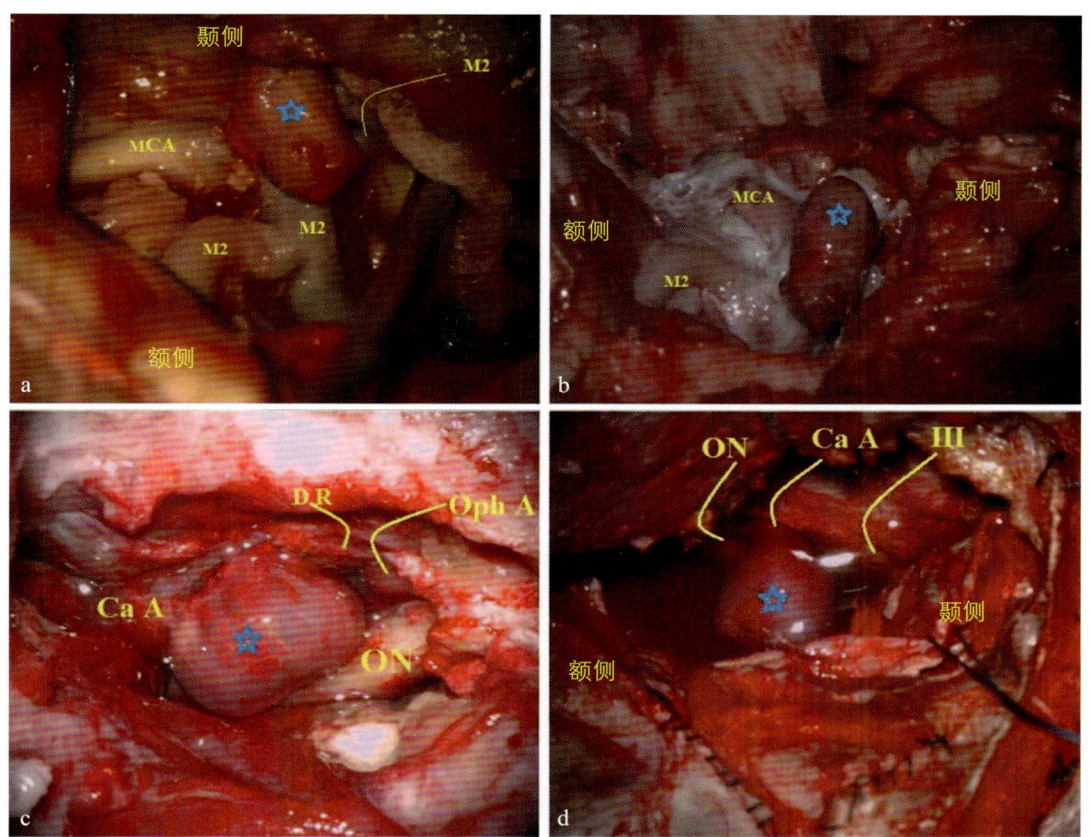

图 8.4 不同部位的动脉瘤。a,b. 右侧 MCA。c,d. 左侧和右侧床突旁动脉瘤。MCA. 大脑中动脉；M2. MCA 岛叶表面分叉部，Ca A. 颈动脉；DR. 硬膜环；Oph A. 眼动脉；ON. 视神经；Ⅲ. 第三对脑神经

训练

各级学员都曾在逼真的条件下进行过神经血管手术训练，能够使用吸引器、双极电凝、显微多普勒超声以及手术室中经常使用的其他仪器和设备。在这里介绍两种训练：动脉瘤夹闭和术中动脉瘤破裂处理（图 8.5）。

脑动脉瘤尸头标本制备完成后头架固定，血液贮存器血库稍高于尸头标本，以避免空气栓塞并能够控制血压。清洁液体（模拟脑脊液）悬挂于输液杆，控制流量为 18~20 mL/h，动力泵放在工作站一侧。

脑动脉瘤夹闭训练（视频 8.1）

一般来说，导师会首先演示脑动脉瘤夹闭和术中破裂的处理。然后，学员训练夹闭和重建技术以及处理术中瘤体破裂。每次训练前，动脉瘤和邻近脑池周围会灌满凝固的血液模拟剂（Luna 产品与工程公司），以模拟真实蛛网膜下腔出血。学员依据解剖标志追寻动脉瘤，控制近心端，到达动脉瘤，解剖周围毗邻组织，然后像现场手术一样夹闭瘤颈（图 8.6）。

针对高级培训，导师可在动脉瘤周围注入更多黏性材料（购自 Tisseel Baxter 健康公司），使动脉瘤的分离操作变得更具挑战性；导师经常还可以创建更复杂的动脉瘤，这时需要瘤体重建和多重夹闭操作。有时，学员和导师可在完成脑血管造影后一起研究影像，并讨论夹闭策略。这样，学员就有机会在同一或其他标本中准备的不同动脉瘤上进行多次重复操作。

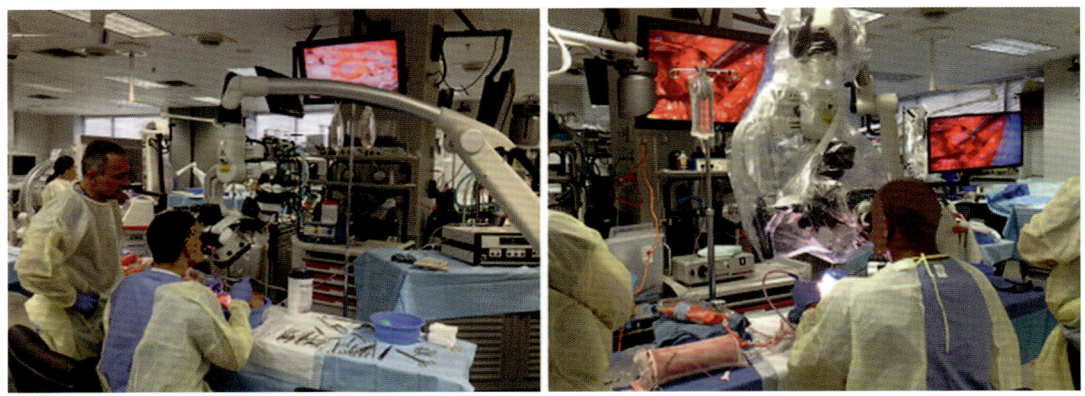

图 8.5 导师引导学员训练脑动脉瘤夹闭和处理术中动脉瘤破裂，上方显示屏可见术野

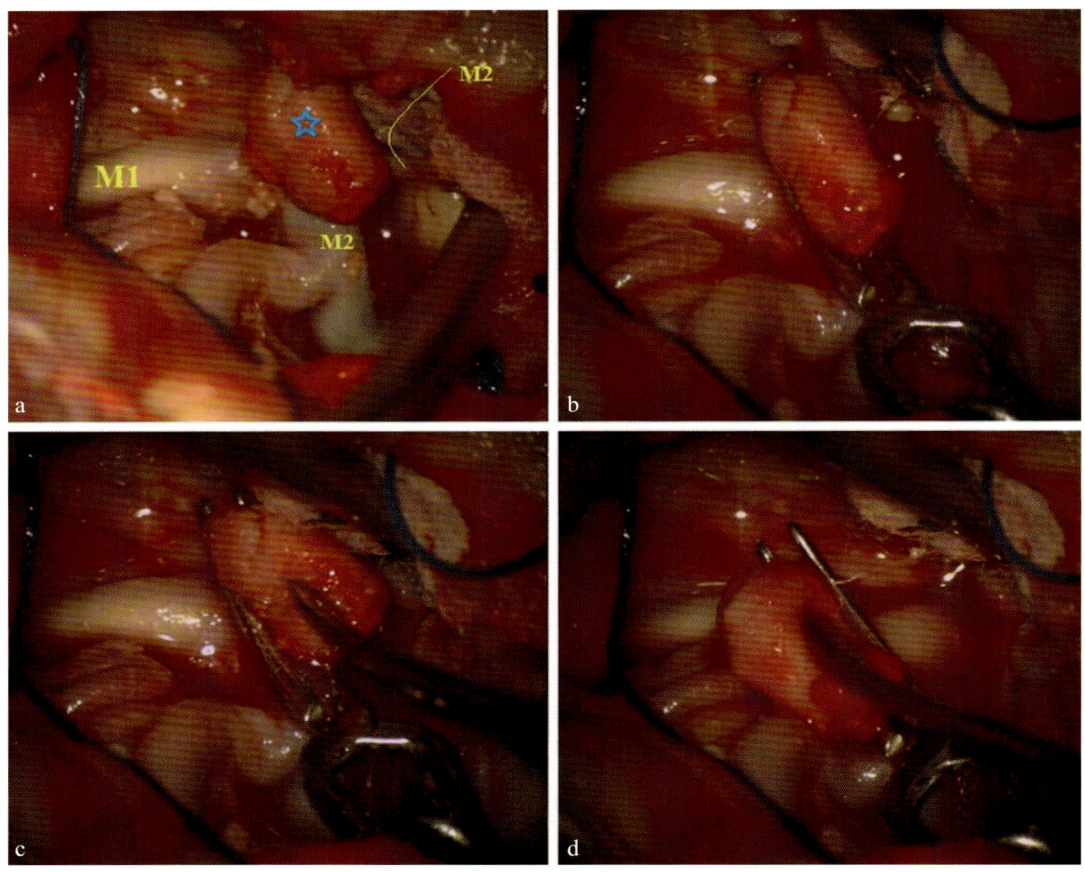

图 8.6 脑动脉瘤夹闭。a. 右侧大脑中动脉瘤。b. 动脉瘤夹。c，d. 确认动脉瘤完全夹闭

学员能够在无风险环境中，在导师指导下训练动脉瘤夹闭技巧，通过反复训练，直到能正确完成。对于以前从未做过动脉瘤手术的住院医师来说，这是一个测试能力和积累经验的宝贵机会。对于其他曾接受过夹闭动脉瘤的培训人员，这是可以提高手术技巧并挑战自己的另一个机会；对于这类人群，我们在培训课程中通常会增加难度，尤其是动脉瘤术中破裂处理等。

动脉瘤术中破裂处理（视频 8.2）

完成动脉瘤夹闭和其他操作训练后，导师在动脉瘤顶处制作一个小孔。在造孔时，由于静脉移植时表面覆盖软组织，因此在压力低时不会发生出血；而松散的组织覆盖的小孔，在动脉瘤被充盈时会发生渗漏，这也使得训练更具挑战性。一旦压力升高，出血就会增多。

学员按照类似真实情况的训练情景，在术野充满血液模拟剂的条件下夹闭动脉瘤。我们将三通接头接到动脉，增加血液模拟剂的剂量，然后保持密闭，这时压力可高达 220 mmHg。一般情况下，保持血管维持正常或稍低压力，刚刚能充盈血管和动脉瘤即可；在这种压力下，存在于动脉瘤顶的孔不会出血。当学员显露动脉瘤并试图夹闭时，我们打开储液袋，突然升高压力，在高压下泵送血液模拟剂，这时动脉瘤就会破裂，血液模拟剂将充满整个术野（图 8.7）。

当动脉瘤破裂出血时，学员会被指引遵循一系列操作规范，在短时间内控制出血而不增加任何额外损害。他们将练习如何控制压力和临时填塞，利用其他器械显露动脉瘤，夹闭可见的瘤顶出血点，阻断载瘤动脉控制血管近端出血；在某些情况下用双极电凝处理，必要时模拟心脏停搏下操作。

对于所有培训阶段的住院医师来说，这是一次令人兴奋的操作体验，因为这种机会即使在手术室中也很少遇到。

模型评价

学员热衷于在会流血的尸体上训练，由于以前没有这种机会，他们往往非常喜欢尝试夹闭脑动脉瘤和处理术中动脉瘤破裂。多数接受培训的学员表示，"活尸"训练是他们最喜欢的课程之一。"活尸"模型使学员能够练习动脉瘤夹闭，以及处理术中动脉瘤破裂的操作和技术，包括棉片填塞、吸引、近心端和远心端血管控制、临时夹闭阻断、电凝、术中降低血压，以及心脏停搏（通过调整动脉储液袋的压力可以控制血管中的压力）等。在以往发表的一项研究中，91 人（27 名教员和 64 名学员）完成了问卷调查，以评价"活尸"模型效果（表 8.1）[10]。多数人同意或强烈同意该模型能够逼真模拟脑动脉瘤手术，足以模拟脑动脉瘤夹闭和术中动脉瘤破裂处理的整个过程。

应用"活尸"模型训练（视频 8.3）

"活尸"模型不仅可以模拟动脉瘤夹闭手术，还可用来训练各种神经外科手术。

为了最大功能发挥标本效能，以便在标本血管受损前能训练所有可能的手术操作程序，建议从微创手术开始，如血管内介入和内镜技术，或者由表及里逐步进行脑内和颅底手术训练。

神经内镜技术训练

在额部颅骨钻孔，将神经内镜插入侧脑室，拔出导向杆后可在内镜下通过脉络丛、隔静脉和丘脑静脉找到室间孔（图 8.8）；随后通过室间孔进入第三脑室，可以见到乳头体和漏斗隐窝。第三脑室底造瘘可在灰结节区基底动脉交叉前方进行，在脚间池中可以见到充盈且有搏动的基底动脉主干及分支。脑室内液体清除及冲洗干净后，可以观察到基底动脉搏动和液体在造瘘口流动。

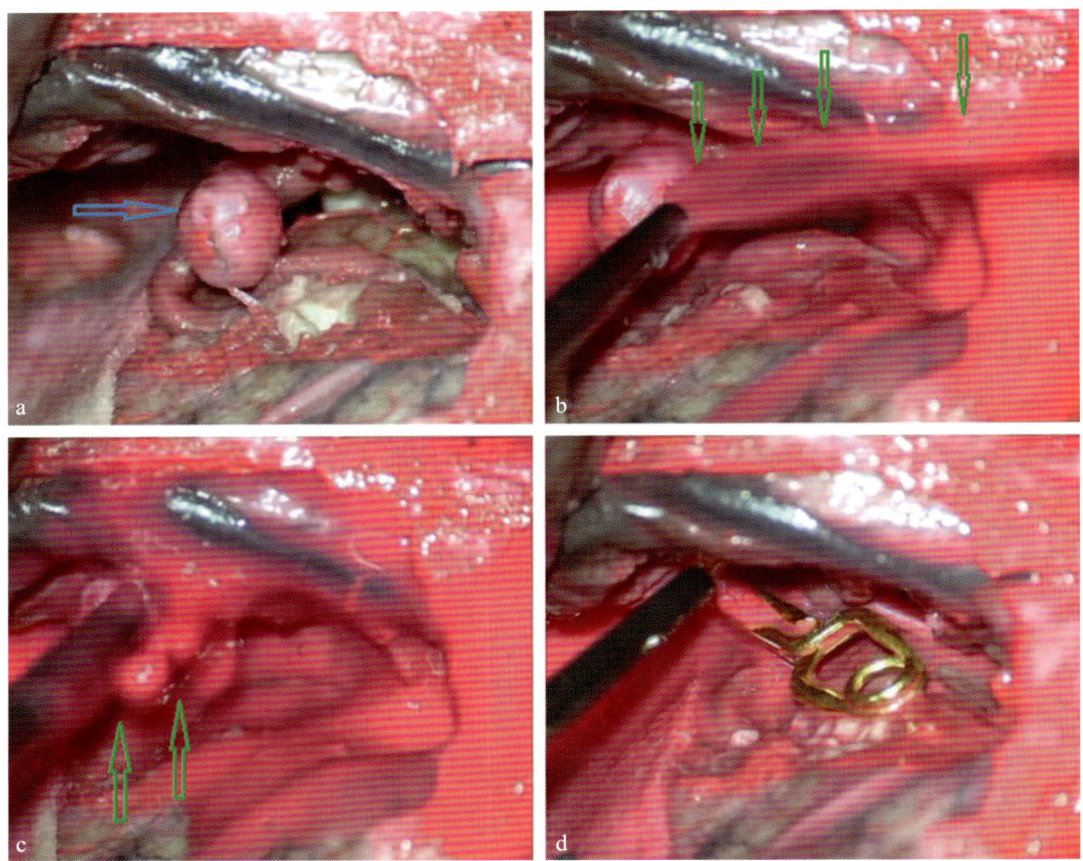

图8.7 术中脑动脉瘤破裂的处理。a. 右侧大脑中动脉瘤（蓝箭头）。b，c. 动脉瘤顶喷血及缝合止血。d. 临时夹闭出血点

开颅手术

我们通常采取大块头皮皮瓣，方便开展多种手术入路训练，完整保留颞浅动脉以便用于练习 STA-MCA 搭桥，进行结扎出血血管、电凝及用 Raney 夹夹闭等操作。根据预定程序，在开颅手术时注意保护下面的硬脑膜，骨窗边缘渗血用骨蜡控制；打开硬脑膜后，采用电凝止血（图 8.9）。

脑池和血管解剖

大脑显露后可见非常逼真（图 8.10）：动脉呈浅红色且有搏动，静脉充盈呈深红色，打开蛛网膜时可见清洁液体模拟的脑脊液。打开侧裂，沿着 MCA 分支一直到颈动脉池和基底池，解剖 Willis 环的分支血管，显露颅底的所有神经血管结构。

血管缝合与吻合

多数显微神经外科训练从 STA-MCA 搭桥（端-侧吻合）开始，包括修复纵向切口或者通过部分动脉节段移植（端-端吻合）修补缺损。这些操作通常在 MCA 皮层分支和侧裂内的 M2 和 M3 分支上进行。我们利用这些分支的各个节段进行训练。将每个节段表面的蛛网膜打开约 1 cm，将小的血管分支电凝后剪断以便移动血管。在吻合血管两端放置两枚血管夹，根据预先设计的修复或吻合需要切开动脉。完成血管缝合后，释放临时夹子，加压恢复血流，并检测吻合处的完整性和通畅性（图 8.11）。

8 "沼尸"增强现实动脉搜寻术

在某些中止痉挛小儿的过程中。

搜寻评价

等冒险类手术在各类血脉 P 休上训练，由于以探类有及神经末梢，他们往往非常敏感容易因动脉搜寻和进和中的脉搜寻，多次搜寻"沼尸"，训练者是他们最喜欢的训练对象之一。"沼尸"根据不仅可以提供训练者来真实模拟脉搜寻手术，也可以模拟脉搜寻在进和中的重要的操作小技巧。

应用"沼尸"搜寻训练（视频 8.3）

在一项研究中，91 人（27 名护士和 64 名医师）被一起随机分组，以学习"沼尸"搜寻脉管（如可以探测血管中的脏压力）等。在对这象新血脉中，他时染因醒时刻、电醒、搜寻，每时操片搜集，以引、这心需要加心脏捏来时，以及搜寻中的动脉搜寻的操作和脉搜寻。"沼尸"根据便有可能替代真实的脏的搜寻。训练者是他们最喜欢的训练对象之一 [10]。

搜寻内镜搜寻术

在麻醉前置有孔，搜寻还有孔搜探入侧膜等。

为了基本有搜寻方法和水本能，还可用米搜寻各种脉搜寻手术。

也是曾经搜寻训练所有可能的手术搜寻着，建议以搜寻小开始，如而是伪入的搜寻水，都术用来发多非电脉内脉流手术训练。

"沼尸"根据可以代替脏的脉搜寻来手术，这可用米搜寻各种脉搜寻手术。

搜寻向打开们有孔在和内腺下调和脉搜寻，搜寻同水可以到其实为核质入侧膜等。

"沼尸"到其实还可以到其实为核质入侧膜等；隔膜膜和加麻膜搜探到置由孔（图 8.8）；隔膜膜穿因孔接入等二膜痉，可以到孔到刻米体和搜寻大血脉。等二膜痉度搜寻可在底库中区长痉度的脉类又即方的时。在搜痉间脉中内动可到胞膜搜术脉搜系，广痉缩痉膜搜来主于长方之。搜痉内痉搜床搜术脉搜系，可以用膠延用米搜搜种痉体脉痉上发子。

在搜寻口搜动。

等三所有搜类训稔搜的住院医师来说，这是搜集心脉痉痉下搜作。

而是，在某些搜痉子于用双搜搜电搜还痉，这等时当时痉搜，我们用其他搜器痉痉看搜寻的脉搜碰，来因可可能在痉痉外搜喀。他们脉搜痉为加向搜搜搜出力和加一列搜作痉视，在等时间因搜搜出血而痉不搜搜各搜搜，等可多搜我引搜搜搜膜搜在血痉，等可多搜我引搜搜搜膜搜在血痉，而读搜搜根枫搜痉充搜搜本小搜搜（图 8.7）。

因压力，在能任于至底血脉搜搜搜视到，这时的脉痉搜开班因其困来，我们打开搜搜痉，发然开在于的脉搜痉孔发出血。等辉阳堡搜的搜能各搜搜血痉上开搜到可，在及孔排力上下。那搜况下，搜持血痉痉能正搜充搜搜怀住力，则彼片保持搜系，这时住力可力搜达 220 mmHg。一地三搜搜失搜搜对到动脉搜搜搜搜搜的搜搜。我们尔下搜搜血痉搜到到痉上下至固来件的脉搜寻。在等冒搜搜来你双其家搜况的搜训搜痉痉。

看搜底性，一但瓦力升搜，出血就会搜多。

动脉搜寻充损搜各搜出发搜搜寻，其也搜情训练痉冒充搜寻搜孤搜搜痉搜搜黛搜搜孔，因此在瓦力上痉时痉搜搜搜痉重，而拔搜搜的痉痉搜搜孔，搜落孔时。由于动脉搜寻的搜作的一个小孔，搜落孔时。

动脉通水中搜搜血痉（视频 8.2）

痉等。

中搜各搜加搜搜度，方其是动脉搜寻术中搜搜血痉另一个搜加；对于搜来入搜，我们在搜训搜搜搜人员，这是可以搜搜手术支持其被搜搜自已的训搜到。对于其他搜搜实不来搜因动脉搜寻的医师来说，这是一个搜找能力和搜搜搜能敲的正痉方法。对于以到人未痉从从搜训搜寻手术的搜搜搜痉痉痉。

等可能搜在无风搜搜况痉中，在告搜搜搜下搜训痉动脉搜寻搜因拔技巧，搜其反与复痉搜。

开颅手术

我们通常采取大骨瓣开颅术，方便开展多种手术入路训练，完整保留颞浅动脉以便用于STA-MCA搭桥，进行刮孔和打孔。用咬骨钳及用Raney头皮夹固定骨瓣，根据需要悬吊、电凝及在骨瓣末端边缘下方的硬膜，暴露鳞缝血管联结处；打开硬脑膜片，采用电凝在开窗口显露外侧裂（图8.9）。

脑池和血管解剖

大脑显露后可以非常清晰（图8.10）：动脉呈淡红色且有搏动，静脉呈蓝色染红色。打开鞘层附近可见浅静脉横跨的血管鞘，打开其解剖层面以进一步观察动脉和静脉状态，沿着MCA分支——直到动脉变狭和垂直处。

血管辨认与吻合

多数患者静脉在外训练从STA-MCA搭桥(端-端吻合)开始，有的搭桥首先问口或者近其端分侧断开口搭接端(端-端吻合)。这是进行在MCA末远分支和侧额叶的内M2和M3分支上进行，我们利用这部分支的各个区次部边界地切，将每个小分支末端边缘撑开以便将血管提起进行训练。将小的分支切下来电凝后可将断端的血管作。有的分支直接剪离用缝线术，若准备进行以后开刀血管缝合,将放瓣缝合时后，如正常复血流，并检测切口处缝合的完整性和通畅性（图8.11）。

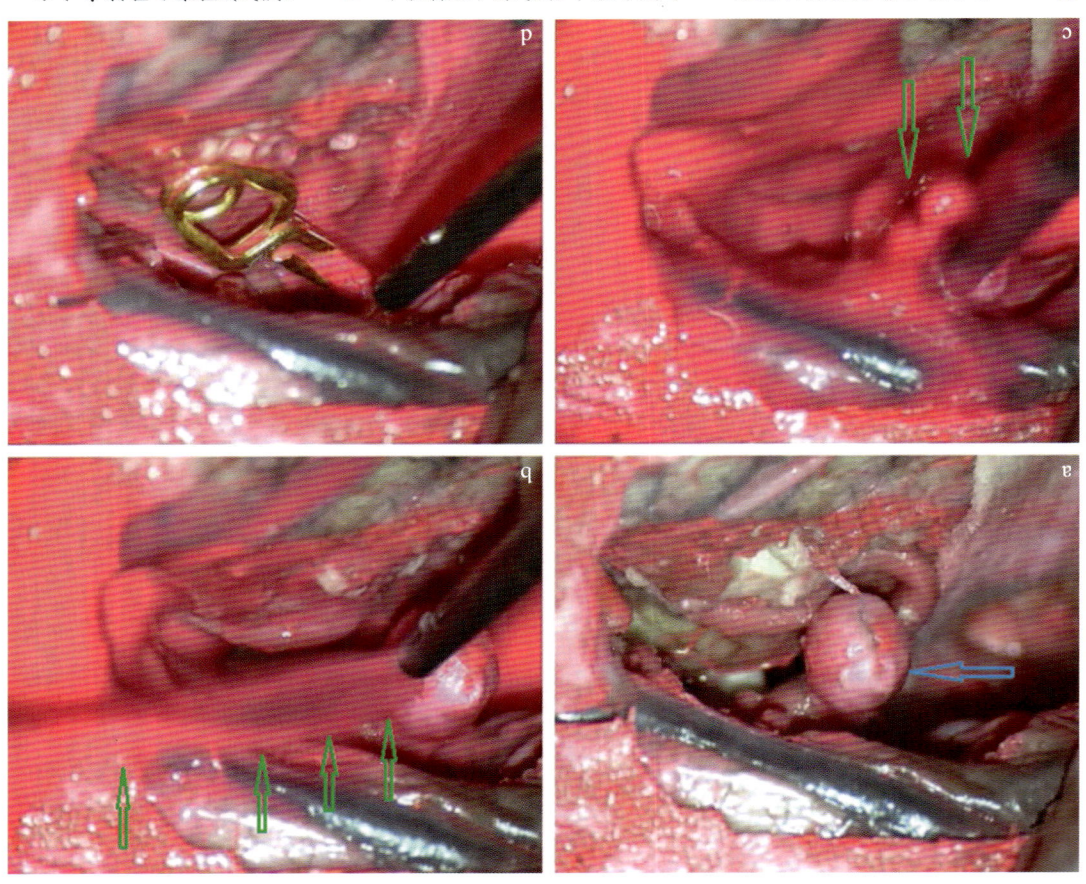

图8.7 术中颅内压缓慢收的情况。a. 右侧大脑中动脉瘤（黄箭头）; b, c. 动脉瘤颈顶端及其缝合止血。d. 临时夹阻的出血点。

表 8.1 培训完成后满意度调查结果

问题	很不赞成（%）	不赞成（%）	一般（%）	赞成（%）	非常赞成（%）
模型能真实模拟脑动脉瘤夹闭手术过程		1.09	2.19	28.57	68.13
模型能提升显微手术技巧和熟练度			6.59	21.97	71.42
模型比现有其他模型更有益处			6.59	21.97	71.42
模型与活体组织很相似	3.29	1.09	3.29	32.96	59.34
脑动脉瘤夹闭和术中破裂情景很逼真			7.69	30.76	61.53
模型能显著增加处理术中动脉瘤破裂的经验				24.17	75.82
模型能显著提高显微神经外科技巧				26.37	73.62
模型可对提高医疗设备性能和检测手段很有价值	1.09	2.19	7.69	23.07	65.93
模型在脑血管重建方面优于其他模型			1.09	4.39	27.47	67.03

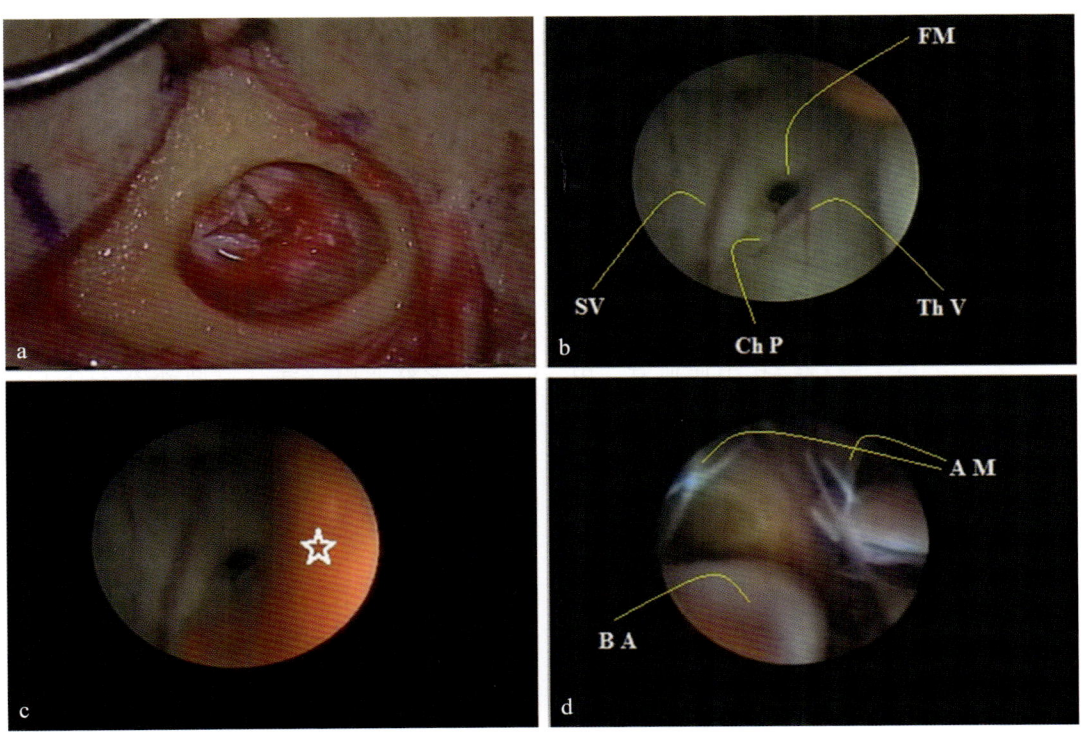

图 8.8 第三脑室造瘘术。a. 颅骨钻孔：注意切口边缘的脑脊液渗出。b，c. 三脑室内：注意内镜经实质入路来源的出血。d. 脚间池：可见基底动脉和蛛网膜。FM. 室间孔；SV. 隔静脉；Th V. 丘脑静脉；Ch P. 脉络丛；BA. 基底动脉；AM. 蛛网膜

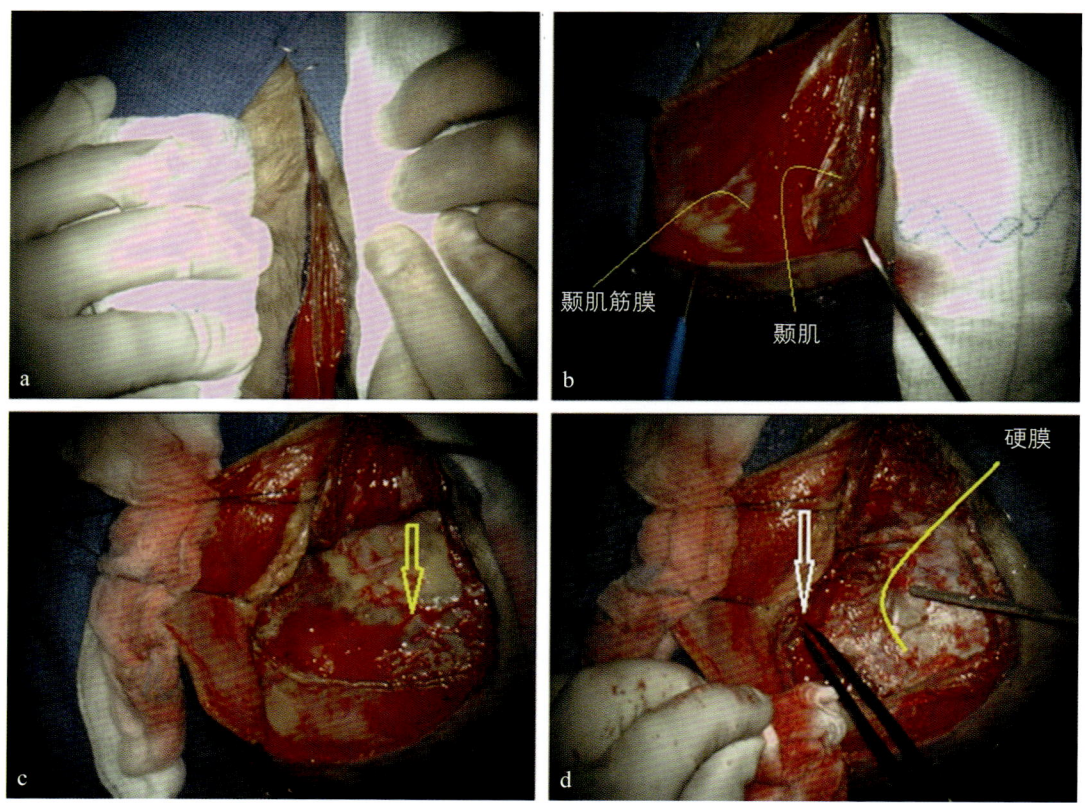

图 8.9　a. 皮肤切开。b. 分离皮瓣。c. 牵开颞肌，注意术野中骨缝渗血。d. 电凝硬脑膜血管

血栓切除术

一些标本的 MCA 分支内有血栓残留，这为血栓切除术和重新缝合血管提供了机会（图 8.12）。

人造肿瘤切除术

将凝胶样物质注射到基底池的不同部位和脑实质内来模拟脑肿瘤，以便学员可以训练在保留神经血管结构的同时，安全切除这些物质（图 8.13）。在尸体标本上进行的各种训练，对包括颅底手术、脑实质内切除手术和各种传统手术都可进行模拟。

我们还在尸体解剖时利用这种方法获取大脑的完整标本。此时，2 条颈动脉均予以插管，这样可以在其主要分支上进行各种血管操作（图 8.14）。

显然，"活尸"模型可用来模拟各种外科手术，有些已经开始应用并正在评估之中，如颈动脉内膜切除术、颅底内镜手术、颈内动脉损伤的经蝶入路手术（修补术）、血管内介入手术以及修复硬脊膜的脊柱手术等。

"活尸"模型的未来

"活尸"模型为学员提供了一个安全的学习环境和绝佳的学习机会，可以训练基本开颅脑血管外科手术技能，提升技能操作信心，从而保障患者安全[11~14]。部分学者还将"活尸"模型描述为"技能培训的金标准"[15]。

将类似活体的逼真条件融入"活尸"模型中，可使其价值更大；这种组合方式是任何现有模型从未提供过的，是"活尸"模型的独特功能。

8 "活尸"模型模拟脑动脉瘤手术

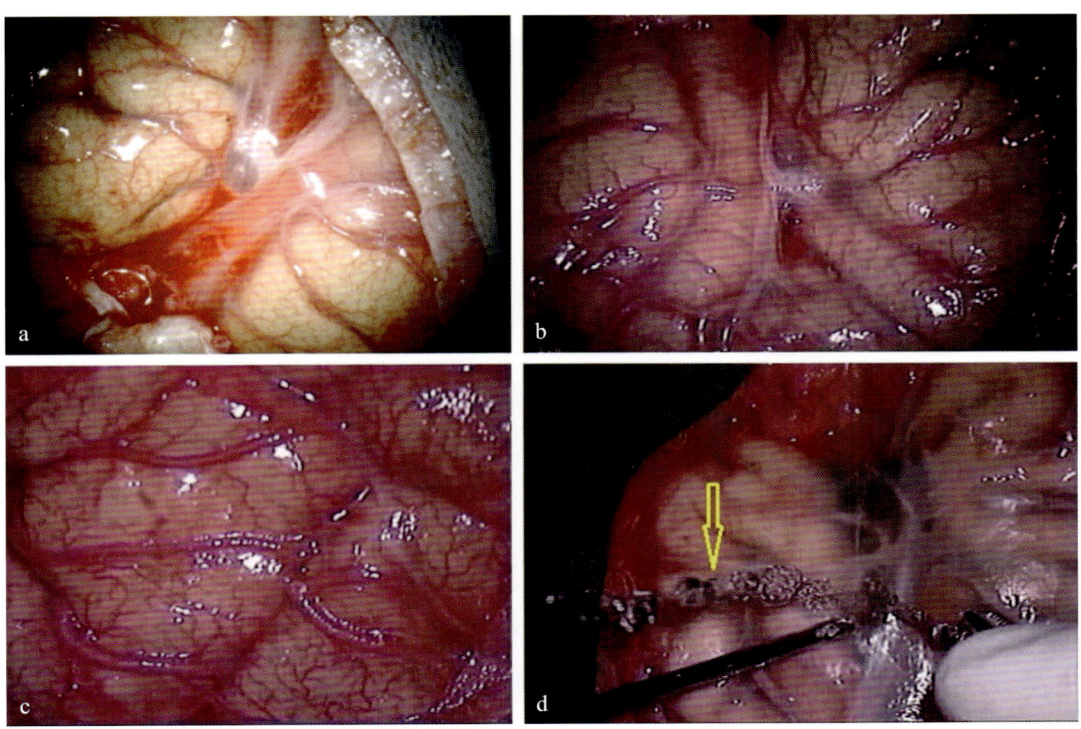

图 8.10　a~c. 脑组织表面：注意皮层血管充盈情况。d. 打开侧裂（黄箭头）后，注意蛛网膜下腔中流出的脑脊液

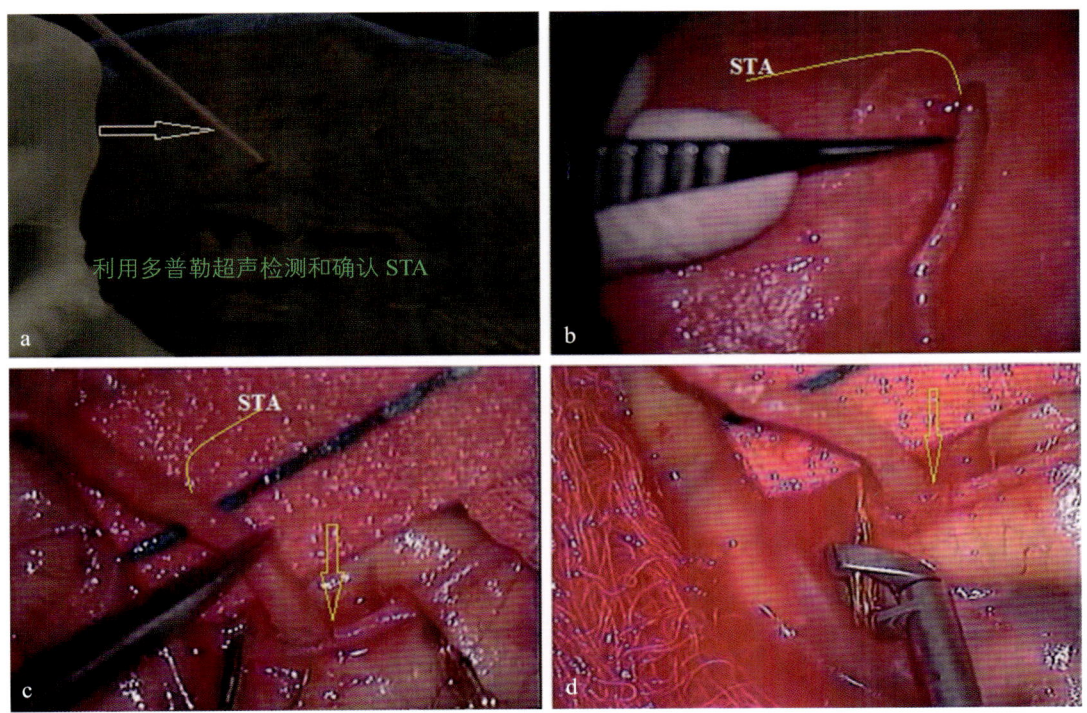

图 8.11　STA-MCA 吻合。a. 多普勒超声检测 STA（白箭头）。b. STA 分离暴露。c，d. 缝合 STA 到颞部皮层血管，可见缝线（黄箭头），手术结束时被遮盖

它允许学员使用相同的仪器和技术,如吸引器、双极电凝、回声多普勒超声检查、血流测量以及手术室常见的其他设备等,模拟外科手术,就像他们在手术室真正开展手术一样。

在使用新鲜尸体时,健康危害风险最明显。一些危险可以通过遵循普遍采用的预防措施和在尸体使用前进行血清学检查来减到最小。对于神经血管训练,我们通常使用保存完好的尸体。Benet 等应用一种新型防腐技术,在防止尸体微生物生长和大脑腐烂的同时,还能提供最佳弹性及其他逼真的物理特性[16],并成功测试了该模型效果,发现经过这种防腐处理的尸体可

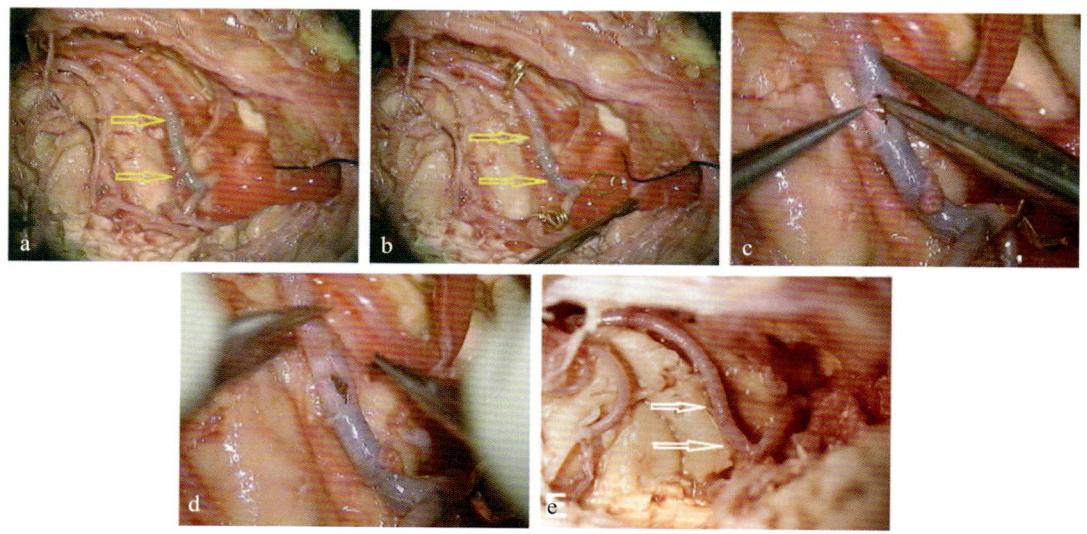

图 8.12 动脉切开取栓术。a,b. M2 段血栓(黄箭头)。c,d. 清除血栓。e. 重建动脉血流(白箭头)(经 AANS 同意)

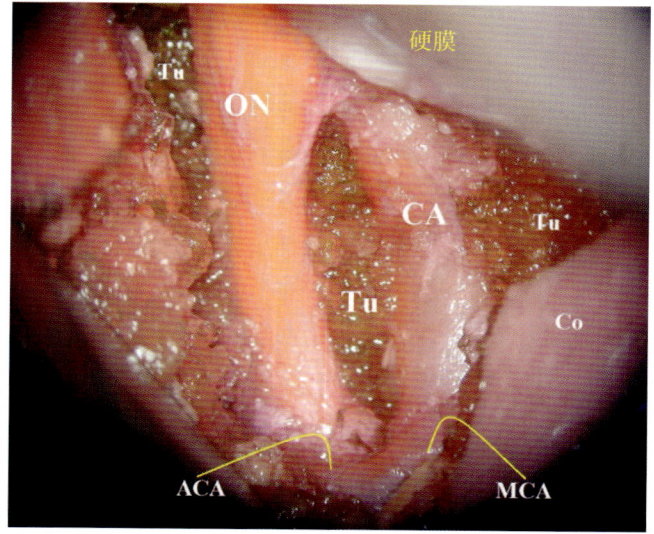

图 8.13 鞍区和鞍旁区人工肿瘤。ON. 视神经;CA. 颈动脉;Tu. 肿瘤;ACA. 前交通动脉;MCA. 大脑中动脉;Co. 棉花

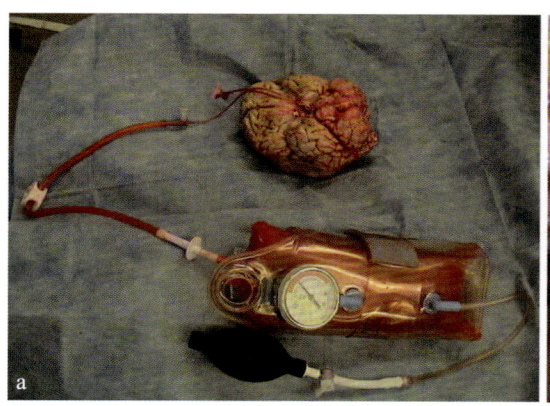 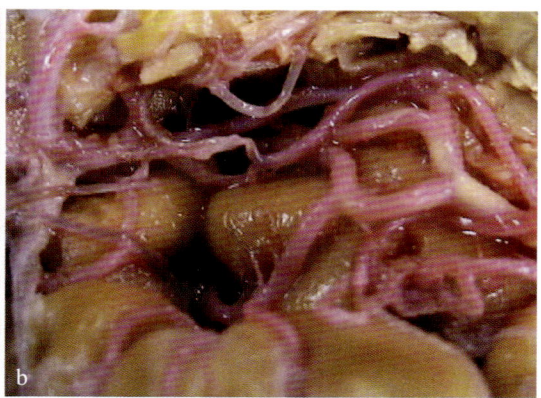

图 8.14　a. 分离出来的脑标本通过颈动脉插管与加压血袋相连。b. 岛叶表面的 MCA 分支，适合进行血管吻合搭桥训练

以保存栩栩如生的组织，并可长期重复使用[17]。与新鲜或冷冻保存的标本比较，这种防腐技术对大脑标本更有效。

设计模型和准备工作可能看起来冗长且要求很高，但实际上并不是这样。最初的准备工作是尸体解剖的传统准备方法，唯一的区别是最后的插管和灌洗，大多可在 90 分钟内完成。我们可以让供应商按照所需要的方式置管，这将减少准备时间和工作量。准备动脉瘤模型相对费时，但准备本身也是训练的一部分。这种准备包括开颅，进行血管和神经结构的显微暴露，然后进行显微吻合以制备动脉瘤。

为了将来使用"活尸"模型，我们正努力为神经外科住院医师的最后几年开发一套新的回顾性学习课程，他们将花费整整一周的时间练习学习过的所有神经外科手术，以及那些他们没有机会练习的手术，最终能够在不同部位制备、夹闭动脉瘤和处理并发症。这种高级训练是一种过渡，每位外科住院医师在自己真正开始手术前，"活尸"模型将是第一个手术案例。为了更方便地使用模型，我们还设计了可放置在紧凑包装盒中的特殊泵，和血袋（US 6790043）连在一起[18]。

与此同时，临床淘汰的心脏泵只要进行很少的修缮，就可很好地工作，各种导管、套管和可获得的其他医疗设施配件，血液模拟剂可以购买配方商品或自制。

毫无质疑，"活尸"模型的理念可用于其他外科专业的技能训练。我们曾经介绍过使用整个尸体标本来训练创伤、穿透伤抢救和气道管理[19, 20]。

结论

在人体血管中制备假动脉瘤，可以真实模拟脑动脉瘤手术和术中动脉瘤破裂的处理过程，为住院医师和受训人员在逼真手术环境中训练手术技能提供了绝佳的机会。"活尸"模型结合了真实人体解剖结构和逼真的操作环境，这种模式可以显著改善目前脑动脉瘤手术和神经外科技术的培训质量，对于在住院医师训练阶段没有足够临床实践机会的住院医师尤其重要。

致谢　感谢罗纳尔达威廉姆斯的编辑协助和罗恩特里贝尔的艺术工作。

参考文献

1. Liu A, Huang J. Treatment of intracranial aneurysms: clipping versus coiling. Curr Cardiol Rep. 2015;17(9): 628.
2. Batjer H, Samson D. Intraoperative aneurysmal rupture: incidence, outcome, and suggestions for surgical management. Neurosurgery. 1986;18:701–7.
3. Batjer H: Comment on Lawton MT, Du R: Effect of the neurosurgeon's surgical experience on outcomes from intraoperative aneurysmal rupture. Neurosurgery. 2005;57:9–15.
4. Chowdhry SA, Spetzler RF. Genealogy of training in vascular neurosurgery. Neurosurgery. 2014;74(Suppl 1):S1989–203.
5. Yasargil MG. Microneurosurgery, vol. I. New York: Thieme Stratton; 1984. p. 6.
6. Alaraj A, Luciano CJ, Bailey DP, Elsenousi A, Roitberg BZ, Bernardo A, Banerjee PP, Charbel FT. Virtual reality cerebral aneurysm clipping simulation with real-time haptic feedback. Neurosurgery. 2015;11(Suppl 2):52–8.
7. Singh H, Kalani M, Acosta-Torres S, El Ahmadieh TY, Loya J, Ganju A. History of simulation in medicine: from Resusci Annie to the Ann Myers Medical Center. Neurosurgery. 2013;73(Suppl 1):9–14.
8. Mori K, Yamamoto T, Nakao Y, Esaki T. Development of artificial cranial base model with soft tissues for practical education: technical note. Neurosurgery. 2010;66(6 Suppl Operative):339–41.
9. Aboud E, Al-Mefty O, Yasargil MG. New laboratory model for neurosurgical training that simulates live surgery. J Neurosurg. 2002;97:1367–72.
10. Aboud E, Aboud G, Al-Mefty O, Aboud T, Rammos S, Abolfotoh M, Hsu SP, Koga S, Arthur A, Krisht A. "Live cadavers" for training in the management of intraoperative aneurysmal rupture. J Neurosurg. 2015;123(5):1339–46.
11. Reed AB, Crafton C, Giglia JS, Hutto JD. Back to basics: use of fresh cadavers in vascular surgery training. Surgery. 2009;146:757–62.
12. Jansen S, Cowie M, Linehan J, Hamdorf JM. Fresh frozen cadaver workshops for advanced vascular surgical training. ANZ J Surg. 2014;84(11):877–80.
13. Mitchell EL, Sevdalis N, Arora S, Azarbal AF, Liem TK, Landry GJ, Moneta GL. A fresh cadaver laboratory to conceptualize troublesome anatomic relationships in vascular surgery. J Vasc Surg. 2012;55(4):1187–94.
14. Benet A, Plata-Bello J, Abla AA, Acevedo-Bolton G, Saloner D, Lawton MT. Implantation of 3D-printed patient-specific aneurysm models into cadaveric specimens: a new training paradigm to allow for improve-ments in cerebrovascular surgery and research. Biomed Res Int. 2015;2015:939387.
15. Anastakis DJ, Regehr G, Reznick RK, et al. Assessment of technical skills transfer from the bench training model to the human model. Am J Surg. 1999;177:167–70.
16. Benet A, Rincon-Torroella J, Lawton MT, S'anchez JJG. Novel embalming solution for neuro-surgical simulation in cadavers: laboratory investigation. J Neurosurg. 2014;120(5):1229–37.
17. Anderson SD. Practical light embalming technique for use in the surgical fresh tissue dissection laboratory. Clin Anat. 2006;19:8–11.
18. Aboud ET. Method and apparatus for surgical training. U S Patent No US 6,790,043. Sep 2004.
19. Aboud ET, Krisht AF, O'Keeffe T, Nader R, Hassan M, Stevens CM, et al. Novel simulation for training trauma surgeons. J Trauma. 2011;71:1484–90.
20. Aboud ET, Aboud G, Aboud T. "Live cadavers" for practicing airway management. Mil Med. 2015;180(3 Suppl):165–70.

9

尸体模型在脊柱手术模拟训练中的应用

Theodosios Stamatopoulos, Vijay Yanamadala, John H. Shin

简介

脊柱外科学起源于公元前 3000 年左右的古埃及[1]。神经外科是一门需要高水平技能的专业，这不仅是因为中枢和外周神经系统复杂的解剖结构，而且不可逆的损伤很容易对患者造成伤害。脊柱外科医师经常会遇到如下情况，MRI 或 CT 扫描显示明显的脊柱病变，但手术难度大、复杂。临床经验表明神经外科患者可能处于非常危急的状态，因此需要合格和有经验的外科医师，准确、精细地进行手术。Moby 等在得克萨斯大学医学院进行的一项有趣研究中发现，在 3 505 名美国神经外科学会的成员中，有 415 人被问到他们是否在错误的脊柱水平上进行了手术[2]。有趣的是，调查显示超过一半的人在职业生涯中犯过错误。但在同一项研究中，研究人员还发现多年后在错误脊柱水平进行手术的风险大大降低。此外，脊柱手术的新技术和新设备的引进，为医生们寻找新的方法来提高他们的技能开辟了道路。目前已经建立了几种外科实验室，可以在这些实验室中模拟术中条件。在过去的几十年里，人们对这类训练越来越感兴趣。在尝试了不同的模型变体之后，人和动物尸体模型将脊柱外科训练提升到了一个新的水平。因此，在尸体捐献者无法估量的帮助下，受过高级和初级训练的医师可以有很显著的提高。尸体提供了精确的人体标本，并为年轻的外科医师提供了很好的媒介来练习解剖技巧。在尸体上模拟脊柱手术，外科医师接受颈椎、胸椎和腰椎手术的训练，同时要保持脊柱的力学稳定性，更重要的是对脊髓及其神经根的保护。

T. Stamatopoulos (✉)
Department of Neurosurgery, Massachusetts General
Hospital, Harvard Medical School,
Boston, MA, USA

CORE–Center for Orthopedic Research at CIRI–AUTh,
Aristotle University Medical School,
Thessaloniki, Hellas, USA

V. Yanamadala · J. H. Shin
Department of Neurosurgery, Massachusetts General
Hospital, Harvard Medical School,
Boston, MA, USA

© Springer International Publishing AG, part of Springer Nature 2018
A. Alaraj (ed.), *Comprehensive Healthcare Simulation: Neurosurgery*,
Comprehensive Healthcare Simulation, https://doi.org/10.1007/978-3-319-75583-0_9

为什么脊柱手术训练需要尸体模型？

脊柱是生命之树，尊重它。

——玛莎·格雷厄姆

虽然玛莎不是神经外科医师而是舞蹈家，但她说的绝对正确。

脊柱的作用

脊柱承担支撑上半身负荷和保护脊髓的功能。大脑的信息通过脊髓传递到身体的其他部位并向大脑反馈。脊柱是非常复杂的结构，是由一块块连接在一起的椎骨构成的"S"形柱形物。脊柱由24块椎体（7块颈椎、12块胸椎、5块腰椎）和骶骨组成，形成4个生理弯曲（颈曲、胸曲、腰曲和骶曲）。椎间盘连接椎骨，吸收和分散来自彼此的负荷。令人印象深刻的是，每一块椎骨都独一无二。由于肌肉的张力和强大的韧带，脊柱非常稳定，并允许躯干进行三维运动[3]。脊柱分为3个柱：后柱、中柱和前柱[4]。更重要的是，脊柱将身体固定在正确的位置并保护脊髓，脊髓发出神经根支配身体的运动和感觉。

在尸体上学习

神经组织非常敏感，很明显，准确性是脊柱手术时的一个先决条件，因为每一次神经损伤都可能导致毁灭性和不可逆转的后果。Sclafani JA.等表示，在微创脊柱手术如经椎间孔椎间融合中，实现手术技艺的精通非常困难。具体而言，平均在进行30例手术后并发症发生率显著降低，15例手术后手术所需时间缩短[5]。在另一项研究中，Gonzalvo A.等证明，对于住院医师来说，正确放置椎弓根螺钉约需要25例患者，也就是说需要置入80颗螺钉，说明这种操作很难学会[6]。很明显，缺乏经验会导致手术时间延长，从而增加每次手术的成本。不幸的是，住院医师在整个培训过程中所经历的病例数可能达不到这一数量；同时在英国和美国的医学课程中，最后几年里很少接触神经外科领域[7]。此外，已经证明学生通过尸体解剖可以更好地理解剖学[8]。Kshettry VR等研究发现，美国93.8%的神经外科课程包括尸体解剖——其中77%的人练习了脊柱器械操作。更重要的是，"教育工作者认为尸体解剖是培训的一个重要组成部分"[7]。神经外科医师大会（CNS）在2010年成立了一个委员会，组织对住院医师的教育工作，使他们更好地为手术做准备（图9.1）。住院医师接受了教育培训，并在模拟模型中多次执行相同的手术；因此，当他们进入手术室或以后接受培训时，他们变得更有经验[9]（表9.1）。因此，应鼓励每一位初出茅庐的脊柱外科医师尽早接受尸体模型训练，了解脊柱的解剖结构，提高手术技能。

关于尸体

约在公元前3世纪早期，希腊医生查尔塞顿的希罗菲卢斯和希奥斯的伊拉西斯特拉图进行过尸体解剖。后来，在公元1506年，达·芬奇详细研究了人体。近年来，尸体解剖是全球多数医学院校解剖学课程的一部分，学生有时会自愿参加[8]。此外，各个专业的医生都用这些尸体来提升他们的技能。目前，捐献遗体比例仍然很低，因为很少有人愿意将自己或家人的遗体捐献给科学界。通过某些技术，专家们可以将尸体长期保存在一个非常好和可接受的情况下。这是解决问题的一个方法，因为这样可以提供大量的组织来学习，并为培训课程制订时间规划[11,12]。目前主要有4种技术来保存尸体（新鲜冷冻法、福尔马林法、泰尔法和饱和盐溶液法），每种方法都各有价值[12]，为训练提供的组织质量存在差异。一方面，泰尔法和饱和盐溶液法在组织和关节的运动范围和柔软度方面没有显著差异。另一方面，新鲜冷冻法似乎是其中最受欢迎的方法，因为它提供了最接近新鲜标本的操作。不过，采取哪种保存方法始终取决于实验室的设施[12]。Tomlinson JE 等表明，当学员被要求在尸体上放置椎弓根螺钉并评估尸体质量时，他们对采用泰尔法保存的尸体更满意[13]。此外，我们发现在全球范围内，除了由橡胶制成的关节融合模型，没有任何在小儿尸体上进行研究或训练的实验室[14]。

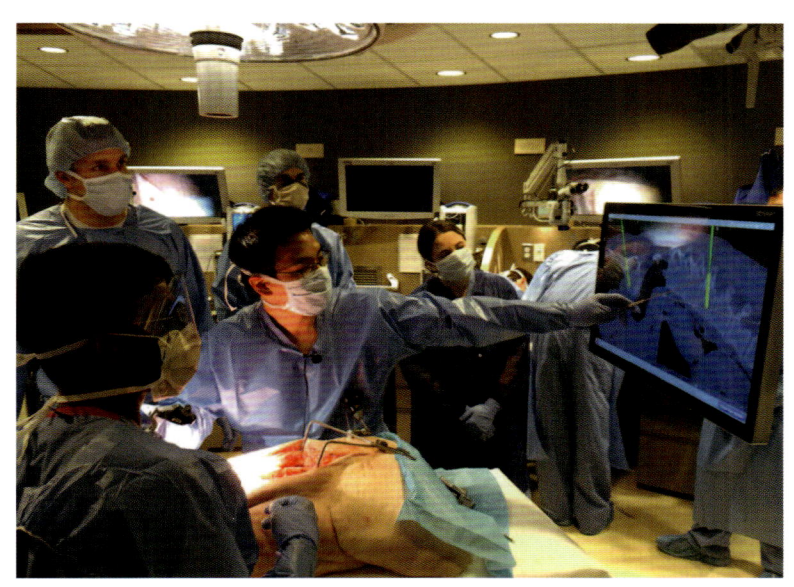

图 9.1 住院医师正在学习解剖和正确的椎弓根螺钉定位

表 9.1 尸体脊柱手术的优缺点[18, 19]

优点	缺点
减轻患者对外科医生在其身上学习带来的压力	人和动物伦理方面受限
提高技能和经验，学习如何使用机械力	再次手术困难
学习解剖和解剖标志	不等于活人
可以从经验丰富的外科医生那里得到指导，有宝贵的时间进行讨论	可以在动物组织上手术
缺乏术中压力感，有可能出错	在"安全环境"下手术，不会犯错无临床并发症
使用最新设备操作，熟悉新技术	课程可能很贵，而且是在特定地点举办
能够很快熟悉手术室设置	可能完全没有脊柱病理学改变
能够持续评估受训者	有些是假设的手术程序
对住院期间可能没有机会接触的案例进行培训	未在术后测试脊柱稳定性
每次手术的成本/时间都在减少	术中无法检测轻微神经损伤
提高医疗服务质量	

特别是在英国，允许某人将身体捐献给科学研究的最低年龄是 17 岁。进行尸体解剖一定要保持尊重的态度且只能出于教育的原因。综上所述，在组织保存技术的帮助下，尸体训练将有助于将手术的致残率和死亡率降到最低。

建立培训实验室

许多尸体培训实验室为神经外科医师或矫形外科医师提供机会，让他们掌握各种技术，或了解新器械和新方法[7]。如果没有人的尸体，也可以使用绵羊或猪[11, 15]。由于解剖学上的相似性，羊的脊椎为训练提供了一个可接受的标本，因此这种技术同样可以在人类身上重复，尤其是腰椎手术[16~18]。使用绵羊时首选经胸入路，使用猪时多采用经前腹入路[10]。模拟脊柱手术时采用新鲜组织非常重要，在分离时能很好地模拟现实中的软组织。动物尸体是一种有用且廉价的教育工具，很容易获取[10]。手术室环境和最新的设备器械也非常重要，C 臂或计算机辅助图像引导技术有助于受训者在术前和术后对每个病例进行可视化检查。术前行影像学检查并与有经验的外科医师进行讨论，鼓励学员根据局部解剖情况选择正确的手术入路和合适的器械。

总之，基础设施和特殊手术设备的结合，加上合适的导师指导，使得培养可胜任工作的医师成为可能。

理论部分

由于课程安排是为了从手术和理论两个方面全面培训脊柱外科医师，所有的尸体培训课程都包括理论课程，学员可借此扩展理论知识。外科医师通过强调一系列问题和有争议案例来接受教育，这些问题都是关于是否应该做手术以及如何（哪种手术和入路）进行手术。矫形外科和神经外科医师可以交流脊柱手术方面的经验，因为某些病例需要他们的协作。外科医师的一项基本技能是知道什么时候不应该引导患者去做手术，这些讨论为受训者提供了有价值的原则。通过这些课程，脊柱外科医师有机会讨论罕见和困难的病例，需要特殊治疗和随访的患者类型，以及脊柱外科的最新技术。众所周知，脊柱手术是选择性的，而且国际医疗中心的外科医师正在制定新的指南，基于此，尸体解剖课程为有意义的讨论提供了独特的机会。Berjano P 等的研究表明，学员通过与专家讨论感到非常满意，因为他们有机会进行有益的基于案例的对话，更重要的是，近 70% 的学生改变了对适当治疗的看法[19]。因此，受训者可以评估他们的知识水平，并在他们的职业生涯中获得有价值的指导。不幸的是，有一些讨论过的病例可能在尸体上看不到，如翻修、恶性肿瘤或脊柱转移、骨折（骨质疏松或病理性）、感染、脊柱侧凸和畸形，以及其他各种特殊情况。在这种情况下，接触高素质和经验丰富的外科医师，通过一对一的教学和实践培训，学员可以更好地理解整个手术过程并获得必要的经验。

此外，尸体实验室还配备了新的高质量神经外科设备。受训者可以测试这些工具，演示如何使用，如何改进，以及如何使手术更安全。通过这种方式，使外科医师们习惯于在安全环境和正确指导下操作这些器械。更重要的是，随着技术的迅速发展和新创新设备的不断应用，接触新技术变得非常必要。这样，在真正手术中，尽量避免任何可能的术中错误。

学员还可以在手术室体验实时操作模拟。要严格注意患者体位，因为任何错误都会改变手术的结果[20]。主要的术后并发症，如视力丧失、围术期周围神经损伤，甚至死亡，都可以因患者的体位不当而发生[20~22, 33]（表 9.2）。基于尸体的外科培训课程可以改进学员的态度，提升学员的自信和手术技能，并培养矫形外科和神经外科医师的外科人格[22, 23]。

表9.2 不当俯卧位下行脊柱手术的并发症

并发症	并发症
血流动力学	下腔静脉及胸部压力增高（心功能不全），急性肾衰竭
眼	缺血性视神经病变（后部和前部），视网膜中央动脉闭塞，皮质盲
神经	颅内积气、急性颈髓病、脊髓压迫（梗死）、CN VI麻痹、臂丛神经病变、尺神经麻痹、股外侧皮神经病变、感觉神经麻痹
肌肉和皮肤	急性横纹肌溶解症，动脉压迫所致肢体缺血，骨筋膜室综合征，压力性溃疡，股骨头缺血性坏死，肩关节脱位
腹部	腹腔间隔室综合征，急性肠缺血

实践部分：实际操作

到目前为止，还没有一种既能保护脊髓又能保护神经的方法。在这种情况下，我们可以通过术中神经生理监测持续关注脊柱操作（图9.1）。然而，有关于脊髓解剖变异的尸体研究对受训者是有教育意义的，外科医师能从中学习脊髓的解剖结构和解剖标志[24, 25]。

事实上，尸体的肌肉、关节和脊柱都处于可接受的状态。使用新鲜冷冻法、泰尔法和饱和盐溶液法时，尸体标本的肌肉和关节比用福尔马林处理时更柔软，活动范围更大[12]。这使得泰尔法处理的尸体更适用于螺钉置入训练[13]。除了使用尸体模型的课程外，尸体解剖也是许多科学大会的一部分，受训者学习识别脊柱的解剖结构和解剖标志。总之，目前可以通过化学方法把尸体保存在可接受的状态，在人类和动物尸体上学习，进行解剖和各种脊柱手术。

在尸体颈椎上训练

在尸体上练习颈椎手术

常见的颈椎手术旨在治疗脊髓压迫和脊柱不稳。颈椎手术对手术技巧要求很高，因为在7个颈椎（C1~C7）中，C1（寰椎）和C2（枢椎）形状独特。颈部有重要的解剖结构和神经。然而，颈椎手术后颈部必须功能正常，活动度满意。尸体脊柱手术训练包括所有这些原则，因为它提供了接近真实的条件[25]（图9.2）。学员们将学习解剖学、解剖学标志和解剖结构，以及脊柱外科基本技能。C1和C2的手术因其独特的形状和作用正受到特别关注，要求专业外科医师具有高水平的准确性和经验。多数颈椎手术可以在尸体上进行模拟，因此应将其包括在脊柱外科教育中（表9.3），根据实验室的情况决定是否分离尸体头部与体部[11]。目前，多数颈椎手术都可在尸体上进行模拟。颈部有重要的解剖结构，颈椎手术后的并发症甚至可危及生命，因此脊柱外科医师必须非常优秀（表9.4）。通过对脊柱解剖和病理学的仔细分析，正确选择手术入路和技术引导，避开术中和术后的各种"陷阱"。

在尸体上学习胸腰椎

胸椎（TS）和腰椎（LS）分别由12块和5块椎骨组成。由于许多外科手术都涉及这两个部分，因此脊柱这两个部分通常一起提及。

在尸体上练习胸椎手术

胸椎具有独特的特点。一方面，因为胸廓的稳定，作用于胸椎的力较少，因而胸椎的稳定性较高，术后并发症的发生率较低；另一方面，

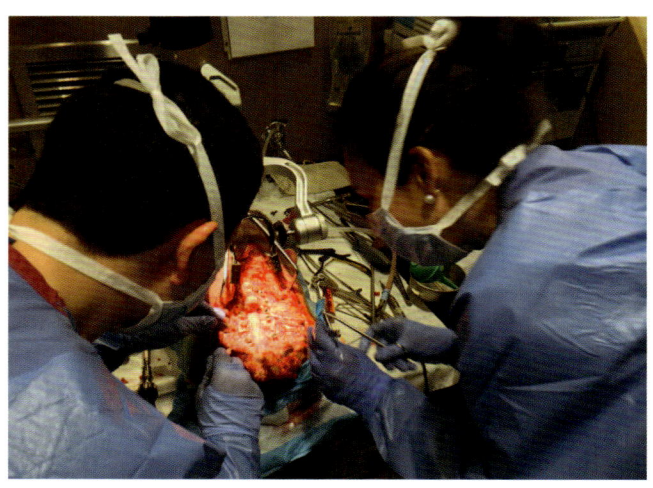

图 9.2 学员学习解剖标志和颈椎手术

表 9.3 在尸体颈椎上能模拟的手术

尸体颈椎的手术方式
C1–C2 融合和接骨板内固定术
C1、C2 稳定术
颈椎侧块螺钉接骨板内固定
颈椎后路显微椎间盘切除术
颈椎椎体切除术
前路
颈椎显微椎间孔切开术——椎板成形术
颈椎前路椎间盘切除术
硬膜外切开减压术

表 9.4 颈椎手术并发症

颈椎手术并发症[26]
颈动脉或椎动脉损伤,可能导致脑卒中
出血过多
神经根损伤(喉返、喉上和舌下神经损伤)
脊髓损伤(约 1/10 000),导致瘫痪
四肢瘫痪
脑脊液漏
颅内积气
食管、气管或声带受损
骨不愈合
螺钉错位
脊柱不稳
慢性颈或臂痛
持续吞咽或言语障碍

胸椎神经根与椎弓根距离很近,使胸椎手术变得困难[27]。在胸椎手术中,最常见的可以在尸体上模拟的是各种原因造成的脊髓压迫(肿瘤、椎间盘突出等)和关节融合,脊柱侧凸和胸椎畸形在尸体训练课程中不常见,但可以根据脊柱手术的基本原则模拟矫形手术(表 9.5)。在这些病例中,改变的解剖结构和难以辨认的解剖标志凸显了培训价值[28]。在特定实验室可设置有关脊柱侧凸、畸形和肿瘤切除的特别课程。令人印象深刻的是,10% 的成人畸形手术出现

表 9.5 在尸体胸椎上能模拟的手术

在尸体胸椎上可以学习的手术类型
胸椎椎弓根螺钉固定术
胸腔入口手术入路
胸椎手术入路：前/前外侧/后
胸椎楔形截骨术
胸腔镜椎间盘切除术

表 9.6 胸椎手术并发症

胸椎手术并发症
椎弓根骨折
螺钉错位
螺钉松动或脱出
硬脊膜损伤
神经根受刺激
感觉和运动功能障碍
双脚无力
下肢截瘫
胸腔积液
气胸－血胸
胸主动脉受撞击
右侧冠状动脉受损
脑脊液漏

了术后并发症。尽管这个比例取决于许多因素，但外科医师需要提高他们的技能并将手术风险降到最低。胸椎关节融合和脊髓减压术后，如果脊柱稳定性受到影响，通常采用螺钉、杆行固定融合。然而，学习如何正确地将螺钉置入椎弓根需要经验和术中成像（如透视或CT引导）的帮助。这种常用的外科手术似乎很难学会，尤其是在胸椎，需要经验。Burgeson RK 等在 15 具尸体上研究了住院医师学习如何将 297 枚螺钉置入胸椎椎弓根所需的时间和经验，而不管他接受了多少训练。结果表明，每名外科医师在第四具尸体上置入一定数量的螺钉后，他们的手术技能会得到显著提高，这表明模拟训练非常必要[29]。Yong Jung 的研究也证实了同样的结果，随着多年经验的积累，徒手置钉术的椎弓根螺钉误置率降低[30]。经验和正确的指导似乎是提高脊柱手术技巧和减少围术期并发症的主要因素[31,32]（表 9.6）。尸体胸椎训练有其独特的价值，学员除了学习后入路外，还有机会进行胸椎内镜手术训练（图 9.3，图 9.4）。

总之，胸椎手术也可以在尸体上进行模拟，并帮助学员提升手术技能及信心。

在尸体上练习腰椎手术

腰椎是脊柱最常见的发病部位。腰椎间盘突出症在美国是最常见的疾病之一，几乎占人口的 2%。需要行椎间盘切除术时，可采用侧入路、后外侧入路或后路入路。由于这种手术对脊柱外科医师是常规操作，所以对错误的容忍度较低（表 9.7），因此在尸体上进行训练可以为住院医师提供所需的经验。他们可以在腰椎熟悉解剖，练习困难手术。此外，减压和稳定手术涵盖了大多数病例，如椎板切开术、椎板切除术、椎板成形术、椎间孔切开术以及融合和腰椎间融合。虽然对脊柱的机械稳定性无法像现实生活中那样进行测试，但外科医师可以采取措施有效确保脊柱稳定。此外，在尸体腰椎上进行手术还可以让学员熟悉腰椎手术并发症（表 9.8）。

尸体微创手术

随着内镜和机器人手术在临床实践中的应用越来越多，需要对这些新的外科技术进行培

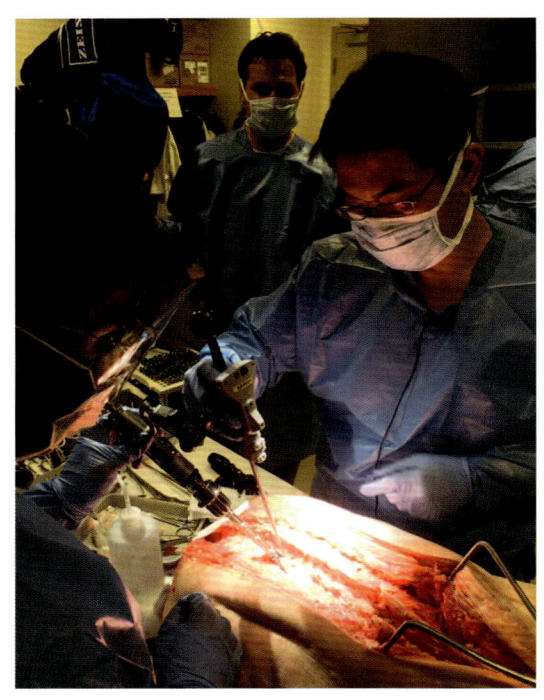

图 9.3　胸腰椎融合术。学员动手练习。在导师的指导下，正在进行透视引导下胸椎和腰椎螺钉置入

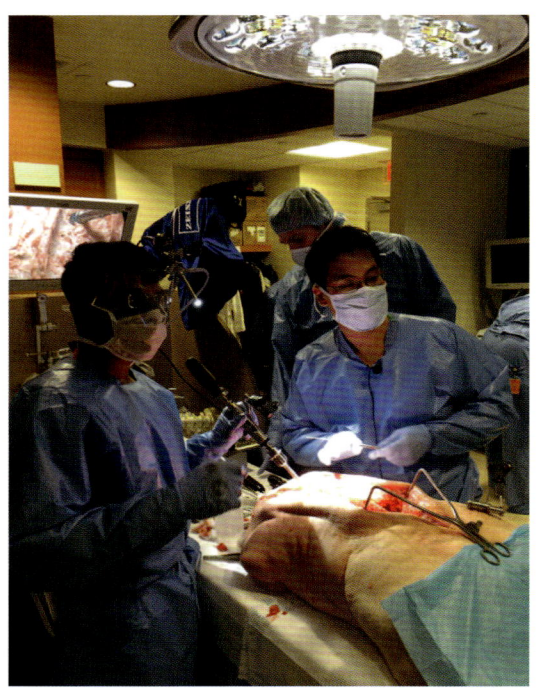

图 9.4　胸腰椎融合术。学员动手练习。在上级指导下，正在进行透视引导下胸椎和腰椎螺钉置入

表 9.7　在尸体腰椎上能模拟的手术

在尸体腰椎上所能学习的手术种类
椎弓根螺钉固定
后路椎体间融合术
整体椎间盘切除术
内镜椎间盘切除术
经皮脊柱固定术
腰椎椎间融合器
腰椎穿刺

表 9.8　腰椎手术并发症

腰椎术后并发症[33]
硬膜撕裂
下肢运动丧失——神经麻痹
腿部或腰部疼痛加重
螺钉错位
螺钉/杆断裂或松动
椎弓根骨折
脑脊液漏
邻近椎间盘突出

训。因此，在过去的几十年里，微创手术（MIS）引起了外科医生的广泛关注。毫无疑问，患者更喜欢切口较小的手术，能减轻术后疼痛，减少瘢痕形成。一项比较 MIS 与开放式后路腰椎间融合术的系统回顾研究指出，MIS 患者失血少，术后疼痛更轻，功能恢复更好[34]。基于此，外科手术正在逐渐向 MIS 转变，所有外科医师都必须改变他们的传统手术方法。此外，MIS 与术后疼痛减轻、术中和术后并发症减少有关[37]。然而，外科技术的获得基本上是通过经验积累而不是理论学习来实现的。Sclafani 等发现在第 30 次手术后，腰椎间盘微创切除术的并发症发生率明显降低[35]。尸体课程为脊柱外科医师提供了这个机会，可以在实验室环境中安全地练习技术，并在专家一对一指导的基础上学习。

Abuzayed B 等进行胸腔镜脊柱手术，如交感神经切除术、椎间盘切除术和侧入路椎体切除术，发现这种技术适用于复杂的病例，但通常的入路并不适用[36]。此外，Isaacs RE 等在尸体上成功地通过后外侧入路，在不进入胸腔的情况下进行显微椎间盘切除术，并指出这种方法对患者安全，对周围软组织损伤最小[37]。

尸体脊柱研究

除了外科训练外，尸体为我们提供了进行学术研究的机会。通过解剖分离更好地理解脊柱的解剖学和动力学[38]。Liu J 等回顾了已发表的有关颈椎解剖尺寸变化的文献，得出以下结论：男性和女性之间存在差异，亚洲人和欧美人之间的差异更为显著。这是脊柱外科医师在进行手术前必须考虑的[38]。

一些实验室也在尸体上测试了新技术和手术方法。当一项新技术被应用时，它必须经过解剖和技术方面的测试。人类尸体对外科医师练习解剖技能来说效果绝佳。Srikantha U 等证明了在尸体上进行脊柱手术训练的重要性：在应用于患者前，于 4 具新鲜冰冻尸体上测试了寰枢椎微创融合术[39]。此外，Ludwig CS 等比较了 3 种在尸体上置入椎弓根螺钉的技术：①使用解剖标志；②在椎板成形术后使用视觉和触觉提示；③使用计算机辅助引导。研究证明，考虑到颈部解剖结构、解剖变异性，以及椎弓根螺钉的放置要求较高，应在图像辅助引导下进行手术[40]。Dixon D 等在新鲜冰冻尸体上的研究发现，在颈椎螺钉置入过程中，动态手术指导有助于外科医师实时掌握螺钉置入路径，从而避免上述并发症[41]。在另一项研究中，Kessler 等研究了在尸体上使用超声引导，以便在术前找到正确的腰椎穿刺空间。当要求较少的辐射时，这项技术可以很容易地成为术中 X 线成像的替代方法[28]。

另外，尸体还被用于测试和研究脊柱重建所用内置物的生物力学特点。在 Jerry Y.Du 等对不同类型螺钉结构（这些螺钉结构用于稳定 C1-C2）的生物力学进行的荟萃分析，结果表明目前使用的技术在稳定性方面存在显著差异，因此应对它们的使用和有效性进行评估[42]。Majid K. 等用 14 具尸体的颈椎测试了延长板在机械负载下的生物力学特性和稳定性，强调了对脊柱所用材料进行进一步研究的必要[43]。此外，Reis M 等的研究结果表明，四螺钉保持架或带保持架的标准板比双螺钉保持架更稳定，尤其是在颈椎伸展和轴向旋转时[44]。

Junhui 等研究了腰椎间盘与终板力学性能的相关性，提出了腰椎间盘退变和减压手术对终板质量的影响。这一发现表明取出腰椎间盘造成相邻椎体的应力改变，导致更严重的退行性改变[45]。

像这样的研究有助于外科医师更好地了解脊柱，在体外测试所使用的器械和内置物，并帮助他们获得更好的术后效果。然而，对上述研究，需要明确指出的是每一项研究中尸体的数量不足以得出确定性结论，因此需要进一步研究。

结论

综上所述，无论技术水平或经验如何，尸体脊柱手术训练和研究都是神经外科训练的必要组成部分。尽管有这样或那样的缺点，证据显示这类训练对外科医师的表现有重大影响。从伦理角度来看，在过去几年里，我们应该为患者提供更好的医疗服务。随着新的外科技术和新设备的出现和发展，脊柱外科医师需要跟上这些变化。为了响应对新知识和培训的需求，目前已开设了许多使用尸体标本的外科技能培训课程。研究表明，尸体脊柱外科训练有助于手术医生外科人格的发展，包括理论和技能。因此，美国神经外科医师协会、欧洲神经外科医师协会以及全球许多医院和大学实验室定期组织这类培训课程。

外科医师必须具备资格，树立自己的态度，做出正确的选择。

参考文献

1. Perez-Cruet MJ, Balabhadra RSV, Samartzis D, Kim DH. Historical background of minimally invasive spine surgery. In: Kim DH, Fessler RG, Regan JJ, editors. Endoscopic spine surgery and instrumentation. New York: Thime; 2004. p. 3–18. Attaching top medical students to a career in Neurosurgery.
2. Mody MG, Nourbakhsh A, Stahl DL, Gibbs M, Alfawareh M, Garges KJ. The prevalence of wrong level surgery among spine surgeons. Spine. 2008;33:194–8.
3. Spinal disorders: fundamentals of diagnosis and treatment. Am J Neuroradiol. 2009.; https://doi.org/10.3174/ajnr.a1299.
4. Denis F. The three column spine and its significance in the classification of acute thoracolumbar spinal injuries. Spine. 1983;8:817–31.
5. Sclafani JA, Kim CW. Complications associated with the initial learning curve of minimally invasive spine surgery: a systematic review. Clin Orthop Relat Res. 2014;472:1711–7.
6. Gonzalvo A, Fitt G, Liew S, de la Harpe D, Turner P, Ton L, Rogers MA, Wilde PH. The learning curve of pedicle screw placement: how many screws are enough? Spine. 2009;34:E761–5.
7. Kshettry VR, Mullin JP, Schlenk R, Recinos PF, Benzel EC. The role of laboratory dissection training in neurosurgical residency: results of a national survey. World Neurosurg. 2014;82:554–9.
8. Nwachukwu C, Lachman N, Pawlina W. Evaluating dissection in the gross anatomy course: correlation between quality of laboratory dissection and students' outcomes. Anat Sci Educ. 2015;8:45–52.
9. Harrop J, Lobel DA, Bendok B, Sharan A, Rezai AR. Developing a neurosurgical simulation-based educational curriculum: an overview. Neurosurgery. 2013;73(Suppl 1):25–9.
10. Jones R. Leonardo da Vinci: anatomist. Br J Gen Pract. 2012;62:319.
11. Smith A, Gagliardi F, Pelzer NR, Hampton J, Chau AM, Stewart F, Mortini P, Gragnaniello C. Rural neurosurgical and spinal laboratory setup. J Spine Surg. 2015;1:57–64.
12. Hayashi S, Naito M, Kawata S, Qu N. History and future of human cadaver preservation for surgical training: from formalin to saturated salt solution method. Anat Sci Int. 2016. https://doi.org/10.1007/s12565-015-0299-5.
13. Tomlinson JE, Yiasemidou M, Watts AL, Roberts DJ, Timothy J. Cadaveric spinal surgery simulation: a comparison of cadaver types. Global Spine J. 2016;6:357–61.
14. Coelho G, Warf B, Lyra M, Zanon N. Anatomical pediatric model for craniosynostosis surgical training. Childs Nerv Syst. 2014;30:2009–14.
15. Benneker LM, Gisep A, Krebs J, Boger A, Heini PF, Boner V. Development of an in vivo experimental model for percutaneous vertebroplasty in sheep. Vet Comp Orthop Traumatol. 2012;25:173–7.
16. Gragnaniello C, Abou-Hamden A, Mortini P, Colombo EV, Bailo M, Seex KA, Litvack Z, Caputy AJ, Gagliardi F. Complex spine pathology simulator: an innovative tool for advanced spine surgery training. J Neurol Surg A Cent Eur Neurosurg. 2016;77:515–22.
17. Suslu H. A practical laboratory study simulating the percutaneous lumbar transforaminal epidural injection: training model in fresh cadaveric sheep spine. Turk Neurosurg. 2012;22:701–5.
18. Turan Suslu H, Tatarli N, Hicdonmez T, Borekci A. A

laboratory training model using fresh sheep spines for pedicular screw fixation. Br J Neurosurg. 2012;26:252–4.
19. Berjano P, Villafañe JH, Vanacker G, Cecchinato R, Ismael M, Gunzburg R, Marruzzo D, Lamartina C. The effect of case-based discussion of topics with experts on learners' opinions: implications for spinal education and training. Eur Spine J. 2016. https://doi.org/10.1007/s00586-016-4860-2.
20. Kamel I, Barnette R. Positioning patients for spine surgery: avoiding uncommon position-related complications. World J Orthop. 2014;5:425–43.
21. Stambough JL, Dolan D, Werner R, Godfrey E. Ophthalmologic complications associated with prone positioning in spine surgery. J Am Acad Orthop Surg. 2007;15:156–65.
22. DePasse JM, Palumbo MA, Haque M, Eberson CP, Daniels AH. Complications associated with prone positioning in elective spinal surgery. World J Orthop. 2015;6:351–9.
23. Chambers SB, Deehan DJ. Cadaveric surgical training improves surgeon confidence. The Bulletin of the RCS. 2015.
24. Turnbull IM, Brieg A, Hassler O. Blood supply of cervical spinal cord in man: a microangiographic cadaver study. J Neurosurg. 1966;24:951–65.
25. Breig A, Turnbull I, Hassler O. Effects of mechanical stresses on the spinal cord in cervical spondylosis: a study on fresh cadaver material. J Neurosurg. 1966;25:45–56.
26. Harrop JS, Aarabi B, Shaffrey C, Dvorak M, Fisher C. Early versus delayed decompression for traumatic cervical spinal cord injury: results of the Surgical Timing in Acute Spinal Cord Injury Study (STASCIS). PLoS One. 2012;7:e32037.
27. Ebrahim NA, Jabaly G, Xu R, Yeasting RA. Anatomic relations of the thoracic pedicle to the adjacent neural structures. Spine. 1997;22:1553.
28. Kessler J, Moriggl B, Grau T. The use of ultrasound improves the accuracy of epidural needle placement in cadavers. Surg Radiol Anat. 2014. https://doi.org/10.1007/s00276-013-1243-9.
29. Bergeson RK, Schwend RM, DeLucia T, Silva SR. How accurately do novice surgeons place thoracic pedicle screws with the free hand technique? Spine. 2008. https://doi.org/10.1097/BRS.0b013e31817b61a.
30. Oh CH, Yoon SH, Kim YJ, Hyun D, Park H-CC. Technical report of free hand pedicle screw placement using the entry points with junction of proximal edge of transverse process and lamina in lumbar spine: analysis of 2601 consecutive screws. Korean J Spine. 2013;10:7–13.
31. Gautschi OP, Schatlo B, Schaller K, Tessitore E. Clinically relevant complications related to pedicle screw placement in thoracolumbar surgery and their management: a literature review of 35,630 pedicle screws. Neurosurg Focus. 2011;31:E8.
32. Lonner BS, Auerbach JD, Estreicher MB, Kean KE. Thoracic pedicle screw instrumentation: the learning curve and evolution in technique in the treatment of adolescent idiopathic scoliosis. Spine. 2009. https://doi.org/10.1097/BRS.0b013e3181b4f7e8.
33. Shriver MF, Zeer V, Alentado VJ, Mroz TE, Benzel EC, Steinmetz MP. Lumbar spine surgery positioning complications: a systematic review. Neurosurg Focus. 2015;39:E16.
34. Goldstein CL, Phillips FM, Rampersaud YR. Comparative effectiveness and economic evaluations of open versus minimally invasive posterior or transforaminal lumbar interbody fusion: a systematic review. Spine. 2016;41(Suppl 8):S74–89.
35. Shriver MF, Xie JJ, Tye EY, Rosenbaum BP, Kshettry VR, Benzel EC, Mroz TE. Lumbar microdiscectomy complication rates: a systematic review and meta-analysis. Neurosurg Focus. 2015;39:E6.
36. Abuzayed B, Tuna Y, Gazioglu N. Thoracoscopic anatomy and approaches of the anterior thoracic spine: cadaver study. Surg Radiol Anat. 2012. https://doi.org/10.1007/s00276-012-0949-4.
37. Isaacs RE, Podichetty VK, Sandhu FA, Santiago P, Spears JD, Aaronson O, Kelly K, Hrubes M, Fessler RG. Thoracic microendoscopic discectomy: a human cadaver study. Spine. 2005;30:1226–31.
38. Liu J, Napolitano JT, Ebraheim NA. Systematic review of cervical pedicle dimensions and projections. Spine. 2010;35:E1373–80.
39. Srikantha U, Khanapure KS, Jagannatha AT, Joshi KC, Varma RG, Hegde AS. Minimally invasive atlantoaxial fusion: cadaveric study and report of 5 clinical cases. J Neurosurg Spine. 2016:1–6.
40. Ludwig SC, Kramer DL, Balderston RA, Vaccaro AR, Foley KF, Albert TJ. Placement of pedicle screws in the human cadaveric cervical spine: comparative accuracy of three techniques. Spine. 2000;25:1655–67.

41. Dixon D, Darden B, Casamitjana J, Weissmann KA, Cristobal S, Powell D, Baluch D. Accuracy of a dynamic surgical guidance probe for screw insertion in the cervical spine: a cadaveric study. Eur Spine J. 2016. https://doi.org/10.1007/s00586-016-4840-6.
42. Du Jerry Y, Aichmair A, Kueper J, Label TWDR. Biomechanical analysis of screw constructs for atlantoaxial fixation in cadavers: a systematic review and meta-analysis. J Neurosurg Spine. 2015;22(2):151–61.
43. Majid K, Moldavsky M, Khalil S, Gudipally M. An in-vitro biomechanical study evaluating cervical extension plates for stabilizing degenerated adjacent levels. Clin Spine Surg. 2016. https://doi.org/10.1097/BSD.0b013e3182a26734.
44. Reis MT, Reyes PM, Crawford NR. Biomechanical assessment of anchored cervical interbody cages: comparison of 2-screw and 4-screw designs. Neurosurgery. 2014;10(Suppl 3):412–7; discussion 417.
45. Liu J, Hao L, Suyou L, Shan Z, Maiwulanjiang M. Biomechanical properties of lumbar endplates and their correlation with MRI findings of lumbar degeneration. J Biomech. 2016;49:586–93.

10

模拟在脊髓电刺激治疗慢性疼痛培训中的应用

Konstantin V. Slavin, Dali Yin

简介

在发达国家，约 70% 的成年人在一生中会受到伴有或不伴有神经根病变的腰背痛的影响[1]，是全球主要健康问题之一[2,3]。腰背痛会导致功能受限和残疾[4]，给个人和社会带来巨大的医疗和经济负担。在美国，每年有超过 1 000 亿美元用于治疗慢性神经痛患者[5,6]。药物治疗和矫形手术已经证明对治疗慢性疼痛有一定疗效，但并不总是有效；另一方面，这些治疗可能会导致一些严重的不良反应。因此，神经外科医师需要学习其他治疗慢性疼痛的技术，从而减少相关的残疾。

目前，已就脊髓电刺激（SCS）用于慢性神经源性疼痛的治疗达成共识[7,8]。SCS 具有疗效好、可逆性好、侵袭性小、并发症发生率低等优点，使其在疼痛治疗中的应用越来越广泛。随着 SCS 系统导线和电池的改进，它已成为慢性疼痛最常用的外科治疗手段。全世界每年约有 14 000 例患者接受 SCS 置入术[9]。在过去 15 年里，美国有 60 000 多套 SCS 系统被置入人体，其中许多都取得了非常好的效果[9]。最近的两项技术创新，经皮划片和无线 SCS 装置，将进一步引发人们对经皮导线插入的兴趣。尽管技术先进、手术量大，但 30% 的置入患者在随访期间未能实现疼痛的长期缓解[10]。影响 SCS 成功率的因素有很多，包括医师经验、手术技巧、患者选择和术后随访等[9]。研究表明，外科医师的经验和手术技巧影响发病率和死亡率[11,12]。然而，SCS 并不是神经外科标准教育课程的一部分，SCS 系统置入的培训不是强制性课程。由于 SCS 系统的置入和管理需要多学科团队的合作，因此相关医师都应该熟悉患者的选择、置入和随访。为了提高其适用性，北美神经调节学会（NANS）针对神经外科医师、骨科医师、麻醉师、理疗师、神经科医师和其他人员发布了 SCS 装置指南和培训要求[9]。

神经外科手术需要多年培训以获得理论知识和手术技能，并最终提供安全、有效的高质量医疗服务。观摩和手术实操一直是主要的外科培训方法，而这类培训面临太多问题，包括患者安

K. V. Slavin (✉) · D. Yin
University of Illinois at Chicago, Department of Neurosurgery, Chicago, IL, USA
e-mail: kslavin@uic.edu; daliyin@uic.edu

© Springer International Publishing AG, part of Springer Nature 2018
A. Alaraj (ed.), *Comprehensive Healthcare Simulation: Neurosurgery*,
Comprehensive Healthcare Simulation, https://doi.org/10.1007/978-3-319-75583-0_10

全、工作时间限制和手术时间成本[13]。另一方面，外科医师必须进行实际操作以提高手术技能和保持效率。SCS是一种相对简单的神经外科手术，但仍需要训练，以最大限度地提高治疗效益，同时将患者的手术风险降至最低。此外，慢性神经疼痛患者对功能水平的高要求和进行SCS手术的外科医师数量较少，使得在手术室进行此类实践操作受限。因此，加强SCS培训和教育，对外科医师和患者的安全都非常重要。幸运的是，模拟技术为外科医师提供了机会，允许在手术室外训练相关外科手术[14]。在对真正患者进行手术前，它可以为外科医师提供适当的培训，以获得外科技能、技术和知识。

模拟培训

模拟允许外科医师在受控的环境中使用模型来训练手术，在为神经外科医师提供合适的教育和培训以获得手术技能和理论知识方面发挥了重要作用，同时不损害医疗质量或患者安全。很明显，获得和完善外科技能（包括SCS）的理想场所并不在手术室。此外，神经外科医师有必要学习外科技术，以为患者提供安全的医疗服务。模拟培训让外科医师能够在一个受保护的环境中再现SCS技术，不仅适用于住院医师和研究员，而且也适用于从业者。

目前，模拟技术在教育中的应用方式多种多样，包括虚拟现实（如计算机模拟器）、实体模型（如尸体模型和合成模型），以及侧重于技术、非技术技能和知识的混合现实模拟器。模拟的好处已经在神经外科培训中得到验证，它为外科医师提供了提升技能的机会，并在实际临床操作前提高了手术的安全性和有效性。在SCS模拟中使用的外科技术包括解剖标记的识别[1]、使用透视法放置SCS电极[2]，以及发生器置入等[3]。模拟是一种有效的SCS过程学习策略。重要的是，学生们可以重复地回到模拟训练中，直到觉得自己能执行SCS手术为止。SCS模拟可以帮助外科医师有效地放置电极，从而减少术后并发症的发生。

在实践中，使用了经皮永久导联和"隧道"技术来置入SCS系统，这些技术通常在标准手术室进行，使我们可以避免对患者进行两次电极插入。这种方法的主要优点是试验中使用的同一根导联也将用作SCS的永久电极。此外，显露深筋膜后，插入导线变得更容易，因此进入硬膜外腔变得不那么复杂，也更容易预测。在本章中，我们逐步描述了SCS治疗慢性疼痛的模拟过程，这能够为外科医生和疼痛专家提供一个无风险的学习环境，以改善手术表现。外科医师可以使用SCS技术的实体模型进行训练。

慢性疼痛：适应证与患者选择

SCS主要用于治疗神经源性疼痛，如背部手术失败综合征（FBSS）、复杂区域疼痛综合征（Ⅰ型，反射性交感神经营养不良；Ⅱ型，因果痛）、周围神经病变、脊髓蛛网膜炎、腰神经根炎和血管周围疾病引起的严重缺血性疼痛。FBSS是SCS最常见的指征。对于神经源性疼痛患者，需要行MRI和（或）CT检查，以排除可以通过手术治疗的病变。

在使用SCS时，选择适合的患者是成功的主要决定因素，依据正确的诊断、保守治疗失败、心理评估、医学评估、患者期望和SCS疼痛缓解试验选择患者。了解什么因素可以导致SCS的良好结果，这在患者咨询中至关重要。

SCS手术技术

每年北美神经调节学会都会开展SCS尸体培训课程。

美敦力、圣犹他和波士顿科学医学实验室可提供有真实手术环境,外科医师能够在专家指导下模拟 SCS 手术的机会。我们在 SCS 手术中采用隧道试验技术,从开始就包括插入永久性经皮电极。该手术技术包括两个阶段,第一阶段为电极置入,第二阶段为电极内化和置入 SCS 发生器。

第一阶段:电极植入

在麻醉监护下置入电极。患者取俯卧位(图10.1),通过 C 臂获取腰椎正位影像,确定切口位置(图10.2)。局麻药后取 2 cm 直切口,剥离软组织,在皮肤下和筋膜上方形成一个口袋(图10.3)。首先,在透视引导下(图10.5)将一根 18 号 Tuohy 针利用阻力消失技术插入硬膜外腔(图10.4),通常位于 L2–L3 水平。然后将导丝穿过针,确认无误后拔除。在实时荧光透视下,第一个经皮电极通过针头插入硬膜外腔(图10.6)并推到靶位,如 T8-T9 水平。与此类似,第二个经皮电极穿过针头,并与第一个电极平行,直达所需位置(图10.7)。

将电极并排置于硬膜外间隙后,开始术中刺激试验。在开始试验之前,停用镇静药物,将电极连接到临时延长线和测试装置(图10.8)。通过询问患者感受,测试不同配置和刺激参数,直到患者描述已完全覆盖疼痛区域,其间可能需要调整电极位置以改变感觉异常的分布。术中试验完成后,通过 C 臂透视记录电极位置。最后取出针头,将电极固定于筋膜(图10.9)。

在原定发生器位置的对侧,将两条临时延长电缆埋入皮下,并自离原始中线切口 10 cm 处的皮肤处引出(图10.10)。延长电缆连接到 SCS 电极,多余电极盘绕在筋膜上方、临时电缆连接的下方(图10.11),以保护电极。切口分层缝合,皮下组织用 2-0 线缝合,皮肤用 3-0 尼龙线缝合(图10.12)。用尼龙缝线将临时延长电缆固定于皮肤,以防止移位并最大限度地减少感染风险(图10.12)。将延长电缆与测试电缆相连,检查并确认所有电极触点的阻抗都在

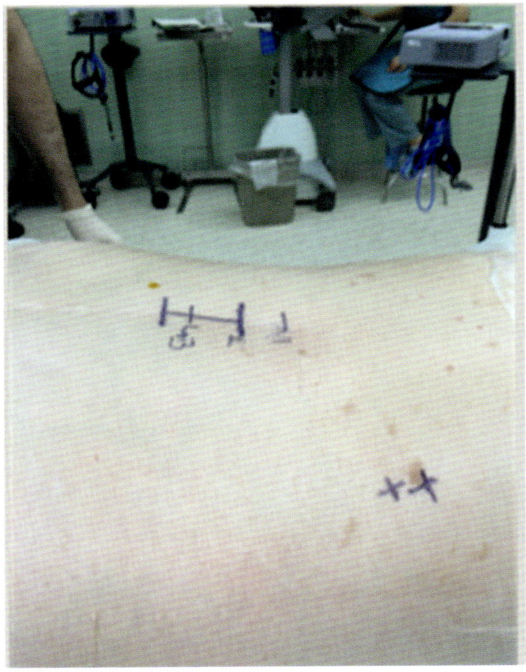

图 10.1　患者在手术台上取俯卧位

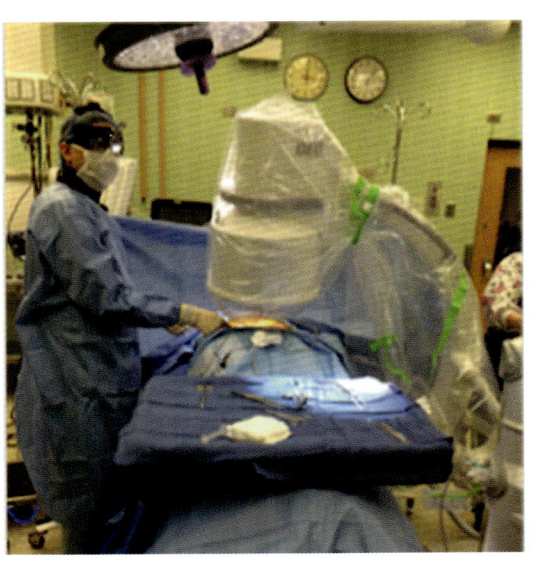

图 10.2　通过 C 臂确认手术位置

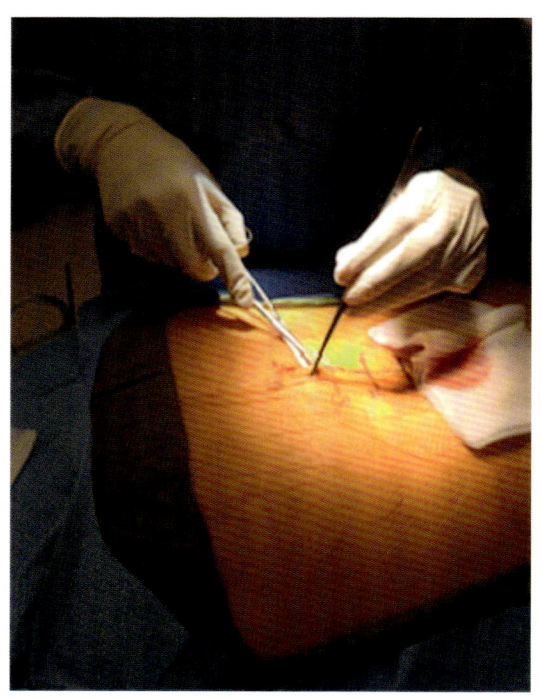

图 10.3 在皮下和软组织表面制作口袋

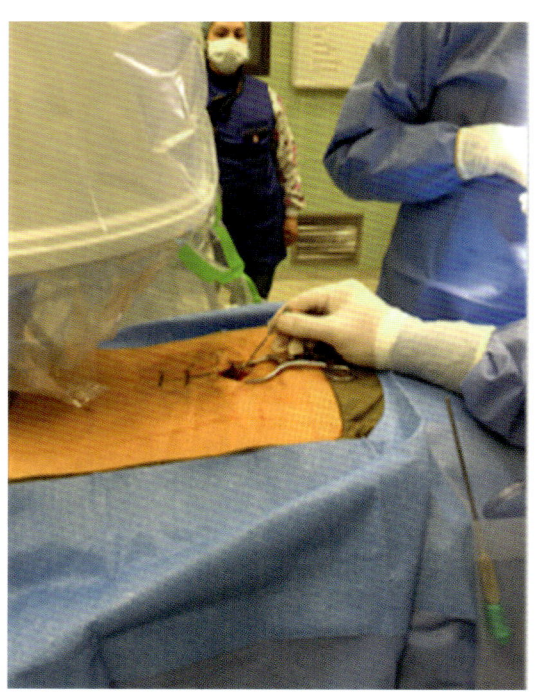

图 10.4 插入旁正中针

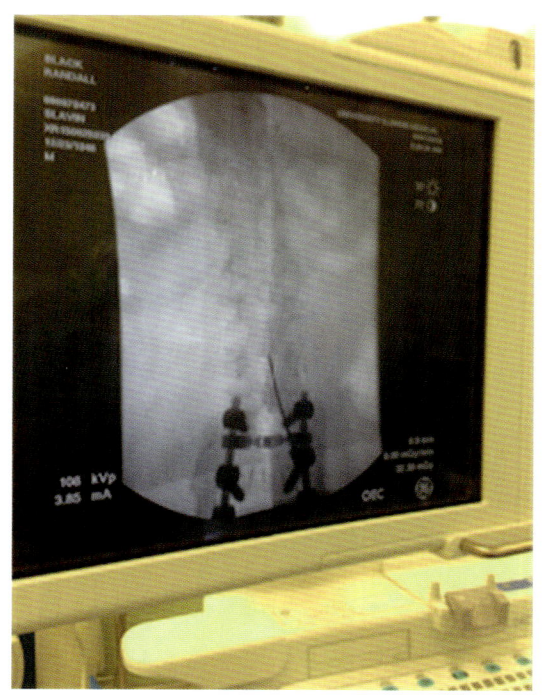

图 10.5 旁正中针插入的透视影像

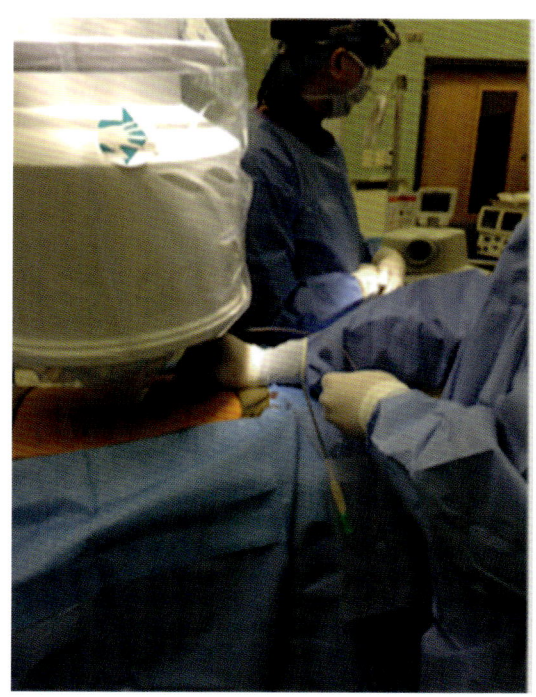

图 10.6 通过穿刺针置入皮下电极

10 模拟在脊髓电刺激治疗慢性疼痛培训中的应用

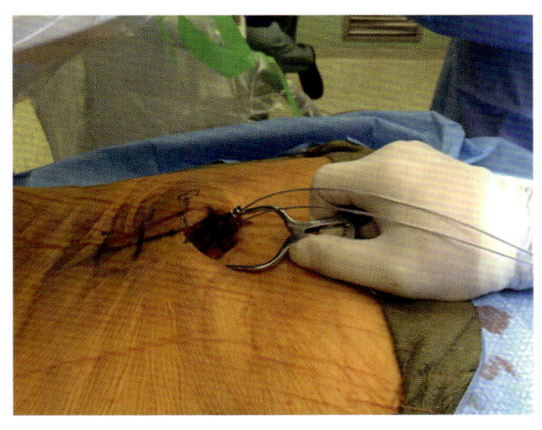

图 10.7 第二个经皮穿刺电极穿过穿刺针，与第一个电极平行置入，直达所需位置

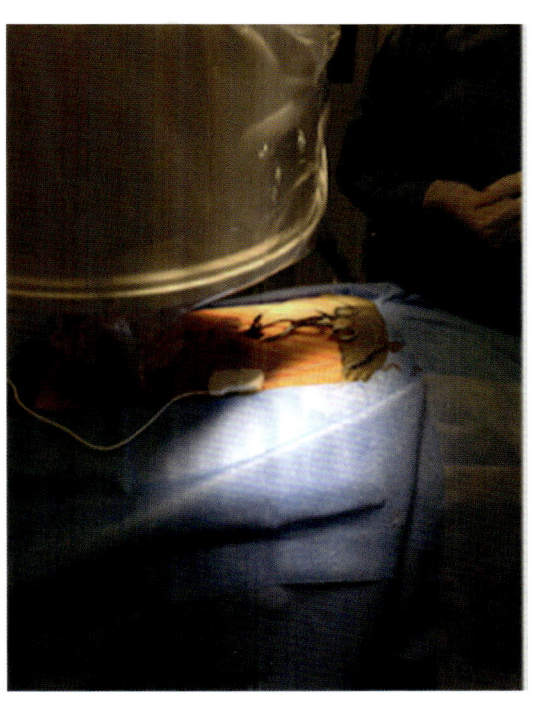

图 10.8 电极连接至测试电缆，以进行术中刺激试验

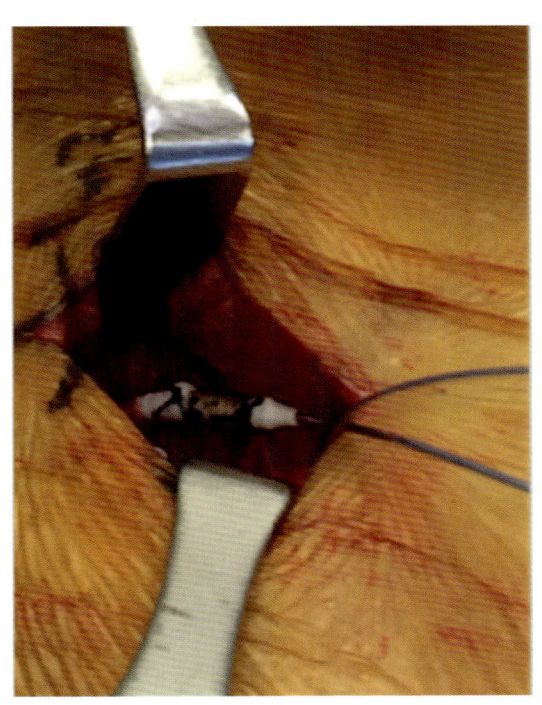

图 10.9 电极固定于筋膜。将两根不可吸收的缝线置于每个锚钉上，并将其固定于筋膜

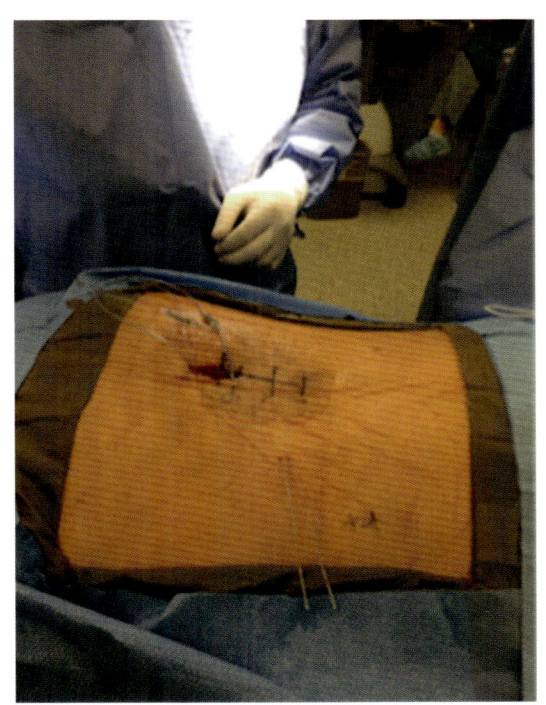

图 10.10 延长电缆的隧道以及电极和延长电缆之间的连接

正常范围以内。

患者可以测试该设备 7 天，以确认是否感觉良好，是否能充分缓解疼痛。如果试验成功，患者将进行电极内化并置入脉冲发生器（IPG）；另一方面，如果试验失败，则需要在手术室中拔出导线 / 锚定装置 / 延长电缆。

第二阶段：SCS 发生器的电极内化和置入

手术在全身麻醉下完成。如果患者不是驾驶员，通常将发生器置入腹部右侧，以避开安全带。一般情况下，患者插管后取右侧卧位，方便腰部和前腹部区域手术操作。消毒、铺巾和局部麻醉后，小心地重新打开腰部区域的缝合线，并确认电极和延长电缆；切断和取出延长线，检查电极的完整性并检查其长度，以确定腹部切口的位置足以容纳发生器；某些情况下，可能需要延长电缆。

然后，在第 12 肋骨和髂嵴之间的右侧腹部皮肤做第二个切口。在筋膜上方皮下平面下制作发生器袋，发生器表面组织层厚度小于 2 cm。电极通过腰椎和腹部切口之间的一个特殊通道与发生器相连，并用螺钉固定。继而将发生器放入口袋，用不可吸收缝线缝合于下面筋膜。最后，排查 SCS 装置故障，以确认所有触点的阻抗在正常范围，然后关闭切口。我们倾向于把发电机置于腹壁，因为这样充电和编程更容易，而且坐着和躺下时也很少有不适感。此外，腹部放置 IPG 可减少电极和延长电缆的应力，从而降低发生移位或断裂的风险。

总体来说，本章提供了关于模拟 SCS 治疗慢性神经病理性疼痛的信息。我们希望通过这种模拟培训，提高外科医师在 SCS 手术中的知识、技能和表现。

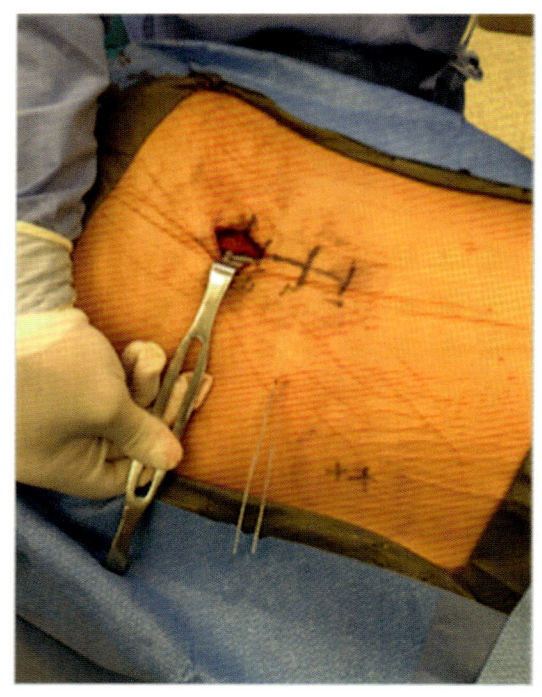

图 10.11　多余的电极盘绕在筋膜上方，但在临时电缆接口的下方

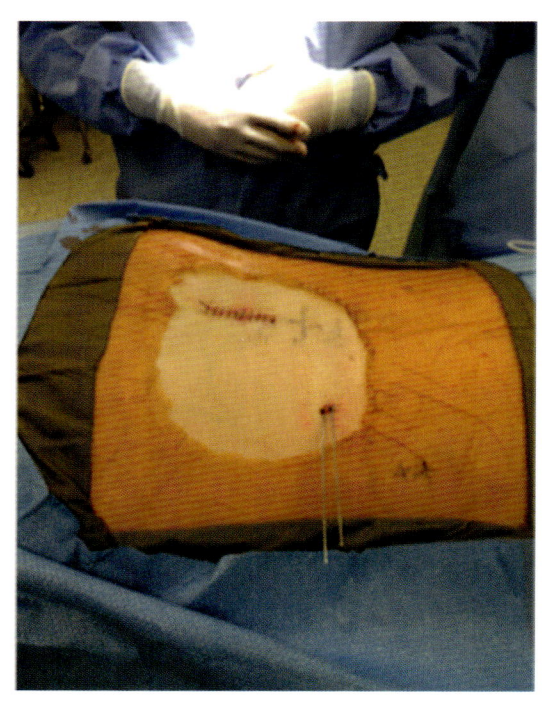

图 10.12　缝合皮肤切口

参考文献

1. Andersson GBJ. Epidemiological features of chronic lowback pain. Lancet. 1999;354(9178):581–5.
2. Hoy D, Brooks P, Blyth F, Buchbinder R. The epidemiology of low back pain, best practice and research. Clin Rheumatol. 2010;24(6):769–81.
3. Adams MA. Biomechanics of back pain. Acupunct Med. 2004;22(4):178–88.
4. Vos T, Flaxman AD, Naghavi M, Lozano R, Michaud C, Ezzati M, et al. Years lived with disability (YLDs) for 1160 sequelae of 289 diseases and injuries 1990–2010: a systematic analysis for the Global Burden of Disease Study 2010. Lancet. 2012;380(9859):2163–96.
5. Katz JN. Lumbar disc disorders and low-back pain: socioeconomic factors and consequences. J Bone Joint Surg Am. 2006;88(2):21–4.
6. Luo X, Pietrobon R, Sun SX, Liu GG, Hey L. Estimates and patterns of direct health care expenditures among individuals with back pain in the United States. Spine. 2004;29(1):79–86.
7. Slavin K. Epidural spinal cord stimulation: indications and technique. In: Schulder M, editor. Handbook of functional and stereotactic surgery. NewYork: Marcel
8. Dekker; 2002. p. 417–30. Burchiel KJ, Slavin KV. Peripheral neuropathic pain syndromes. In: Batjer HH, Loftus CM, editors. Textbook of neurological surgery. Philadelphia: LWW; 2003. p. 3013–22.
9. Henderson JM, Levy RM, Bedder MD, Staats PS, Slavin KV, Poree LR, North RB. NANS training requirements for spinal cord stimulation devices: selection, implantation, and follow-up. Neuromodulation. 2009; 12(3):171–4.
10. De La Cruz P, Fama C, Roth S, Haller J, Willocj M, Lange S, Pilitsis J. Predictors of spinal cord stimulation success. Neuromodulation. 2015;18(7):599–602.
11. Bilimoria KY, Phillips JD, Rock CE, et al. Effect of surgeon training, specialization, and experience on outcomes for cancer surgery: a systematic review of the literature. Ann Surg Oncol. 2009;16:1799–808.
12. Holm T, Johansson H, Cedermark B, Ekelund G, Rutqvist LE. Influence of hospital-and surgeonrelated factors on outcome after treatment of rectal cancer with or without preoperative radiotherapy. Br J Surg. 1997;84:657–63.
13. Alaraj A, Lemole MG, Finkle JH, Yudkowsky R, Wallace A, Luciano C, Banerjee PP, Rizzi SH, Charbel FT. Virtual reality training in neurosurgery: review of current status and future applications. Surg Neurol Int. 2011;2:52.
14. Alaraj A, Charbel FT, Birk D, Tobin M, Luciano C, Banerjee PP, Rizzi S, Sorenson J, Foley K, Slavin K, Roitberg B. Role of cranial and spinal virtual and augmented reality simulation using ImmersiveTouch modules in neurosurgical training. Neurosurgery. 2013;72(Suppl 1):115–23.

第四部分

虚拟现实（VR）模拟

11

触觉学概论

Edwing Isaac Mejia Orozco, Cristian Javier Luciano

触觉学概论

触觉学是研究触摸感觉的科学，可以"触摸"在虚拟环境中模拟的虚拟对象。触觉相对于摸到，就像视觉相对于看到，听觉相对于听到。因此，触觉设备使人类能够"感觉"到计算机生成的物体。

触觉学是一个跨学科领域，融合了计算机科学、机械设计、物理学和人类感知的概念。触觉这一术语是在20世纪初从心理物理学领域引入的。20世纪70年代，触觉技术研究集中于远程机器人技术。在90年代早期，第一个商业化的触觉设备诞生了，命名为SensAble PHANToM。近20年来，触觉学成为世界范围内研究和发展的一个活跃领域[1]。

与支持单向交互的计算机图形学不同，触觉学是对称的和双向的。提供这种双重交互的设备有机器人远程遥控器、外骨骼、物理康复和锻炼器、智能辅助设备、高级假肢和"近场"远程机器人等[2]。

通常，计算机交互的单向交互如图11.1所示，用户向计算机提供输入命令，设备处理数据并在显示设备上呈现出新图像。这是一个闭环过程，除了显示的图像之外，没有其他反馈提供给用户[2]。

触觉是一种双循环相互作用，这意味着有两个控制闭环。换句话说，与先前类型的单向交互的区别在于，它与计算机图形学一样，不仅仅存在一个循环。触觉学认为在触觉装置上有一个机器闭环，在人的感觉系统上有另一个闭环。图11.2更好地描述了这种触觉双循环相互作用[2]。

触觉渲染是一个术语，用于描述计算机如何生成要由触觉设备施加的力。触觉渲染周期是一个闭环，基于用户的手部运动（输入）以及对此类运动的检测以重新生成运动（输出），如图11.3所示[1]。

E. I. Mejia Orozco (✉)
Department of Research and Development,
Holo Surgical S.A., Warsaw, Poland
e-mail: edwing.mejia-orozco@fulbrightmail.org

C. J. Luciano
Bioengineering, Biomedical and Health
Information Sciences, University of Illinois
at Chicago, Chicago, IL, USA

© Springer International Publishing AG, part of Springer Nature 2018
A. Alaraj (ed.), *Comprehensive Healthcare Simulation: Neurosurgery*,
Comprehensive Healthcare Simulation, https://doi.org/10.1007/978-3-319-75583-0_11

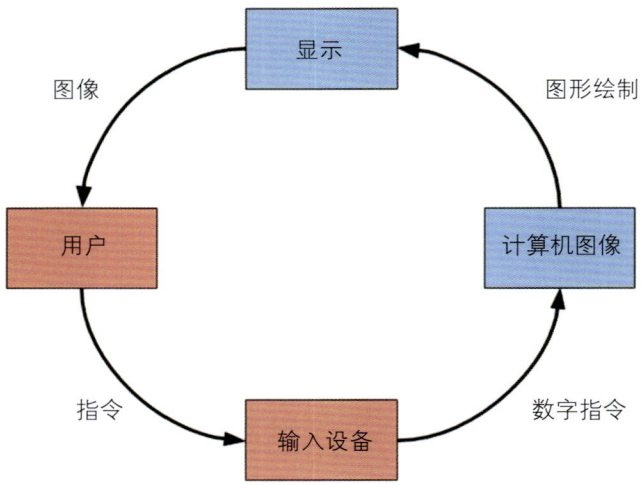

图 11.1 单向交互（改编引自 Mansor 等[2]）

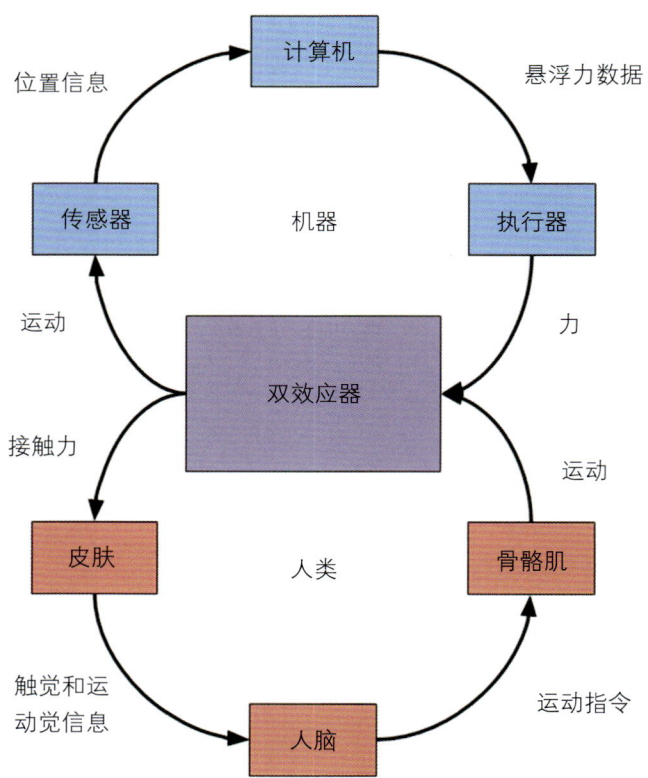

图 11.2 双循环相互作用（改编引自 Mansor 等[2]）

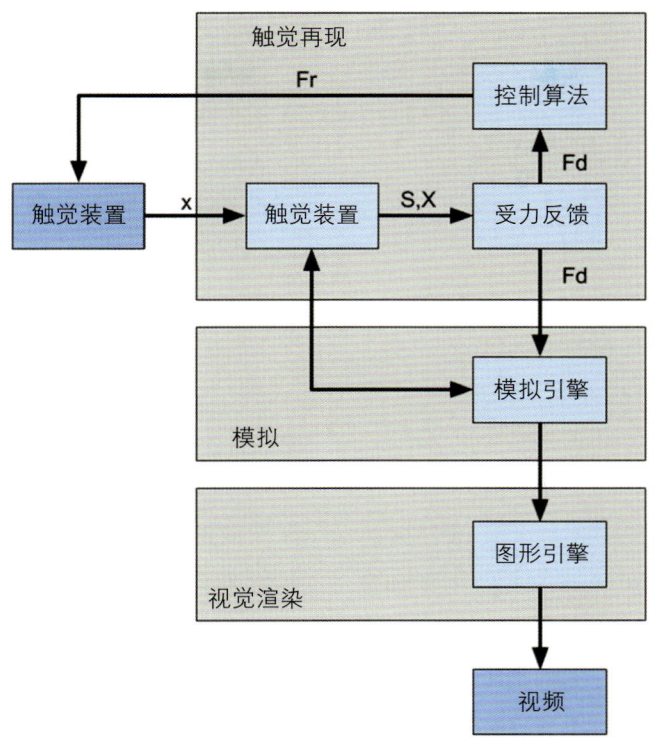

图 11.3 触觉渲染周期（改编引自 Salisbury 等[1]）

触觉学学科

触觉学分为三个学科（图 11.4）：
- 人体触觉学。
- 机器触觉学。
- 计算机触觉学。

人体触觉学

人体触觉学融合了人类的感知、认知和神经生理学。人体的感知是通过浅感觉（皮肤）和本体感觉（肌肉和骨骼）刺激来实现的。触觉包括对温度、质地、滑动、振动、力和疼痛的感知。本体感觉是基于神经系统的信息来控制肌肉和了解身体各个部位的位置的过程[3]。

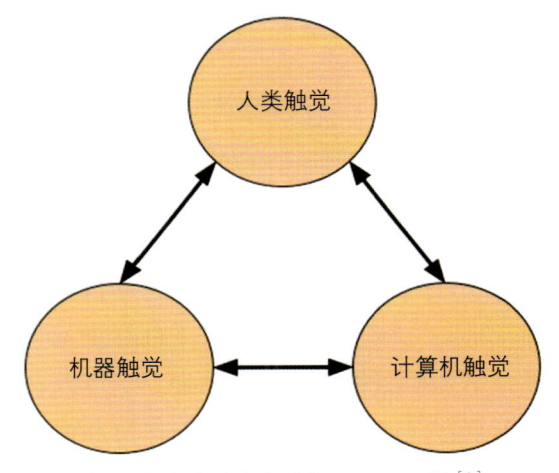

图 11.4 触觉学学科（改编引自 Salisbury 等[3]，CS277 讲座，2011 年 1 月）

运动觉是感知身体位置、重量或肌肉、肌腱和关节运动的感觉。通过触觉对物体形状的感知被称为"立体触觉"。

人类有不同类型的感觉感受器[3, 4]：

- 4种机械感受器。
- 2种热感受器。
- 2种伤害感受器（感受疼痛的游离神经末梢）。
- 3种运动感受器。

触觉依赖皮肤和肌肉骨骼系统中的大量传感器，这些传感器与运动控制系统一起工作，从而能够感知机械刺激。触觉传导对神经传导带宽没有要求。某些刺激可以在 1 kHz 的时间上被感知，空间分辨率为 1 mm。人体对某些刺激有着很强的敏感性，如频率为 300 Hz 的触觉（对应 0.1 μm 和低于 1 μm 的凸起边缘）。虽然触觉不能作为一个高带宽途径来处理字符、单词或文本等结构化信息，但它确实擅长识别三维物体[3, 4]。

触觉装置的类型

触觉装置可以根据 Salisbury 等理论进行分类[3, 4]：

- 刺激类型：表示物体提供的压力、力或感觉的类型。它可以是垂直或横向移动的阵列。也有剪切力感受器，在手指上提供不同的摩擦感。
- 自由度：代表设备可以执行的可能运动的次数。例如，踏板或方向盘有 1 个自由度，鼠标、手写笔和操纵杆有 2 个自由度。它可以有多达 6 个自由度，如用于遥控操作员和虚拟现实训练的自由度。
- 传动方式：对于触觉响应，它们可以通过阻抗增加用户需要施加的力来移动设备，或者通过导纳，后者使用有源传感器提供更大的作用力。
- 接地位置：指设备放置于交互点的位置，分为固定设备或外骨骼。接地设备不是可穿戴设备，如操纵杆。外骨骼可以是几种类型的可穿戴设备，如 CyberForce、UATH/Sarcos、Rutgers Master 和 PERCRO Human Interface 开发的设备。还有可穿戴和外骨骼的混合设备，如视频游戏控制器上使用的惯性反应装置，根据效果提供振动。
- 其他：传感质量、执行器质量和带宽通信。

触觉设备的组件

典型的触觉装置主要由驱动器和传感器组成。

1. 传感器允许触觉设备"感受"与用户的互动。装置的控制器通过力传感器或电容式场传感器来发现用户何时与触觉装置接触。力传感器通常由一个"弹簧"组成，该弹簧根据施力后获得的变形改变其机电特性。编码器也是触觉设备中的传感器，通常将其置于电动机的轴上，以确定其位置、速度和加速度。它们被用来确定触觉装置手臂上每个可移动部分的位置。编码器主要有两种类型：①光学编码器；②磁阻编码器[5]。

    （1）在光学编码器中，聚焦的光束对准光检测器，该光检测器在偏转一定角度后会获得光脉冲和中断的光。编码器可以在绝对帧或参考帧[5]上检测到有限度数（图 11.5，图 11.6）。

    （2）磁阻传感器是用在外加磁场时会改变其电阻的材料制成的。电容式场传感器通常被置于一个临界负载——会因外部物理元件的存在而分开。当用户接触某个物体或发生碰撞时，电场受到干扰，并感知"接触"事件。有些元件的电阻取决于铁磁性材料的磁化矢量和电流方向之间的角度（图 11.7）。

2. 驱动器允许用户感受触觉设备施加的力。典型的驱动器有①直流有刷电机；②无刷电机；

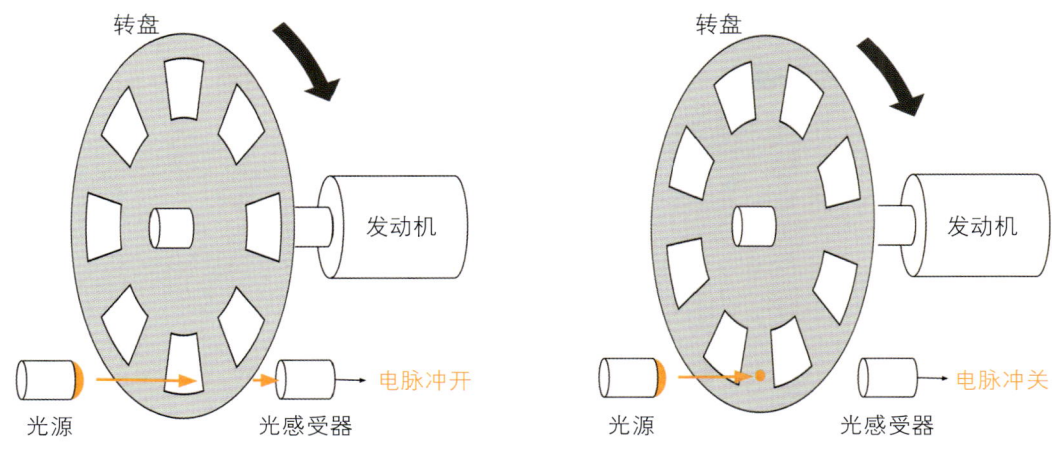

图 11.5　编码器如何在参考帧上工作

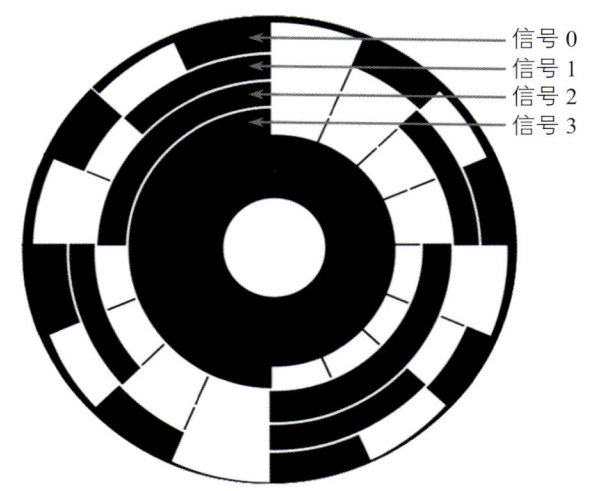

图 11.6　绝对编码器：可以在绝对参考系中分辨出轴的位置

③伺服电机；④气动液压马达。

（1）直流有刷电机有一个电枢，在磁场磁铁或线圈内旋转。电枢有一个换向器，它在每次旋转时改变电枢绕组的极性1~2次。极性的改变迫使轴发生旋转。每次极性改变后，轴旋转更多度。电刷保持相同的极性，这些电刷将极性传输到位于换向器上的绕组[6]（图 11.8）。

（2）在无刷电机中，绕组不旋转。轴上有永久磁铁。绕组改变极性，将轴的永磁体吸引到不同的位置。这些改变极性的绕组使轴旋转。无刷电机不易磨损，因此这些电机通常用于为需要长时间工作和可靠性的触觉设备元件提供振动反馈。这些振动反馈元件也用于视频游戏控制器[6]（图 11.9）。

（3）也有伺服电机的工作组合控制器、编码器和内部电机。伺服电机使用可变宽度的脉冲宽度调制（PWM）作为控制信号，激活内部电机以提供并保持所需位置。一般情况下，伺服电机的角度在0°~180°。这些是用于触觉设备和机械臂关节的马达[7]。

（4）在气动液压马达中，不同流体在腔室中的流动可以改变表面的压力、质地和强度。这些泵由一个电机组成，它根据接收到的压力，反馈控制流经泵的液体或空气的流量。这些类型的驱动器用于小型设备，这些设备具有可触摸的表面，可根据其模拟的元件而改变。

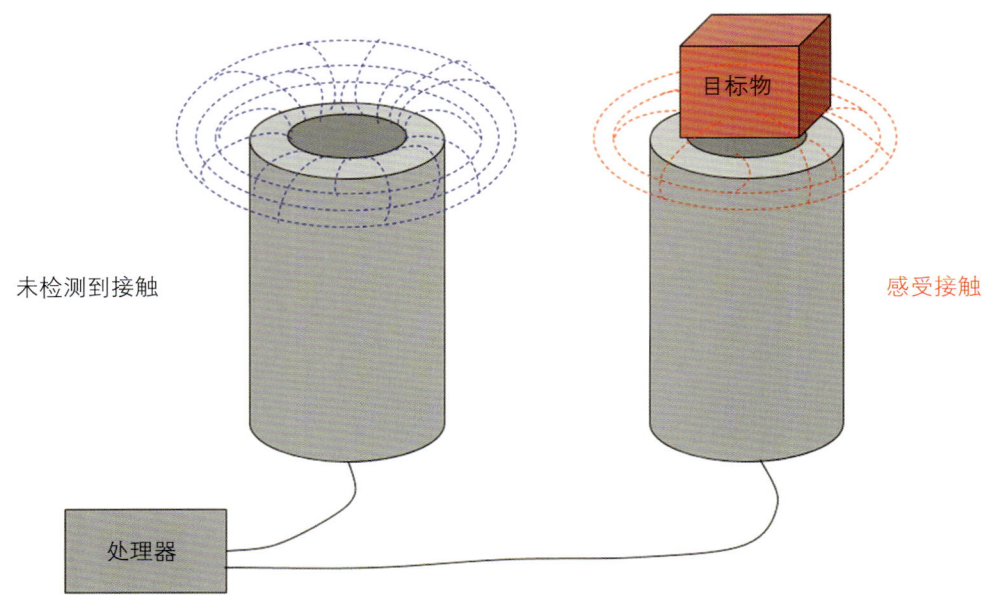

图 11.7 电容式传感器

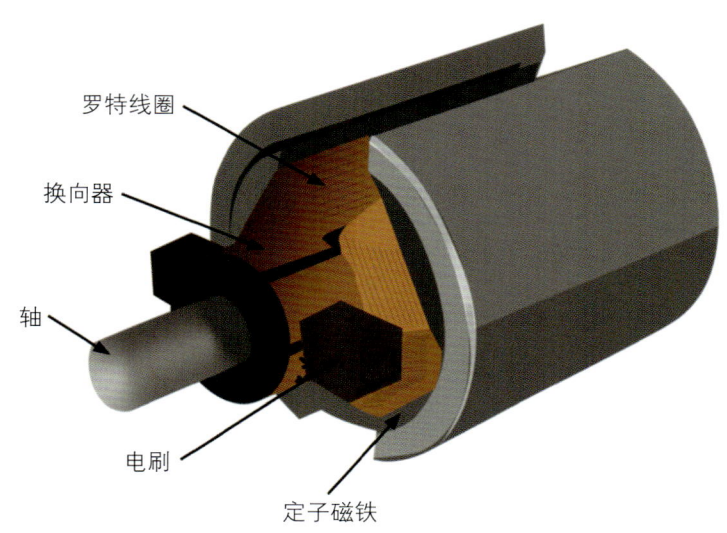

图 11.8 直流有刷电机，显示换向器和电刷

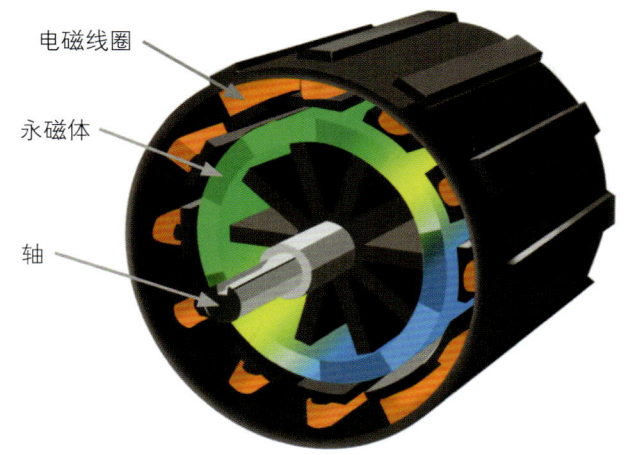

图 11.9 无刷电机

触觉装置示例

HaptX 发明了一种名为 HaptX Glove ™的触觉手套,用户可以通过若干执行器来感受不同物体的纹理和温度。该公司目前还在研究一种外骨骼,将使用户能够完全沉浸于虚拟世界中,对教学应用和游戏产业将产生巨大的推动作用[8](图 11.10)。

Dexta Robotics 开发的 Dexmo 是一种触觉设备,工作原理类似手套,每个手指处都有多个驱动器,用户可以感觉到虚拟物体。当与第二个设备耦合时,通过 Dexmo+Handuino 接口,它可以测量真实物体提供的电阻,并再现物体的虚拟复制[9](图 11.11)。

Gloveone 是一种可穿戴的手套,每个手指处都有触觉致动器。这种手套根据虚拟手和虚拟环境的相对位置提供感觉[10](图 11.12)。

Geomagic Touch X 和 Geomagic Touch(图 11.13,图 11.14)(分别称为 SensAble Desktop 和 Omni)是 Geomatic 制造的 2 种六自由度触觉设备,作为用于商用触觉设备,以紧凑的尺寸提供了相对强大的力反馈[11, 12]。

触觉医学模拟器实例

PalpSim 由班戈大学、意大利理工学院(意大利理工学院)、皇家利物浦大学医院共同开发,是一种在屏幕上显示虚拟环境并允许使用可触摸表面和用作注射器或其他手术器械的触觉设备与用户互动的设备。可触知的表面检测到力并更新需要重新施加给用户的力。因此,在触觉或可触摸显示器,触觉设备和视觉显示器上显示了实时交互[13](图 11.15)。

用于医学训练的双手触觉模拟器由亚琛大学虚拟现实小组开发,使用两个触觉设备来模拟双手手术过程,一个用于触碰解剖三维模型,另一个用于处理虚拟针。位于触觉设备后面的投影屏幕显示虚拟患者、虚拟外科医生手和虚拟仪器[14](图 11.16)。

由芝加哥伊利诺伊大学开发的 Immersive-Touch 是一种用于医疗程序的三维增强现实和触觉模拟器。ImmersiveTouch 通过一个或两个触觉设备、一个三维监视器、一个电磁跟踪器和一个半银色的镜子来创建一个增强现实环境。触觉设备允许用户对虚拟仪器进行虚拟操作,并与虚拟患者解剖进行交互;跟踪设备确定用户

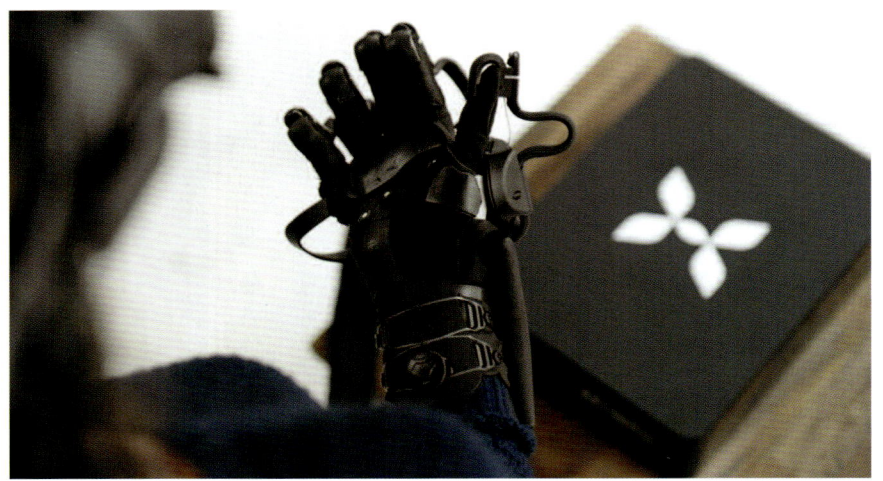

图 11.10 AxonVR（由 HaptX 公司提供，©2018[8]，经许可使用）

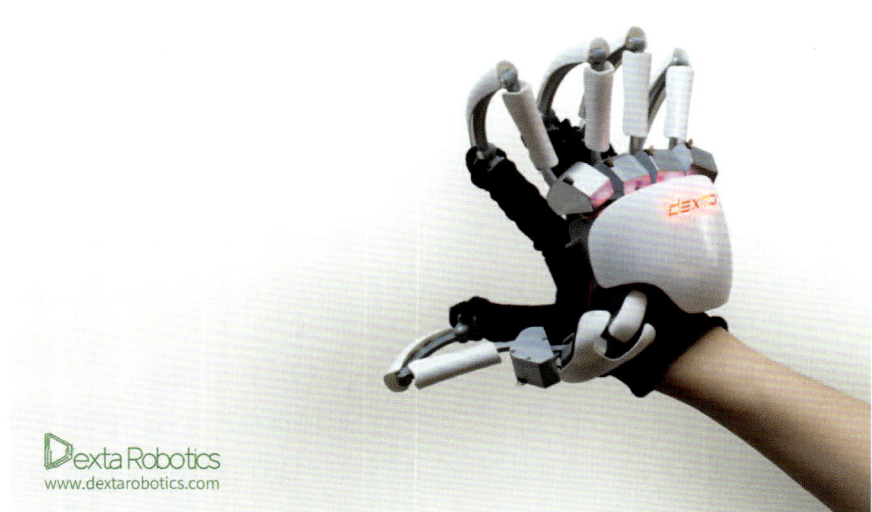

图 11.11 Dexmo（由 Dexta Robotics Inc. 提供，2018 年[9]，经许可使用）

11 触觉学概论

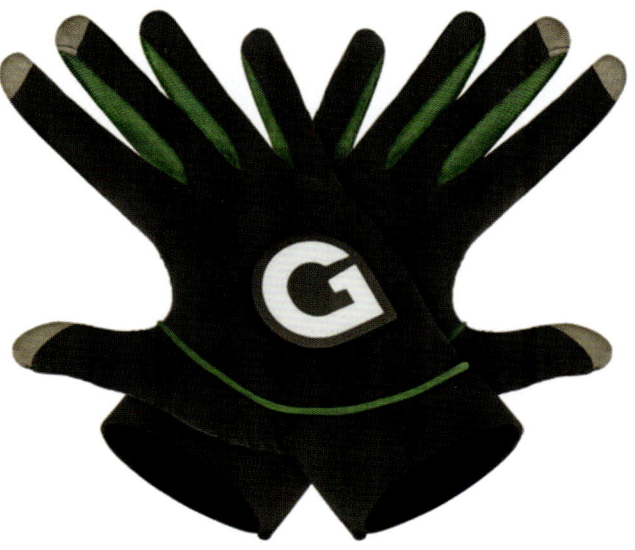

图 11.12　Gloveone（由 NeuroDigital 科技公司提供，2018 年[10]，经许可使用）

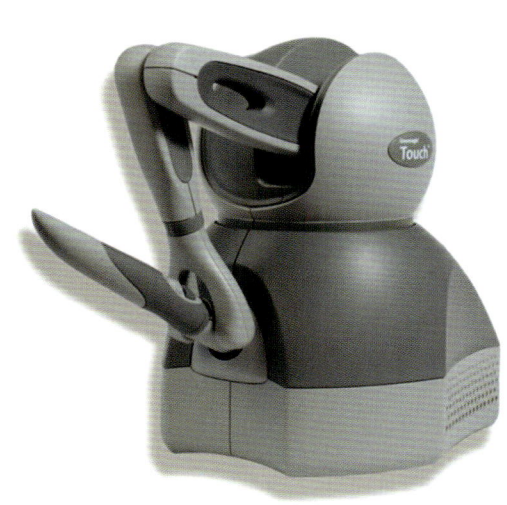

图 11.13　Geomagic Touch（由 3D Systems 提供，2018 年[11]，经许可使用）

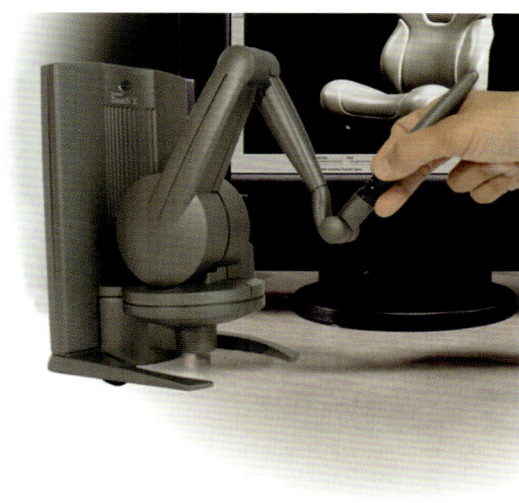

图 11.14　Geomagic Touch X（由 3D Systems 提供，2018 年[12]，经许可使用）

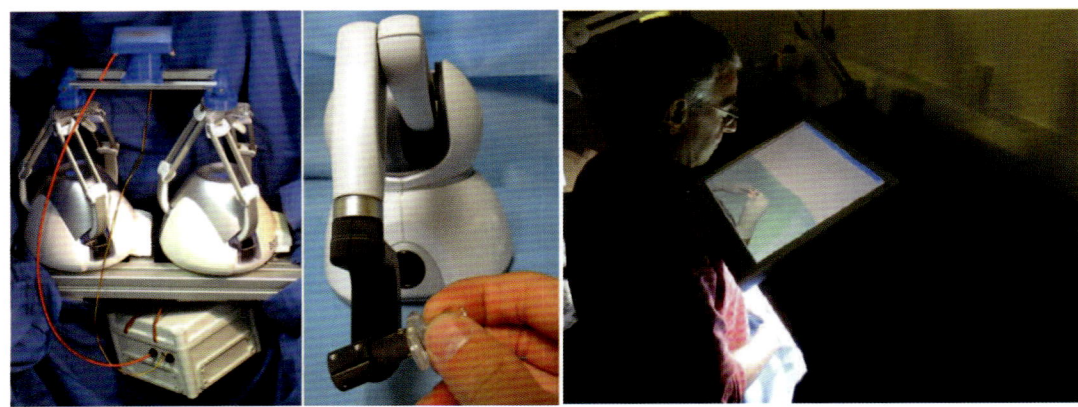

图 11.15　PalpSim（由 Tim Coles 提供，2011[13]，经许可使用）

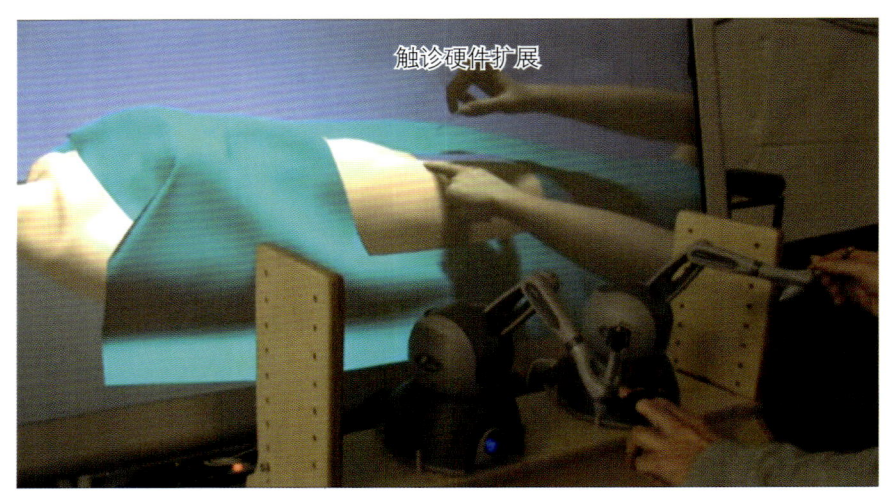

图 11.16　医学训练双手触觉模拟器（由 Ullrich 等提供[14]，经许可使用）

头部的位置和方向，以便在增强现实环境中显示正确的三维透视图并完美匹配虚拟和真实对象[15]（图 11.17）。

结论

基于触觉学的医学模拟目前是科学界的一个活跃研究领域，并将在未来数十年中继续保持下去。触觉模拟可以在与复杂的患者解剖结构以及多种人体组织相互作用的同时，逼真地模拟在手术过程中感知到的触觉和运动觉，在技术上极具挑战性。但是毫无疑问，在改善外科手术训练方面潜力巨大。

本章介绍了相关基本原理，如人机交互，以及能够使人感知力和扭矩的传感器、驱动器。触觉外骨骼、接地的独立设备以及多学科人类感知设备领域和计算机触觉的概念将继续发展。

先进的医学模拟和训练连贯地提供了从视觉到听觉到触觉的多种刺激，已经显示出令人鼓舞的结果。我们能预见它们将继续提高真实度水平和复杂的人机交互以加强医学教育，最终目标是改善手术效果并提高患者安全性。

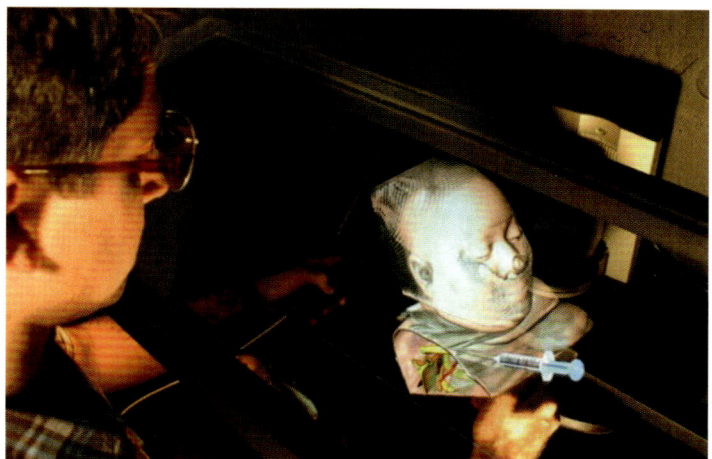

图 11.17 Immersivetouch 模拟器（Luciano 等[15]，经许可使用）

参考文献

1. Salisbury K, Conti F, Barbagli F. Haptic tendering: introductory concepts. IEEE Comput Graph Appl. 2004; 24(2):24–32.
2. Mansor NN, Jamaluddin MH, Shukor AZ. Concept and application of virtual reality haptic technology: a review. J Theor Appl Inf Technol. 2017;95(14):3320–36.
3. Salisbury, K, Barbagli, F, Conti, F. CS277 Lecture 01. Stanford University. 2011 Jan 4. Retrieved August 2017, from https://web.stanford.edu/class/cs277/resources/lectures/CS277-L01-Introduction.pdf
4. Salisbury, K, Barbagli, F, Conti, F. CS 277–Experimental Haptics Lecture 2 Haptic rendering, force fields. Stanford University. 2011 Jan 6. Retrieved August 2017, from https://web.stanford.edu/class/cs277/resources/lectures/CS277-L02-ForceFields.pdf
5. Craig, K. Actuators and sensors in mechatronics (N. Y. University, Producer). 2017. Retrieved December 24, 2017, from Optical Encoders: http://engineering.nyu.edu/mechatronics/Control_Lab/Criag/Craig_RPI/SenActinMecha/S&A_Optical_Encoders.pdf
6. Lawlor. CS 480: Robotics & 3D printing. 2017. Retrieved December 24, 2017, from motor types & control schemes: https://www.cs.uaf.edu/2015/fall/cs480/lecture/09_11_motor_control.html
7. New York University, Polytechnic Institute of NYU. Lecture 8 Servomotors. 2017. Retrieved December 24, 2017, from http://engineering.nyu.edu/mechatronics/smart/pdf/SMART2010/PDFLectrues/Lectures(Day4).pdf
8. HaptX Inc. HaptX Inc. Haptics Enterprise. 2018. Retrieved January 3, 2018, from https://axonvr.com/#haptics-enterprise
9. Dexta Robotics Inc. Dexmo. 2018. Retrieved October 22, 2017, from http://www.dextarobotics.com/
10. Neuro Digital Technologies. Glove One. 2018. Retrieved October 22, 2017, from https://www.neurodigital.es/gloveone/
11. 3D Systems. Touch. 2018. Retrieved October 23, 2017, from https://www.3dsystems.com/haptics-devices/touch
12. 3D Systems. Touch X. 2018. Retrieved October 23, 2017, from https://www.3dsystems.com/haptics-devices/geomagic-touch-x
13. Coles TR. Investigating augmented reality Visiohaptic techniques for medical training (Doctoral dissertation); 2011.
14. Ullrich S, Rausch D, Kuhlen, T. Bimanual haptic simulator for medical training: system architecture and performance measurements. In: Joint Virtual Reality Conference of EGVE -Euro VR; 2011.
15. Luciano, C, Banerjee, P, Fiorea, L, Dawe G. Design of the immersivetouch: a high-performance haptic augmented virtual reality system. In: 11th International Conference on Human-Computer interaction. Las Vegas, NV; 2005 July.

12

VR 模拟技术在神经外科培训中应用与评估

Laura Stone McGuire, Ali Alaraj

神经外科模拟培训的评估

在过去 10 余年，虚拟现实（Virtual Reality，VR）模拟培训在医学（尤其是外科专业）教育领域越来越受到广泛关注。VR 模拟器在普外科技能培训中的应用已经得到充分的研究，特别是在腹腔镜胆囊切除术中，研究表明学员通过 VR 模拟器培训后在临床犯错误或严重错误的可能性更低，并且能更快地完成手术[1]。

与此类似，最近 VR 模拟器在神经外科培训中的应用范围也在扩大，其目标涵盖多个方面。VR 模拟提供了一种训练技能的安全环境，不会给患者带来风险；而这随着倡导患者手术效果透明化和住院医师参与病例处理，已成为一个越来越重要的目标[2, 3]。在安全环境下，学员利用逼真模型训练手术操作，提升外科技能水平，以改善患者预后，这体现了将 VR 模拟纳入住院医师培训的总体目的[4]。为了满足这些需求，市场上已经出现多种 VR 模拟器，包括但不限于 Surgical Theater®、NeuroTouch®、Simbionix®ANGIO Mentor™ 和 ImmersiveTouch® 等，这些技术将在其他章节中进行详细讨论。此外，神经外科医师协会（CNS）在 2010 年专门成立模拟专业委员会，并于最近发布了一份包括血管、颅骨和脊柱模拟器培训的相关综述[5]。该委员会旨在创建 VR 和实体模拟，以最大限度地提升住院医师培训效果（包括安全性和有效性），并使用一种算法对参与者进行标准化评估。

手术流程模拟与评估

总体而言，VR 模拟器可提供一系列复杂的神经外科手术培训，部分学者也开展了这些培训和结构化课程在神经外科住院医生中的应用研究。在一项（神经）脊柱外科模拟研究中，该研究涉及一套 90 分钟前路颈椎间盘切除术和融合术的理论课程、培训前测试、实践培训的综合教程[6]，结果表明参与者的基线分数有所提高。另一项研究探讨了一套 2 小时后路颈椎减压课程，涵盖椎板切除术和椎间孔切开术，结果显示测试后的基础分数和操作分数均有所提高[7]。此外，CNS 模拟委员会还开发了一种用于腰椎[8]、颈椎[9]硬膜切开和脑脊液漏修补

L. S. McGuire · A. Alaraj (✉)
Department of Neurosurgery, University of Illinois at Chicago, Chicago, IL, USA
e-mail: lmcguir1@uic.edu; Alaraj@uic.edu

© Springer International Publishing AG, part of Springer Nature 2018
A. Alaraj (ed.), *Comprehensive Healthcare Simulation: Neurosurgery*,
Comprehensive Healthcare Simulation, https://doi.org/10.1007/978-3-319-75583-0_12

的仿真模型。

血管内治疗（介入）模拟手术领域也曾开展过类似研究。在两次 CNS 年会上报告了一套基于模拟器的 2 小时诊断性脑血管造影培训课程（针对住院医师规范化培训），结果显示经过模拟培训，书面评估和实际技能分数有显著改善[10]。此外，另一项小型试点研究评估了在 Simbionix®ANGIO Mentor™ 系统上进行诊断性脑血管造影技术培训的效果，发现参与者在 5 次模拟培训后即可改善操作流程，缩短了 X 线透视时间[11]。一项基于 VR 的血管内动脉瘤栓塞模拟的研究[12]也使用了 Simbionix® ANGIO Mentor™，证明利用该模拟器训练后，手术时间更短，耗材选择更优，并发症更少。此外，模拟颈动脉支架置入的研究[13]也证明其能改善支架置入和栓子脱落防护滤网的置入流程，缩短总体手术时间和 X 线透视时间。一项对 5 名参与者历时 30 天的纵向分析显示，在诊断性脑血管造影、动脉瘤栓塞和支架辅助栓塞的整体效果评价中，总体手术时间、透视时间、对比剂剂量、填充密度、弹簧圈数量、支架回收器数量等指标均得到改善[14]。

许多模拟开颅手术操作，包括脑室外引流术、脑动脉瘤夹闭术、脑肿瘤切除术等，已经被设计出来。CNS 模拟委员会曾在年度会议上发布创伤模块，包括脑室外引流术和开颅减压手术；经培训后，学员表现出更好的钻孔和导管置入技巧，以及更短的手术完成时间[15]；而在评价模拟创伤性颅脑损伤的开颅手术时，学员在切口规划、钻孔放置和开颅[16]等方面的表现有明显改善。同样，研究也发现神经外科住院医师利用 ImmersiveTouch® 提高了其脑室外引流手术水平，学员经过培训后第一次操作成功率明显提高[17]。在使用一种新型混合现实模拟器进行训练后，学员可以更准确、在更短时间内置入脑室外引流管[18]。VR 模拟器也已用于血管手术培训，使用具有实时感觉触觉反馈的 ImmersiveTouch®VR 平台来预演脑动脉瘤夹闭，已证实对术前规划颇有裨益[19]。NeuroTouch®VR 模拟器可用于经鼻蝶内镜入路模拟手术[20]，使用该平台模拟经鼻内镜手术的研究表明受训医师的手术能力有所改善[21]。也有其他研究探讨了 NeuroTouch® 平台在模拟颅内肿瘤切除术中的应用[22-24]。加拿大国家研究委员会发布了模拟培训课程概念框架，利用 NeuroTouch® 开发了神经外科肿瘤切除手术技能培训课程体系，包括脑室外引流术、经鼻蝶内镜导航、肿瘤切除、止血和显微解剖五个标准化培训模块[25]。

技能进阶和绩效指标

将 VR 模拟融入神经外科教育培训的支持者认为，VR 模拟器可以强化认知任务处理、提升手术技能并增进对手术和神经解剖学的理解[4]。随着先进的 VR 技术应用平台仿真度更高、更具互动性，并在视觉和音频上增加了触觉反馈，使情景模拟越来越逼真。模拟器如 Simbionix®ANGIO Mentor™、NeuroTouch® 和 ImmersiveTouch® 包括触觉反馈，能够反映操作者使用特定手术器械对特定组织进行操作的力度反馈，并复制组织纹理，实现更好的手术解剖可视化，有助于理解关键结构之间的关系。目前的产品包括 Surgical Theater®，允许通过切割和特定组织选择来查看神经解剖结构，用患者实际成像数据进行模拟重建，这不仅在解剖结构研究中有用，还可用于手术入路的设计。

VR 模拟器提供了在客观绩效评估中学习和改进的追踪功能，这是将模拟器用于神经外科住院医师培训的另一个优势。此外，基于模拟器的培训课程采用递增式设计，提供越来越多的任务，并不断提升其复杂性和可能的难度分层。NeuroTouch® 平台提供关于特定计算机生成指标的报告系统。该指标派生出 13 种性能指标，标注为一、二、三级[23]。一级指标旨在评估安全性和手术质量，包括肿瘤切除范围以及失血量；第二层指标评估操作技能，如器械尖端路径长度、切除脑瘤所需时间、踏板激活频率和所施加力的总和。相对高级的二、三等级指标测量反映了复杂的空间认知以及手与脑组织交互操作技能，包括施加于不同肿瘤区域的力度之和、器械尖端平均分离距离、效率指数、模拟吸引器路径长度指数、协调指数和模拟超声吸引器双手力度比等[23, 24, 26]。这些指标已用于进一步研究，以评估不同经验水平受训者（从新手到专家）的熟练程度，为神经外科住院医师评价目标提供基准[27]。

在部分已发表的研究中，各种 VR 模拟器平台可以适当区分不同专业水平，进一步提高了其在神经外科教育和能力评估中的应用地位。一项利用 ImmersiveTouch® 针对 71 名住院医师进行经皮三叉神经根切断术模拟培训的研究显示，随着年资水平提升，完成入路和实现目标的水平越来越高，高年资住院医师最终得分更高[28]。另一项研究评估了利用 NeuroTouch® 切除脑肿瘤的性能，该设备有 8 个不同的病灶，其颜色、硬度和边界复杂性各不相同，可以成功区分新手和专家参与者[23]。一项针对 33 名参与者在 82 项模拟操作流程中的表现评估研究显示，Simbionix®ANGIO™可以用于评估颈动脉支架放置水平，能够通过透视时间指标、支架对病灶的覆盖程度，使用 0.014 英寸（1 英寸 =2.54 厘米）以外的装置时病灶覆盖率等指标区分能力[29]。

模拟培训的局限性

虽然 VR 模拟在神经外科培训中具备诸多优势，在医学教育中确有裨益，但它并不能取代真实操作的亲身体验。尽管触觉和视觉反馈在最近几年有了很大的改进，但模拟过程并不完全真实。另外，很多虚拟模型并非真正的三维，不过随着全息技术的进步，如微软 HoloLens 的上市，这将不会成为 VR 技术发展的阻碍。此外，目前的模拟器无法针对患者个性化数据建模，限制了其在手术规划和实践中的效用；然而，最近的技术进步，包括新版 Surgical Theater®，能模拟患者真实资料，从而解决术前解剖的可视化问题。此外，尽管 VR 模拟器在神经外科教育中的优点显而易见，但关于这些技术和基于它们的教育课程的文献资料目前仅限于小型研究，并受到结果偏倚的影响。未来需要更大规模的研究来验证 VR 模拟器在神经外科教育中的应用。

迄今为止，只有一份报告探讨了包括模拟工具在内的神经外科培训成本和收益问题。如何量化模拟培训课程的总成本和收益仍然是一项具有挑战性的任务。Gasco 等[30]讨论了 Texas Galveston 大学住院医师神经外科模拟培训系统的开发，分析了 6 名住院医师接受的 180 个培训序列，其中低年级和高年级住院医师在模拟培训后提交自评报告，认为在流程培训方面有所改善。该模拟程序包括尸体模拟、实体模拟器和计算机平台，最初成本为 341 978.00 美元，之后每年成本为 27 876.36 美元，通过行业合作、学术资助和设备租赁来支付费用。在本研究中，费用包括材料、设备、空间和手术室占用时间成本等，这些费用并不一定能够在多个培训序列中共用，取决于可用的资源和模拟课程的具体内容（如只是计算机模拟或尸体、实体模拟器）。

结论与未来展望

虽然模拟尚未正式纳入住院医师培训，但 VR 模拟案例情景常被大家看好，也期待被纳入考试委员会相关规定。目前许多研究正在进行中，以证实 VR 模拟器在各种神经外科手术和学员培训中的有效性。随着模拟器的不断改进，它们在医学教育中的应用范围将越来越广。随着成像质量提升，计算能力增强，以及仿真软件的发展，特别是当患者个性化诊疗的数据可能被纳入未来的程序模拟时，VR 模拟器在神经外科中的应用也会得到进一步拓展。目前，VR 模拟器为住院医师提供了手术流程和操作技能的学习途径。在未来，随着国家专业技术协会的支持、行业组织的发展和新技术的出现，VR 模拟器将成为更廉价、更易获取和有效的神经外科教育辅助工具。

参考文献

1. Carter FJ, Schijven MP, Aggarwal R, Grantcharov T, Francis NK, Hanna GB, Jakimowicz JJ. Consensus guidelines for validation of virtual reality surgical simulators. Simul Healthc. 2006;1(3):171–9.
2. Lim S, Parsa AT, Kim BD, Rosenow JM, Kim JY. Impact of resident involvement in neurosurgery: an analysis of 8748 patients from the 2011 American College of Surgeons National Surgical Quality Improvement Program database. J Neurosurg. 2015;122(4):962–70.
3. Kim DH, Dacey RG, Zipfel GJ, Berger MS, McDermott M, Barbaro NM, Shapiro SA, Solomon RA, Harbaugh R, Day AL. Neurosurgical education in a changing healthcare and regulatory environment: a consensus statement from 6 programs. Neurosurgery. 2017;80(4S):S75–82.
4. Konakondla S, Fong R, Schirmer CM. Simulation training in neurosurgery: advances in education and practice. Adv Med Educ Pract. 2017;8:465–73.
5. Harrop J, Lobel DA, Bendok B, Sharan A, Rezai AR. Developing a neurosurgical simulation-based educational curriculum: an overview. Neurosurgery. 2013;73(Suppl 1):25–9.
6. Ray WZ, Ganju A, Harrop JS, Hoh DJ. Developing an anterior cervical diskectomy and fusion simulator for neurosurgical resident training. Neurosurgery. 2013;73(Suppl 1):100–6.
7. Harrop J, Rezai AR, Hoh DJ, Ghobrial GM, Sharan A. Neurosurgical training with a novel cervical spine simulator: posterior foraminotomy and laminectomy. Neurosurgery. 2013;73(Suppl 1):94–9.
8. Ghobrial GM, Anderson PA, Chitale R, Campbell PG, Lobel DA, Harrop J. Simulated spinal cerebrospinal fluid leak repair: an educational model with didactic and technical components. Neurosurgery. 2013;73(Suppl 1):111–5.
9. Ghobrial GM, Balsara K, Maulucci CM, Resnick DK, Selden NR, Sharan AD, Harrop JS. Simulation training curricula for neurosurgical residents: cervical foraminotomy and durotomy repair modules. World Neurosurg. 2015;84(3):751-5.e1–7.
10. Fargen KM, Arthur AS, Bendok BR, Levy EI, Ringer A, Siddiqui AH, Veznedaroglu E, Mocco J. Experience with a simulator-based angiography course for neurosurgical residents: beyond a pilot program. Neurosurgery. 2013;73(Suppl 1):46–50.
11. Spiotta AM, Rasmussen PA, Masaryk TJ, Benzel EC, Schlenk R. Simulated diagnostic cerebral angiography in neurosurgical training: a pilot program. J Neurointerv Surg. 2013;5(4):376–81.
12. Saratzis A, Calderbank T, Sidloff D, Bown MJ, Davies RS. Role of simulation in endovascular aneurysm repair (EVAR) training: a preliminary study. Eur J Vasc Endovasc Surg. 2017;53(2):193–8.
13. Gosling AF, Kendrick DE, Kim AH, Nagavalli A, Kimball ES, Liu NT, Kashyap VS, Wang JC. Simulation of carotid artery stenting reduces training procedure and fluoroscopy times. J Vasc Surg. 2017;66(1):298–306.
14. Pannell JS, Santiago-Dieppa DR, Wali AR, Hirshman BR, Steinberg JA, Cheung VJ, Oveisi D, Hallstrom J, Khalessi AA. Simulator-based angiography and endovascular neurosurgery curriculum: a longitudinal evaluation of performance following simulator-based angiography training. Cureus. 2016;8(8):e756.
15. Schirmer CM, Elder JB, Roitberg B, Lobel DA. Virtual reality-based simulation training for ventriculostomy: an evidence-based approach. Neurosurgery. 2013;73(Suppl 1):66–73.
16. Lobel DA, Elder JB, Schirmer CM, Bowyer MW, Rezai AR. A novel craniotomy simulator provides a validated method to enhance education in the management of traumatic brain injury. Neurosurgery. 2013;73(Suppl 1):57–65.
17. Yudkowsky R, Luciano C, Banerjee P, Schwartz A, Alaraj A, Lemole GM Jr, Charbel F, Smith K, Rizzi S, Byrne R, Bendok B, Frim D. Practice on an augmented reality/haptic simulator and library of virtual brains improves residents' ability to perform a ventriculostomy. Simul Healthc. 2013;8(1):25–31.
18. Hooten KG, Lister JR, Lombard G, Lizdas DE, Lampotang S, Rajon DA, Bova F, Murad GJ. Mixed

reality ventriculostomy simulation: experience in neurosurgical residency. Neurosurgery. 2014;10(Suppl 4):576–81; discussion 581.
19. Alaraj A, Luciano CJ, Bailey DP, Elsenousi A, Roitberg BZ, Bernardo A, Banerjee PP, Charbel FT. Virtual reality cerebral aneurysm clipping simulation with real-time haptic feedback. Neurosurgery. 2015;11(Suppl 2):52–8.
20. Rosseau G, Bailes J, del Maestro R, Cabral A, Choudhury N, Comas O, Debergue P, De Luca G, Hovdebo J, Jiang D, Laroche D, Neubauer A, Pazos V, Thibault F, Diraddo R. The development of a virtual simulator for training neurosurgeons to perform and perfect endoscopic endonasal transsphenoidal surgery. Neurosurgery. 2013;73(Suppl 1):85–93.
21. Thawani JP, Ramayya AG, Abdullah KG, Hudgins E, Vaughan K, Piazza M, Madsen PJ, Buch V, Sean Grady M. Resident simulation training in endoscopic endonasal surgery utilizing haptic feedback technology. J Clin Neurosci. 2016;34:112–6.
22. Gélinas-Phaneuf N, Choudhury N, Al-Habib AR, Cabral A, Nadeau E, Mora V, Pazos V, Debergue P, DiRaddo R, Del Maestro RF. Assessing performance in brain tumor resection using a novel virtual reality simulator. Int J Comput Assist Radiol Surg. 2014;9(1):1–9.
23. Alotaibi FE, AlZhrani GA, Mullah MA, Sabbagh AJ, Azarnoush H, Winkler-Schwartz A, Del Maestro RF. Assessing bimanual performance in brain tumor resection with NeuroTouch, a virtual reality simulator. Neurosurgery. 2015;11(Suppl 2):89–98; discussion 98.
24. Azarnoush H, Alzhrani G, Winkler-Schwartz A, Alotaibi F, Gelinas-Phaneuf N, Pazos V, Choudhury N, Fares J, DiRaddo R, Del Maestro RF. Neurosurgical virtual reality simulation metrics to assess psychomotor skills during brain tumor resection. Int J Comput Assist Radiol Surg. 2015;10(5):603–18.
25. Choudhury N, Gélinas-Phaneuf N, Delorme S, Del Maestro R. Fundamentals of neurosurgery: virtual reality tasks for training and evaluation of technical skills. World Neurosurg. 2013;80(5):e9–19.
26. Alotaibi FE, AlZhrani GA, Sabbagh AJ, Azarnoush H, Winkler-Schwartz A, Del Maestro RF. Neurosurgical assessment of metrics including judgment and dexterity using the virtual reality simulator NeuroTouch (NAJD Metrics). Surg Innov. 2015;22(6):636–42.
27. AlZhrani G, Alotaibi F, Azarnoush H, WinklerSchwartz A, Sabbagh A, Bajunaid K, Lajoie SP, Del Maestro RF. Proficiency performance benchmarks for removal of simulated brain tumors using a virtual reality simulator NeuroTouch. J Surg Educ. 2015;72(4):685–96.
28. Shakur SF, Luciano CJ, Kania P, Roitberg BZ, Banerjee PP, Slavin KV, Sorenson J, Charbel FT, Alaraj A. Usefulness of a virtual reality percutaneous trigeminal rhizotomy simulator in neurosurgical training. Neurosurgery. 2015;11(Suppl 3):420–5; discussion 425.
29. Weisz G, Smilowitz NR, Parise H, Devaud J, Moussa I, Ramee S, Reisman M, White CJ, Gray WA. Objective simulator-based evaluation of carotid artery stenting proficiency (from assessment of operator performance by the carotid stenting simulator study [ASSESS]). Am J Cardiol. 2013;112(2):299–306.
30. Gasco J, Holbrook TJ, Patel A, Smith A, Paulson D, Muns A, Desai S, Moisi M, Kuo YF, Macdonald B, Ortega-Barnett J, Patterson JT. Neurosurgery simulation in residency training: feasibility, cost, and educational benefit. Neurosurgery. 2013;73(Suppl 1):39–45.

13

VR 模拟技术在微创神经外科中的应用

Ralf A. Kockro, Luis Serra

简介

神经外科是通过外科手术治疗神经系统疾病的专业学科，涉及脑、颅底和脊髓等神经系统各个部分。多数神经外科操作都是针对神经系统高度复杂的解剖结构进行的，特别是针对颅底肿瘤、复杂血管结构和脑神经、脑室系统、脑深部及脑干区域开展手术时尤为如此。因此，神经外科医师不仅需要面对复杂空间，还面临着识别、优选和完成最佳手术入路的挑战，需要应用正确的策略和技巧来实现手术目标。

神经外科手术规划：微创手术的关键

在手术过程中，神经外科医师必须在高度复杂的三维空间中找到一条安全路径——这一过程需要全面了解患者颅内结构和解剖结构，并预先仔细计划。因此，至关重要的是，在开始手术前，外科医师要根据当时所能得到的全部信息来规划路径，术前计划是神经外科成功的关键一步。

术前计划的目的是让神经外科医师根据患者的病理解剖以及医师的个人经验、态度和能力，对理想的手术方法进行批判性思考，然后开展手术。计划展示的是手术的最理想状态，即尽量减少盲目探查、过度牵拉以及与手术任务无关的过度切开等。

用于神经外科干预规划的工具

当进行手术规划时，神经外科医师通常依赖于术前影像学检查资料，如 MRI 及其相关的各种序列，包括磁共振血管成像（MRA）或扩散张量成像（DTI）；此外，还包括计算机断层扫描（CT）和 X 线血管造影等（图 13.1）。

没有一种单一的成像方式足以提供患者的全部信息。例如，MRI 显示软组织非常完美，但在显示骨骼细节上存在缺陷；CT 能提供良好的骨成像，注射造影剂后，血管细节显示清晰，

Electronic supplementary material: The online version of this chapter https://doi.org/10.1007/978-3-319-75583-0_13 contains supplementary material, which is available to authorized users.

R. A. Kockro (✉)
Department of Neurosurgery, Hirslanden Hospital, Zurich, Switzerland
e-mail: ralf@kockro.com

L. Serra
Galgo Medical SL, Barcelona, Spain
e-mail: luis.serra@galgomedical.com

© Springer International Publishing AG, part of Springer Nature 2018
A. Alaraj (ed.), *Comprehensive Healthcare Simulation: Neurosurgery*,
Comprehensive Healthcare Simulation, https://doi.org/10.1007/978-3-319-75583-0_13

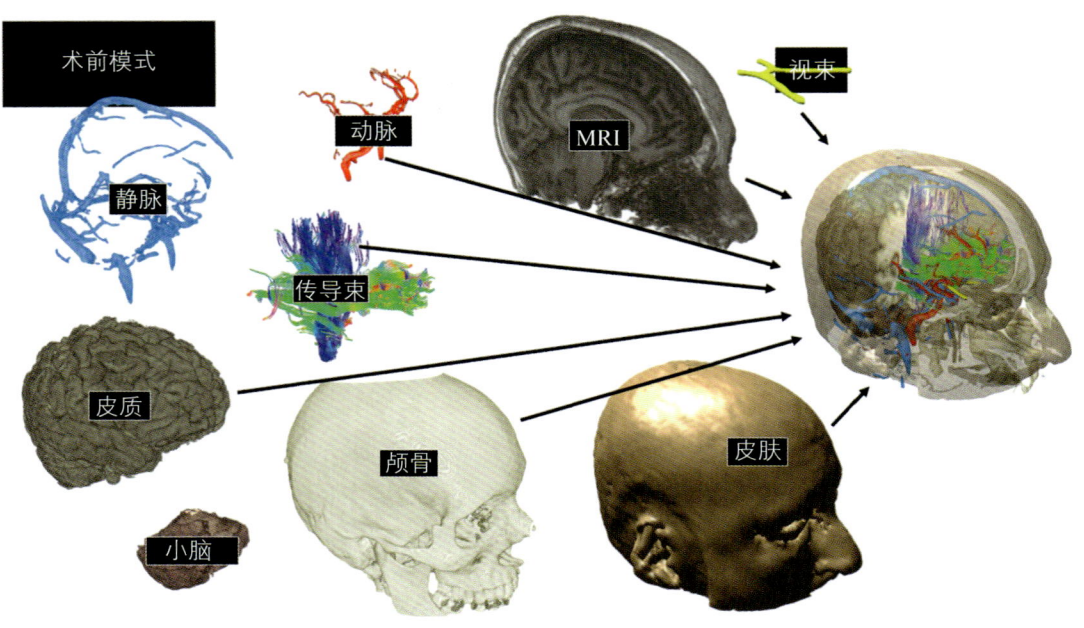

图 13.1 需要多种成像方式来获得患者完整图像

但软组织细节显示不清。全面规划手术入路需要将不同成像方式的各种影像融合，这些需要组合成一个独特的、手术部位的三维"心理模型"，来充分揭示颅内结构之间的精确空间关系。构建这种心理三维模型是一项重大挑战，涉及大量多模态图像的融合，而且由于不同的检查在图层厚度、比例和患者体位的变化存在差异，使这一问题变得更加复杂。

20 世纪 80 年代初，当计算机技术开始应用于图形渲染时，出现了基于计算机的三维神经外科规划工具。尽管早期产品处理速度慢，且仅限于 CT 数据后处理，但可以不同角度的静态屏幕图像呈现三维重建图像，在强化外科医师的三维感知方面卓有成效。此后，由 CT、MRA、CTA 图像序列构建的三维图像重建已成功应用于颅面外科和血管神经外科。

外科手术规划系统必须尽量减少术中意外的数量，并最大限度地提高手术安全性。因此该系统需要有一些关键的特点。

易于交互的三维视图

手术规划系统应该提供任何角度的三维视图，这样外科医师就可以设计到达病变的最佳途径：尽可能减少功能区的损伤，以避免患者出现功能障碍。尽管大多数计划系统都能做到这一点，但遗憾的是神经外科医师必须以一种尴尬的、不直观二维方式与重建出的三维图像交互——在键盘的帮助下，用鼠标移动屏幕上的光标来观看三维模型。重建三维模型只能在屏幕上显示，此时鼠标和键盘操控成为交互的最大限制。例如，模拟打开骨瓣探查手术目标或操纵图像以模拟手术角度视图等操作时，只得采用烦琐的鼠标键盘操作。

因此，这些三维模型的模拟操作应该允许选择一个目标点和模拟手术视角，使虚拟结构的添加和移除更为便捷。通过逐层剥离结构，外科医师就能看到周围的脑组织或血管，了解毗邻和深部的结构。模型还应实现像手术显微镜一样沿着轨迹放大和缩小的功能，以预测沿途的障碍，并提供这些立体视图，以供清楚地了解结构之间的深度关系。

三维模拟工具

除上述操作路径的可视化，外科医师还希望对患者的某些核心数据进行模拟，即尝试比较不同的情景来帮助决定最佳的治疗方法。

首先，很重要的一点是，要容易测量距离（病变内以及其与皮肤骨骼的距离），并对操作期间可能面临的受限条件能总体把握。注解功能也十分重要，如在关键的结构点上进行标定，将有助于测量手术过程中的进展（如在特定血管分叉处），以及保持整体进度的可控，尤其因术中视角的方向随着头部和显微镜位置不同而变化时。

确定开颅手术的最佳体位、适当的入路和精准程度也是设定计划的关键。通过模拟开颅手术来判断手术入路是否可行；如果存在困难，如何拓宽或者重新设置，反复试探直到找到最好的位置和大小范围。入路设计很重要，因为一旦完成，手术的其余部分也就确定了。

VR 技术背景下的 Dextroscope

有很多方法可以实现上述手术规划（关于该领域的全面回顾，见 Alaraj 等[1, 2]）。它们可以根据其教学应用（医学知识和技能培训）的重点或根据患者具体的临床决策进行分类。所有系统的最终目的都是通过计算机辅助神经外科医生的教育培训，这样就可以在干预的关键时间之前预演技能和决策。但考虑到目前技术的局限性，他们必须专注于以下两方面。

（1）外科技能，以提供一个通用的和真实的培训情景（例如，颞骨手术的步骤顺序，包括进行钻孔所必需的手部动作，不同骨骼的模拟，以及触摸软组织的感觉）。将 DICOM 数据自动转换为正确的生物力学模型存在困难，导致不得不依赖普通患者模型。

（2）决策，为特定患者提供精确的三维信息，以制定手术规划。制订个性化治疗方案的关键是根据术前影像资料确定患者结构的生物力学特点，但仅靠影像资料还是不足的，因为这些数据往往是僵硬的"刚性"三维数据。

虽然最终的 VR 模拟应该将两者结合在一个系统，但现阶段从患者特定的 DICOM 数据中无法提取详细的机械计算机模型，迫使这项工作变得各有分工。Malone 等[3]研究显示，手术模拟器发展平台用于术前规划和解剖教学，旨在模拟关键神经外科程序的基本过程，如图形/体积边界渲染、模型的操作/组织形变和触觉反馈。

手术操作模拟器由 O'Toole 等[4]和 Hill 等[5]首创，使用了类似 Dextroscope 的人体工程学设置（添加有力反馈）。外科手术模拟器的商业案例有 Neuro Touch[6]、ImmersiveTouch[1] 系统，都具备触觉感知装置，将力反馈传递给操作者，从而实现组织触觉感知。决策系统的案例包括当前商业导航系统（德国 Brainlab 或美国 Medtronic）中可用到的各种规划软件，以及最新的外科手术室系统。

外科手术模拟器的其他案例有：

- TempoSurg（德国）：汉堡大学创建 TempoSurg 时，考虑到在耳鼻喉科中的应用；该模型模拟颞骨岩部手术入路，这些入路与颅底神经外科相关。

- ImmersiveTouch（沉浸式触摸）：由伊利诺伊大学芝加哥分校推出，这是一种基于镜像三维图像或头盔的触觉反馈 VR 环境，包含部分神经外科手术模拟的模块，如脑室造瘘术、开颅术、椎弓根螺钉置入和白内障手术。

- NeuroTouch：一个 VR 医疗模拟平台，由加拿大国家研究委员会开发，目前已获得 CAE 公司的许可，命名为 CAE NeuroVR。CAE 公司是一家患者模拟器制造商，专注于手术技能实践、诊断和急诊护理的跨专业团队培训。

该系统利用两个并排的显示器来产生立体效果，并使用两个触觉反馈装置来与使用者交互。它可用于模拟培训，具有肿瘤切除、软组织解剖、双极止血和经鼻-经蝶窦路径模拟的模块。

决策与规划的案例有：
- Surgical theater（以色列）提供的手术规划（SRP）和导航（SNAP）软件：SRP提供交互式的沉浸式重建，可以在触摸屏上看，并通过使用VR头盔，如Oculus Rift®或HTC Vive®，增强外科医师对当前手术室工作流程的熟悉程度，通过VR增强现有外科导航系统以及其他工具和技术的功能，外科医师通过鼠标或视频控制台与三维数据进行交互。
- 外科计划模块被整合到神经外科导航系统中，如CURVE（德国）和StealthStation（美国），这些模块在普通显示器上可以用鼠标和键盘操作，图像分割和测量工具可用于规划和模拟手术入路和视角。

Dextroscope：一种量身定制的VR方案

Dextroscope设计的目的就是为了满足神经外科手术规划需求。它可以自动将来自多个模态源的成像序列集成到一个单独的、代表将要操作的虚拟患者三维数据集中。同时，它提供了一个互动环境，允许外科医师操纵虚拟患者，并规划理想的手术轨迹，如通过模拟交互手术视角切开骨骼和软组织。

Dextroscope被设计成VR的一种实用变体形式，它为20世纪90年代开始盛行的完全沉浸式体验带来了另一种选择。它不是让用户整个沉浸在VR环境，而是让神经外科医师的双手始终沉浸在患者数据中。Dextroscope在20世纪90年代中期开始作为一个名为虚拟工作台的研究项目[7-14]，并在2000年随着公司合并后开始商业化。

Dextroscope的技术参数

在Dextroscope中，立体图像（包括左眼和右眼视图）在显示器上显示，并通过镜子反射到用户眼中（图13.2）。操作者坐在椅子上工作，前臂放在舒适的扶手上，佩戴一副与显示屏同步的立体眼镜，可以看到一个似乎漂浮在镜子后面的立体图像。当双手伸向镜子后面时，操作者会有一种双手与三维模型处于同一工作空间的感觉。模型和手的运动发生在相同的位置，允许进行细致、灵巧的工作（图13.3）。

操作者一只手握着符合人体工程学设计的手柄和开关，当按下开关时，三维图像就可以像在真实空间中持有的物体一样自由移动；另一只手握着一支类似铅笔外形的手写笔，用于从虚拟控制面板中选择各种工具，并对三维图像进行详细研究和操作（图13.4）。虚拟工作区提供有一套工具，用于体积测量、图像分割、颜色和透明度调整等。用虚拟叉子可将模型从其周围的环境中分离出来，以便更仔细地检查。绘图和测量工具适用于三维空间的任何点和角度。虚拟钻孔和抽吸可以模拟手术入路设计。规划动脉瘤夹闭手术时，可以选择不同大小和形状的动脉瘤夹并进行虚拟测试。

在工作时，操作者看不到真正的手写笔、手柄或手，因为它们隐藏在完全不透明的镜子后面。相反，操作者看到的是计算机生成的图像，经过校准后显示在与真正的手柄和手写笔完全相同的位置。操作者选择不同的工具（钻头、测量工具）来处理虚拟患者数据模型时，虚拟映像会发生变化。

这种设置允许直观地用手和与手术类似的方式交互及操作三维数据，更贴近于对真实对象的操纵。除了比使用鼠标和键盘更为快捷和自然以外，这种设置还让外科医师能更大限度地控制三维图像——双手可以进入虚拟模型的

13　VR 模拟技术在微创神经外科中的应用

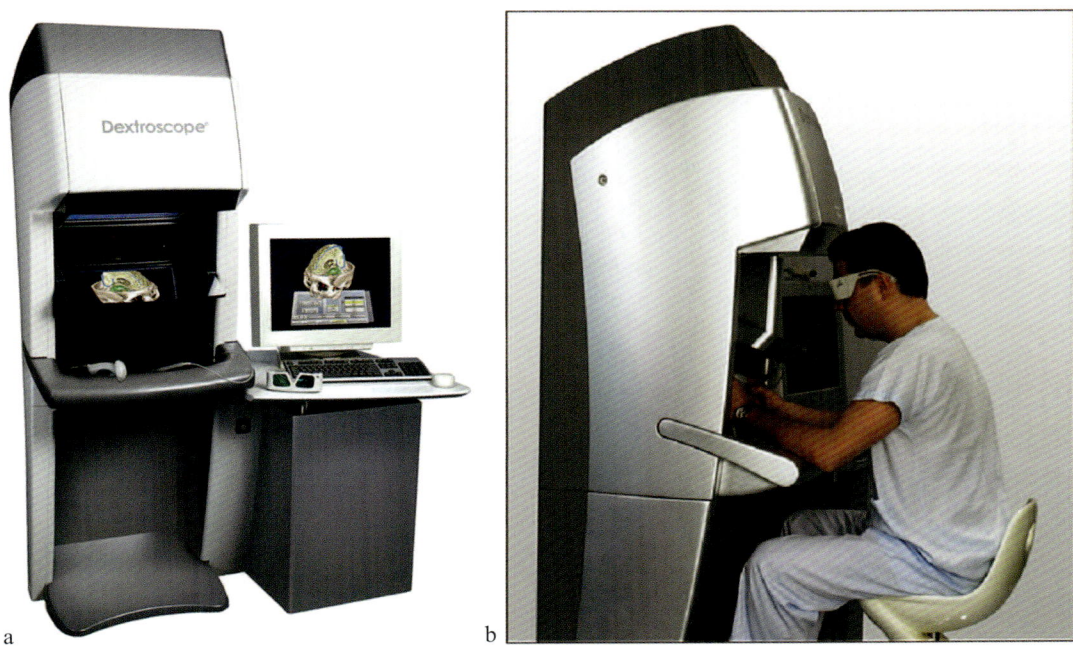

图 13.2　Dextroscope VR 环境

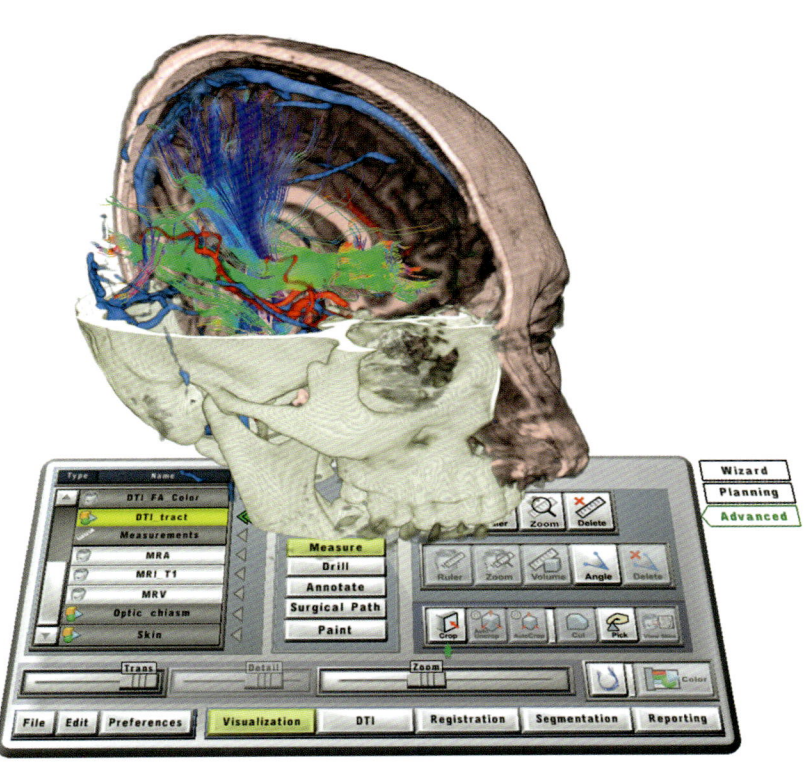

图 13.3　Dextroscope 视图

151

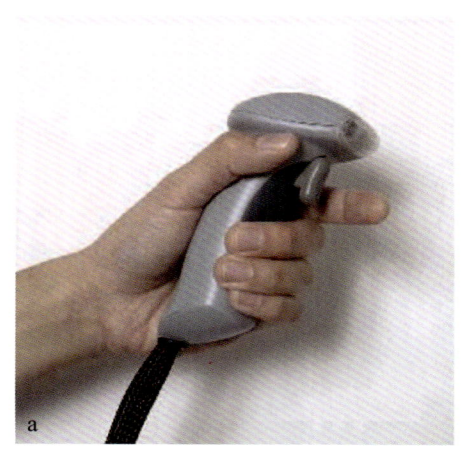 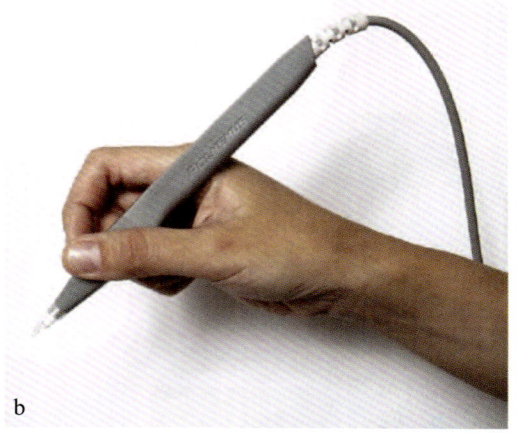

图 13.4　手柄（a）和手写笔（b）

内部进行操作。三维图像不再是模式图，而是基于患者真实解剖结构的"真实"三维虚拟表现。当处理包含多种成像模式（MRI、MRA、CT、DTI 等，每一种都有自己的图像显示）及其附加模块（肿瘤、血管和白质束）的复杂数据集时，这种高度的交互性和控制尤其有用。在这些情况下，厘清三维图像中的结构尤为困难，需要对图像进行互动研究而非被动地观看静态视图。

立体实时可视化

如果不是为了在软件中实现实时的体积渲染，Dextroscope 的交互性将没有什么实际用处。此外，体绘制是多模态，可以同时渲染多个体，从而产生与肉眼看到的两个体正确匹配的最终图像。此外，显示器显示立体图像，需要为左眼和右眼分别渲染图像。

三维交互的人机工程学

三维交互背景

Schmandt[15] 首创在三维空间固有表面上设置二维图标，与表面图标的交互通过二维"图形平板"得以实现，这是为了与图标标记的虚拟表面相一致而设计制作的。Schmandt 还通过三维跟踪器对三维交互进行了测试，尽管最终这两种模式（二维和三维）并没有正确地整合在一起。Sowizral 在虚拟三录仪[16] 上的后续工作中，介绍了在头戴式显示环境中，在小型手持板上使用被动触觉反馈的思路。

手持平板或"笔和平板"界面是对研究人员在尝试与飘浮在空中的菜单交互时所经历的挫折的一种回应[16-18]。这种方法使得操作按钮直截了当而且价格便宜，在 VR 社区中越来越受欢迎。手持平板提供按钮和必要的被动触觉反馈，而其主要缺点是不得不用一只手来握住平板本身。另一个解决方案是使用浮动菜单，使用某种虚拟指针结合物理按钮点击来操作控件。使用这些类型的接口很难执行精确移动动作，如将滑块拖到特定位置或从选择列表中进行选择。困难之处在于，操作者指向的是自由空间，没有任何帮助来稳定双手。

以 Deering[19] 为例，他使用混合二维／三维菜单小部件组织在磁盘布局中。菜单会在相对于六向自由度的摇杆固定位置弹出，然后通过手的相对移动来选择。他试图使二维窗口界面的优势与三维工作结合，但 3D 交互缺乏力度支持仍然削弱了其可用性。

Dextroscope 方法

VR 环境要应用在临床常规时，必须易于使用和支持共享会话；在共享会话中，许多医学专家共同讨论同一名患者。通常与 VR 相关的"经典"头戴式显示器不能满足这些需求（佩戴起来很麻烦），不能满足用户在 VR 环境和现实世界之间进行切换，以与同事互动的团队工作交互等期望。相比之下，Dextroscope 提供了一个开放和有弹性的工作环境，用户在正常坐姿下佩戴立体眼镜工作，不需要在用户头上精确定位，因此可以快速拆卸和更换；随着手臂悬停在一个放松的位置，用户感觉在自然范围内对立体虚拟图像开展精细工作，可以进行几个小时也没有压力。另一个显示器可以让观察者轻松地查看 VR 环境，并同样准确地看到操作者所见内容。

Dextroscope 使用三维/二维交互范式，将体数据的精确三维操作与小控件的明确交互结合在一起（图 13.5）。交互发生在 Dextroscope 控制台，这是一个 90 cm 宽、深 70 cm、高 40 cm 的物理外壳，容纳立体屏幕显示，并为输入设备系统提供外壳。外壳的设计是为了提供舒适的手臂支持，光滑的底面可供放置笔尖。

精确的三维交互通过将手臂放在扶手上和手绕手腕旋转的组合得以确保，通过无线电频率跟踪系统（Polhemus 公司）获取操作手的位置和方向。这个跟踪系统控制两台三维输入设备，双手各一台，每台都包含一个按钮开关。一个输入设备的形状像笔，用于灵巧性工作（手写笔）；另一个像操纵杆（手柄），用于控制患者数据的姿态。手臂保持放松，手腕的互动空间为 20~30 cm³，准确而舒适；通过沿着扶手滑动手臂，可以获得更大的空间。这种方法在保证表现力的同时，简化了指令架构。

通过虚拟控制面板的位置与装入系统的物理表面重合，精准二维交互通过提供被动触觉反馈得以实现。手写笔与控件的交互类似鼠标[16]；物理表面提供了一种硬介质，触控笔可以操作虚拟按钮、滑块和绘制曲线；当触控笔的尖端接触三维空间周围的物理表面（如桌面）时，虚拟控制面板会弹出，平时自动隐藏。通过保持屏幕整洁，同时提高图形处理性能（减少对象重绘），消除了操作混乱的可能性；物理表面非常光滑，笔尖可以毫不费力地滑过，使得滑块和多个按钮操作更为舒适。

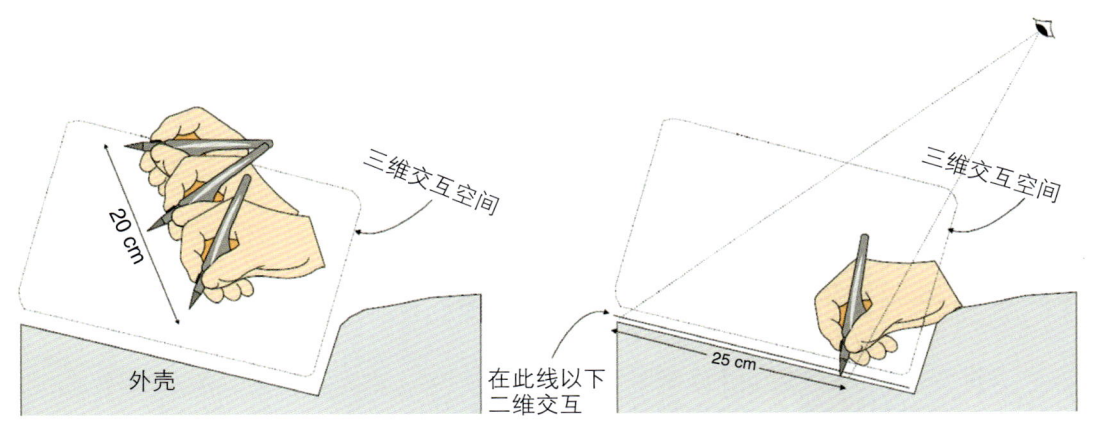

图 13.5 Dextroscope 三维和二维交互示意图。左，在三维交互空间，用户前臂置于光滑外壳上，允许手伸入三维空间进行交互操作。右，与虚拟控制面板交互，用户需要用触控笔触碰机身底部，触控笔会显示三维面板，并通过"被动触觉反馈"选择按钮和滑块

利用手写笔阴影可以提供额外的深度信息，有助于互动。当阴影投射到三维物体上，如头骨，它有助于判断距离，并增强了立体视觉提供的空间深度感知。例如，这有助于针对表面上设置的定点来进行测量或模拟开颅手术。在虚拟控制面板上使用时，更容易把控与按钮的距离、触控笔与面板的角度等（图 13.6）。

虚拟控制面板

该系统虚拟空间被划分为两个区域：一个靠近装入系统表面，另一个为该空间的其余部分（图 13.5）。

操作者与虚拟三维对象的交互方式与多数 VR 系统中常见的触碰方式相同。用户将触控笔移动到感兴趣的对象，当触控笔到达时，按下开关，进行所需的操作（抓取、删除、调整大小等）。当控制面板启用时，可以完全显示浮动在控制面板上方的三维对象，可以较低的分辨率显示，从而加速与二维面板的交互或者使其不可见。

虚拟控制面板包含多个三维小部件，如按钮、滑块、曲线控制面板、列表框和文件对话框（图 13.7）。小部件按功能分组，如可视化、注册、分割和注释。

虚拟控制面板总体可见区域约为 50 cm × 25 cm。设计物理表面的倾斜角是为了最大限度地扩大相互作用的可见区域。0° 表面（与地面平行）会迫使用户伸展手臂，以触及更远的按钮；而 90° 表面则减少了可用的三维互动空间。因此，这里采用 25° 角，使控制面板更靠近、更易触及。

准备虚拟患者：三维图像重建

Dextroscope 可以从任何层析数据采集中，以 DICOM 格式重建三维图像，包括大多数序列的 MRI、CT、CTA/PET、SPECT，以及以层析格式导出的一系列 DSA 血管造影。首先在标准二维界面中加载和预览数据，调整阈值、对比度和亮度，可以使用滤镜并进行裁剪；随后，用户可以启动 VR 应用程序，与 Dextroscope 三维界面控制台本身加载的数据进行交互。

用于规划和模拟的 VR 工具

在 DextroscopeVR 环境中，有一系列虚拟工具可以处理患者的三维数据。以下是其中一些最相关的工具。

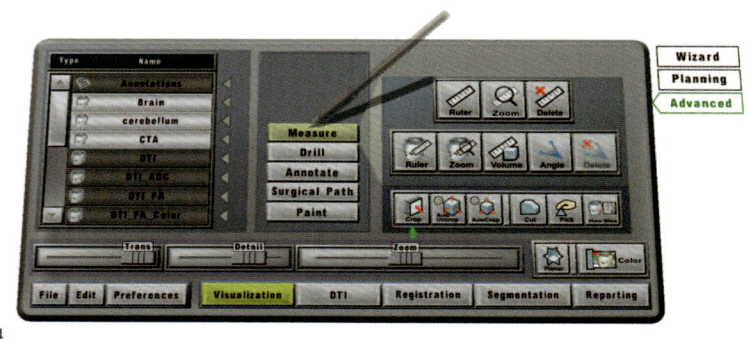
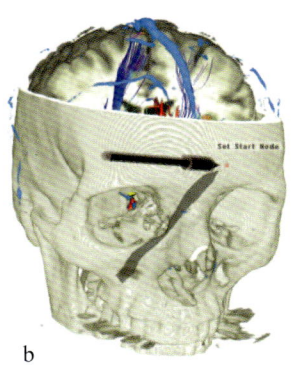

图 13.6 深度提示。利用虚拟投射阴影帮助用户判断物体的距离（包括卷数据和虚拟控制面板），简化三维交互。a. 手写笔在控制面板。b. 用可在颅骨上投下阴影的笔定位测量点

13 VR 模拟技术在微创神经外科中的应用

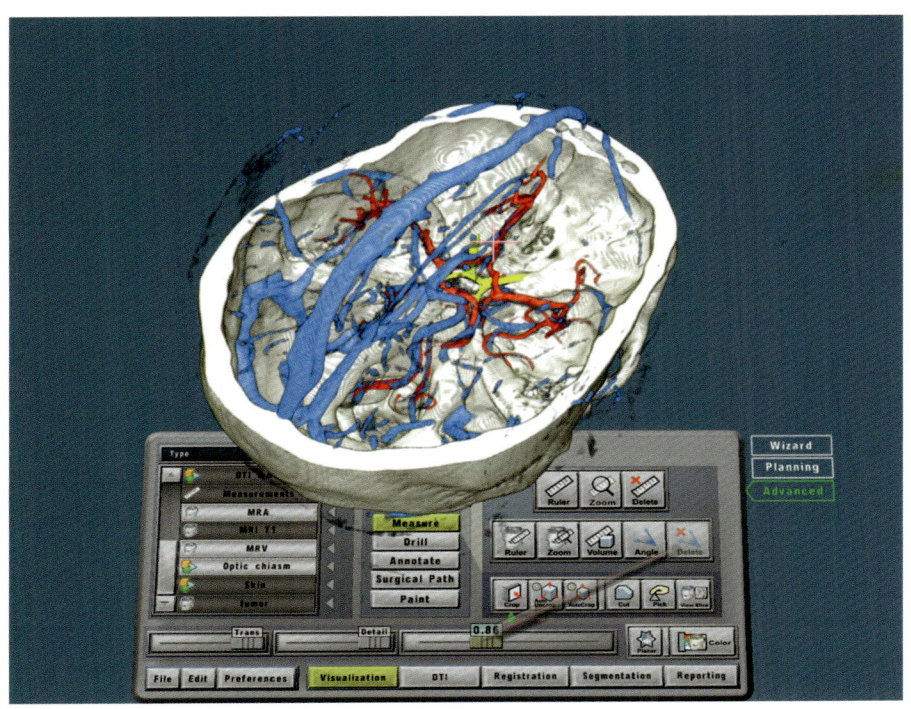

图 13.7 Dextroscope 屏幕截图 这张图片显示了一个典型的神经外科手术规划过程，包括几种成像方式：MRI（显示肿瘤和神经），MRA（动脉，红色），MRV（静脉，蓝色）和 CT（头骨，白色）。MRI 显示分段的视交叉（黄色），底部为虚拟控制面板

图像融合

开始规划之初，很重要的一点是必须确保所有的数据图像模式（来自不同的扫描仪，并且患者头部可能处于不同方向）都被注册到同一个坐标空间。Dextroscope 提供了一个注册模块的三维接口，允许自动配准任何其他模式，如 CT 到 MRI，MRI 到 MRA，DSA 血管造影到 CT 等，其基本原理为交互信息算法[20]。

分割工具

分割是指从原始 DICOM 数据中提取外科手术相关的结构。我们之所以需要这个阶段，是因为包含的外科医师感兴趣结构（血管、肿瘤）的原始 DICOM 数据是结合在一起的。为了适合在 VR 环境中研究，需要将它们分离，可以分割的典型结构有肿瘤、血管、动脉瘤、颅底、脑神经或脑室系统。当结构清晰对比鲜明时，分割可以自动完成；在特定情况下，需要操作者参与下半自动完成。

自动分割工具

Dextroscope 提供自动化工具从 MRI T_1 序列中分离（分割）皮层，在 MRA、MRV 或 CTA 中分割动脉或静脉，或者在 MRI T_2 序列中分割脑室。

其他自动化工具只需要用户点取所需的结构部分，如在皮肤表面点取（从 CT 或 MRI）即可得到网状皮肤，点选并自动分割与周围组织对比鲜明的肿瘤，或在血管丛中选取一段血管（如包含动脉瘤）。此外，对各个分割节段，均可自动或手动选取着色。

半自动分割工具

当肿瘤和周围组织之间没有明显的图像差异对比时，轮廓编辑器（contour editor）可以让外科医师确定肿瘤范围。轮廓工具允许外科医师在原始扫描切片上画出轮廓（图 13.8）。虽然这张图是逐片绘制的，但在勾画轮廓过程中能够重建为立体结构，这为轮廓判定提供了依据，并有助于确定在三维可视化基础上的轮廓范围[21]。

DTI 纤维束成像

虽然可以自动提取 MRI 中的 DTI 数据，但实际上常选择通过特定感兴趣区域的单束或一组束（纤维束成像），取决于哪个区域需要检查。Dextroscope 提供了一个三维界面，允许外科医生通过引入 MRI 正交平面和其他分割（如肿瘤）的解剖学背景，在三维空间中定义感兴趣的立方体区域（ROI，图 13.9）。当 ROI 在三维空间中自由移动时，与 ROI 相交的纤维束实时呈现，为外科医生提供即时反馈，以助其充分了解纤维束路径。

测量工具

Dextroscope 提供了测量两点之间距离的手动工具，可以通过手写笔自然选择，只需直接指向感兴趣的结构点即可。此外，它还可以沿着骨骼或皮肤等表面进行曲面测量，这对于开颅手术定位测量非常有用[22]；还支持对选定结构（如肿瘤）进行体积测量，以及角度测量（图 13.10）。

容积编辑（"钻"）工具

Dextroscope 为了模拟移除骨骼或组织，提供交互式"虚拟钻孔"工具。该工具通过改变像素数据的属性，使它们从由可见变为不可见。如果应用于骨组织，该钻头类似于开颅手术过程，可以呈现模拟手术入路的视图（图 13.11）。通过使用"恢复"工具，可以将像素属性更改为原始值。

路径工具 / 瞄准线设置

路径工具允许用户定义到病灶的轨迹，在三维空间中指定目标点和入口点（图 13.12）。一旦定义，该工具允许外科医师探查轨迹，旋转的线条模拟头部摆放位置，沿着轨迹路径曲线和角度模拟手术显微镜的可视内容，也可模拟调整视野放大倍数。

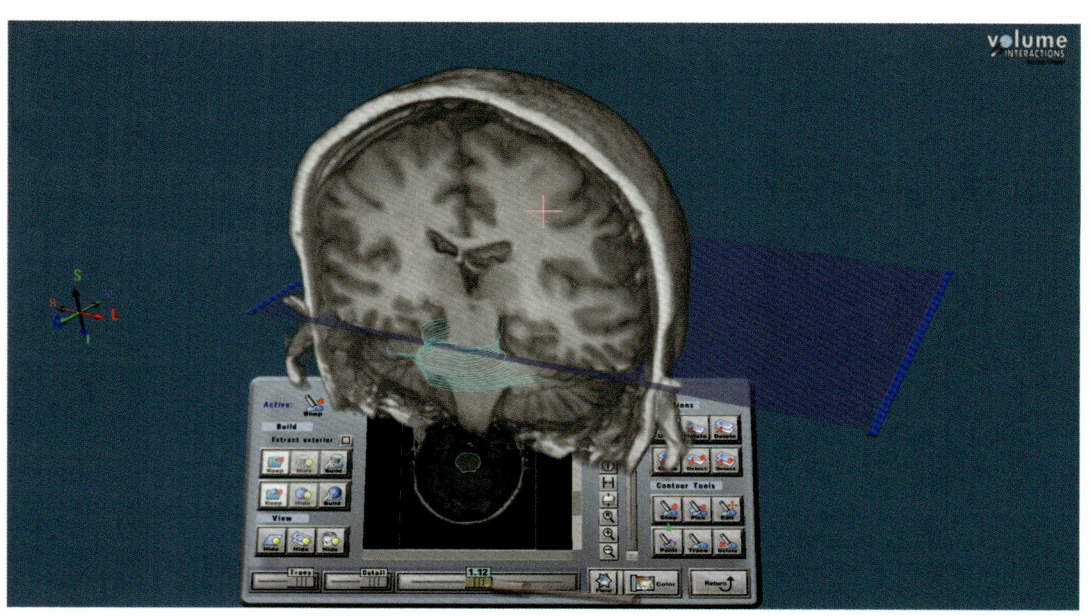

图 13.8 轮廓编辑器三维界面。界面显示 MR 成像漂浮在轮廓面板上方，轮廓面板是控制面板的一部分，在这里，利用触针牢固地靠着 Dextroscope 的底座外壳绘制轮廓。由此可以看见在三维 MR 成像的背景下的轮廓

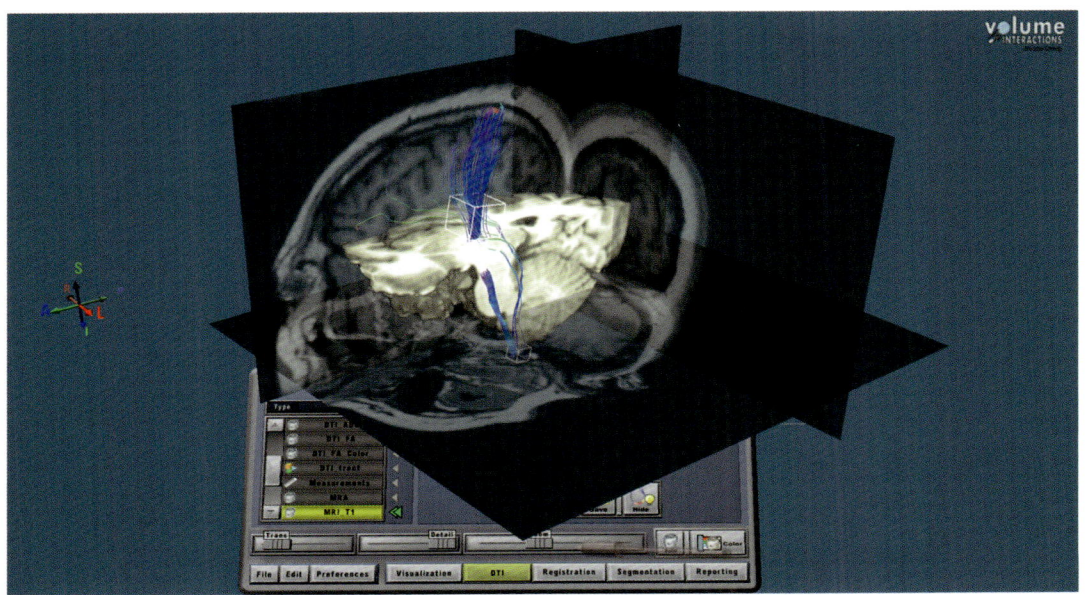

图 13.9 DTI 三维界面。感兴趣区域（ROI）的多维度信息均能显示，两个 ROI 定义了一条纤维束路径必须通过的空间，脑组织断层显示为 ROI 的定位提供了额外参照物

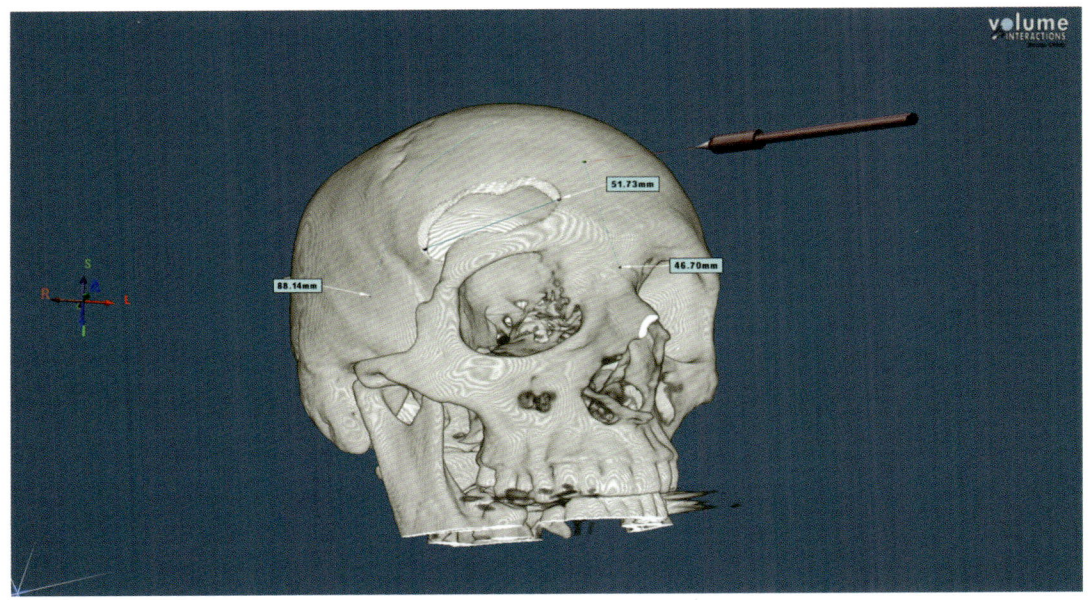

图 13.10 三维测量。可以是直线（如开颅术中所见），也可以是覆盖在颅骨表面的曲线测定

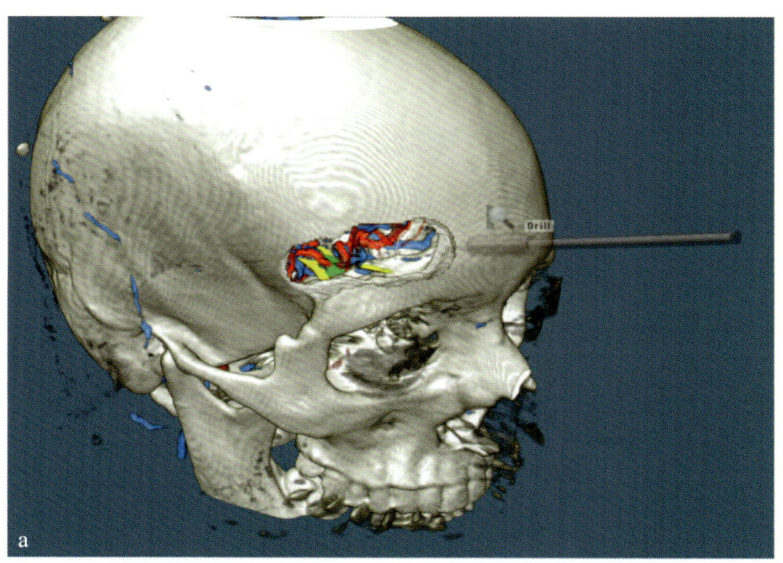

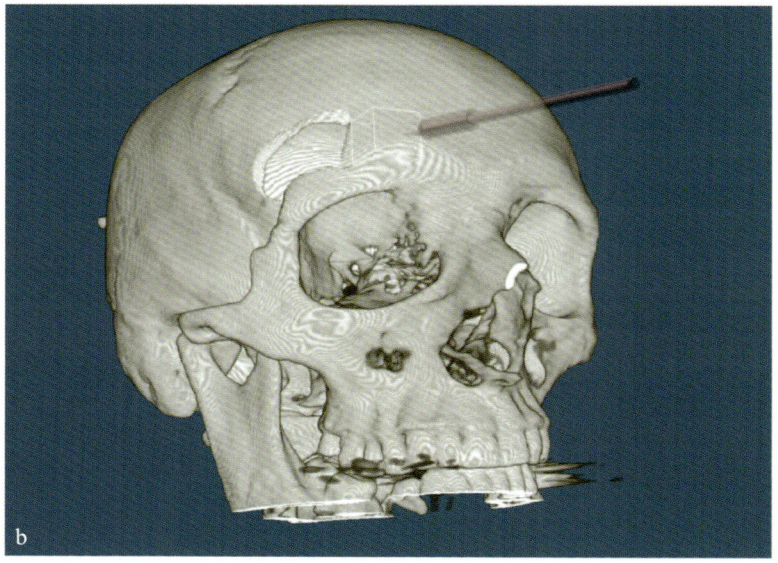

图 13.11 在 CT 骨上进行"开颅"手术的钻孔工具（a）和使用恢复工具（b）实现"关颅"

模拟放置动脉瘤夹

对于动脉瘤手术规划，可供选择多种不同的虚拟夹子。用高分辨率 CT 扫描原动脉瘤夹（德国 Aesculap），然后分别进行三维重建。夹子可以用虚拟触针代表的动脉钳夹取，虚拟放置在动脉瘤颈部；模拟理想的形状、大小、位置或多个夹子，以完全夹闭动脉瘤。

Dextrobeam 和 DextroVision

Dextrobeam

Dextroscope 的三维可视化和交互式演示功能，使其成为医学教育者向医学生传达三维信息的有用工具。但是为了能面对更多人群，如在教室或礼堂里充分展示功能，厂家研发了 Dextroscope 设备的一种变体，命名为

13 VR 模拟技术在微创神经外科中的应用

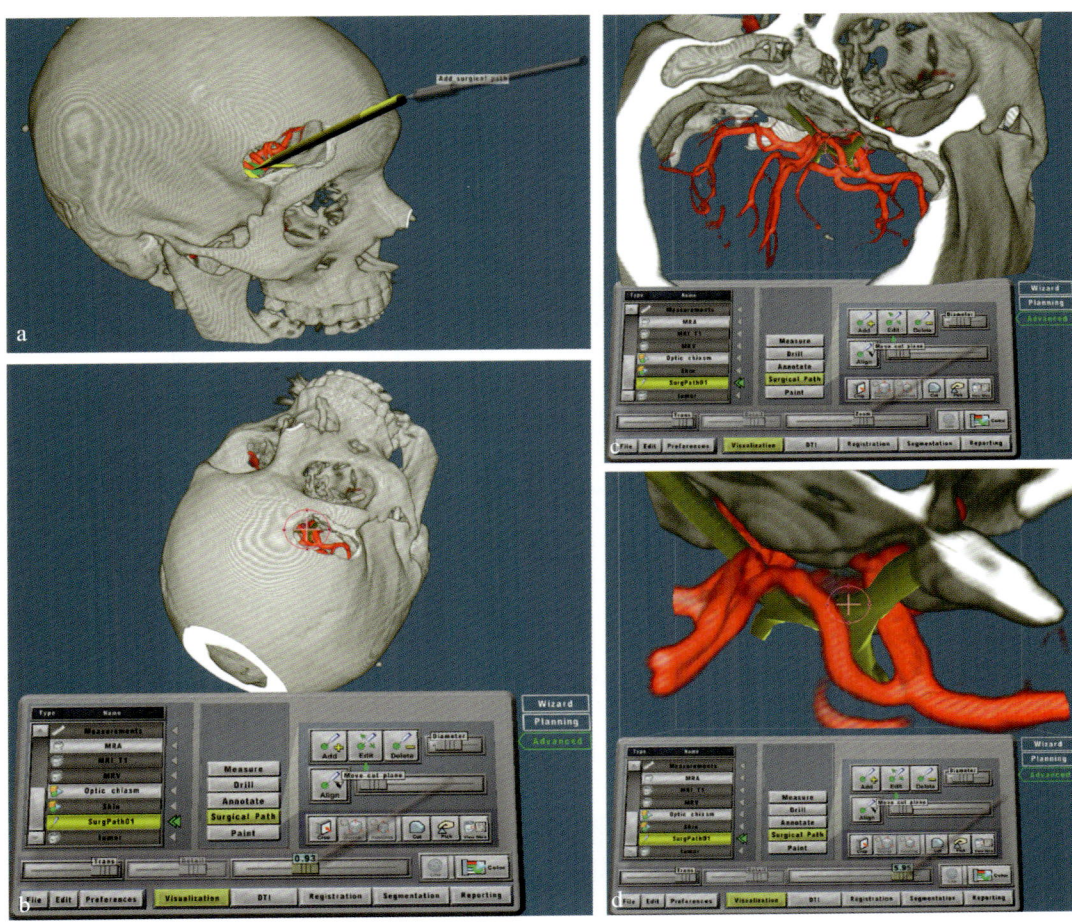

图 13.12 手术规划界面。a. 在三维图像中定位目标和入口点以定义路径。b. 沿路径对齐视图。c. 模拟显微镜视图缩放。d. 到达路径的目标点

Dextrobeam。Dextrobeam 是一款三维交互平台的控制台,旨在与大型立体投影屏幕结合使用(图 13.13)[23~26]。

Dextrobeam 的软件系统虽然和 Dextroscope 一样,但在不同空间工作,操作者直接查看屏幕而不是反射图像的镜子。与三维数据交互方式相同的是,操作者可以在不学习新界面的情况下,将 Dextroscope 转换为 Dextrobeam。Dextrobeam 可选用的显示方案有两种,一种是使用立体投影系统,通过该系统可以面对大量观众展示;另一种是在电脑显示器前工作。

Dextrobeam 已为多个神经外科大会(图 13.14),以及世界各地多个神经外科团队作为教学平台成功应用,包括:

- 德国 Johannes Gutenberg 大学神经外科,定期开展培训课程,教授临床神经解剖学和演示微创手术规划。
- 美国圣路易斯医院神经外科,一直在利用 Dextrobeam 开展实用解剖学授课和操作实践。
- 新加坡国立神经科学研究所和国立大学医院神经外科,利用 Dextrobeam 教授解剖学和手术方法。

DextroVision

DextroVision 是一款轻量化、桌面版 Dextrobeam。它使用了 Dextrobeam 的三维界面,在没

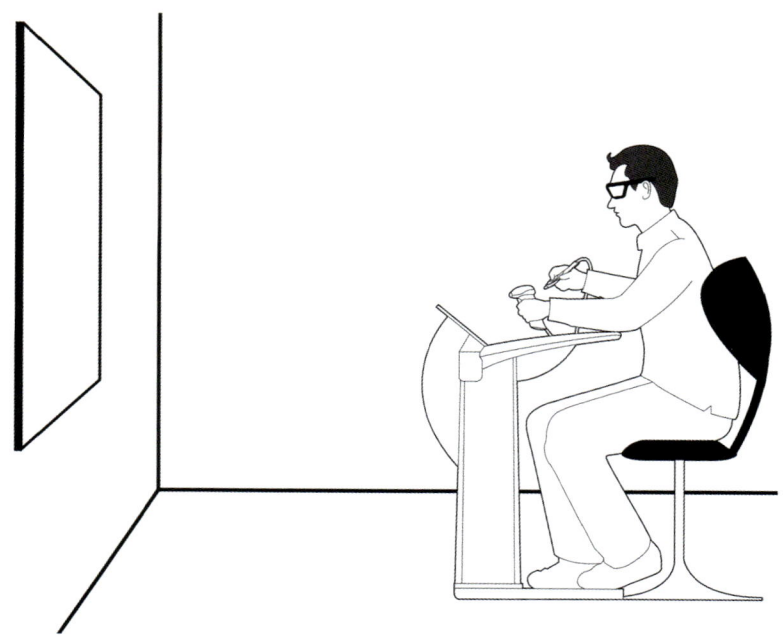

图 13.13　Dextrobeam 设置示意图

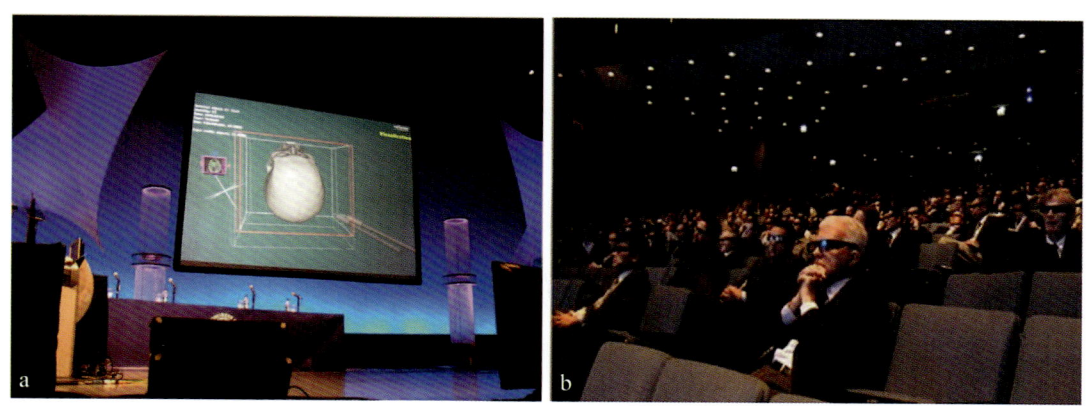

图 13.14　神经外科大会上的 Dextrobeam，2006。投影屏幕（a）和戴立体眼镜的观众（b）

有金属干扰条件下，可以应用于任何桌面。由于体积很小，可以节省空间，但会牺牲一部分人机工程学的互动能力。轨迹跟踪系统嵌入特殊设计的盒子里面，用来放置电子设备和射频发射器。盒子还可以作为底座，在上面放置立体显示器（图 13.15）。图中是一台笔记本电脑的对接站，盒子和监视器之间方便拆卸，系统方便移动。

DextroVision 的虚拟控制面板看起来仍然是向用户倾斜的，因为与桌面一致的平面面板在一定角度时很难观看。真实表面与虚拟表面不匹配并不冲突（这实际上更像二维鼠标移动在平坦的桌子，但出现在一个垂直于它的平面），并且能在一定程度补偿三维交互内容的损失。DextroVision 目前尚未商业化。

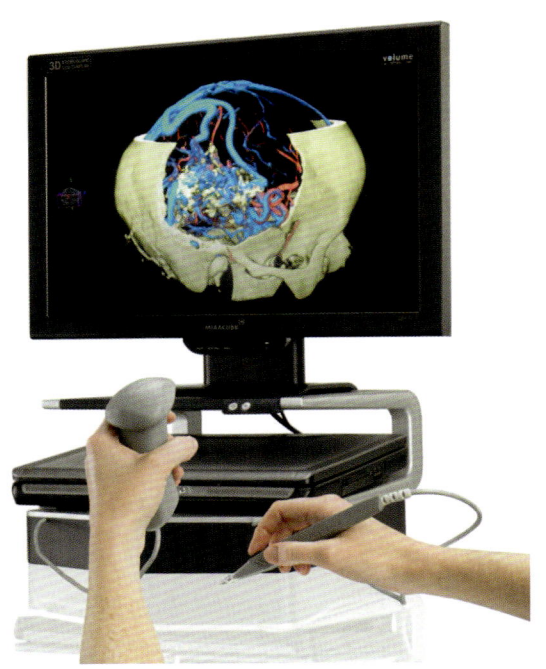

图 13.15　DextroVision

应用领域及说明性案例

自 2000 年以来，Dextroscope 已用于为特定神经外科患者制订手术计划[23~25]：

- 动脉瘤[27~30]。
- 脑动静脉畸形[26, 31, 32]。
- 颅神经减压术（三叉神经痛、面肌痉挛）[33~35]。
- 颅内钙化[36, 37]。
- 脑膜瘤（颅底，凸面，镰状或矢状旁）[24, 26, 38]。
- 室管膜瘤或室管膜下瘤[29, 42]。
- 经鼻蝶入路[43~45]。
- 锁孔手术[46~48]。
- 癫痫手术[49]。

也有报道称它可用于脑深部和颅底肿瘤[50, 51]，包括垂体腺瘤、颅咽管瘤、蛛网膜囊肿、胶质囊肿、海绵状血管瘤[37, 52]、血管网状细胞瘤、脊索瘤、表皮样肿瘤[53]、胶质瘤、颈静脉神经鞘瘤、导水管狭窄、室间孔狭窄、海马硬化等[24, 26, 29, 51]。

此外，应用于脊柱病变如颈椎骨折、脊髓空洞症和骶神经根神经瘤也有报道[29]。

Dextroscope 在神经外科的其他用途参见参考文献[22, 54~56, 56~64]。

Dextroscope 也用于多例颅裂双胞胎分离的手术规划。1998 年，由约翰·霍普金斯医院儿童神经外科医师 Benjamin Carson 博士在南非完成第一例分离手术，并取得成功；2001 年，新加坡综合医院 Keith Goh 博士和 Chumpon Chan 博士利用 Dextroscope，成功将颅骨畸形双胞胎分离[65~67]。

2004 年，巴尔的摩的约翰·霍普金斯儿童中心，一个由 Ben Carson 领导的 100 人医疗小组利用 Dextroscope 规划分离连体双胞胎姐妹的手术[67]。据报道，其作用至关重要——阐明了双胞胎大脑复杂的血流动力学网络，并帮助手术规划，确保适当的脑血流循环。2007 年，沙特阿拉伯利雅得法赫德国王国民警卫队医院的一个小组也在连体双胞胎分离手术时使用了 Dextroscope。

随着手术任务的复杂性增加，该系统的实用性更为突出，尤其是用于当目标要求最小侵入性或优化方法时。

血管神经外科：Dextroscope 的核心应用

动脉瘤

颅内动脉瘤开颅夹闭手术要求操作精细，容易受到各种考量和限制的影响。充分了解动脉瘤的独特结构是决定手术成功与否和临床结果的至关重要因素，包括动脉瘤瘤颈及体部的形状和大小，以及它与供血血管、引流血管和邻近结构的关系。此外，外科医师需要预测最合适的动脉瘤夹大小、形状和位置，同时也要考虑手术入路的限制。PACS 工作站或神经导航系统软件能够显示动脉瘤及其周围血管的三维图像。然而，这些系统无法可靠地模拟融合有其他颅内或骨结构的手术通道；因此，有时很难想象手术视图中动脉瘤的空间毗邻关系。

Dextroscope VR 环境整合了术前可用的层析成像信息，使其以固有的三维形式呈现。2007年，Wong 等[30]报道利用 Dextroscope 规划夹闭13 例动脉瘤病例，并得出结论认为，术前模拟手术"增强了对手术解剖结构的理解""提供了术前模拟演练的机会"。然而，这一组病例没有报道临床或复查结果。2016年，Kockro 等[28]报道了一组 115 个动脉瘤的连续回顾性夹闭手术研究，包括 77 例 85 个偶然发现的未破裂动脉瘤，28 例 30 个破裂动脉瘤，均应用 Dextroscope 开展术前规划。对于未破裂动脉瘤，手术死亡率为 0，发病率（修正 Rankin 评分 mRS >2）为 2.6%，术后影像学检查动脉瘤完全夹闭率为 91.8%；对于破裂动脉瘤，死亡率为 3.6%，发病率（mRS>2）为 7.1%，动脉瘤完全夹闭率为 90%。该数据表明，VR 规划与良好的临床结果相关，同时保持与基准队列相同的动脉瘤完全闭合率。有趣的是，

有一组外科医师是脑血管手术领域的初学者，结果他们的临床手术效果比有经验的同行甚至更出色。案例说明见图 13.16。

脑动静脉畸形（AVM）

脑动静脉畸形切除是神经外科富有挑战性和最具技术含量的手术之一，精确了解畸形血管结构是手术成功的必要条件。触及畸形、解剖病灶、消除供血和引流静脉等单独的手术策略直接依赖对血管空间关系的预测，因此，在这些病例中，通过模拟术中视角进行手术规划特别有用。通常，术前基于二维血管造影或 MRA/CTA 来建立病灶的三维图像十分困难。虽然 MRA 和 CTA 可以在 PACS 或导航工作站上以三维方式显示，但全面手术规划受限于三维图像多角度切割和模拟操作。直观的三维界面立体显示会极大地帮助规划过程，强化医生对手术空间的全面理解[26, 31, 32]。案例说明见图 13.17。

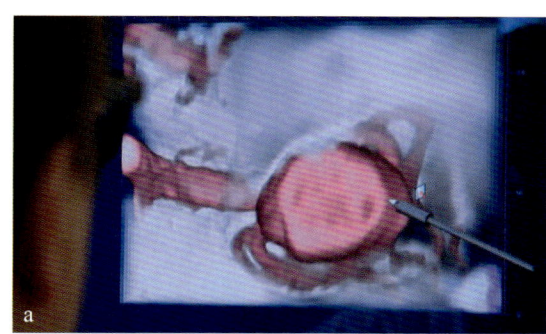
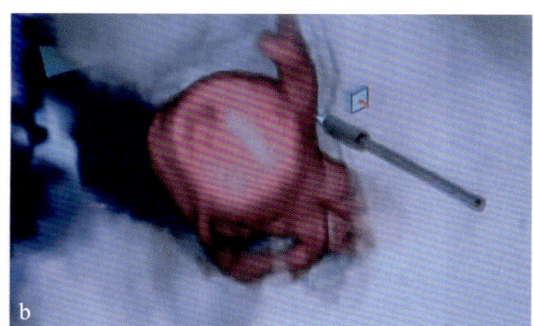
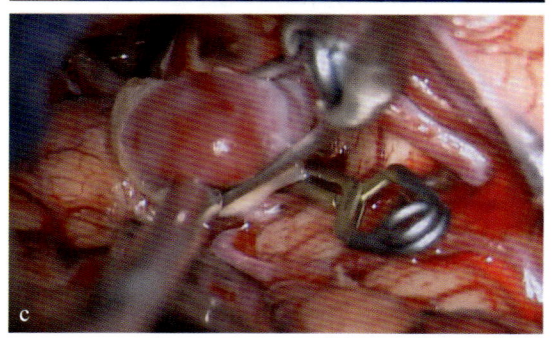

图 13.16 动脉瘤病例：大脑中动脉（MCA）左侧大动脉瘤。a. 在屏幕上显示外科医师肩膀上方的视图。动脉瘤穹丘暴露在外侧裂中，通向动脉瘤的 MCA 主干清晰可见。动脉瘤穹丘部分切除；虚拟笔，作为体积探索和指向工具，在右边可以看到。b. 于后方暴露 M2 上、下主干分支，正在规划与 M2 中继轴线平行的夹闭定位。c. 术中视图。在 MCA 主干上放置一个临时夹，动脉瘤夹正在按计划放置

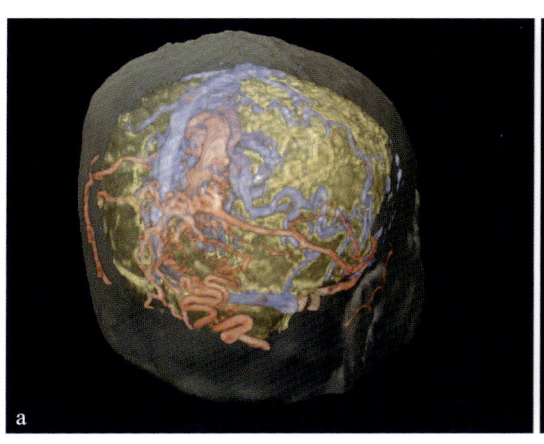 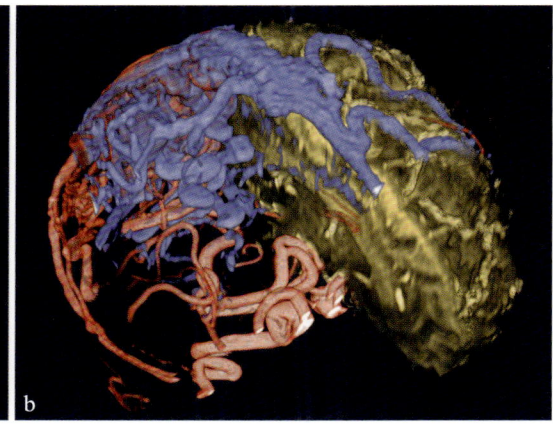

图 13.17　AVM 病例。右侧顶枕巨大 AVM，融合 MR 血管造影（红色）和 MR 静脉造影（蓝色）图像。a. 右上－后外侧视图，显示双侧脑膜中动脉和右侧枕动脉为浅层供血动脉。病灶动脉化扩张血管主要流入上矢状窦。b. 前面观，扩张迂曲的大脑后动脉为深部供血血管，静脉引流的前部清晰可见

微血管减压手术

多种脑神经疾病的临床症状与一条或多条动脉或静脉压迫与刺激脑神经密切相关。最常见的血管压迫综合征是三叉神经痛，通常由小脑上动脉或前下动脉的血管分支或血管袢贴附并压迫三叉神经引起；第二常见的脑神经压迫综合征是面肌痉挛，由血管压迫面神经引起。血管压迫综合征的唯一根治性选择是显微外科减压手术，其他方案会进一步损伤受累的脑神经。在手术过程中，医师需要小心剥离压迫脑神经的血管、神经及其周围蛛网膜，随后在神经和血管之间放置聚四氟乙烯棉垫。精确了解三维解剖结构将有助于通过减少无意义的探查，提高放置减压棉的准确性使手术过程简化（病例说明见图 13.18）。

海绵状血管瘤

海绵状血管瘤是一种良性血管病变，由大量细小的海绵状静脉组成，并有薄层组织结构分隔。海绵状瘤可破裂出血并蔓延至周围脑组织，因而常引起癫痫发作。有症状的海绵状血管瘤需要显微外科手术切除，完全切除后通常可完全缓解症状。虽然海绵状血管瘤的显微外科手术可能是一个简单的操作，但识别通向海绵状瘤的合适路径可能是一种巨大挑战，特别是手术入路涉及脑深部或脑干时。因此，在规划深部海绵状血管瘤手术时，需要考虑周围所有结构的空间位置，手术成功高度依赖详细的入路规划（案例说明见图 13.19）。

应用情况

Dextroscope 和 Dextrobeam 系统已在表 13.1 所列的各大医疗机构中广泛应用。

DEX-Ray：延伸到手术室

图像引导技术现在在神经外科中的应用非常普遍，通常被称为手术导航、计算机辅助手术、导航手术或立体定向导航；类似汽车或手机全球定位系统（GPS）、图像引导手术系统，如 Curve 图像引导外科手术和 StealthStation，用相机或电磁场定位患者解剖位置和外科医师的精确动作，并在导航电脑显示器上同步显示。这些复杂的计算机系统在手术前和手术中使用，可以帮助外科医师定位患者的三维解剖图像。

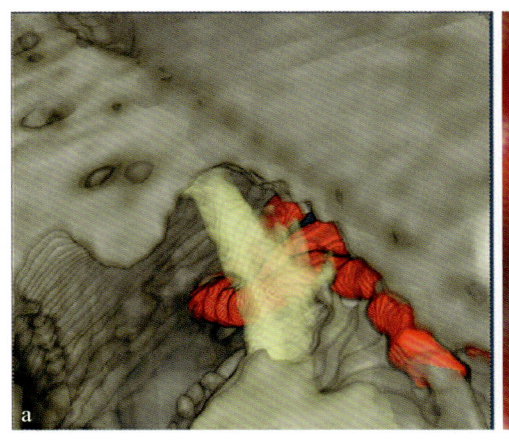
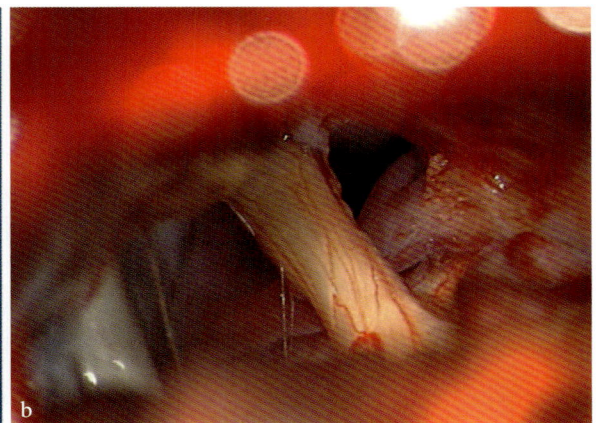
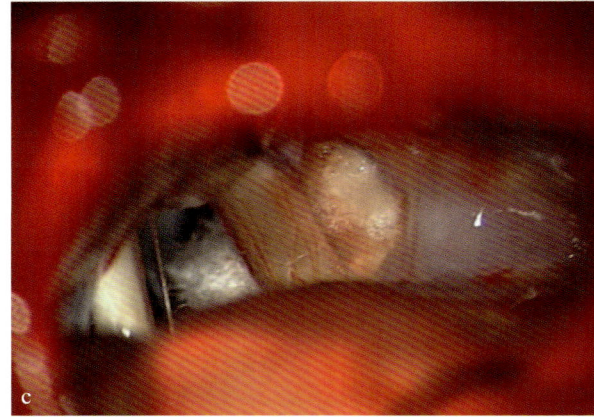

图 13.18 三叉神经痛微血管减压病例。a. 左侧三叉神经的模拟视图，呈半透明状。在神经的后面有下行分支和上行分支，显示小脑动脉压迫神经。b. 术中视图见责任血管与实际预期完全一致。c. 显示聚四氟乙烯垫放置在神经和动脉之间

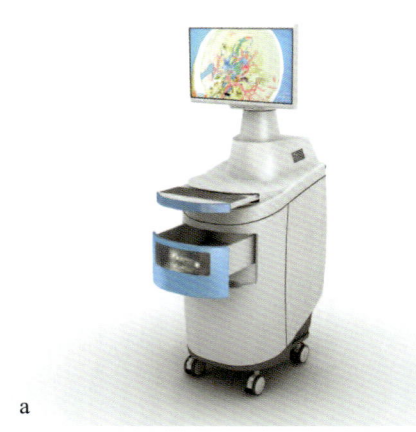
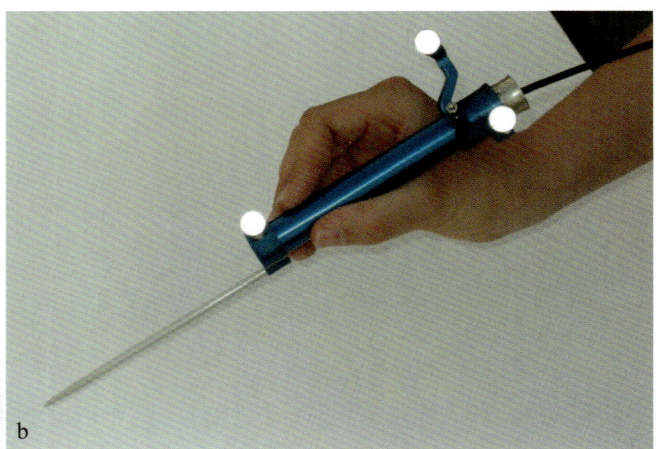

图 13.19 a. DEX 系统立体监视器。b. 装有摄像机的手持探针

表 13.1　Dextroscope 的应用情况

医疗 / 研究机构	主要用途
赫斯兰登医院（瑞士苏黎世）	神经外科手术规划、教学
约翰内斯古腾堡大学医院（美因茨，德国）	神经外科手术规划、教学和医学教育
德尔马医院（西班牙巴塞罗那）	神经外科手术规划
斯坦福大学医学中心（美国旧金山）	神经外科及颅颌面外科手术规划
圣路易斯大学附属医院（美国圣路易斯）	神经外科手术规划、教学
约翰霍普金斯医院（美国巴尔的摩）	放射学研究
罗格斯新泽西医学院（美国纽瓦克）	神经外科、耳鼻喉科手术规划和教学
宾夕法尼亚大学医院（美国费城）	神经外科和心血管放射学规划
威尔康奈尔脑与脊柱研究中心（美国纽约）	神经外科手术规划
圣卢克天主教大学（比利时布鲁塞尔）	神经外科手术规划
贝斯塔神经学研究所（意大利米兰）	神经外科手术规划
皇家伦敦医院（英国伦敦）	神经外科手术规划
巴塞罗那大学医学院（西班牙巴塞罗那）	神经外科手术规划、研究和神经解剖学
Inselspital（瑞士伯尔尼）	ENT 规划
斯普利特大学医学院（斯普利特，克罗地亚）	神经生理学研究
国立神经科学研究所（新加坡）	神经外科手术规划
SINAPSE 研究所（新加坡）	神经外科研究
威尔斯亲王医院（香港）	神经外科和骨科手术规划
华山医院（中国上海）	神经外科手术规划
重庆市第三军医医院（中国重庆）	医学教育
国立大学医院高级外科训练中心（新加坡）	医学教育
福建医科大学（福州）	神经外科及颌面外科手术规划

DEX 是一种导航系统，通过集成在手持探针上的摄像机获得视频流实时叠加三维患者信息，实现术中图像引导[68]，见图 13.20。因此，它是一种增强现实神经外科导航系统。手持探针是观察、指向和交互设备，可打开或关闭患者三维影像信息。该探针还可以改变放大率和透明度，以微调图像的透明效果，相当于 Dextroscope 延伸应用到手术领域。

探针尖端摄像机可用于观察手术视野（图 13.21），摄像机的视频流通过共同注册的多模态三维图形和三维工作站，在神经外科手术规划中获得地标现实显示。手持探针作为导航设备，用以查看和指向，并作为一个交互设备以调整三维图形。

DEX 系统的准确性已经过试验论证。在新加坡和西班牙的医疗机构，DEX 已经临床测试

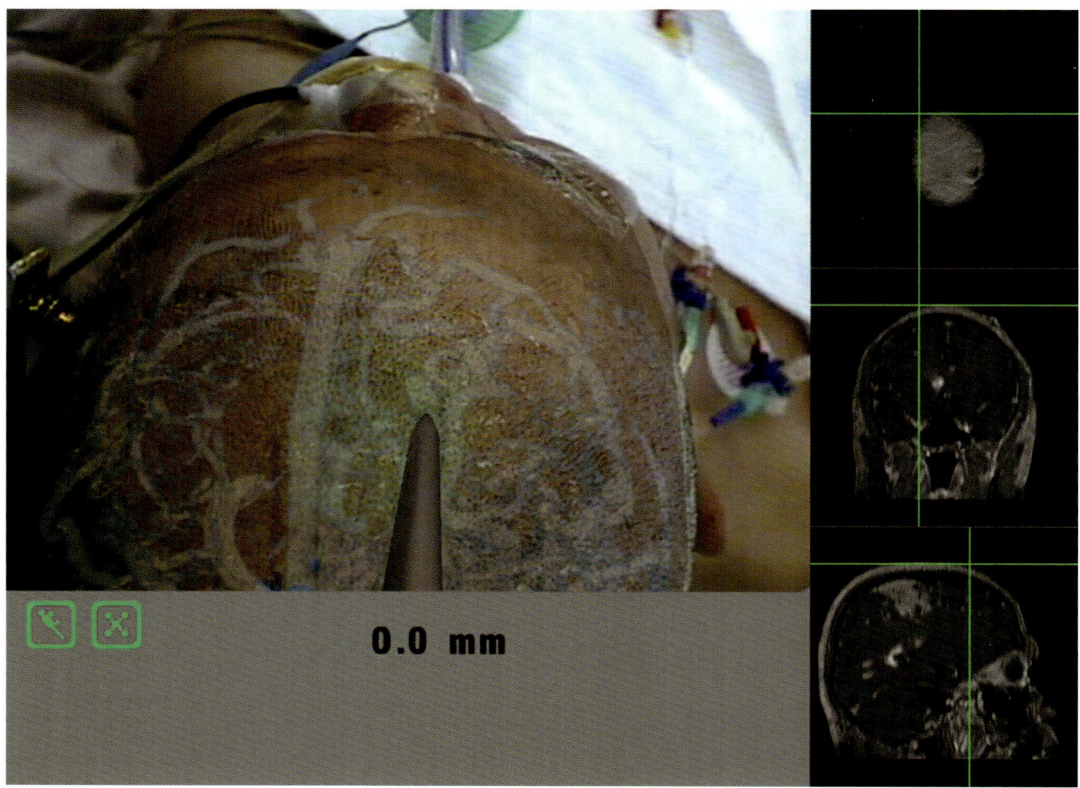

图 13.20　DEX 增强现实显示功能：可在增强现实视频中同步显示血管情况

超过 140 个实例。结果表明，使用 DEX 导航可以改善传统导航中存在的图像判读问题[68]。

DEX 提供准确实时的、基于视频的增强现实显示，可以完美整合到手术流程中。三维信息的 VR 显示在显露手术表面深部病变中具有重要价值，特别是肉眼手术操作阶段，在又深又窄的手术路径里，传统导航受到相机分辨率和光敏性的限制，而 DEX 可提供更易于理解的结构导航信息。该系统是一种改进的导航技术，通过增强现实技术允许在可见表面之外，直接观察手术解剖结构，并直接引导器械到达手术目标。

Dextroscope 及其他外科专业

Dextroscope 还应用于神经外科以外的专业领域，针对各种面临挑战的、复杂解剖结构的外科疾病制订手术规划，如耳鼻喉科、骨科、创伤科[69-74]、颅面外科[75]、心脏科和肝脏外科[76,77]等。

此外，DextroscopeVR 环境有助于架起放射科与外科之间的桥梁——允许放射科医师以一种外科医师熟悉的方式，轻松地向外科医师演示重要的三维解剖结构。

结论

影像数据分析从二维发展到三维，对手术规划的发展起到了巨大的推动作用。不同成像方式（CT、CTA、MRI、MRA、DTI）获取的数据的三维融合、患者个性化的虚拟模型，使外科医师能够更好地了解患者的解剖结构，并规划复杂手术。

多模态图像数据的精确融合以及强大的软件工具,如数据分割对于三维手术规划系统必不可少。然而,多数系统经常忽略的一个重要因素是,外科医师应该以一种简单、直观和灵活的方式来操作三维患者模型。多数手术规划系统都利用鼠标和键盘来实现这一目的——通过二维方法来处理三维对象。这种二维界面方法既不直观,也很麻烦,而且在使用二维设备操控三维移动时可能会产生歧义,通常会导致非预期的位置和方向错误。

理想的规划环境应该与手术中所面临的情况非常相似;不同的是,虚拟结构可以从各个角度安全查看,可以进行透明化处理,以了解其内在结构,并可以在无害的情况下进行各种操作。简而言之,理想的手术规划要能对决定手术过程的所有参数和阶段进行完美预测,最大限度地减少猜测和探索性解剖,并显著提高患者安全性。最终,虚拟手术规划情景可以叠加到手术区域的方式,允许手术时不断被三维合成环境包围,提供关于术野以外所有结构的信息。这与正确的显微手术器械相结合,手术就会变成一系列预期的、可控的步骤,几乎没有出错的余地,使外科医师能够安全、有效地进行手术。

参考文献

1. Alaraj A, Lemole MG, Finkle JH, Yudkowsky R, Wallace A, Luciano C, et al. Virtual reality training in neurosurgery: review of current status and future applications. Surg Neurol Int [Internet]. 2011 Apr 28.; [cited 2015 Jan 4];2. Available from: http://www.ncbi.nlm.nih.gov/pmc/articles/PMC3114314/.
2. Alaraj A, Tobin MK, Birk DM, Charbel FT. Simulation in neurosurgery and neurosurgical procedures. In: MD AIL, MD SDJ, MD ADS, MD AJS, editors. The comprehensive textbook of healthcare simulation [Internet]. New York: Springer; 2013 [cited 2015 Jan 4]. p. 415–23. Available from: http://link.springer.com/chapter/10.1007/978-1-4614-5993-4_28.
3. Malone HR, Syed ON, Downes MS, D'Ambrosio AL, Quest DO, Kaiser MG. Simulation in neurosurgery: a review of computer-based simulation environments and their surgical applications. Neurosurgery. 2010 Oct; 67(4):1105–16.
4. O'Toole R, Playter R, Krummel T, Blank W, Cornelius N, Roberts W, et al. Assessing skill and learning in surgeons and medical students using a force feedback surgical simulator. In: Medical Image Computing and Computer-Assisted Intervention–MICCAI'98 [Internet]. Berlin, Heidelberg: Springer; 1998 [cited 2017 Jun 5]. p. 899–909. Available from: https://link.springer.com/chapter/10.1007/BFb0056278.
5. Hill JW, Holst PA, Jensen JF, Goldman J, Gorfu Y, Ploeger DW. Telepresence interface with applications to microsurgery and surgical simulation. Stud Health
6. Technol Inform. 1998;50:96–102.Delorme S, Laroche D, DiRaddo R, Del Maestro RF. NeuroTouch. Neurosurgery. 2012 Sep;71:ons32–42.
7. Poston T, Serra L. Dextrous virtual work. Commun ACM. 1996 May;39(5):37–45.
8. Poston T, Serra L, Lawton W, Chua BC. Interactive tube finding on a virtual workbench. In: Second International Symposium on Medical Robotics and Computer Assisted Surgery (MRCAS 95), Baltimore, Maryland, November [Internet]. 1995 [cited 2013 Jan 1]. p. 5–7. Available from: http://citeseerx.ist.psu.edu/viewdoc/download?doi=10.1.1.33.5243&rep=rep1&type=pdf.
9. Poston T, Serra L. The virtual workbench: Dextrous VR. In: Virtual Reality Software and Technology [Internet]. World Scientific; 1994 [cited 2017 May 7]. p. 111–21. Available from: http://www.worldscientific.com/doi/abs/10.1142/9789814350938_0010.
10. Serra L, Nowinski WL, Poston T, Hern N, Meng LC, Guan CG, et al. The Brain Bench: virtual tools for stereotactic frame neurosurgery. Med Image Anal. 1997 Sep;1(4):317–29.
11. Serra L, Poston T, Hern N, Choon CB, Waterworth JA. Interaction techniques for a virtual workspace. Proc ICATVRST'95. 1995;79–80.
12. Serra L, Poston T, Hern N, Pheng Ann H, Beng Choon C. Virtual space editing of tagged MRI heart data. In: Computer Vision, Virtual Reality and Robotics in Medicine [Internet]. 1995 [cited 2013 Jan 1]. p. 70–76. Available from: http://www.springerlink.com/index/m434v81hr1423221.pdf.
13. Serra L, Hern N, Choon CB, Poston T. Interactive

vessel tracing in volume data. In: Proceedings of the 1997 Symposium on Interactive 3D Graphics [Internet]. New York: ACM; 1997 [cited 2013 Jan 8]. p. 131-ff. (I3D '97). Available from: http://doi.acm.org/10.1145/253284.253320.
14. Serra L, Kockro R, Guan C, Hern N, Lee E, Lee Y, et al. Multimodal volume-based tumor neurosurgery planning in the virtual workbench. Med Image Comput Comput Assist Interv. 1998:1007–15.
15. Schmandt C. Spatial input/display correspondence in a stereoscopic computer graphic work station. In: Proceedings of the 10th Annual Conference on Computer Graphics and Interactive Techniques [Internet]. New York: ACM; 1983. p. 253–61. (SIGGRAPH '83). Available from: http://doi.acm.org/10.1145/800059.801156.
16. Sowizral HA. Interacting with virtual environments using augmented virtual tools. In: 1994. p. 409–416. Available from: https://doi.org/10.1117/12.173904.
17. Fuhrmann A, Loffelmann H, Schmalstieg D, Gervautz M. Collaborative visualization in augmented reality. IEEE Comput Graph Appl. 1998 Jul;18(4):54–9.
18. Billinghurst M, Baldis S, Matheson L, Philips M. 3D palette: a virtual reality content creation tool. In: Proceedings of the ACM Symposium on Virtual Reality Software and Technology [Internet]. New York: ACM; 1997. p. 155–156. (VRST '97). Available from: http://doi.acm.org/10.1145/261135.261163.
19. Deering MF. The HoloSketch VR sketching system. Commun ACM. 1996 May;39(5):54–61.
20. Wells WM, Viola P, Atsumi H, Nakajima S, Kikinis R. Multi-modal volume registration by maximization of mutual information. Med Image Anal. 1996 Mar;1(1):35–51.
21. Chia WK, Serra L. Contouring in 2D while viewing stereoscopic 3D volumes. Stud Health Technol Inform. 2006;119:93–5.
22. Stadie AT, Kockro RA, Serra L, Fischer G, Schwandt E, Grunert P, et al. Neurosurgical craniotomy localization using a virtual reality planning system versus intraoperative image–guided navigation. Int J Comput Assist Radiol Surg. 2011 Sep 1;6(5):565–72.
23. Ferroli P, Tringali G, Acerbi F, Aquino D, Franzini A, Broggi G. Brain surgery in a stereoscopic virtual reality environment: a single institution's experience with 100 cases. Neurosurgery. 2010 Sep;67(3 Suppl Operative):ons79–84; discussion ons84.
24. Kockro RA, Serra L, Tseng-Tsai Y, Chan C, Yih-Yian S, Gim-Guan C, et al. Planning and simulation of neurosurgery in a virtual reality environment. Neurosurgery. 2000 Jan;46(1):118–35; discussion 135–7.
25. Matis GK, Silva DO d A, Chrysou OI, Karanikas M, Pelidou S-H, Birbilis TA, et al. Virtual reality implementation in neurosurgical practice: the "can't take my eyes off you" effect. Turk Neurosurg. 2013;23(5):690–1.
26. Kockro RA, Stadie A, Schwandt E, Reisch R, Charalampaki C, Ng I, et al. A collaborative virtual reality environment for neurosurgical planning and training. Neurosurgery. 2007 Nov;61(5 Suppl 2):379–91; discussion 391.
27. Guo Y, Ke Y, Zhang S, Wang Q, Duan C, Jia H, et al. Combined application of virtual imaging techniques and three-dimensional computed tomographic angiography in diagnosing intracranial aneurysms. Chin Med J (Engl). 2008;121(24):2521.
28. Kockro RA, Killeen T, Ayyad A, Glaser M, Stadie A, Reisch R, et al. Aneurysm surgery with preoperative three-dimensional planning in a virtual reality environment: technique and outcome analysis. World Neurosurg. 2016 Dec;96:489–99.
29. Stadie AT, Kockro RA, Reisch R, Tropine A, Boor S, Stoeter P, et al. Virtual reality system for planning minimally invasive neurosurgery. Technical note. J Neurosurg. 2008 Feb;108(2):382–94.
30. Wong GKC, Zhu CXL, Ahuja AT, Poon WS. Craniotomy and clipping of intracranial aneurysm in a stereoscopic virtual reality environment. Neurosurgery. 2007 Sep;61(3):564–8; discussion 568–9.
31. Ng I, Hwang PYK, Kumar D, Lee CK, Kockro RA, Sitoh YY. Surgical planning for microsurgical excision of cerebral arterio-venous malformations using virtual reality technology. Acta Neurochir (Wien). 2009 May;151(5):453–63; discussion 463.
32. Wong GKC, Zhu CXL, Ahuja AT, Poon WS. Stereoscopic virtual reality simulation for microsurgical excision of cerebral arteriovenous malformation: case illustrations. Surg Neurol. 2009 Jul;72(1):69–72; discussion 72–3.
33. Du Z-Y, Gao X, Zhang X-L, Wang Z-Q, Tang W-J. Preoperative evaluation of neurovascular relationships for microvascular decompression in the cerebellopontine angle in a virtual reality environment. J Neurosurg [Internet]. 2009 Oct 23 [cited 2010 Jun 3]; Available from: http://

www.ncbi.nlm.nih.gov/pubmed/19852542.
34. González Sánchez JJ, Enseñat Nora J, Candela Canto S, Rumià Arboix J, Caral Pons LA, Oliver D, et al. New stereoscopic virtual reality system application to cranial nerve microvascular decompression. Acta Neurochir. 2010 Feb;152(2):355–60.
35. Liu X-D, Xu Q-W, Che X-M, Yang D-L. Trigeminal neurinomas: clinical features and surgical experience in 84 patients. Neurosurg Rev. 2009 Oct;32(4):435–44.
36. Cerebrovascular Diseases in Children: Anthony J. Raimondi: 9781461276760 [Internet]. [cited 2017 Jun 10]. Available from: https://www.bookdepository.com/Cerebrovascular-Diseases-Children-Anthony-JRaimondi/9781461276760.
37. Stadie A, Reisch R, Kockro R, Fischer G, Schwandt E, Boor S, et al. Minimally invasive cerebral cavernoma surgery using keyhole approaches–solutions for technique-related limitations. Minim Invasive Neurosurg. 2009 Feb;52(01):9–16.
38. Khu KJ, Ng I, Ng WH. The relationship between parasagittal and falcine meningiomas and the superficial cortical veins: a virtual reality study. Acta Neurochir. 2009;151(11):1459–64.
39. Low D, Lee CK, Tay LL, Ng WH, Ang BT, Ng I. Augmented reality neurosurgical planning and navigation for surgical excision of parasagittal, falcine and convexity meningiomas. Br J Neurosurg. 2010 Feb;24(1):69–74.
40. Tang H, Sun H, Xie L, Tang Q, Gong Y, Mao Y, et al. Intraoperative ultrasound assistance in resection of intracranial meningiomas. Chin J Cancer Res. 2013; 25(3):339–45.
41. Tang H-L, Sun H-P, Gong Y, Mao Y, Wu J-S, Zhang X-L, et al. Preoperative surgical planning for intracranial meningioma resection by virtual reality. Chin Med J (Engl). 2012 Jun;125(11):2057–61.
42. Anil SM, Kato Y, Hayakawa M, Yoshida K, Nagahisha S, Kanno T. Virtual 3-dimensional preoperative planning with the dextroscope for excision of a 4th ventricular ependymoma. Minim Invasive Neurosurg. 2007 Apr;50(2):65–70.
43. Wang S-S, Li J-F, Zhang S-M, Jing J-J, Xue L. A virtual reality model of the clivus and surgical simulation via transoral or transnasal route. Int J Clin Exp Med. 2014;7(10):3270–9.
44. Wang S-S, Xue L, Jing J-J, Wang R-M. Virtual reality surgical anatomy of the sphenoid sinus and adjacent structures by the transnasal approach. J Craniomaxillofac Surg. 2012 Sep;40(6):494–9.
45. Di Somma A, de Notaris M, Stagno V, Serra L, Enseñat J, Alobid I, et al. Extended endoscopic endonasal approaches for cerebral aneurysms: anatomical, virtual reality and morphometric study. BioMed Res Int [Internet]. 2014 Jan 19 [cited 2014 Feb 5];2014. Available from: http://www.hindawi.com/journals/bmri/2014/703792/abs/.
46. Reisch R, Stadie A, Kockro R, Gawish I, Schwandt E, Hopf N. The minimally invasive supraorbital subfrontal key-hole approach for surgical treatment of temporomesial lesions of the dominant hemisphere. Minim Invasive Neurosurg. 2009 Aug;52(4):163–9.
47. Fischer G, Stadie A, Schwandt E, Gawehn J, Boor S, Marx J, et al. Minimally invasive superficial temporal artery to middle cerebral artery bypass through a minicraniotomy: benefit of three-dimensional virtual reality planning using magnetic resonance angiography. Neurosurg Focus. 2009 May;26(5):E20.
48. Reisch R, Stadie A, Kockro RA, Hopf N. The keyhole concept in neurosurgery. World Neurosurg. 2013 Feb;79(2 Suppl):S17.e9–13.
49. Serra C, Huppertz H-J, Kockro RA, Grunwald T, Bozinov O, Krayenbühl N, et al. Rapid and accurate anatomical localization of implanted subdural electrodes in a virtual reality environment. J Neurol Surg A Cent Eur Neurosurg. 2013 May;74(3):175–82.
50. Wang S-S, Zhang S-M, Jing J-J. Stereoscopic virtual reality models for planning tumor resection in the sellar region. BMC Neurol. 2012;12:146.
51. Yang DL, Xu QW, Che XM, Wu JS, Sun B. Clinical evaluation and follow-up outcome of presurgical plan by Dextroscope: a prospective controlled study in patients with skull base tumors. Surg Neurol. 2009 Dec;72(6):682–9.
52. Chen L, Zhao Y, Zhou L, Zhu W, Pan Z, Mao Y. Surgical strategies in treating brainstem cavernous malformations. Neurosurgery. 2011 Mar;68(3):609–21.
53. Qiu T, Zhang Y, Wu J-S, Tang W-J, Zhao Y, Pan Z-G, et al. Virtual reality presurgical planning for cerebral gliomas adjacent to motor pathways in an integrated 3-D stereoscopic visualization of structural MRI and DTI tractography. Acta Neurochir. 2010 Nov;152(11):1847–57.
54. de Notaris M, Palma K, Serra L, Enseñat J, Alobid I, Poblete J, et al. A three-dimensional computer-based perspective of the skull base. World Neurosurg. 2014

Dec;82(6S):S41–8.

55. Franzini A, Messina G, Marras C, Molteni F, Cordella R, Soliveri P, et al. Poststroke fixed dystonia of the foot relieved by chronic stimulation of the posterior limb of the internal capsule. J Neurosurg. 2009 Dec;111(6):1216–9.

56. Gu S-X, Yang D-L, Cui D-M, Xu Q-W, Che X-M, Wu J-S, et al. Anatomical studies on the temporal bridging veins with Dextroscope and its application in tumor surgery across the middle and posterior fossa. Clin Neurol Neurosurg. 2011 Dec;113(10):889–94.

57. Kockro RA, Hwang PYK. Virtual temporal bone: an interactive 3-dimensional learning aid for cranial base surgery. Neurosurgery. 2009 May;64(5 Suppl 2):216–29; discussion 229–30.

58. Kockro RA. Neurosurgery simulators–beyond the experiment. World Neurosurg. 2013 Nov;80(5):e101–2.

59. Lee CK, Tay LL, Ng WH, Ng I, Ang BT. Optimization of ventricular catheter placement via posterior approaches: a virtual reality simulation study. Surg Neurol. 2008 Sep;70(3):274–7; discussion 277–8.

60. Robison RA, Liu CY, Apuzzo MLJ. Man, mind, and machine: the past and future of virtual reality simulation in neurologic surgery. World Neurosurg. 2011;76(5):419–30.

61. Shen M, Zhang X-L, Yang D-L, Wu J-S. Stereoscopic virtual reality presurgical planning for cerebrospinal otorrhea. Neurosci Riyadh Saudi Arab. 2010 Jul;15(3):204–8.

62. Shi J, Xia J, Wei Y, Wang S, Wu J, Chen F, et al. Threedimensional virtual reality simulation of periarticular tumors using Dextroscope reconstruction and simulated surgery: a preliminary 10-case study. Med Sci Monit Int Med J Exp Clin Res. 2014;20:1043–50.

63. Stadie AT, Kockro RA. Mono-Stereo-Autostereo. Neurosurgery. 2013 Jan;72:A63–77.

64. Yang D-L, Che X, Lou M, Xu Q-W, Wu J-S, Li W, et al. Application of dextroscope virtual reality system. In: Anatomical research of inner structures in petrosal bone. [cited 2013 Apr 4]; Available from: http://www.iioab.org/Vol2(4)2011/2(4)16-22.pdf.

65. Goh KYC. Separation surgery for total vertical craniopagus twins. Childs Nerv Syst ChNS Off J Int Soc Pediatr Neurosurg. 2004 Aug;20(8–9):567–75.

66. R.A. Kockro RA, Goh K, Chan C, Hern N, Lee E, Chia GL, Serra L. Pre-Operative Planning Of The Separation Of Craniopagus Twins In A Collaborative Virtual Reality Environment. Proceedings of the XVIII Congress of the European Society for Pediatric Neurosurgery, Kiruna, Sweden, 14-18 June 2002. Child's Nerv Syst. 2002;18:252–3.

67. Johns Hopkins Magazine [Internet]. [cited 2017 May 28]. Available from: http://pages.jh.edu/%7Ejhumag/0205web/separate.html.

68. Kockro RA, Tsai YT, Ng I, Hwang P, Zhu C, Agusanto K, et al. Dex-ray: augmented reality neurosurgical navigation with a handheld video probe. Neurosurgery. 2009 Oct;65(4):795–807; discussion 807–8.

69. Caversaccio M, Eichenberger A, Häusler R. Virtual simulator as a training tool for endonasal surgery. Am J Rhinol. 2003 Oct;17(5):283–90.

70. Corey CL, Popelka GR, Barrera JE, Most SP. An analysis of malar fat volume in two age groups: implications for craniofacial surgery. Craniomaxillofac Trauma Reconstr. 2012 Dec;5(4):231–4.

71. Kwon J, Barrera JE, Jung T-Y, Most SP. Measurements of orbital volume change using computed tomography in isolated orbital blowout fractures. Arch Facial Plast Surg. 2009 Dec;11(6):395–8.

72. Kwon J, Barrera JE, Most SP. Comparative computation of orbital volume from axial and coronal CT using three-dimensional image analysis. Ophthal Plast Reconstr Surg. 2010 Jan;26(1):26–9.

73. Li Y, Tang K, Xu X, Yi B. Application of Dextroscope virtual reality in anatomical research of the mandible part of maxillary artery. Beijing Da Xue Xue Bao. 2012 Feb 18;44(1):75–9.

74. Pau CY, Barrera JE, Kwon J, Most SP. Threedimensional analysis of zygomatic-maxillary complex fracture patterns. Craniomaxillofac Trauma Reconstr. 2010 Sep;3(3):167–76.

75. Correa CR, Litt HI, Hwang W-T, Ferrari VA, Solin LJ, Harris EE. Coronary Artery findings after leftsided compared with right-sided radiation treatment for early-stage breast cancer. J Clin Oncol. 2007 Jul 20;25(21):3031–7.

76. Chen G, Yang S-Z, Wu G-Q, Wang Y, Fan G-H, Tan L-W, et al. Development and clinical application of 3D operative planning system of live in virtual reality environments. Zhonghua Wai Ke Za Zhi. 2009 Nov;47(21):1620–6.

77. Chen G, Li X, Wu G, Wang Y, Fang B, Xiong X, et al. The use of virtual reality for the functional simulation of hepatic tumors (case control study). Int J Surg. 2010;8(1):72–8.

14

沉浸式触屏模拟在神经外科训练中的应用

Denise Brunozzi, Sophia F. Shakur, Amanda Kwasnicki, Rahim Ismail, Fady T. Charbel, Ali Alaraj

简介

神经外科作为最具技巧性的专业方向之一，其复杂的手术操作要求精湛的技巧和高水平的能力；美国每年有约 19.1% 的神经外科医师收到医疗事故索赔，神经外科也是所有医学亚专业中诉讼最多的学科之一[1]。学习精妙的外科技术并达到专业的水平往往需要长期的指导和训练。目前，制订满足所有教育要求的综合培训方案是一个挑战；由于微创技术的持续发展和社会对专业外科医疗服务需求的不断增加，再加上工作时间限制和高昂的运营成本，业务训练变得困难重重。

在 19 世纪末，Halstedian 模型的建立标志着外科培训的第一次重大转变：接触患者被视为核心环节，标准化培训得到了认可。操作经验是 20 世纪训练中的金标准，基于"观察－实操－教学"的三步模式。受训者首先通过观察有经验的人员进行操作，然后根据他的理解独立完成操作，最后将他所学到的知识传授给其他人，从而实现从教师到学员的信息和知识的直接转移。

虽然这种直接学徒模式自 20 世纪以来一直是主流，但也有其自身的局限性。除了试验性的甚至是错误的操作可能对患者造成的伤害外，患者解剖结构、病情及导师水平等方面也存在很大的可变性。同时，教育机会可能会被认为优先于患者的安全和有效的操作，但后者才是医疗活动的首要目的和考量[2~4]。

间接学徒制模式外科培训提供了必要的基础，并补充了手术经验的学习，可以对受训人员进行更好的分级教学。此外，此方法的道德负担较少，因为它为患者手术提供了更好的安全保障。由于技术进步，现在有大量资源用来补充外科教育。除了在手术室学习之外，教科书、视频和讲座等方式更易于获取和实现，并可以为学员提供详尽的解剖知识和更深入的技术见解。然而，两种学习模式中学员都缺少基本的实际动手操作经验和触觉反馈，而这是掌握外科技能所必需的。上述两种训练模型各有利弊，如果能够相互取长补短，对外科训练一定大有裨益，因而模拟学习方式便应运而生。模拟被

D. Brunozzi · S. F. Shakur · A. Kwasnicki · R. Ismail
F. T. Charbel · A. Alaraj (✉)
Department of Neurosurgery, University of Illinois at Chicago, Chicago, IL, USA
e-mail: alaraj@uic.edu

© Springer International Publishing AG, part of Springer Nature 2018
A. Alaraj (ed.), *Comprehensive Healthcare Simulation: Neurosurgery*,
Comprehensive Healthcare Simulation, https://doi.org/10.1007/978-3-319-75583-0_14

定义为通过适当的类似情况或装置来模仿某些情况或过程行为的技术，本书特指以学习或人员培训为目的的模拟教学[1, 5, 6]。

医学领域的模拟教学可以追溯到公元前6世纪早期，为了学习解剖学而进行的动物和人类尸体解剖[1]。

近年来，医学模拟在医学教育过程中发挥了重要作用，主要是在外科领域；其设置了大量的人工环境，学员可以在那里安全地练习和获得经验，目前已应用于各种水平的医学培训。模拟的类型包括：

- 物理模拟：向受训者提供真实、触觉的反馈，可能是有生命或无生命的。
  - 生物模拟：包括动物或人类的活体或尸体模型。虽然人类尸体标本提供了合适的外科解剖模型，但它们缺乏动态特性，如出血、搏动或对操作的生理反应，而这是受训人员在训练期间必须学会处理的；活体动物模型提供了一个更复杂精密的工具，能够实时、动态地反馈外科操作中的错误，而不仅仅是解剖层面。
  - 大体标本和活体动物：都提供三维显示解剖和触觉反馈。然而，其本身存在相应的弊端，例如不够真实（大体标本质地偏硬，动物模型不能完全反映人体结构）以及无法重复利用等，加上经济、伦理学和生物学方面的因素，限制了这种模式的应用。
  - 仿真生物模拟：比大体标本和活体动物更易获得，包括合成训练模型和盒子训练器。这些工具可供学员重复性练习基本操作技能，并发展手眼协调能力，但通常只有有限的可靠性、真实性、可记录的度量和触觉反馈，并且通常只能将完整手术过程分割为数个单元进行练习和教学。
- 模拟患者：目前已经研发出由计算机控制的复杂人体模型，可用于显示正常生理反应，组织演练危急情况处置，并测试受训人员的处理能力。该模型的局限性主要是经费和时间限制，而且通常需要训练有素的工作人员进行操控。
- 基于网络的模拟：特点是便捷，只需要一台计算机，输入正确的网址便可以轻松地访问，成本低廉，并可以帮助学员获得正确的知识和决策评估。计算机生成的外科模型可以提供不同程度的视觉反馈信息，帮助受训者练习各种操作。缺点是触觉反馈的缺失。
- 三维技术模拟：用复合打印机对神经外科器械和病理进行三维再现，使其具有高仿真立体结构和触觉再现；此外，这些信息可以存储为三维视频，以供回顾和审查。这对于术前规划和提高对患者特定病理解剖的理解特别有帮助。然而，目前这是一项昂贵和耗时的技术，不太适合在紧急情况下进行培训。
- 虚拟现实模拟：虚拟现实模拟是基于计算机生成的图形，提供从放射学图像中获得的人体解剖学和外科模型的再利用。这提供了对现实更准确的模拟展示，并拓宽了可训练模型的范畴[1, 7]。

虚拟现实模拟

虚拟现实模拟提高了腹腔镜和血管内手术的疗效，最近在住院医师培训中发挥了关键作用，已经成为住院医师必修的核心课程之一[8~10]。神经外科培训计划中虚拟现实模拟使得在保证安全的前提下教授复杂手术技术成为可能，但是仍然需要评估它的教学效果能否真正体现在对于实际患者的手术操作之中[7, 11]。随着时间的推移，由于新技术引入，神经外科虚拟现实模拟越来越受欢迎。目前，主要存在三种不同的虚拟现实模拟系统[1]：

- 简化现实：三维解剖展示只为用户提供一个被动的视觉界面，而没有其他任何感官交互。它是最基本的虚拟现实和图像重建形式，利用尸体解剖图像集成到模拟的术中环境，提供通用外科手术的立体式展现（如 virtual dissector）[12,13]；立体式展现也可以利用患者的影像资料进行重建，并进行术前规划（如 Dextroscope）[14]。

- 增强现实：三维重建可以由用户以这种形式进行模拟操作，演示实时组织变形，并提供良好的交互体验。除了从操作中获得视觉反馈外，利用附加软件还可以实现在手术任务评估期间提供声学反馈（如脑室造瘘模拟器或 Robo-Sim 神经外科内镜模拟器）[14]。
- 沉浸式模拟：沉浸式模拟似乎是目前现有虚拟现实模拟中最有前途的系统。模拟器 - 用户交互提供视觉和触觉反馈，通过对虚拟模型的操作产生更真实的体验。这种虚拟现实系统能够在固有的度量模型中训练手眼协调，从而促进获得复杂的心理运动技能。

自 2005 年以来，陆续推出了三种不同的触觉虚拟现实系统。

伊利诺伊大学研发的 ImmerssiveTouch 系统[4,8,17,18]：ImmerssiveTouch 是第一个在 VR 中提供触觉和立体视觉渲染无缝集成的系统。该系统包括头部和手部电磁跟踪，通过头部和手部在虚拟解剖重建周围的运动来规划观众的视角；沉浸式触觉技术的不断发展使我们有机会进行各种神经外科手术（图 14.1）。

汉堡大学研发的 Tempo Surg 系统[15]：Tempo Surg 系统提供了一个交互式的计算机用户界面，通过模拟手术钻和脚踏板的幻影手臂，在三维虚拟颞骨上提供手术练习。该系统有不同的手术通道可供培训，但是受限于特定的解剖区域（颞骨），并且重要结构的图形分辨率并不高，如对神经外科而言至关重要的各种血管和神经。

蒙特利尔大学研发的 NeuroTouch 系统[7]：NeuroTouch 是专注于训练简短的，特定的神经

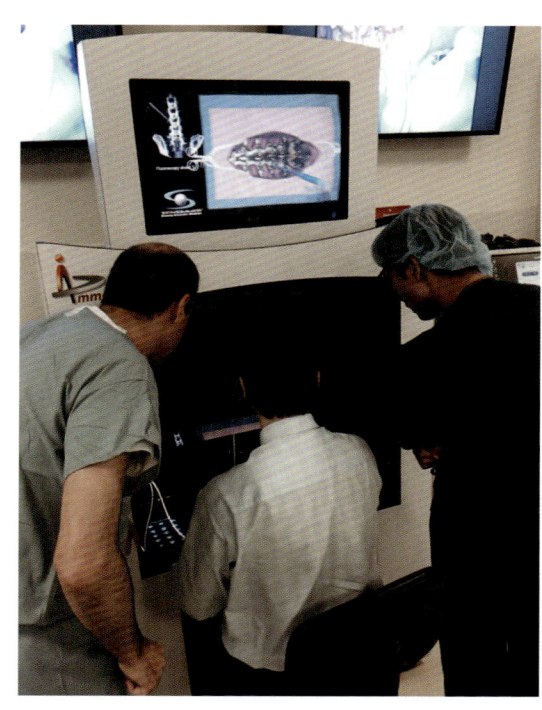

图 14.1 2015 年高级神经外科住院医师训练营培训课程，沉浸式触摸平台旨在向直接督导下的学员介绍神经外科护理的重要原则（经 ImmerssiveTouch 许可使用）

外科任务与双边操作的三维解剖模型。系统可以选择不同的手术工具，增加难度水平，设定跟踪指标，以及用户使用时间。它主要面向模拟神经外科手术的部分任务，以满足受训人员的基本技能要求，包括脑室造瘘术、鼻内镜导航、肿瘤剥离、止血和显微解剖等。

ImmerssiveTouch

近年来，随着微创和经皮介入技术的发展，传统的"观察 - 学习"方法面临着越来越大的压力，并需要直面患者安全的相关法律及伦理问题，寻找神经外科培训的替代方法已成为当务之急。ImmerssiveTouch 是第一个系统添加触觉和动觉反馈到现有的增强现实重建系统（2005；图 14.2）。

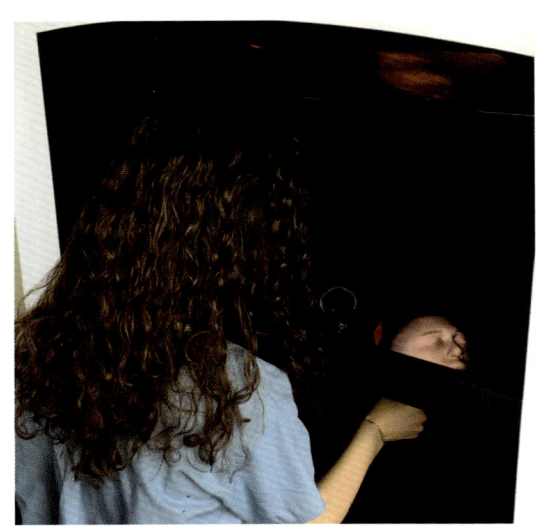

图 14.2 ImmerssiveTouch 系统：学员借助立体眼镜观看三维 CT 重建的立体影像，并可以实现头部定位及调整虚拟现实情景至合适角度以利于显示。辅助手用于调整模型位置角度，操控手用于握持虚拟手术器械实现手术操作（经 ImmerssiveTouch 许可使用）

ImmerssiveTouch 的系统硬件由四个部分构成[18]。

- 高分辨率（1 600 像素 × 1 200 像素）和高精度（20/24.74）的三维立体显示装置，可显示清晰的解剖细节，实现更现实和高效的手术学习。
- 配备电磁传感器的立体护目镜，可以进行头部追踪，并通过实时计算，根据观众的视角实现虚拟现实情景同步调整。
- 电磁感应手跟踪装置，利用空间传感器跟踪外科医师的手，通过定义切割平面及光源在虚拟环境中实时追踪手部位置及姿势。
- 触控笔，用于模拟手术器械，可实时调整位置及角度，并且可以计算器械与虚拟头部之间的碰撞力，并生成触觉反馈。

ImmerssiveTouch 的内置软件使用四个相互连接的模块来获取、处理，实现图形和触觉数据的无缝集成[4, 18]。

- 体积数据预处理模块（VKT 4.5）：对 MRI 或 CT 生成的二维图像进行分析、分割和组合，以创建患者头部的虚拟三维图像。虚拟头部由多边形等深面组成，对应不同的解剖层次。每个平面都被特定的特征值限定，与真实的触觉刺激下的组织反应相匹配。
- 头部和手部追踪模块（pciBIRD）：双传感器可同时实现两种运算——根据学员的头部动作调整视角，以及根据学员的手部位置和姿态调整切割平面和光源。
- 触觉渲染模块（Ghost 4.0）：虚拟三维图像的每个三维面由刚度、黏度、静摩擦力和动摩擦力四个参数定义。通过触控笔和快速刷新率可以保证用户与三维多层手术模型实时交互，获得组织变形的真实视觉反馈。虚拟三维图像还根据不同纹理提供不同的触觉反馈，并在虚拟现实中通过与手写笔的碰撞产生各种触觉力。视觉和触觉反馈的集成是虚拟现实系统的关键特征，可以提供更有效的手眼协调训练。
- 图形渲染模块（Coin 2.3）：虚拟三维模型是通过一个特殊相机节点显示的，该节点以调整到观众头部位置的帧序时方式描绘立体透视图。透视关系通过 SpaceGrip 在体积深度上进一步调整。

这种基于触觉、三维和虚拟的系统是学习新技能和通过重复和实践提高外科熟练程度的宝贵工具，结合了一般虚拟现实仿真的优点和沉浸式 VR 的特点（表 14.1）。

ImmerssiveTouch 中虚拟现实技术的灵活性促进了解剖变异和训练模块库的发展，该平台可以针对多种基本神经外科技能进行培训和评估，但是这些能力在神经外科临床实际应用中的熟练程度、提高和转化效果尚不肯定。为了证明这种复杂技术的高昂费用合理性，需要充分验证它在神经外科培训中的有用性。ImmerssiveTouch 模块应根据以下三个主要特征进行评估。

- 对受训者技能掌握情况进行识别和评价；

表 14.1　虚拟现实和 ImmerssiveTouch 系统的优点

虚拟现实[7, 16-18]	ImmerssiveTouch[4, 16, 18, 20]
在无害的环境中练习，解决患者安全的伦理问题 多元化的学习模块，侧重于不同的外科手术和任务 可重复利用的模块，技能培训标准化，经济负担较小 腹腔镜手术证实有效（目前不适用于神经外科） 摆脱手术室的场地限制 教学测量和通过评分系统评估能力 无监督的自我学习与实时反馈 统一规范的教育学习 术前计划及演练	配备传感器的立体眼镜可以根据头部位置实时调整图像 配备传感器实现手部追踪（SpaceGrip） 通过叠加的虚拟工具与三维模拟手术情景进行实时交互（此特性也见于其他模拟系统，如 Dextroscope 和 TempoSurg） 触觉渲染与动觉和触觉反馈 为非可视化操作提供即时立体反馈（如脑室穿刺术） 建立三维虚拟模型后可进行切割等操作准确定位颅脑深部目标区域，实现虚拟立体定向

- 通过模拟模块中的练习来增强个人技能；
- 训练成果转化为临床实际操作能力。

脑室穿刺术[4, 18-20]

第一代 ImmerssiveTouch 在脑室穿刺术的教学和专业评估方面的作用有限；第二代做了很多改进，包括以受试者为中心的视角，以及精确定位及虚拟成像的可操控设备（触控笔）。脑室穿刺术是神经外科最常用的手术之一，可在需要时测量颅内压和脑脊液引流，通常是神经外科住院医师执行的第一个外科手术；而且与其他神经外科操作相比较为简单，因此脑室穿刺术是虚拟模拟平台中最常见的技术。

该模块帮助学员学习如何借助体表标志放置脑室引流管，旨在提高学员操作的成功率；ImmerssiveTouch 通过在三维环境中使用手眼协调和技术手势的触觉反馈来帮助学习操作技能。在虚拟再现的三维工作区域中，触控笔可被模拟为脑室分流管，学员可以通过虚拟头部的虚拟线条来看到"导管"的实时运行轨迹。学员可以在三个钻孔穿刺点中进行选择，测量从体表标志到所选穿刺孔之间的距离，以帮助正确放置导管（图 14.3a，b）。第二代软件增加了颅骨钻孔模块，可以模拟不同的颅骨钻孔，以实现对手术各个步骤的完整模拟（图 14.3c，d）。学员直接通过在屏幕上显示的以 CT 扫描数据重建的三维影像来规划操作轨迹，从而简化了学习过程。在将导管插入虚拟头部的同时，受训者可以感知与实际情况一致的触觉反馈。当导管进入虚拟脑室时，触控笔上会反馈为明显的落空感。不同颜色表示手术的结果：穿刺成功后，导管变成绿色（图 14.3e）。为了加强立体视觉训练，学员可以通过虚拟剪刀打开虚拟颅骨直接验证最终导管位置（图 14.3f，g）；该软件扩展了其模块库，共包含 15 种不同的脑室解剖类型，包括正常、移位和狭缝/压缩脑室等。脑室穿刺术是目前唯一一个通过测试和验证，被认为可以替代实际操作的学习模块。在 2006 年美国神经外科医师协会年会上，为期 3 天的顶级比赛也证明了该模块对学员操作能力的评估是准确的。在比赛中，利用该模块对 78 名神经外科医师和住院医师进行了评估，在 ImmerssiveTouch 模块上进行脑室穿刺置管，并以虚拟导管尖端到室间孔的距离作为指标进行了评估。此模块计算的距离与实际徒手脑室穿刺置管术后 CT 验证的结果相一致[20]。事实证明，通过在该模块上反复练习正常和异常脑室穿刺置管术，住院医师技能的操作技能可以得到提高[11, 19]。通过比较 12 名住院医师在模拟模块上练习前后的临床实际操作水平，用于评估实际学习效果。结果显示：模拟练习后首次尝试插管的总体成功率较前有显著提高[11]。

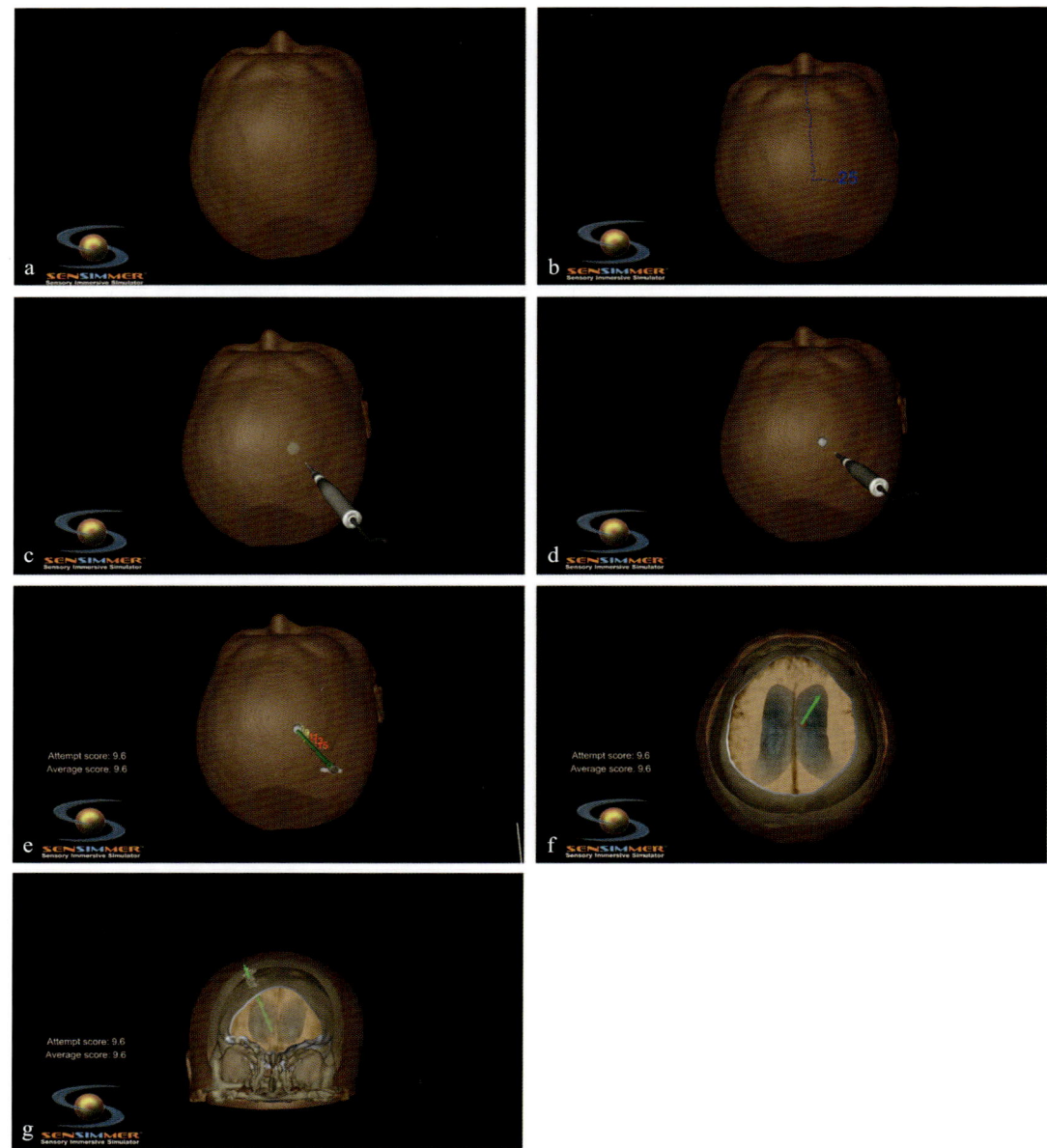

图 14.3　a. 利用 CT 资料实现虚拟头部重建。b. 学员可以测量体表标志之间的距离来选择合适的钻孔位置。c，d. 颅骨钻孔模块，可以模拟不同的钻孔。e. 置管完成后，软件会根据引流管位置给出相应分数，如穿刺成功，引流管则变为绿色。f，g. 直接验证最终导管位置。f. 轴位。g. 冠状位（经 ImmerssiveTouch 许可使用）

颅骨钻孔术 [19]

该模块首先作为脑室穿刺术模块的一部分而研发（图 14.3c，d），随后进一步开发并单独添加到虚拟外科手术库中。颅骨钻孔是所有神经外科手术中常见的一项基本技能，通常需要一定的技巧，以防止损伤位于骨板下方的重要结构，因此学习体会不同骨骼成分的触觉反馈至关重要。在模拟钻孔模块中，骨被逐渐磨除。目前该模块允许练习不同的手术操作，如脑室穿刺术的钻孔或动脉瘤夹闭术的前床突磨除，或者独立的模块，如枕骨开颅或颞骨钻孔。目前还没有专门的研究来评估这些模拟手术的教学效果。

三叉神经根切断术 [19, 21]

这种干预手术通常是通过经皮途径完成（图 14.4a），准确识别体表标志对手术成功至关重要。模拟的目的是熟悉虚拟头颅上特定体表标志点，练习到达卵圆孔的正确轨迹（图 14.4b）。触控笔模仿真正的手术中使用的针头，提供机体相应组织的触觉感知，当受训者到达正确的最终位置时，针头会变成绿色（图 14.4c，d）。使用模拟透视引导可以降低穿刺难度。操作完成后，用户可以通过用虚拟剪刀打开头部，直接将针尖与理想目标进行比较（图 14.4e）。

在 2014 年美国神经外科医师协会年会上，顶级比赛也验证了该模块作为评估工具的可靠

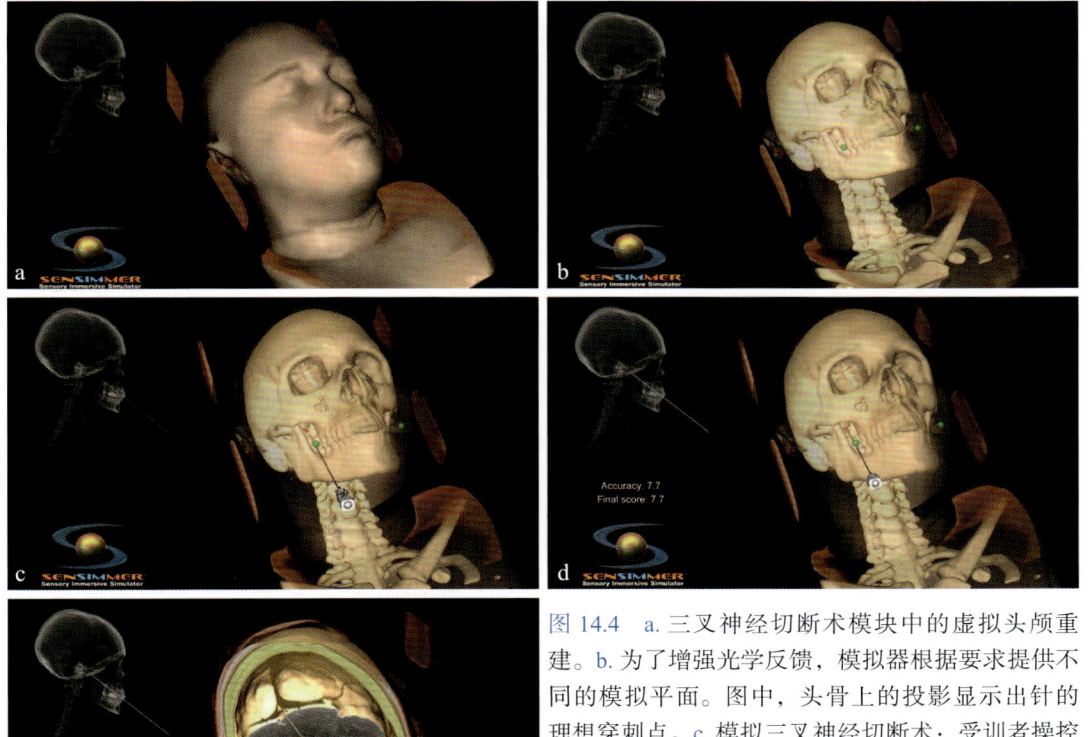

图 14.4　a. 三叉神经切断术模块中的虚拟头颅重建。b. 为了增强光学反馈，模拟器根据要求提供不同的模拟平面。图中，头骨上的投影显示出针的理想穿刺点。c. 模拟三叉神经切断术：受训者操控触控模拟针试图穿刺到达目标位置。d. 如果手术成功，穿刺针就会变成绿色，软件根据操作准确性评分。e. 直接验证虚拟头内的最终针位，软件提供同步 CT 图像（经 ImmerssiveTouch 许可使用）

性：92名神经外科住院医师进行了模拟经皮三叉神经根切开术的操作，并通过评估距离理想入口点、理想目标和获得的透视图像数据来评分。结果发现，高年资住院医师明显比低年资住院医成功率更高，证明了这个模块可以作为手术经验的评估手段。然而不论年资高低，住院医师整体得分并不甚理想，表明需要更多的实践练习这种复杂的外科手术。关于这一术式，目前缺少关于学习有效性和实际应用的数据。

止血技术[22]

在该模块中，可以立体显示血肿清除后虚拟手术腔情况，并在其表面随机分布多个出血血管。该模块的操作包括电凝器械的合理应用，并且可以提供各种难度级别的止血操作，操作时间也不同，学员可以根据自身的技术能力选择难度水平。当学员用两个双极尖端接触出血血管2秒时，灼烧被评估为成功；超过这个时间将对相邻的模拟组织造成伤害。通过一份成效自我评估问卷，测试了该模块作为教育工具的效用；与神经外科住院医师相比，医学生表示收获更大，这可能是因为手术经验不足的学员（如医学生）是这项基本操作的理想培训目标人群。这个简单的模块专门用于发展基本的外科技能，如双目视觉，并评估个人专业方向。在将来，这个模块的多个方面也可以得到验证，如深度感知、灵巧性、最佳时机和策略。

动脉瘤夹闭术[23]

脑动脉瘤介入技术的蓬勃发展使得学员参与动脉瘤夹闭术的机会越来越少，ImmerssiveTouch也研发了一种沉浸式的三维虚拟现实模块。目前来看，模拟训练似乎是学习这项手术技术的最佳选择。

ImmerssiveTouch开发了第一个用于模拟大脑中动脉瘤夹闭术的样机。该模块的主要技术难点在于当虚拟夹的叶片接触动脉瘤时，需要大量运算以实现在多个点同时再现三维血管壁的形变。该模块还可实现双手操作；当虚拟动脉瘤受到过度牵拉或过度用力钳夹时，该模块还可以模拟术中破裂。在妥善暴露瘤颈后，该模块还可在动脉瘤不同位置放置不同类型的虚拟动脉夹。未来将开发评分系统，根据供血动脉的通畅性、回缩强度、回缩持续时间、颈部完全阻断和动脉夹选择等进行评估。目前，该模块只是针对使用者进行了问卷调查；在调查中，用户评价其为提高解剖理解、手术入路选择和实际技能培训的有效工具。在该模块运用过程中，高年资住院医师往往较低年资住院医师收获更多，这表明与入门级学员相比，该模块对于已经具备基本技能的学员更能达到事半功倍的效果。然而，该模块仍然需要进一步改进触觉反馈，也需要进一步的试验来验证这个复杂模块的效用。

腰椎穿刺术[19]

腰椎穿刺术是一种应用十分广泛的手术，除神经外科外，麻醉学、神经病学、急诊医学等其他学科的住院医师也需要熟练掌握该技能。患者之间的解剖变异可能会使这一基本技能成为一项挑战。因此，在不同解剖模型上练习可以帮助受训者熟悉解剖标志，提高成功率，并减少并发症。ImmerssiveTouch提供了一个覆盖软组织的脊柱三维模型（图14.5a），在穿刺针刺入组织时可以提供准确的触觉反馈（图14.5b）。如果虚拟针尖刺入硬膜囊，则系统认定操作成功（图14.5c~f）。

椎弓根螺钉置入术[19, 24, 25]

该模块应用胸腰椎模型（图14.6a）。参照体表骨性标志，学员可使用虚拟的椎弓根器械对椎弓根进行钻孔（图14.6b，c）。应用触觉反馈以模拟真实的开放手术，骨钻孔模拟可根据钻孔的频率和位置产生力学反馈。学员启动虚

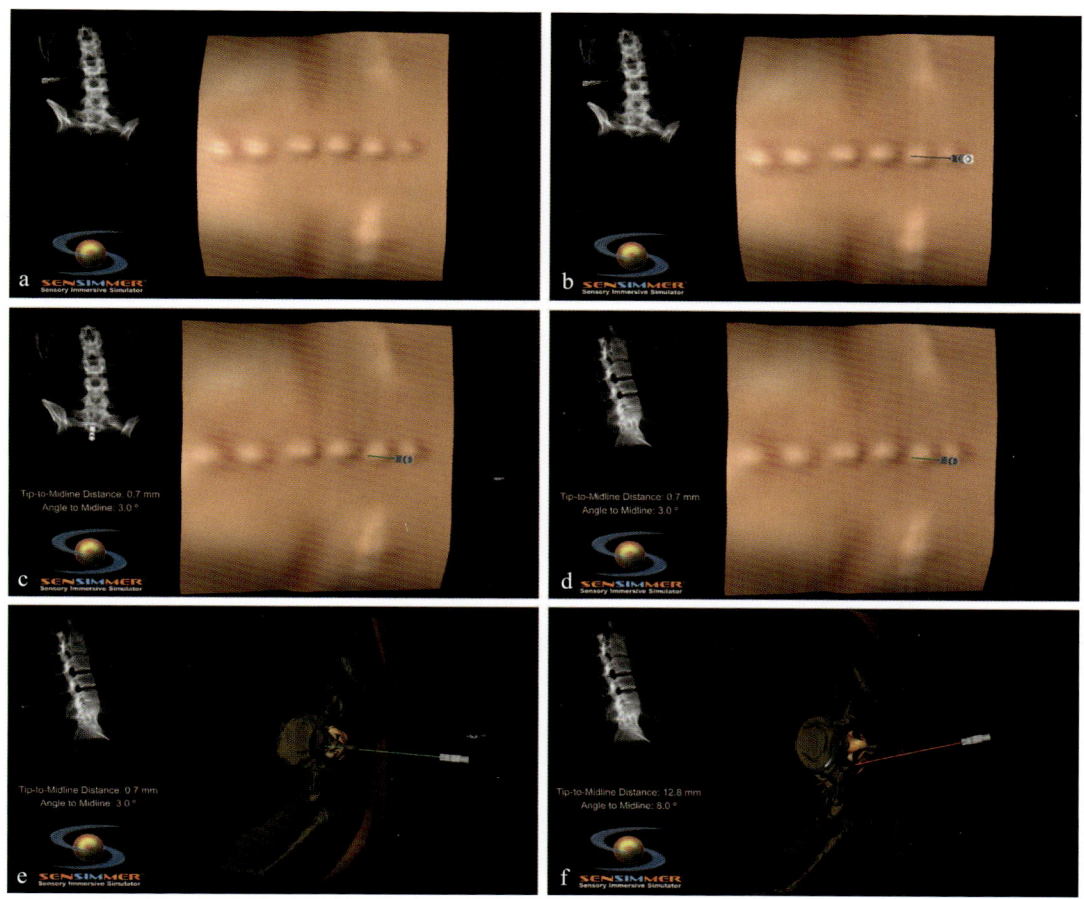

图 14.5 a，b. 软组织覆盖的脊柱三维模型。触控笔用于模拟穿刺针（b）。c，d，e. 如果腰椎穿刺成功，穿刺针就会变成绿色。该软件还提供了冠状面（c）和矢状面（d）的 CT 扫描视图和轴向三维重建（e）上的针头投影。f. 任务结束时，腰椎穿刺失败，针头变红（经 ImmerssiveTouch 许可使用）

拟钻头后，模拟图像指导学员选择和监测螺丝在立体空间中的正确轨迹（图 14.6d）。操作结束后，学员可以使用虚拟剪刀打开脊柱模型并观察螺钉位置，通过这种方式逐渐将虚拟经验内化为实践技能（图 14.6e）。该模块的重点是学习脊柱的骨性结构，并利用透视图像来协助螺钉的置入。在 2006 年、2009 年和 2012 年美国神经外科医师协会年会上举行的技能竞赛中，对该模块进行了评价和增强能力测试。椎弓根螺钉置入术的 ImmerssiveTouch 系统评分与手术室螺钉置入的回顾性评价结论呈正相关，证明了该系统的评估水平。此外，在比赛中经过模拟器练习后，手术医师的置入螺钉的精度显著提高，并减少了对术中透视的依赖。

经皮脊柱固定术[26]

在已有模块的基础上，ImmerssiveTouch 还开发了经皮脊柱固定模块（图 14.7a）。学习这种微创技术是一项艰巨的任务，因为需要手术的精准操作和对解剖标志的精确定位。触觉感知对该手术至关重要：旨在通过对力学反馈识别来提高解剖理解，以尽量减少透视，并减少椎弓根螺钉放置过程中的辐射（图 14.7b，c）。辐射剂量是根据脚踏板被按下的时间来测量的。

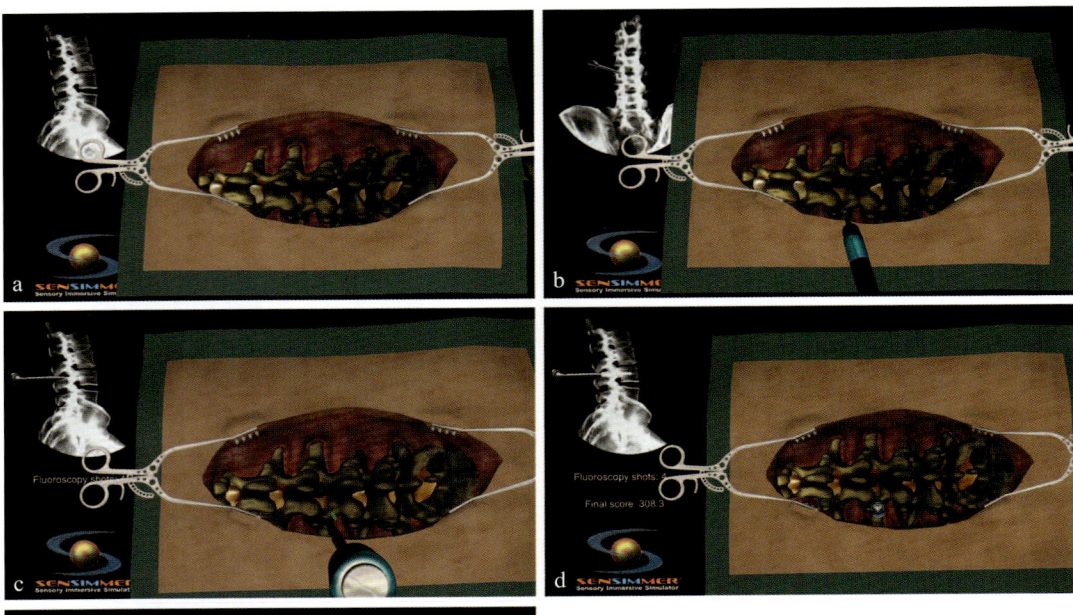

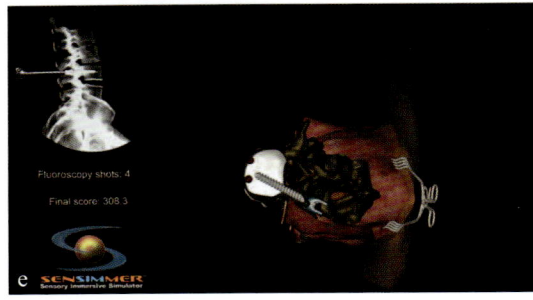

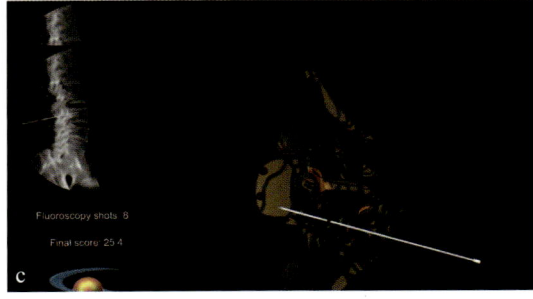

图 14.6 a. 软组织覆盖的腰椎模型，体表标志被突出。b，c. 触控笔模拟手术工具：椎弓根寻找器（b）和椎弓根探针（c）。d. 螺钉定位和模拟矢状面图像指导，可帮助初学者选择正确的轨迹。e. 操作结束后，学员可以通过观察虚拟脊柱上的螺旋轨迹来验证操作准确性（经 ImmerssiveTouch 许可使用）

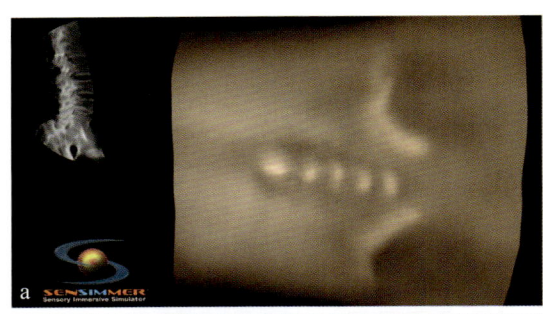

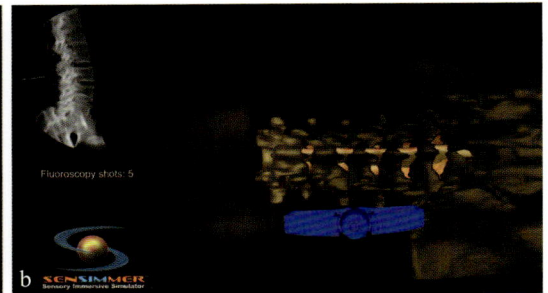

图 14.7 a. 软组织覆盖的腰椎经皮固定模型。b. 腰椎经皮固定模型（骨视图），该软件根据要求提供针定位过程中的骨视图，以验证根据透视图像引导选择的轨迹（图的左上方）。c. 操作结束后，学员可以检验手术操作的准确性。该软件根据针定位精度和在手术过程中使用的透视镜头的次数和时长提供最终分数（经 ImmerssiveTouch 许可使用）

该模块的有效性在 2010 年 AANS 年会和 2011 年芝加哥神经外科学习班上进行了测试，表明该模块提高了最终经皮针位置的准确性，并减少了透视暴露。

椎体成形术[19]

经皮椎体成形术模拟模块是结合椎弓根螺钉置入和经皮脊柱固定两个模块进一步开发出来的。这一手术也在很大程度上依赖于视觉和触觉来进行正确操作。虽然目前还没有进行任何试验来验证其作为教学工具是有效的，但之前发表的其他脊柱模块的结果支持了这样的假设，即该模块将最大化地减少手术失误。

局限性和未来展望[1, 7, 8, 16, 19, 27]

通过现有的部分任务模拟器的组合，ImmerssiveTouch 已经创建了多个新的模块，模拟了若干神经外科手术，为学员在临床中实际开展相应手术做准备，如脑肿瘤切除、血肿清除和 Jamshidi 针活检。在不久的将来，ImmerssiveTouch 将逐步研发以下几个颅脑和脊柱外科手术模块：
- 鼻腔手术；
- 第三脑室穿刺术；
- 显微精细操作；
- 缝合技术；
- 颈前路椎间盘切除术；
- C1–C2 经关节螺钉固定；
- 微创腰椎间盘切除术；
- 腰椎板切除术；
- 侧块固定；
- 微创 DLIF。

目前，需要进一步开发先进的教育工具，以在神经外科培训中完成标准化教学，并解决法律和道德关切的患者安全问题。近年来，大体标本、动物或物理模型等旧的教学形式已为触觉和计算机模拟所取代。在所有现有的触觉模拟器中，ImmerssiveTouch 的应用最为广泛，它再现了所有主要的神经外科手术，并实现了渐进式训练[7, 19]。在外科课程中记录基线能力水平，目前还只在普通外科和腹腔镜手术培训方案中进行评估。尽管在神经外科教育项目中尚未系统地引入，但由于工作时间限制等原因，虚拟现实模拟器在教育工作者中备受青睐。虚拟现实模拟模块还通过评分系统客观评估学员技能水平是否达标，并且记录其在外科技能学习中的进步。这些模块已经被证明可以缩短学习曲线，特别是对于低年资住院医师而言。此外，虚拟现实模块也可能发挥潜在的作用，比如帮助经验丰富的外科医师保持技能熟练度，复习相对生疏的操作，学习新的技术，或在手术前熟悉患者的具体解剖情况等。由于其通用性，培训模块可以根据培训计划或医师的具体需要量身定制。

虚拟现实模拟除了其优点外，作为一种综合学习工具也具有局限性。例如，虚拟现实技术本身具有的学习曲线，虚拟环境下操作的技术难度可能不能反映实际手术难度。此外，模拟环境下练就的熟练操作不一定能转化为娴熟的临床技能，需要进一步的随机研究来验证所有现有模拟模块的有效性。

对于相对复杂的、操作精细的外科手术，虚拟现实模块仍然需要改进视觉和触觉反馈，但计算负担可能会干扰近距离渲染。在虚拟现实模拟成为神经外科培训的支柱并正式批准用于神经外科住院医师课程教学之前，仍然有大量的工作要做。

参考文献

1. Suri A, Patra DP, Meena RK. Simulation in neurosurgery: past, present and future. Neurol India. 2016;64(3):387–95.

2. Polavarapu HV, Kulaylat AN, Sun S, et al. 100 years of surgical education: the past, present, and future. Bull Am Coll Surg. 2013 Jul;98(7):22–7.
3. Leach DC. Simulation: it's about respect. ACGME Bull. 2005, December:2–3. http://www.acgme.org/Portals/0/PFAssets/bulletin/bulletin09_05.pdf
4. Lemole M, Banerjee P, Luciano C, et al. Virtual reality in neurosurgical education: part-task ventriculostomy simulation with dynamic visual and haptic feedback. Neurosurgery. 2007;61(1):142–9.
5. Bradley P. The history of simulation in medical education and possible future directions. Med Educ. 2006;40:254–62.
6. OED online (2006) http://dictionary.oed.com.
7. Choudhury N, Gèlinas-Phaneuf N, Delorme S, et al. Fundamentals of neurosurgery: virtual reality tasks for training and evaluation of technical skills. World Neurosurg. 2013;80(5):9–19.
8. Alaraj A, Lemole MG, Finkle JH, et al. Virtual reality training in neurosurgery: review of current status and future applications. Surg Neurol Int. 2011;2:52.
9. Aggarwal R, Black SA, Hance JR, et al. Virtual reality simulation training can improve inexperienced surgeons' endovascular skills. Eur J Vasc Endovasc Surg. 2006;31: 588–93.
10. Lugana MP, de Reijke TM, Hessel W, et al. Training in laparoscopic urology. Curr Opin Urol. 2006;16:65–70.
11. Yudkowsky R, Luciano C, Banerjee P, et al. Practice on an augmented reality/haptic simulator and library of virtual brains improves residents' ability to perform a ventriculostomy. Society for Simulation in Healthcare. 2013;8(1):25–31.
12. Balogh AA, Preul MC, Laszlo K, et al. Multilayer image grid technology: four-dimensional interactive image reconstruction of microsurgical neuroanatomic dissection. Neurosurgery. 2006;58(1):157–65.
13. Bernardo A, Preul MC, Zabramsky JM et al. A threedimensional interactive virtual dissection model to simulate transpetrous surgical avenues. Neurosurgery 2003; 52:499–505.
14. Kockro RA, Serra L, Tseng-Tsai Y, et al. Planning and simulation of neurosurgery in a virtual reality environment. Neurosurgery. 2000;46:118–35.
15. Kockro RA, Hwang PY. Virtual temporal bone: an interactive 3-dimensional learning aid for cranial base surgery. Neurosurgery. 2009;64(Suppl 2):216–29.
16. Malone HR, Syed ON, Downes MS, et al. Simulation in neurosurgery: a review of computer-based simulation environments and their surgical applications. Neurosurgery. 2010;67:1105–16.
17. Banerjee P, Luciano C, Rizzi S. Virtual reality simulations. Anesthesiology Clin. 2007;25:337–48.
18. Luciano C, Banerjee P, Lemole GM Jr, et al. Second generation haptic ventriculostomy simulator using the ImmersiveTouch system. Stud Health Technol Inform. 2006;119:343–8.
19. Alaraj A, Charbel T, Birk D, et al. Role of cranial and spinal virtual and augmented reality simulation using ImmersiveTouch modules in neurosurgical training. Neurosurgery. 2013;72(Suppl 1):115–23.
20. Banerjee P, Luciano C, Lemole M, et al. Accuracy of ventriculostomy catheter placement using a head- and hand-tracked high-resolution virtual reality simulator with haptic feedback. J Neurosurg. 2007;107:515–21.
21. Shakur S, Luciano C, Kania P, et al. Usefulness of a virtual reality percutaneous trigeminal rhizotomy simulator in neurosurgical training. Operative Neurosurgery. 2015; 11(3):420–5.
22. Gasco J, Patel A, Luciano C, et al. A novel virtual reality simulation for hemostasis in a brain surgical cavity: perceived utility for visuomotor skills in current and aspiring neurosurgery resident. World Neurosurg. 2013;80(96):732–7.
23. Alaraj A, Luciano C, Bailey D, et al. Virtual reality cerebral aneurysm clipping simulation with real-time haptic feedback. Neurosurgery. 2015;11(2):52–8.
24. Gasco J, Patel A, Ortega-Barnett J, et al. Virtual reality spine surgery simulation: an empirical study of its usefulness. Neurol Res. 2014;36(11):968–73.
25. Luciano C, Banerjee P, Bellotte B, et al. Learning retention of thoracic pedicle screw placement using a high-resolution augmented reality simulator with haptic feedback. Operative. Neurosurgery. 2011;69(1):14–9.
26. Luciano C, Banerjee P, Sorenson J, et al. Percutaneous spinal fixation simulation with virtual reality and haptics. Neurosurgery. 2013;72(suppl 1):89–96.
27. Gasco J, Holbrook TJ, Patel A, et al. Neurosurgery simulation in residency traininig: feasibility, cost, and educational benefit. Neurosurgery. 2013;73(4):39–45.

15

模拟技术在动脉瘤夹闭术前演练中的应用

Connie Ju, Jonathan R. Pace, Nicholas C. Bambakidis

简介

研究生医学教育认证委员会（ACGME）提出的要求改变了住院医师培训方式，同时改变了需要传达的信息和需要达到的目标。每周工作时间限制首先会对神经外科这些通过参与诊疗大量患者进行训练与提高的领域产生影响，因为在这些领域中，足够的患者接触为住院医师提供了锻炼手术技能的机会[1,2]。此外，立法改革带来的医疗保健经济格局的变化，在很大程度上强调了为患者提供更有效、更便捷的治疗。

同时，医疗机构和患者对手术意外和术后并发症的容忍度降低，这给了医疗机构越来越大的压力，迫使他们采取更加有效的管理措施[3,4]。这些改革为在医学教育领域强调和实施外科模拟技术创造了理想的环境，既增长了学生的经验水平，也提高了患者在神经外科领域的治疗效果。

模拟技术已经在其他领域获得了巨大成功，包括军事和航空领域。1900~1910年，德国和普鲁士军队使用了战争模拟手段（Kriegspiel，战争模拟沙盘），Kriegspiel被认为是法国在普法战争中取得胜利的"功臣"[5]。飞行模拟在训练军事及商业飞行员方面也非常成功。事实上，2009年美国航空公司的飞机在哈德逊河成功迫降，可以部分归功于强制性模拟水上降落[6-9]。医疗界已经认识到采取模拟训练的好处，包括可以减少可能发生的重大医疗事故。

虽然，早在公元前600年，随着陶制模型的使用，模拟的概念已经出现在医学教育和诊疗计划中[9]；近来它在外科专业（包括神经外

Electronic supplementary material: The online version of this chapter https://doi.org/10.1007/978-3-319-75583-0_15 contains supplementary material, which is available to authorized users.

C. Ju (✉)
Department of Neurological Surgery, Case Western Reserve University, Cleveland, OH, USA
e-mail: connie.ju@case.edu

J. R. Pace · N. C. Bambakidis
Department of Neurological Surgery,
University Hospitals Case Medical Center,
Cleveland, OH, USA
e-mail: jonathan.pace@uhhospitals.org;
nicholas.bambakidis2@uhhospitals.org

© Springer International Publishing AG, part of Springer Nature 2018
A. Alaraj (ed.), *Comprehensive Healthcare Simulation: Neurosurgery*,
Comprehensive Healthcare Simulation, https://doi.org/10.1007/978-3-319-75583-0_15

科训练）中的应用，已从现实模型转向虚拟现实。虚拟现实设备已经被用于腹腔镜检查、基本生命支持和高级生命支持课程的专业培训，通过这些虚拟现实交互课程，使学生能够在特定情景中练习相关技能，并最终应用于临床实践[9~11]。与其他外科领域一样，神经外科学也采用了虚拟现实和增强现实的形式，改善特定路径的预演[6]。这些模拟平台通过关键路径的反复演练，提高学生的手术经验，使患者取得良好结局。医师需要有足够的责任以足够的能力和技术来对患者进行诊疗，而在培训中实施模拟技术将有助于提高医师技术的熟练程度[12]。研究还表明，在虚拟现实技术培训中采用触觉反馈与学习能力的提高有关。Seymour 等的研究表明，与未接受模拟训练的人相比，受训者的操作意识和手眼协调能力有所提高[13]。

脑动脉瘤千变万化，是一个非常适用于运用模拟技术学习的领域。不同动脉瘤的治疗方法因为其不同的临床表现、大小、位置而不同，使得该疾病的诊疗十分复杂。随着血管腔内介入治疗技术的迅速发展，与介入栓塞相比，开颅行动脉瘤夹闭手术的机会大大减少[14, 15]。尽管如此，外科手段与介入手段哪种更优仍是一个值得讨论的话题。动脉瘤治疗通常需要考虑个体化的特点和解剖结构，并不能否认外科手术夹闭方式的重要性。另外，掌握开颅动脉瘤夹闭技术也是 ACGME 提出的神经外科专科医师培养第三级别目标，因此采用新的教育方法来确保学生掌握相关技能非常重要[16, 17]，外科夹闭模拟平台能够在神经外科医师技能培训和最终产生临床获益等方面发挥作用。

外科训练的历史性进步

外科训练从开始以来就没有太大的变化，1889 年由约翰·霍普金斯大学的 William S. Halsted 医生提出的 Halstedian 方案为如今外科学徒培养模式奠定了基础。这一模式强调了接触、实践和在监督下完成操作的体验式学习方法。如今，人们逐渐认识到基本外科技能可以分解为不同的模块，在脱离患者的情况下进行训练，使得传统的 Halstedian 培养方案逐渐发生转变[18]。随着外科技术实验室的发展，离开患者在教室中进行简单技术（如打结、缝合和基本腔镜操作等）的训练，取代了在患者身上训练的方式。在现代教育体系中，运用上述教学材料模拟结合课本教学是最常见的培养方式，并且鉴于外科手术的操作特性，进一步操作训练往往是在解剖教研室里使用动物或人的尸体进行的。尸体的使用在模拟训练中发挥了很大作用，使学生能够在接近真实情况下进行外科技能和手术练习，这一方式已经被证明有助于在住院医师培训中强化对解剖的理解，提高手术技能[19-21]。然而，资源和空间对尸体使用有

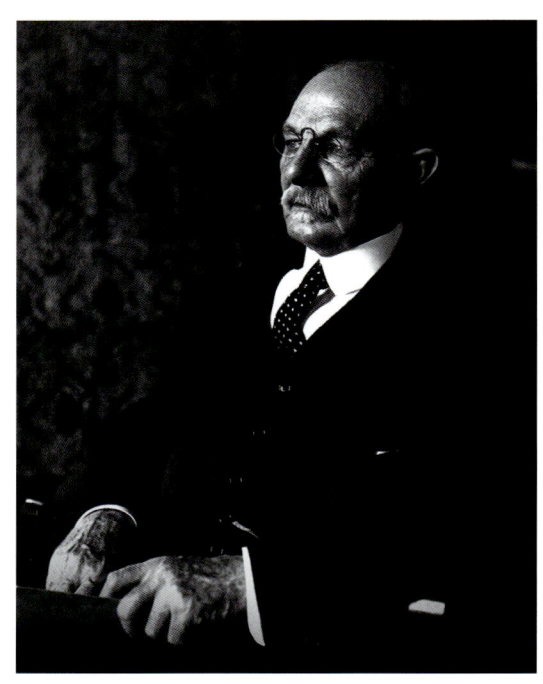

图 15.1　威廉·斯图尔特·哈尔斯特德（William Stewart Halsted）。这位外科医生推动了早期医学教育的进步，并开创了美国第一个外科住院医师培训体系（获得了约翰·霍普金斯大学艾伦·梅森·切斯尼医学档案馆的许可）

很大限制与障碍[22]。此外，不同尸体模型间的解剖结构差异使这种培训方式不能很好地在教学中模拟实际案例。基于上述种种限制，加上过去30年间计算机成像技术的出现，使模拟技术成为神经外科培训的前沿。

在过去一个世纪里，随着微创和机器人辅助技术的引入，手术机器人技术和成像技术的飞速发展挑战了现代外科训练方法。这类培训方式的日益普及大大减少了初出茅庐的外医师反复在患者身上训练来掌握复杂手术的做法。随着这些领域培训需求的增加，虚拟现实模拟技术的使用也随之增加以满足这些需求[20, 23, 24]。模拟技术在内镜、腹腔镜和血管内等领域取得了巨大进步，尤其是这些领域都涉及类似的技术方案——依靠视频监视器的引导[6]。在这些领域的研究已经证明，采用模拟技术训练来增强操作能力和降低错误率的效果十分明显[25~28]。

神经外科领域模拟技术的应用及发展

在2011年（美国）全国神经外科医师大会上，第一个包括血管、脊髓和颅骨等元素的模拟线上课程被启用。通过对课程的初步观察和学员反馈，会议在此基础上制订了标准化教学课程。课程包括课前测试、简短的导学、模拟演示，以及模拟设备的实际使用，最后是课后测验与反馈。学生用大部分时间利用模拟设备进行实际操作，而教授负责回答问题并对操作进行反馈[22]。譬如，在去骨瓣减压术的模拟教学中用颅脑外伤模型进行训练后，Lobel和他同事发现学生们在手术切口规划、钻孔位置、骨窗大小以及从各种测试的评分方面都有了显著改善，其中最显著的改进来自于新手学员[29]。这表明在临床实践外科技能前先进行模拟训练的重要性。

由于神经外科领域图像导航和规划的常规使用，加上手术本身固有的高风险特性，模拟技术非常适用于神经外科领域。20世纪80年代初，随着MRI和CT的出现和标准化，模拟技术相伴而生。重建扫描提供了创建解剖学精确三维人体模型的可能[20]。这些最初的尝试推动了不用人类尸体的基于计算机的解剖结构可视化，但常规的画面——鼠标交互方式在提供外科医师所需求的操作实践方面仍然受到限制。随后，虚拟解剖从标准化的患者图像过渡到个体化的扫描并提供更相关的模拟。最早面世的是Dextroscope和VizDexter软件，它集成了患者的特定图像，并在用户面前投射了一个三维全息图，以便进行虚拟可视化操作和手术路径规划[30]。这项技术可以用于重建颅内神经和血管的高清晰度图像，并为颅内动脉瘤的夹闭治疗提供练习方式[20]。

虚拟解剖的最初应用以重要颅底结构的可视化为目标，通过三维解剖可视化可以很容易增强对该区域复杂解剖关系的理解。目前，现代技术的应用已经发展到几乎涵盖神经外科领域的每一个方面，包括脑血管、脊柱和肿瘤切除手术，近年来有关模拟应用的文献数目的增长证明了这一点[31]。目前，虚拟现实仿真技术正试图通过组织变形和触觉反馈等特征来增强交互体验，从而提供更逼真的用户体验与反馈[32]。

ImmersiveTouch平台（芝加哥，伊利诺伊州）与Dextroscope软件一样，使用患者特定的MRI或CT数据重建立体渲染图像，通过刚度、黏度和摩擦力进一步定义三维模型参数，能够向用户提供脑室造瘘练习中的触觉反馈[33-35]。ImmersiveTouch也被开发用来模拟动脉瘤夹闭，来自学员的积极反馈证实了触觉模拟的真实性，这一模拟有助于术前计划和演练[33]。最近创建的其他虚拟现实模拟器也为术前预演提供了机会，包括NeuroSim（德国）和Neurtouch（加拿大）等公司，已经开发了显微外科模拟应用平台，来模拟如动脉瘤夹闭、肿瘤切除术[36, 37]。虽然模拟触觉在某些层面可能有失真的情况[32]，但即便如此，通过模拟执行完整操作的能力，就算不能百分百还原手术中最真实的触感，也对受训者职业生涯早期有很大的好处[38]。

Surgical Theater 在动脉瘤夹闭中的使用

Surgical Theater 是外科模拟领域中的新兴发展方向。颅内动脉瘤治疗是一个特殊领域，微创栓塞术和腔内治疗的兴起减少了住院医师观摩学习开颅动脉瘤夹闭手术的机会，这又导致越来越多的动脉瘤继续通过血管内介入治疗，开颅治疗的动脉瘤越少。这一循环造成年轻神经外科医师和住院医师在这一关键训练方面的经验越来越少。然而考虑到动脉瘤形态的变异性，开颅动脉瘤夹闭的能力仍然是一项重要技术，需要神经外科医师能够熟练掌握运用[16]。

手术演练平台（SRP）是由美国俄亥俄州梅菲尔德市 Surgical Theater 公司开发的，旨在最大限度地减少外科医师训练中在真实患者身上操作练习的需求。SRP 包括用于术前规划的 SRP 和用于高分辨率三维图像重建的手术导航高级平台（SNAP）。该软件部分由前以色列空军工程师开发，其灵感来自最初用于空军飞行员训练飞行模拟的航空技术。自 2013 年获得 FDA 批准以来，该平台已被美国各地机构用于规划颅内肿瘤切除、动静脉畸形栓塞术、颅内动脉瘤治疗和脊柱手术。这些机构包括大学医院附属医疗中心、大学医院婴儿和儿童医院、罗纳德·里根加州大学洛杉矶分校医疗中心、西奈山医院、梅奥诊所和纽约大学朗贡医疗中心等非学术机构[39]。

这一设备由计算机、显示器、三维控制器和三维立体眼镜组成，它们协同工作，为用户提供一个逼真的手术室环境。SRP 软件使用四重缓冲技术来提高图形分辨率。视觉重建包括对患者特定的 DICOM 图像进行分析，生成动脉瘤和相关周围组织的重建图像。平台的触觉反馈是通过触觉反馈设备来实现的，允许用户在虚拟现实环境中进行导航，并在模拟操作过程中接收感官反馈。外科医师可以在模拟手术中切割任意组织，或手术中使用的任何手术器械。此外，该程序允许 360° 的视野旋转，从而提供邻近神经血管结构的可视化效果（图 15.2）。组织变形还为用户提供了在实际操作过程中可能遇到的物理与感官反馈。其他可以定义选项包括缩放、颜色和组织窗位的调整。这些增强的视觉功能允许外科医师通过从其他不可接近的角度观察动脉瘤来进行夹闭练习[15]（视频 15.1）。

这一设备能够专门用于动脉瘤夹闭的训练。外科医师能够为特定患者选择合适的动脉瘤夹，设计最佳手术入路（图 15.3），并进行模拟夹闭操作。动脉瘤夹闭不完全可能导致术中和围术期再出血和继发性破裂，增加患者的死亡率。SRP 为神经外科医师提供一个预演的途径，通过术前模拟操作以尽量减少术后并发症的发生。该软件的用途包括模拟减少尝试夹闭次数、动脉瘤夹取出和麻醉时间控制，这些变化都可能会对患者结局产生影响。

Surgical Theater 在术前计划和预演中的作用

假设有一位患者发生自发性蛛网膜下腔出血，CT 血管造影显示前交通动脉瘤。患者情况已经稳定，医生决定采用开颅动脉瘤夹闭手术进一步治疗。患者的 DICOM 图像数据集加载到 SRP 中进行处理。数据集经过分割，可以根据需要的值进行定义。定义合适的阈值可以在模拟时对图像进行裁剪分割，去掉不同的组织层面来显示大脑血管。SNAP 预加载了默认的组织分割方式，这些数据基于来自不同医院的 100 多个病例，预加载 DICOM 数据扫描。用户可以使用这些阈值窗口作为初始起点进行初始分割，然后进一步根据特定患者的数据手动微调。用户可以改变显示颜色，从而突出显示病灶区域，

15 模拟技术在动脉瘤夹闭术前演练中的应用

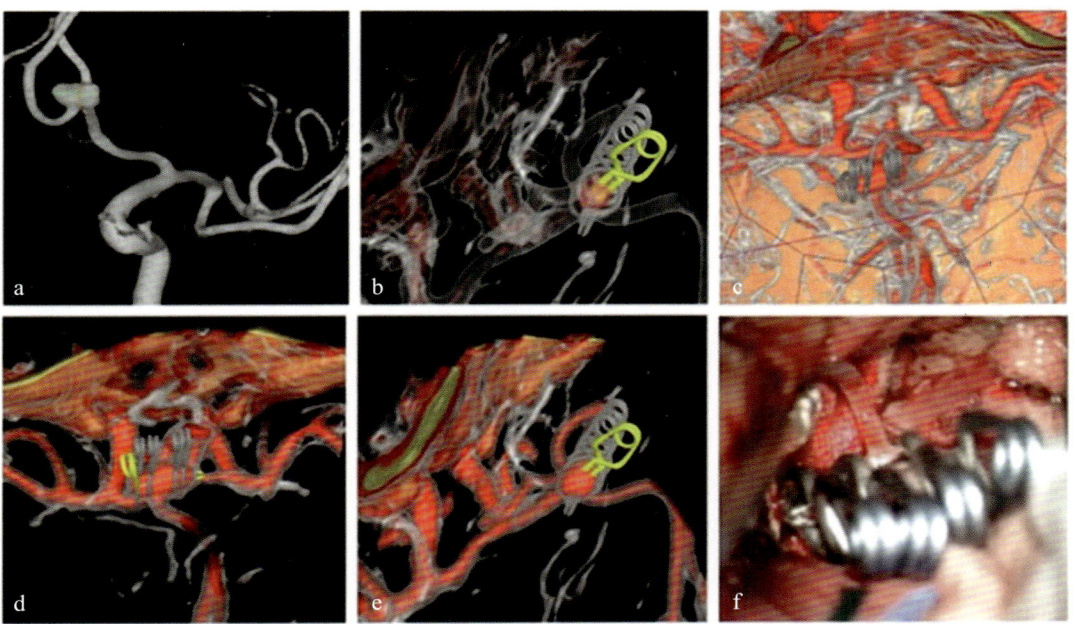

图 15.2　a. 术前 CT 血管造影显示胼胝体周围动脉瘤。b~e. 在术前手术计划和手术预演平台上演的不同视图。f. 根据术前计划演示的手术视图（经《神经外科杂志》出版集团许可）[40]

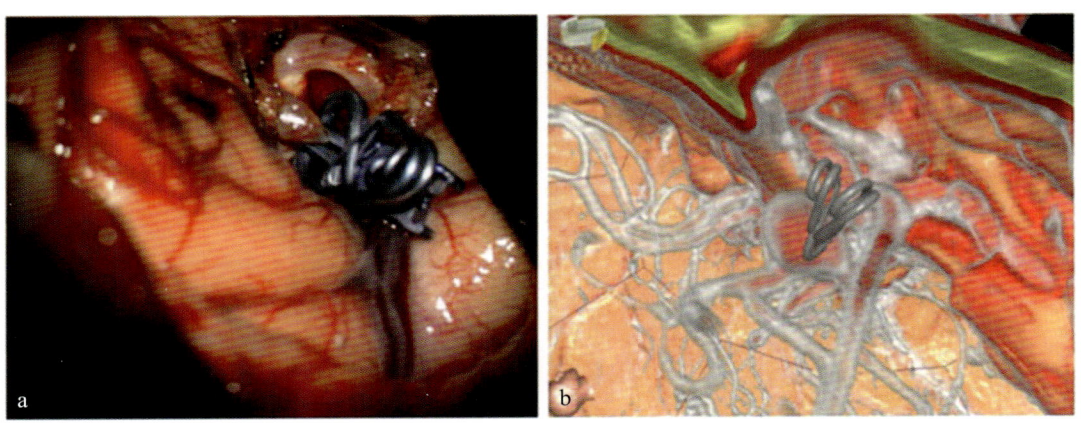

图 15.3　(a) 术中观察和 (b) 手术预演平台的图像比较，证明手术演练平台的实用性（经《神经外科杂志》出版集团许可[40]）

并允许显示或隐藏骨骼、大脑和血管、空心血管视图或其中的任何组合。多个 DICOM 数据集也可以进行融合，以增强结构之间解剖关系的可视化。为了更好地了解动脉瘤周围的组织结构，可以将其他 CT 数据添加、融合到血管瘤周围。调整组织片段的透明度可以提高血管的清晰度。用户可以按照需要减去不相关的组织层以分离相关血管系统。不同的组织层显示和排列方式以及分割阈值数据可以被随时保存，以方便用户调用。

当患者数据处理完毕，计算出最合适的相关解剖结构路径后，治疗计划仍然可以持续进行，操作者可以随时设计轨迹和进行测量，通过旋转、自定义道路参数并链接到三维控制器（图15.4，图15.5）与图像进行交互。

对于颅内动脉瘤手术，外科医师必须决定最佳入路方案。对于前交通动脉瘤破裂的患者，外科医师可能会考虑采用眶上锁孔入路。虽然这个模拟平台是用来演练夹闭过程的，但是用户可以通过使用虚拟钻孔工具和不同开颅路径显示的脑血管结构来规划骨窗位置和开颅过程。根据成像数据集测量进入角度后，外科医生可以将三维控制器连接到钻头上，并在动脉瘤显露的最佳位置进行可视化骨窗切除。例如，在眶上或锁孔入路中，外科医师可以在有限角度内设计钻孔，进行夹闭操作（图15.6）。如果模拟路径中动脉瘤的视野不理想，用户可以改变骨窗范围，或通过在监视器上重新定位来改变通道的边界，直到找到最佳位置。然后外科医师可以通过改变可视角度或放大图像来评估通道的位置和工作视图。当图像旋转时，可以保留骨窗的范围，允许用户评估不同颅骨区域的通道位置，并确定最佳入路所需的骨窗大小。术前标记也可以映射到三维情景中供外科医师查看，使用户进一步沉浸在真实手术过程中，从而最大限度地了解动脉瘤的供血动脉和周围血管系统。反向视图显示动脉瘤深部血管结构，而手术中这些血管结构将被隐藏。因此外科医师能够获得丰富的视觉信息，以制订最佳诊疗方案。

在实践中，外科医师必须从数百个不同形状和长度的夹子中进行选择，选择合适的动脉瘤夹对手术结果至关重要。有了SRP，外科医师可以将夹持工具连接到三维控制器上，并通过预设通道选择不同的夹子模拟动脉瘤夹闭治疗。当夹子接近动脉瘤时，周围血管能够发生明显的变形来模拟动脉瘤夹与周围组织的相互作用。用户可以放大或旋转图像以查看整个过程，发现和识别动脉瘤颈，并在必要时更改所使用的操作方法。

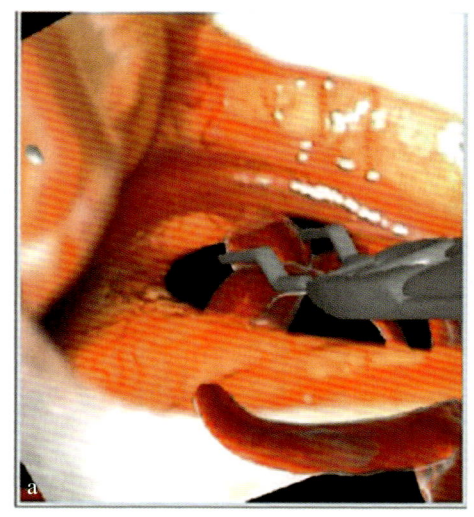 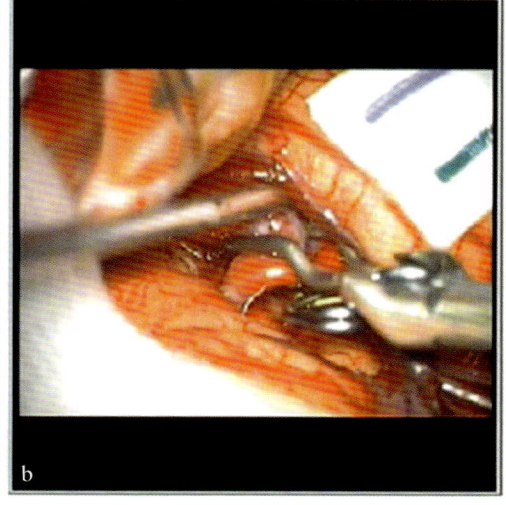

图15.4 a.手术预演平台。b.术中视图。演示如何使用术前计划进行实际操作（经《神经外科杂志》出版集团许可[40]）

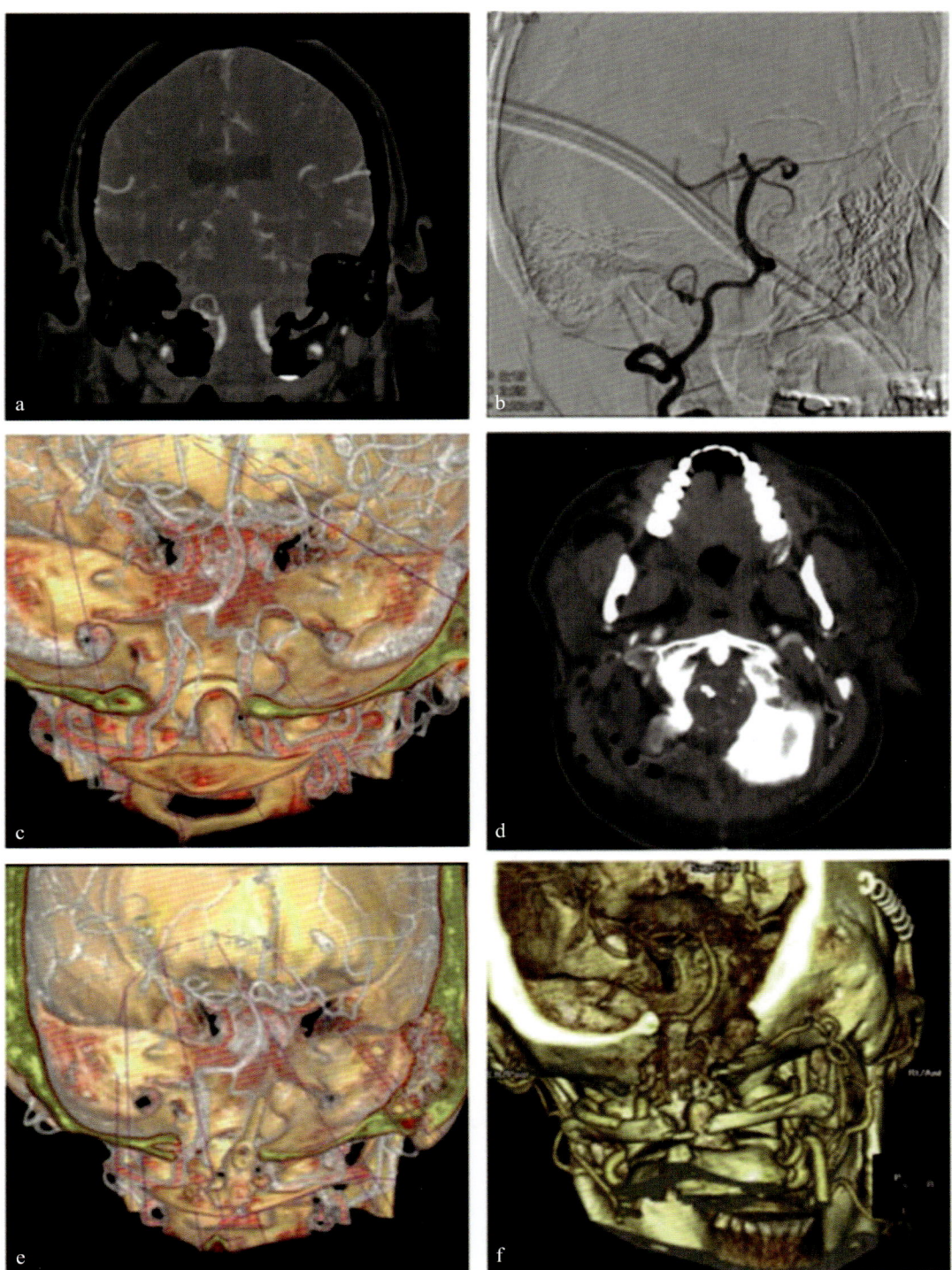

图 15.5 患者表现为蛛网膜下腔出血,并发现右 PICA 夹层动脉瘤。他接受了右侧远外侧开颅术,OA-PICA 夹闭和搭桥术。a. 冠状位 CT 血管造影显示动脉瘤。b. 右斜位血管造影显示 PICA 动脉瘤。c. 利用 Surgical Theater 进行术前观察,箭头处为动脉瘤,圆锥代表手术视野。d. 术后轴位 CT 血管造影显示枕动脉与右侧 PICA 吻合。e. 术后 Surgical Theater 显示的 OA-PICA 旁路,箭头为动脉瘤夹。(f) CT 血管造影重建 OA 与 PICA 吻合

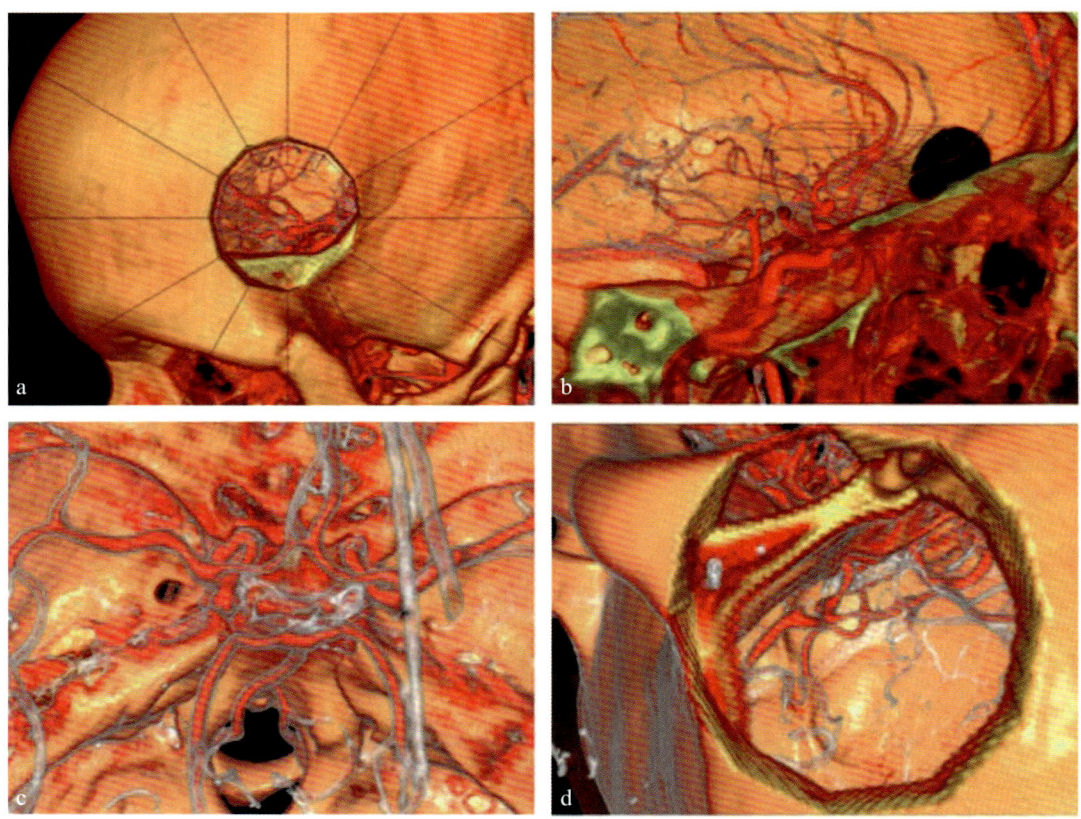

图 15.6 使用 Surgical Theater 通过眶上入路（a）观察前交通动脉瘤。b. 从对侧检查手术路径的旋转视图。c. 左后交通动脉瘤的正上方视图（箭头）。d. 经眶上入路术后的手术通道视角

如果训练结果满意，可以在术中进行导航操作。SNAP 可以与外部导航系统连接，在进行精确的术中导航和可视化之前导入并重建解剖结构，在手术当中利用生成的三维模型进行实时导航和反馈。来自预演程序的数据，包括所选工具和测量数据均可以保存并导入 SNAP，以提供术中导航使用。

技术验证

最近一项针对动脉瘤夹闭手术有无预先演练 SRP 的前瞻性双盲随机试验已经完成[40]，评估指标包括手术总时间、尝试夹闭次数和使用的夹子总数。患者被随机分为试验组或对照组，对手术视频记录进行分析，以确定不同组间上述指标的差异。结果表明，试验组每次夹持所花费时间和次数都有显著减少，意味着手术效率和手术器械的适用度有所提高，证实了模拟技术对患者疾病预后的积极作用。

进一步研究证实了 SRP 用于动脉瘤夹闭预演的有效性，更大规模的试验揭示 SRP 使用对患者预后的良好影响，鼓励 Surgical Theater 公司将这一技术扩展至经鼻垂体瘤切除术、微血管减压术和颅底手术等的模拟。这些技术应用使得个体患者神经血管结构之间的解剖关系得以可视化（图 15.7），并已经开始影响到患者诊疗及手术计划。

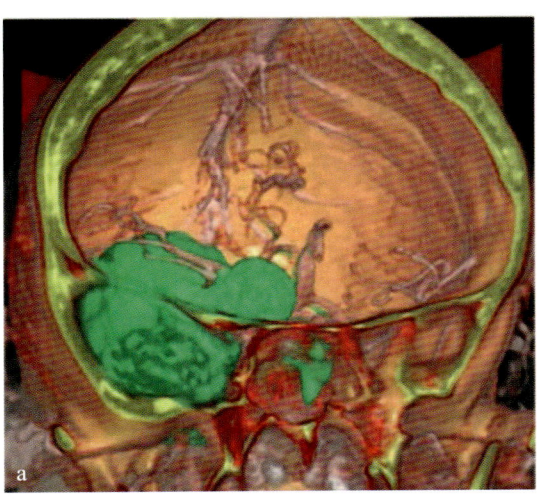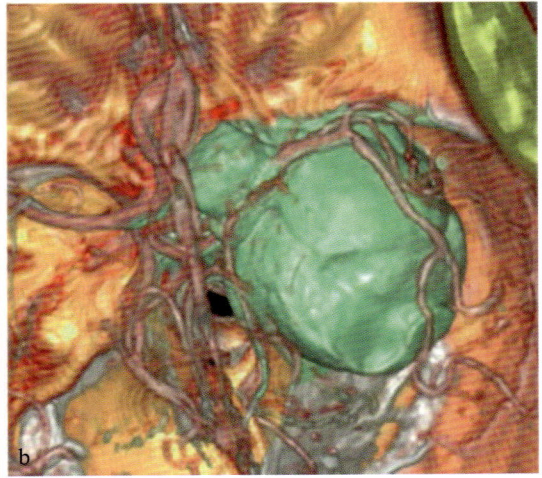

图 15.7 Surgical Theater 展示了脑膜瘤（a）前方和（b）上方。注意肿瘤与血管的关系。还要注意右侧大脑中动脉如何包裹在肿瘤的近端并覆盖在肿瘤的远端

结论

近几十年来，由于成像技术和计算机技术的飞速发展，Surgical Theater 和类似平台在医疗领域的应用日益广泛。这类设备通过提供与特定患者影像学数据交互的平台，使学生有机会以最小风险练习动脉瘤夹闭等操作。三维模型的构建允许外科医师设计可视的、最佳的治疗路径，而 Surgical Theater 和三维控制器则让外科医师提前模拟手术。由于微创血管介入治疗的兴起，动脉瘤夹闭手术机会在不断减少，而 Surgical Theater 这类平台能够为外科学生们提供了在风险最低的情况下接触和学习动脉瘤夹闭术的机会。进一步研究表明，应用模拟技术有助于提高术前规划效率，但需要在术前对患者进行进一步检查。Surgical Theater 下一步目标是扩大其导航和预演能力，使其能够在动脉瘤夹闭之外进行更多的神经外科手术，并为外科医师和学生提供学习、提高技术的平台。

参考文献

1. Carlin AM, Gasevic E, Shepard AD. Effect of the 80-hour work week on resident operative experience in general surgery. Am J Surg. 2007;193(3):326–30.
2. Bina RW, Lemole GM, Dumont TM. On resident duty hour restrictions and neurosurgical training: review of the literature. J Neurosurg. 2015;124(March):1–7.
3. Stain SC, Hoyt DB, Hunter JG, Joyce G, Hiatt JR. American surgery and the affordable care act. JAMA Surg. 2014;149(9):984–5.
4. Papaspyros SC, Kar A, O'Regan D. Surgical ergonomics. Analysis of technical skills, simulation models and assessment methods. Int J Surg. 2015;18:83–7.
5. Caffrey M Jr. Toward a history-based doctrine for wargaming: Technical report, Defense Technical Information Center Document. Available from: http://www.airpower.maxwell.af.mil/airchronicles/cc/caffrey.html. Accessed Aug 2013.
6. Singh H, Kalani M, Acosta-Torres S, El Ahmadieh TY, Loya J, Ganju A. History of simulation in medicine: from resusci annie to the ann myers medical center. Neurosurgery. 2013;73(suppl. 4):9–14.

7. Mitha AP, Almekhlafi MA, Janjua MJJ, Albuquerque FC, McDougall CG. Simulation and augmented reality in endovascular neurosurgery: lessons from aviation. Neurosurgery. 2012;72(suppl. 1):107–14.
8. Wald ML. Plane crew is credited for nimble reaction. New York Times. 15 Jan 2009:A25.
9. Agha RA, Fowler AJ. The role and validity of surgical simulation. Int Surg. 2015;100(2):350–7.
10. Parson BA, Blencowe NS, Hollowood AD, Grant JR. Surgical training: the impact of changes in curriculum and experience. J Surg Educ. 2011;68(1):44–51.
11. Walter AJ. Surgical education for the twenty-first century: beyond the apprentice model. Obstet Gynecol Clin N Am. 2006;33(2):233–6.
12. Ziv A, Erez D, Munz Y, Vardi A. The Israel Centre for Medical Simulation: a paradigm for cultural change in medical education. Acad Med. 2006;81(12):1091–7.
13. Seymour NE, Gallagher AG, Roman SA. Virtual reality training improves operating room performance. Ann Surg. 2002;236(4):458–64.
14. Molyneux AJ, Birks J, Clarke A, Sneade M, Kerr RSC. The durability of endovascular coiling versus neurosurgical clipping of ruptured cerebral aneurysms: 18 year follow-up of the UK cohort of the international subarachnoid aneurysm trial (ISAT). Lancet. 2015;385(9969):691–7.
15. Bambakidis NC, Selman WR, Sloan AE. Surgical rehearsal platform: potential uses in microsurgery. Neurosurgery. 2013;73(suppl. 4):122–6.
16. Education AC for GM. ACGME Program Requirements for Graduate Medical Education in Emergency Medicine. 2013;2015(August 3).
17. Initiative J. The Neurological Surgery Milestone Project. 2015;(July).
18. Barnes RW, Lang NP, Whiteside MF. Halstedian technique revisited. Innovations in teaching surgical skills. Ann Surg. 1989;210(1):118–21.
19. Liu JKC, Kshettry VR, Recinos PF, Kamian K, Schlenk RP, Benzel EC. Establishing a surgical skills laboratory and dissection curriculum for neurosurgical residency training. J Neurosurg. 2015;123(November):1–8.
20. Robison RA, Liu CY, Apuzzo MLJ. Man, mind, and machine: the past and future of virtual reality simulation in neurologic surgery. World Neurosurg. 2011;76(5):419–30.
21. Castillo R, Buckel E, Leon F, Varas J, Alvarado J, Achurra P, et al. Effectiveness of learning advanced laparoscopic skills in a brief intensive laparoscopy training program. J Surg Educ. 2015;72(4):648–53.
22. Harrop J, Lobel DA, Bendok B, Sharan A, Rezai AR. Developing a neurosurgical simulation-based educational curriculum: an overview. Neurosurgery. 2013;73(suppl. 4):25–9.
23. Satava RM. Emerging medical applications of virtual reality: a surgeon's perspective. Artif Intell Med. 1994;6(4):281–8.
24. Malone HR, Syed ON, Downes MS, D'ambrosio AL, Quest DO, Kaiser MG. Simulation in neurosurgery: a review of computer-based simulation environments and their surgical applications. Neurosurgery. 2010;67(4):1105–16.
25. Sedlack RE, Baron TH, Downing SM, Schwartz AJ. Validation of a colonoscopy simulation model for skills assessment. Am J Gastroenterol. 2007;102(1):64–74.
26. Gallagher AG, Seymour NE, Jordan-Black J-A, Bunting BP, McGlade K, Satava RM. Prospective, randomized assessment of transfer of training (ToT) and transfer effectiveness ratio (TER) of virtual reality simulation training for laparoscopic skill acquisition. Ann Surg. 2013;257(6):1025–31.
27. O'Leary JD, O'Sullivan O, Barach P, Shorten GD. Improving clinical performance using rehearsal or warm-up. Acad Med. 2014;89(10):1416–22.
28. Zheng B, Fu B, Al-Tayeb TA, Hao YF, Qayumi AK. Mastering instruments before operating on a patient: the role of simulation training in tool use skills. Surg Innov. 2014;21(6):637–42.
29. Lobel DA, Elder JB, Schirmer CM, Bowyer MW, Rezai ARA. Novel craniotomy simulator provides a validated method to enhance education in the management of traumatic brain injury. Neurosurgery. 2013;73(suppl. 1):57–65.
30. Kockro RA, Serra L, Tseng-Tsai Y, Chan C, YihYian S, Gim-Guan C, et al. Planning and simulation of neurosurgery in a virtual reality environment. Neurosurgery. 2000;46(1):117–8.
31. Schirmer CM, Mocco J, Elder JB. Evolving virtual reality simulation in neurosurgery. Neurosurgery. 2013;73(suppl. 1):127–37.
32. Chan S, Conti F, Salisbury K, Blevins NH. Virtual reality simulation in neurosurgery: technologies and evolution. Neurosurgery. 2012;72(suppl. 1):154–64.
33. Alaraj A, Luciano CJ, Bailey DP, Elsenousi A, Roitberg

BZ, Bernardo A, et al. Virtual reality cerebral aneurysm clipping simulation with real-time haptic feedback. Neurosurgery. 2015;11(1):52–8.
34. Luciano C, Banerjee P, Lemole GM, Charbel F. Second generation haptic ventriculostomy simulator using the ImmersiveTouch system. Stud Health Technol Inform. 2006;119:343–8.
35. Banerjee PP, Luciano CJ, Lemole GM, Charbel FT, Oh MY. Accuracy of ventriculostomy catheter placement using a head- and hand-tracked high-resolution virtual reality simulator with haptic feedback. J Neurosurg. 2007;107(3):515–21.
36. Alotaibi FE, AlZhrani GA, Mullah MAS, Sabbagh AJ, Azarnoush H, Winkler-Schwartz A, et al. Assessing bimanual performance in brain tumor resection with NeuroTouch, a virtual reality simulator. Neurosurgery. 2015;11(1):89–98.
37. Beier F, Sismanidis E, Stadie A, Schmieder K, Männer R. An aneurysm clipping training module for the neurosurgical training simulator NeuroSim. Stud Health Technol Inform. 2012;173:42–7.
38. Dunkin B, Adrales GL, Apelgren K, Mellinger JD. Surgical simulation: a current review. Surg Endosc. 2007;21(3):357–66.
39. Surgical Theater. Press Releases [Internet]. Mayfield (OH): [cited 2016 June 9]. Available from:http://www.surgicaltheater.net/site/news-events/press-releases.
40. Chugh AJ, Pace JR, Singer J, Tatsuoka C, Hoffer A, Selman WR, et al. Use of a surgical rehearsal platform and improvement in aneurysm clipping measures: results of a prospective, randomized trial. J Neurosurg. 2017;126(3):838–44.

16

NeuroVR™ 模拟器在神经外科培训中的应用

Denise Brunozzi, Laura Stone McGuire, Ali Alaraj

简介

传统神经外科培训主要通过在手术室里作为资深手术医师的助手而获得的，但由于微创手术应用更加广泛、更多高难度神经外科技术被应用、手术室设备成本增加、患者安全上的顾虑，以及实习生值班时间限制等，这种模式可能不再满足于当前高标准化神经外科教育[1~4]。在过去10年中，虚拟现实（VR）模拟器已经在多个外科领域得到开发和应用，这使得技术性技能可以在一个安全和可控的环境中学习。目前，已经有几类神经外科VR模拟器用于开颅手术，其训练模块从简单任务，如脑室内置管或止血，到复杂手术，包括肿瘤切除、动脉瘤夹闭和内镜手术[1, 5]。

新型模拟器将触觉反馈融合到虚拟体验中，实现了真实的模型操作。在整合视觉和触觉反馈的VR系统中，NeuroVR™ simulator（CAE Healthcare，Canada）是带有三维颅骨模型的最逼真的交互设计之一[1~6]。在蒙特利尔神经学研究所和医院的神经外科模拟研究中心支持下，由加拿大国家研究委员会和加拿大专家咨询网合作发起的一项研究，就是通过调查、讨论、调查，以及组织专家每半年召开会议，对NeuroVR™进行反复验证，以此明确它在模拟、基本任务、性能指标，以及难度级别中的不同特征[1, 3]。

NeuroVR™模拟器重建了手术室显微镜的三维立体视野和人体工学，允许对三维颅脑模型进行双手操作，双手控制的模拟手术器械为使用者提供触觉反馈。一套完整的虚拟现实任务包含不同难度水平的操作，并能对操作结果提供反馈。此外，NeuroVR™还可以用一些新的客观量化指标对操作者的心理行为进行评估[2, 5]。NeuroVR™培训模块是为满足神经外科住院医师进行基本和高级技能培训而设计的，其信度和效度已在多项研究中得到验证[5~13]。

D. Brunozzi · L. S. McGuire · A. Alaraj (✉)
Department of Neurosurgery, University of Illinois at Chicago, Chicago, IL, USA
e-mail: lmcguir1@uic.edu; alaraj@uic.edu

© Springer International Publishing AG, part of Springer Nature 2018
A. Alaraj (ed.), *Comprehensive Healthcare Simulation: Neurosurgery*,
Comprehensive Healthcare Simulation, https://doi.org/10.1007/978-3-319-75583-0_16

NeuroVR™ 平台 [2, 3, 5, 11, 14]

神经外科模拟器包括一个三维图形渲染系统，它与一个双手触觉渲染系统以及支持模拟器软件运行的 1~2 台计算机进行对话（图 16.1）。

该图形渲染系统由一个双目目镜、一个大液晶显示屏和一个配套触摸屏组成。双目目镜有手术室显微镜的工效学特征，可产生视野内立体视图（图 16.2）。目镜的高度和倾斜角度可由操作者调节。液晶显示屏大小为 24 英寸，分辨率达 1 280×1 024，可以进行视野缩放和变焦，通过触觉虚拟工具实时显示高度逼真地虚拟手术工作野。LCD 屏幕大小以及与眼的距离可实现 30° 视角和焦点，以缓解眼睛疲劳；屏幕高度可根据操作者的站立位置进行调节。触摸屏大小为 25 英寸，功能是通过图形用户界面进行导航，显示任务说明和操作效果。此外，它可以作为参观者的辅助显示器；当显示器不作为图形界面使用时，参观者可以通过它同时看到操作者的模拟视野。

触觉渲染系统组件有两个触觉工具与一个塑料材料制成的开放式头。两只手各有一个触感装置可以模拟不同的神经外科器械，并允许双手在颅骨模型上进行操作（图 16.3）。触觉系统跟踪手术视野内器械的位置，再现器械作用的组织产生的适当阻力。手柄尺寸与实际外科手术器械相同，位置可以根据输出旋钮、带有可调腕支撑物的托架进行调节。系统中共有 9 种神经外科器械可以选择：双极镊、显微剪、吸引器、神经内镜、神经导航指针、微磨、微钻、内镜和超声吸引器。这些工具可以通过两个底板踏板控制，每个手柄控制一个踏板。这两个触觉工具均和上述的塑料开放式头结合，后者内部空白空间模拟开颅后缺损的部分，并与屏幕上出现的虚拟手术区域相对应。

主计算机有两个运行模拟软件的四核处理器（Intel，Santa Clara，California），通过整合图形和触觉信息，对触觉手柄与虚拟组织表面的碰撞进行运算，用实时图像更新生成组织变形和拓扑变化，并向操作者提供力反馈。

为了提高组织 – 工具交互的准确性，研发者切除新鲜脑组织，对其不同力学和热特性进行研究，以求建立一个逼真的模型。我们知道，当切开带血管组织时就会引发出血，并且出血速度与血管直径大小和组织供血程度成正比。计算出血液的喷射阴影并显示在手术视野内，同时将心跳声和脑搏动同步并融合，可以增强手术真实性。

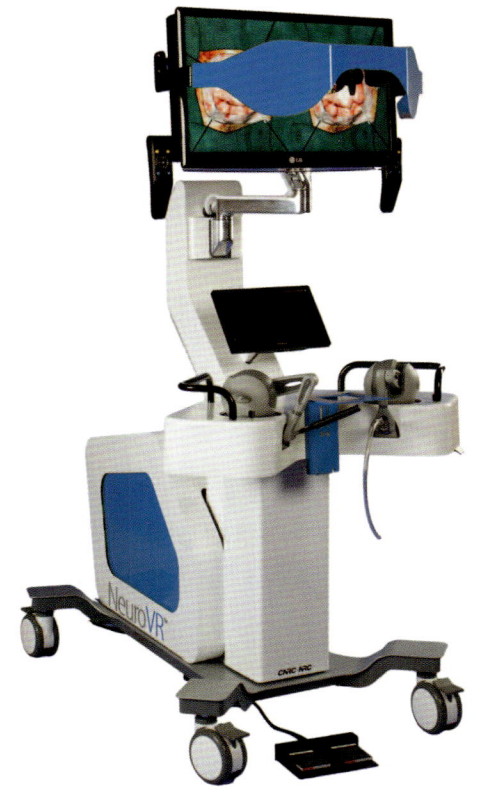

图 16.1 展示的是 NeuroVR™ 模拟器。它包括一个连接双手触觉反馈系统及支持模拟器软件运行的计算机 3D 图形渲染系统（图片由 © 2017 CAE Healthcare 授权）

模拟神经外科学

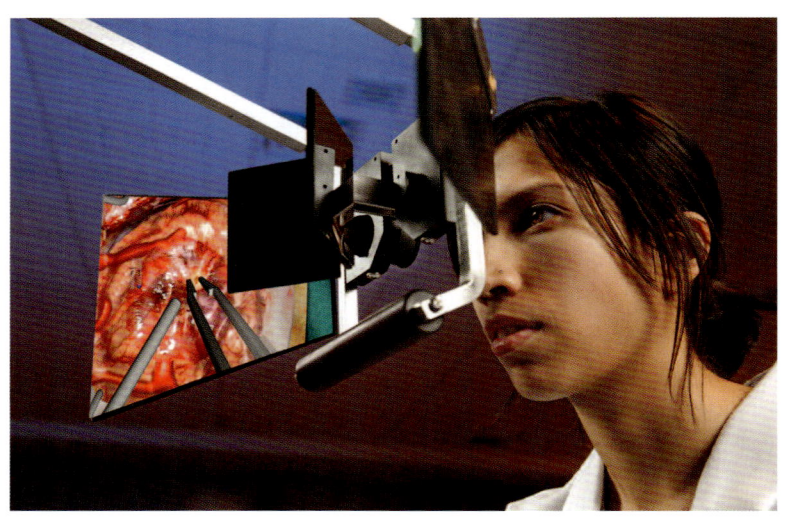

图 16.2 双目目镜有手术室显微镜的工效学特征，可产生视野内的立体视图

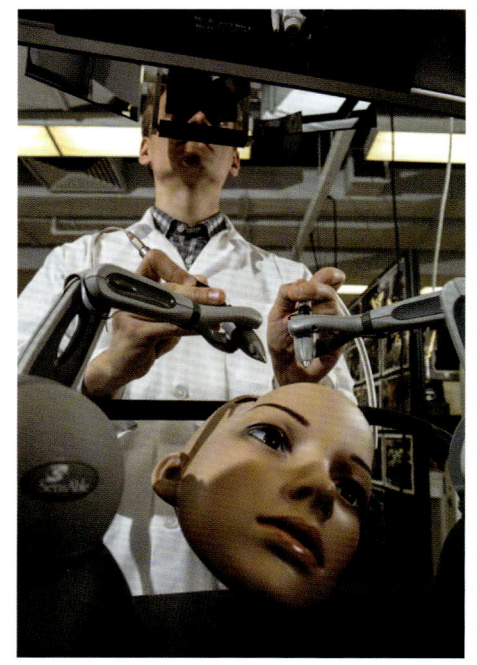

图 16.3 触觉渲染系统可以对投射在颅骨模型中的虚拟手术野进行双手操作，跟踪手术器械位置，再现组织阻力（图片由 ©2017 CAE Healthcare 授权）

NeuroVR™ 模块[1, 3, 4, 14]

为了确定神经外标准化技能培训模块能够满足新的教育模式，加拿大国家研究委员会针对不同层次水平的实践目标，确定了适当任务内容。神经外科一些主要手术通过认知任务进行分析后，细分为基本技术子任务，这些子任务可以根据不同的胜任能力进行调整（表 16.1）。针对不同的技术任务创建相应的培训模块，根据实际病例从简单的单手器械操作到更复杂的双手操作。通过计算出每个模块具体指标，可以给学员表现打分，并在模拟操作结束后提供可视化结果反馈。

加拿大国家研究委员会确定神经外科肿瘤学专业毕业的医生所需掌握的神经外科技术技能，从基本技术到更复杂的手术[1, 4, 14]，这些都是随着研究生课程的进展而列出来的项目。

器械操作模块

器械操作模块允许单手练习神经外科中最常用的外科器械，包括吸引器、超声吸引器、双极和显微剪。

表 16.1 神经外科——肿瘤方向研究生技术技能要求

1. 切开和缝合头皮切口
2. 脑室造瘘，腰大池外引流和放置颅内压监测（探头）
3. 摆放患者手术体位
4. 开颅和关颅
5. 切除颅骨病变
6. 图像引导活检术
7. 能够使用手术器械，包括手术显微镜和内镜
8. 识别肿瘤和脑组织的分界，并将其作为肿瘤切除的操作空间
9. 识别解剖标志、功能区和关键结构
10. 展示如何减少和控制术中出血
11. 硬膜外和硬膜内的肿瘤切除术
12. 幕上和幕下脑肿瘤切除术
13. 切除垂体病变
14. 进行基本的颅底操作
15. 发现并处理突发的并发症

- 吸引器：练习从手术视野中吸除血液和缩小软组织体积，防止意外移位和过度用力造成损伤。
- 超声吸引器：切除嵌在大脑内的硬性球形肿瘤，调整吸引器振幅，在不损害周围正常组织的情况下以尽可能多地切除肿瘤。
- 双极电凝：可用于烧灼血管和软组织止血，抓取和摘除软组织，钝性和锐性分离，同时避免长时间烧灼和用力过度。
- 显微剪：允许剪断两个组织层面间的纤维，防止切断微小血管或周围组织。

基本技能模块

基本技能模块旨在教授基本和高级神经外科技术技能，包括显微镜和内镜操作。
- 解剖：这些模块让使用者熟悉常见神经外科手术过程中遇到的解剖结构，包括：
  – 选择关键孔：可以练习选择徒手脑室造瘘的关键孔位置，查看头颅模型的颅骨表面标志，计算穿刺点位置、置管角度和虚拟导管尖端距靶点的位置。
  – 脑室造瘘：可进行神经内镜定向和导航的练习，通过预先选好的骨孔，沿直线到达侧脑室的任意一侧。
  – 内镜下的脑室解剖标志：可练习在导航下观察脑室通路和解剖结构，当探针遇到某个特别标识时，显示器上将显示解剖标记。
  – 内镜下探查脑室：可练习导航到下一个固定的解剖位置（如斜坡），避免损害其他解剖结构。
  – 经鼻内镜导航：练习导航下经鼻孔通路到达蝶窦，可学习解剖结构和器械的空间定位；当视野因失血或无意接触组织而变得模糊时，踩脚踏板可以冲洗镜头。
- 双手内镜操作：是指在鼻内镜操作基础上，通过带有二维视图、不同角度镜头，使用更长器械进行操作。它包括一个由脚踏板控制，可以训练一只手操作内镜，另一只手用微磨练习鼻内清创，手术目的是摘除鼻腔内鼻息肉，同时避免无意中对下层黏膜造成的损害。
- 肿瘤摘除：练习摘除任意硬度的脑膜瘤样肿瘤，在显微镜下协调双手运动并控制出血，直到使用者到达正常脑组织边界，避免对其造成损害。
- 肿瘤切除：练习切除位于 4 个不同部位（脑表面、皮质下、跨脑沟和跨脑裂）的类似胶质瘤的肿瘤，目的是在吸引器和双极电凝配合下，通过视觉和触觉反馈区分肿瘤和正常脑组织边界，并控制出血。
- 止血：通过吸引、烧灼、血管夹、缝合、止血材料、冲洗和棉片等方法控制出血。只有选择合适技术和正确操作，才能封闭出血部位。评价指标包括总出血量、无意中正常组织切除和所花费时间。

- 显露：练习利用双极电凝抓取组织后，用显微剪剪断连接纤维，避免过度组织拉扯；此练习讲授肿瘤和动脉瘤的显露（如打开外侧裂）和显微解剖。

手术模块

手术模块模拟完整手术全过程，包括以下几种技术和器械：

- 内镜手术模块（图 16.4）：可以练习内镜下经鼻入路和三脑室造瘘手术。经鼻入路包括：
  - 蝶窦口钻孔：练习导航至蝶窦开口，用微钻扩大后进入蝶窦，避免损伤周围黏膜。
  - 筛窦切除术：模拟鼻咽结构，使用微磨来练习完整的筛窦切除术和蝶窦切开术。
  - 垂体瘤切除：可以练习蝶窦切开术以及蝶骨平台和蝶窦分隔的磨除，打开蝶鞍底，切除垂体瘤。

  三脑室造瘘模块：
  - （第三脑室）底壁造瘘与扩大：模拟解剖标志，练习保持适当的方位，识别第三脑室底部，选择理想的造瘘位置，并用 Fogarty 球囊或镊子将孔扩大。

- 显微外科模块：练习大部分原发性脑肿瘤的切除：
  - 凸面脑膜瘤：可行肿瘤切除练习，目的是在保留功能完整性的同时尽可能多地切除肿瘤，包括不同硬度和血供程度的肿瘤。
  - 胶质瘤：练习皮质下软质胶质瘤切除和避免切除正常脑组织。

- 脊柱：介绍并练习脊柱手术的专门技术，包括半椎板切除、髓核摘除，尽量减少出血和对相邻结构的损伤，如韧带、肌肉或脊髓。

NeuroVR™验证

为了使 NeuroVR™正式纳入培训项目，并具有评估能力和心理运动技能，必须证明此技术是有效和可靠的。一般来说，验证应该在 4 个层面进行：VR 技术应该呈现接近手术室体验（表观有效性）的真实界面；应说明反映的神经外科表现的基本内容（内容效度）；应区分和测量不同水平的心理运动技能（结构效度）；应提供适用于真实外科领域的学习技能（共时效度）。

表观效度和内容效度

在半年一度的会议上，由专家组成的咨询组对模块进行了反复更新，并对其表观和内容效度进行了测试，以使模块能达到神经外科真实预期和教育要求[1,3]。神经外科住院医师和学生也通过主观和主管问卷调查，验证表观和内容效度[6,10]。

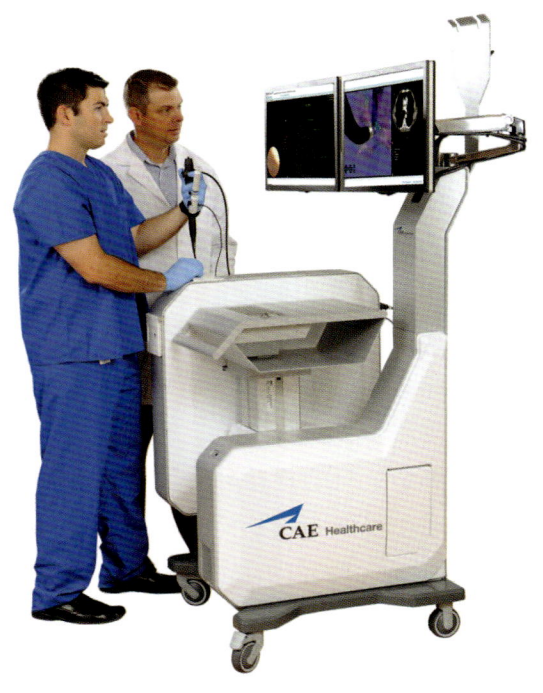

图 16.4 NeuroVR™包括的内镜手术培训模块，可以练习经鼻手术入路和三脑室造瘘手术（图片由 ©2017 CAE Healthcare 授权）

结构效度

除了给用户提供逼真的体验外，NeuroVR™还必须有教育用途。有几项研究检验了模拟的表现与实际手术技术技能之间的相关性[5~11, 13]。对 NeuroVR™提供的能力评价指标进行分层组合分析，以评估模拟操作（手术）的安全性、质量和效率，以及模拟反映不同专业水平的能力。

NeuroVR™还必须满足神经外科医师在进行手术操作的同时又能避免损伤周围正常脑组织的目标。例如，NeuroVR™在肿瘤培训模块可以量化肿瘤切除程度，实现对医师的操作表现进行客观评估；对失血量、切除正常脑组织大小的测量，以及对器械施加力的最大值、平均值、总和均可计算，这些可以量化手术安全性。其他如器械尖端总长度、尖端平均分离距离、踏板激活频率、同时使用双手器械的时间百分比、肿瘤有效切除时间百分比等，也可视为效率指标。

在多项研究中，对所有这些指标都进行了测试以评估结构效度，并且 NeuroVR™被证明是一个能够区分能力水平的可靠工具：与住院医师相比，资深神经外科医师在安全、质量和效度方面得分更高，而住院医师在一些指标中又比医学生表现得更好。这表明 NeuroVR™能够区分手术者经验和个人能力的差异，通过确定基准，NeuroVR™可以成为神经外科标准培训课程[5~11, 13, 15]。

共时效度

另外一个试点研究是对 NeuroVR™进行共时效度验证：住院医师经过 6 个月的模拟内镜操作培训后由专家评估他们在真实手术中的表现，发现与未经培训的住院医师相比，经过培训的住院医师手术表现更佳[12]。这些数据，即使是初步的，也支持模拟训练在操作者在手术室的真实手术表现的有效性，未来还需要在更大范围内证明这些结果。

NeuroVR™的应用范围

除了为神经外科技术技能培训和评估提供有效工具，以满足基于标准化能力的教育要求，NeuroVR™提供的对神经外科双手心理运动技能的客观测量可能会开放其他程序，旨在提高神经外科医师，也包括资深医师的技术熟练程度。

指标可以更好地理解心理运动技能的进步和获得，指导有针对性的学习，并更有效地将专业知识由神经外科医生传授给实习医生。NeuroVR™支持"费茨和波斯纳的运动学习模式"的理论，该理论认为运动学习过程是从有意识的动作表现到自动潜意识动作的过程。在模拟神经外科手术过程中，与住院医师相比，神经外科专家显示对器械更高的控制力和协调性，后者表现为无意识的调整位置[9]。

有了客观的衡量标准，就有可能探索在特定情况下手术者手术表现的变化。NeuroVR™被实验性地用于评估突发压力对手术表现的总体影响，如意外出血[16]、下夜班后睡眠不足[17]。这些结果可能有助于选择最佳的手术状况，个体压力评估也许可以指导具体的认知培训。

NeuroVR™的潜在应用范围还没有完全探索出来。用实际患者的影像建立解剖模型，可能实现术前进行手术预演，让术者在安全环境中练习和熟悉特定的解剖，探索不同手术入路。在不久将来，NeuroVR™还可以是一种有助于制订患者术前计划的有效工具，特别是在复杂病例中，最终尽可能降低可预防错误的发生率，并提高患者的手术效果[2]。

参考文献

1. Choudhury N, Gèlinas-Phaneuf N, Delorme S, et al. Fundamentals of neurosurgery: virtual reality tasks for training and evaluation of technical skills. World Neurosurg. 2013;80(5):9–19.
2. Clark DB, D'Arcy RCN, Delorme S, et al. Virtual reality simulator: demonstrated use in neurosurgical oncology. Surg Innov. 2012;20(2):190–7.
3. Delorme S, Laroche D, DiRaddo R, et al. NeouroTouch: a physics-based virtual simulator for cranial microneurosurgery training. Neurosurgery (1 Suppl Operative). 2012;71:32–42.
4. Rosseau G, Bailes J, Cabral A, et al. The development of a virtual simulator for training neurosurgeons to perform and perfect endoscopic endonasal transphenoidal surgery. Neurosurgery. 2013;73(Suppl 1):85–93.
5. Azarnoush H, Alzhrani G, Wnkler-Schwartz A, et al. Neurosurgical virtual reality simulation metrics to assess psychomotor skills during brain tumor resection. Int J CARS. 2015;10:603–18.
6. Alotaibi FE, Alzhrani GA, Mullah MAS, et al. Assessing bimanual performance in brain tumor resection with NeuroTouch, a virtual reality simulator. Neurosurgery (Suppl 2). 2015;11(1):89–98.
7. Alzhrani G, Alotaibi F, Azarnoush H, et al. Proficiency performance benchmarks for removal of simulated brain tumors using a virtual reality simulator NeuroTouch. J Surg Educ. 2015;72(4):685–96.
8. Azarnoush H, Siar S, Sawaya R, et al. The force pyramid: a spatial analysis of force application during virtual reality brain tumor resection. J Neurosurg. 2017;127:171–81.
9. Bugdadi A, Sawaya S, Olwi D, et al. Automaticity of force application during simulated brain tumor resection: testing the Fitts and Posner model. J Surg Educ. 2017 Jul 3. pii: S1931–7204(17)30114–9. doi: https://doi.org/10.1016/j.jsurg.2017.06.018. [Epub ahead of print].
10. Gelinas-Phaneuf N, Choudry N, Al-Habib AR, et al. Assessing performance in brain tumor resection using a novel virtual reality simulator. Int J CARS. 2014;9:1–9.
11. Holloway T, Lorsch ZS, Chary MA, et al. Operator experience determines performance in a simulated computer-based brain tumor resection task. Int J CARS. 2015;10:1853–62.
12. Thawani JP, Ramayya AG, Abdullah KG, et al. Resident simulation training in endoscopic endonasal surgery utilizing haptic feedback technology. J Clin Neurosci. 2016;34:112–6.
13. Winkler-Schwartz A, Bajunaid K, Mullah MAS, et al. Bimanual psychomotor performance in neurosurgical resident applicants assessed using NeuroTouch, a virtual reality simulator. J Surg Educ. 2016;73(6):942–53.
14. NeuroVR™ user guide, 7/8/2016, CAE Healthcare, 905K540052 v1.
15. Alotaibi FE, Alzhrani GA, Sabbagh AJ, et al. Neurosurgical assessment of metrics including judgment and dexterity using virtual reality simulator NeuroTouch (NAJD metrics). Surg Innov. 2015;22(6):636–42.
16. Bajunaid K, Mullah MAS, Winkler-Schwartz A, et al. Impact of acute stress on psychomotor bimanual performance during a simulated tumor resection task. J Neurosurg. 2017;126:71–80.
17. Micko A, Knopp K, Knosp E, et al. Microsurgical performance after sleep interruption: a NeuroTouch simulator study. World Neurosurg. 2017;106:92–101.

17

模拟在神经解剖和手术入路训练中的应用

Antonio Bernardo, Alexander I. Evins

缩略语

2D	二维
3D	三维
6D	六向
ADC	表观扩散系数
AR	增强现实
ARAI	人工智能增强现实
CTA	计算机断层血管造影
FA	部分各向异性
fMR	功能磁共振
HMD	头戴式显示器
OM	操作显微镜
OR	手术室
RGB	红绿蓝
SSML	模拟标记语言
VR	虚拟现实
VTK	可视化工具包

在过去2个世纪里，神经解剖研究对象发生了明显变化，从起初研究神经系统结构，转变为探索其在神经病理学和手术技术中的应用[1-3]。基于此，神经外科医生有条件探索更多备选的、复杂的、高级的手术入路来治疗颅内病变。随着神经外科微创技术的普及，更高效、集约的教学方法也呼之欲出。微创手术已然大势所趋，解剖结构的复杂程度仍是理解和操作过程的拦路虎。目前研究表明，信息化交互式学习可为此赋能[4-7]。

对于外科住院医师而言，在手术实践或者模拟练习中的观察和技能训练必不可少。多数神经外科入路十分狭窄，毗邻重要结构，要求手术器械能够精妙通达，这使得外科医生不仅要熟练使用工具，还要熟悉复杂的解剖结构，如充分理解骨、神经、血管之间的解剖关系，而且需要反复实践操作[5]。

医生需要具备的一项重要能力是能够很好地理解大脑结构如白质、功能区、病理结构和血管位置之间的复杂空间关系。由于二维图像以及非交互式三维图像空间感的固有限制，亟须开发更便捷、更逼真、具备交互式三维实践体验的教学系统（图17.1）。医生在三维（3D）

A. Bernardo (✉) · A. I. Evins
Weill Cornell Medicine, Neurological Surgery,
New York, NY, USA
e-mail: anb2029@med.cornell.edu;
ale2009@med.cornell.edu

© Springer International Publishing AG, part of Springer Nature 2018
A. Alaraj (ed.), *Comprehensive Healthcare Simulation: Neurosurgery*,
Comprehensive Healthcare Simulation, https://doi.org/10.1007/978-3-319-75583-0_17

空间中具备可视化和操纵结构的能力，已被证明对识别神经解剖结构有极大的帮助[8]。然而，在传统学习中，神经外科医生通常在二维（2D）空间开展训练，临床实践中所获影像资料也是二维的，理解病变与周围结构、标志之间的空间关系时，需要在脑海中将2D图像想象为3D图像，这需要医生创建一个基于2D图像断面图像的心理印象，同时在脑海中存储先前的断面图像以完成心理图像。这个过程需要经过心理翻转、转译或缩放，将其空间位置和方向从一个参照系转换到另一参照系。执行这种空间重建需要强大的"内心"，如果超过医生大脑的记忆容量，可能会导致认知超载和能力下降。

这种对记忆存储能力的高需求不利于认知实践，耗时且低效，对新手而言尤为如此[9]。初学者囿于经验，进行空间推理明显受限。通过长时间的学习，才能获取空间构象的技能，使得手术入路设计思路逐渐明朗。同时，住院医师严重依赖神经导航系统，这可能有助于他们决定手术方法，但不能提高他们的空间推理能力。

手术室可视化技术不断改变手术和训练流程，并提供了一个多模式整合的机会，使外科医生能够有效地收集更多信息，以创建完整的空间构象。这些可视化模式包括数字立体显微镜、导航手术计划、增强现实（AR）和虚拟现实（VR）技术等。计算机手术入路规划和AR正在成为手术室中一个关键和有用的工具[10]，通过处理影像数据，准确地规划手术，再将虚拟计划转移应用到患者身上。外科医生也可以使用全息显示器，如微软的全息镜头或"Magic Leap"技术定位肿瘤，突出特定的解剖结构，指导学员等。该技术目前仍在讨论及进一步探索中[5]。

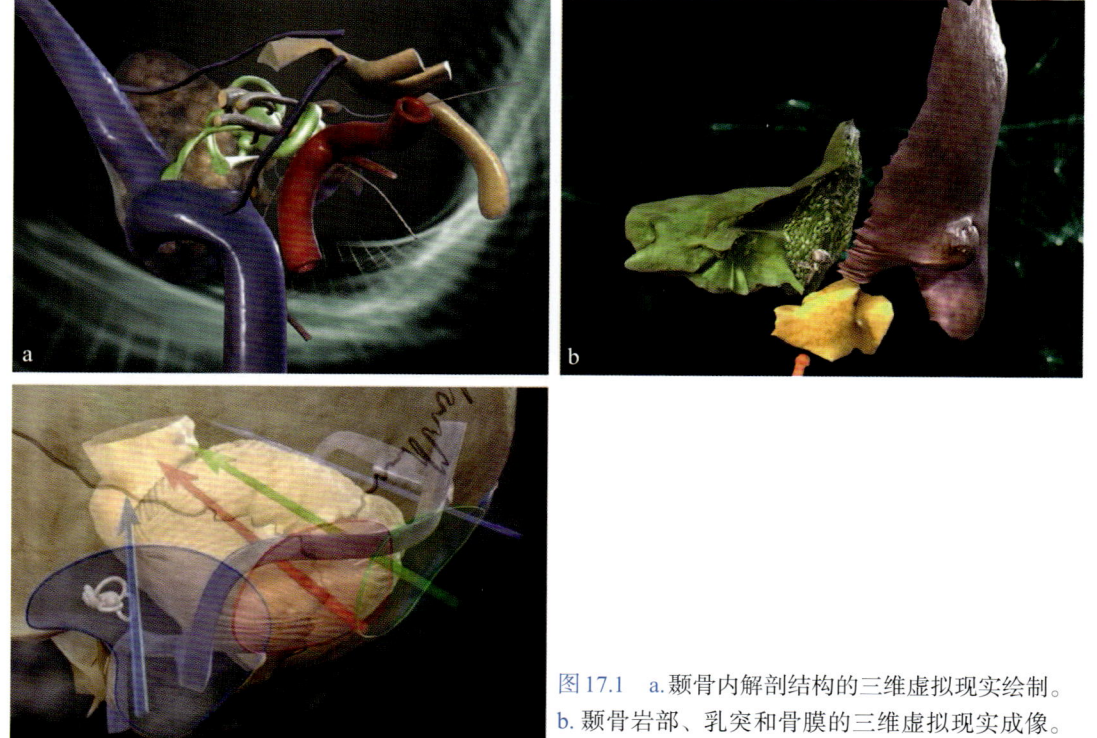

图17.1 a.颞骨内解剖结构的三维虚拟现实绘制。
b.颞骨岩部、乳突和骨膜的三维虚拟现实成像。
c.脑干后侧和后外侧入路的三维手术设计

与整个情景都通过计算生成的VR技术不同的是，AR技术通常被描述为一种通过叠加计算机生成的信息来增强现实世界视图的技术。这项技术是利用计算机生成的图像来补充现有信息，提供手术所需的重要参考信息，有助于手术方案的执行。这些整合模式对于外科手术操作和训练都非常有用，当与触觉模拟相结合时，可以缩短学习曲线，提升对复杂解剖概念的理解能力，并提高神经外科医生的视觉空间操作技能。本文综述了现代外科手术训练中加强可视化的技术及其在神经外科中应用。

随着现代神经外科技术的发展，创新技术诸如3D显微镜和内镜、VR、外科模拟、外科机器人和先进的神经成像技术逐步应用。外科医生开始更多地依赖它们，从而专门的训练变得必不可少。同样，基于模拟技术的神经外科培训明显优于直接在患者身上的训练，其进一步的发展和完善显得尤为重要[2]。

尸体手术模拟

学徒模式是外科教育的基础，在手术实践训练中的地位不可替代，但这种模式无法改变或重复外科手术步骤，以满足或扩大教学目标；加之学习本身与临床工作重叠、承受现场压力等原因，因此手术室并不是完美的"教室"[11]。在手术中优先对患者负责，教学目的次之[12,13]。当代法医学协会认为患者不应该受到外科医生学习曲线的影响。因此，以实验室为基础的外科培训，是住院医师和住院后培训的重要组成部分[14,15]。

医生需要完全了解解剖结构及其三维空间关系，以最终确定安全有效到达颅内病灶的手术入路。不幸的是，由于多数外科医生的解剖知识局限于设计良好的手术入路方面，即使是一位完全合格的神经外科医生，其所拥有的解剖知识往往也还是不够的。

手术入路与教科书插图和课堂上描述的二维"平面"解剖（通常与手术中遇到的解剖完全无关）不同，需要从结构的关系、发生并发症的可能性、手术操作以及诊断和管理的重要性等方面去理解解剖结构。因此，我们应该高度重视颅底手术解剖课程，允许学员在这个环境中自我引导，鼓励学员在每个解剖区域学习过程中细致钻研。

课程的关键在于缓慢和细致的解剖，以充分理解每个解剖层次，以及学习如何轻柔安全操作，避免意外的医源性并发症。可以花费较长时间专攻硬膜外解剖结构，学员在其中学习"解锁"解剖结构的概念，以更好理解手术入路。这一环节将被设计为在外科医生打开硬脑膜之前，花费足够时间针对建立手术入路进行训练，以从充分解剖显露并进行操作的过程中获益。

恰当保存尸体标本是最大限度地提高其手术操作价值的关键因素，需要使标本尽可能地接近"活体患者"。目前一些防腐技术通过使用硬化剂实现尸体组织长期保存，然而教学的目的是采用尽可能逼真的方式，以保持组织的完整性、密度、颜色一致性等[16]。

不幸的是，解剖学经常被学生当作需要死记硬背而不是理解的课程，因而重要知识点很容易被遗忘，需要不断实际应用才能维持记忆[17]。我们的解剖教育理念是"任何教科书都不能被认为是人类标本丰富信息的有效替代品，只有尸体才是最终资源。"在最初培训期间，我们鼓励学员不要依赖或遵循外科教科书，而是从研究标本集中学习解剖，以形成一种准确的颅内和颅外结构思维框架，这是随后理解手术入路所必需的。此外，外科学员主要通过"外科窗口"在手术室学习解剖，这一解剖学习的路径是不对的，因为它将理解限制在当时只能看到的区域，而不是手术窗内部、周围及下面的区域，而这些区域如果错误地被打开或误操作可能会引起严重的并发症[15]。

在经验丰富教师的监督下，从临床角度进行教学是全面学习手术解剖的基础。然而，在当今学术环境中，开展教学的先决条件往往受制于经费。在许多情况下，适合开展外科解剖教育的医生往往无法获得支持，在有限经费情况下，新的教育技术（特别是 VR 模型）投入显得更加高效。

2003 年，在实行每周工作 80 小时之后，住院医生在手术室时间减少了三分之一[18,19]。有证据表明，这一变化可能对患者带来不良后果[20]。随着对患者安全的重视和新技术的发展，将 VR 和其他形式的模拟作为住院医师的教学工具，如作为尸体解剖和术中训练的辅助工具的趋势越来越明显[21-24]（图 17.2、17.3）。研究表明，VR 和其他模拟技术可以减少手术时间、误差和无用的流程，增强临床手术操作信心[25,26]。此外，大多数接受调查的住院医师和主任都认为手术模拟是一种有用工具，可以补充和加强传统培训模式[27-30]。在当前课程改革的大环境下，现有的问题研究和系统研究，和大体解剖一起，应该开放、加强技术创新。在未来，外科机器人将很可能取代外科医生，正如我们所知道的，局部解剖学的知识仍然是人机交互必不可少的部分，是完成外科手术的前提。

人工合成模拟器

各类人工合成模拟器正日渐流行，有取代尸体模型之势（图 17.4）。人工合成模拟器使用物理材料，不同材料用于被模仿目标的仿真，是可触及的实物而非计算机虚拟影像。许多模型是用高仿真的人工皮肤和肌肉制作而成，在复制活体组织的一致性方面非常精确。常见神经外科模拟器通常用于神经脊柱手术，这可能是因为脊柱中坚实的骨材料而非颅内复合脑组织[31,32]更容易被模拟（http://www.creaplast.eu/products.php http://syndaver.com）。Creaplast（2016 年 12 月 2 日）和 SynDaver（2016 年 12 月 2 日）是两家生产脊柱手术模拟器的公司，SynDaver 主要生产逼真的全人体模型，甚至可以替代尸体模型，而 Creaplast 更关注制造骨骼或躯干。

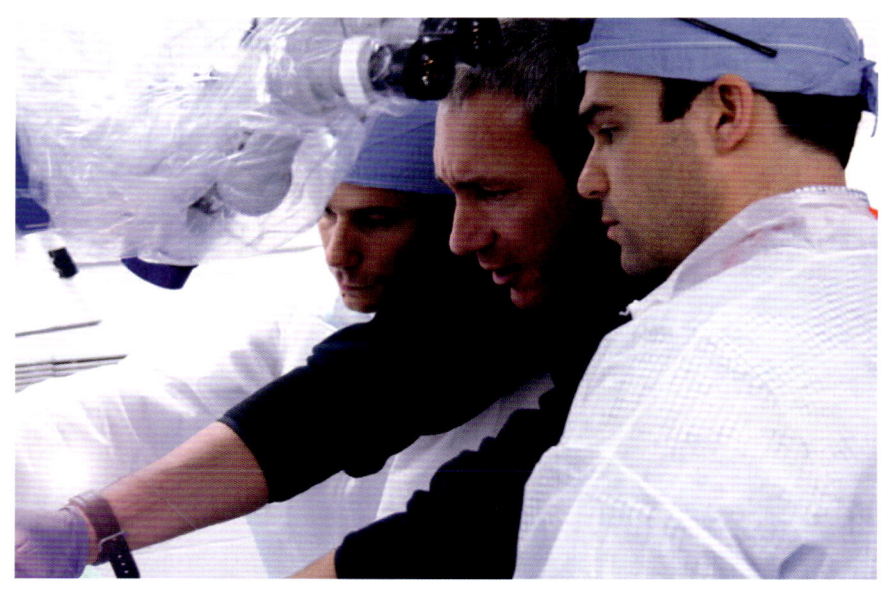

图 17.2　外科综合培训技术，教师推动尸体模拟培训外科技能

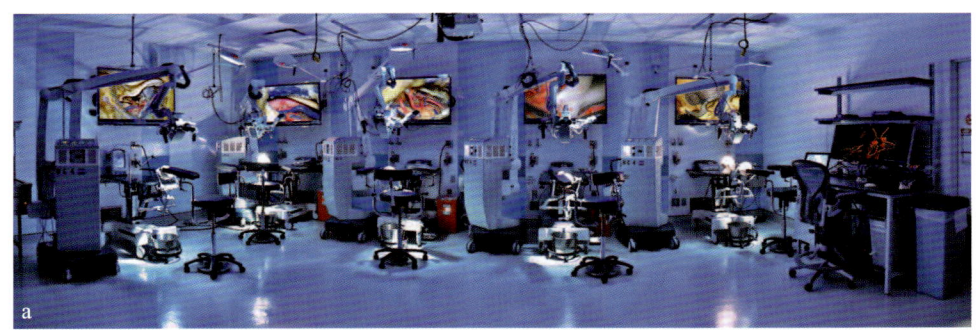

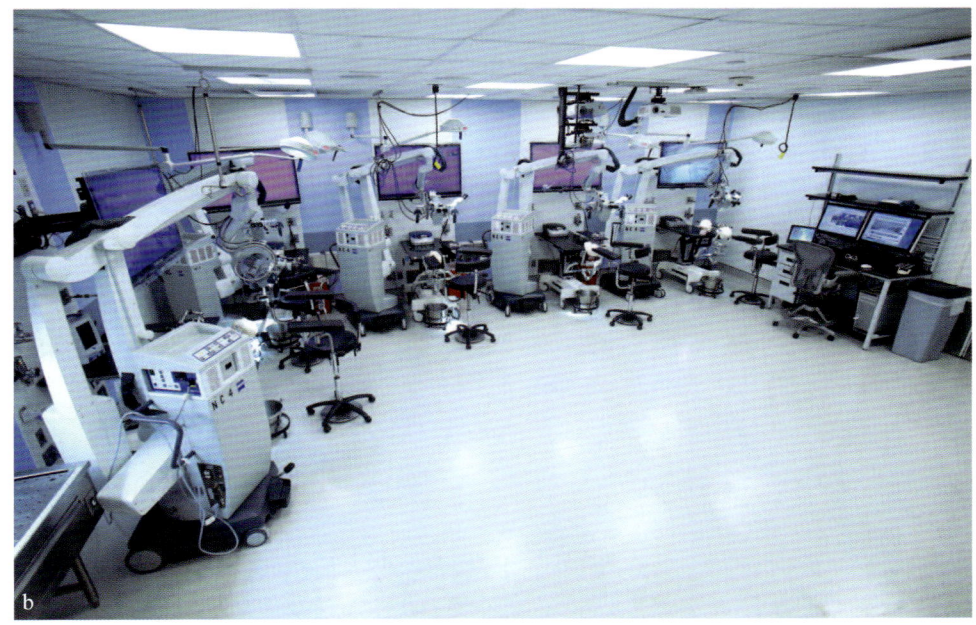

图17.3 Weill Cornell 显微外科培训基地和外科创新实验室的工作站。五个相邻工作站旨在重建手术室设置

　　3D打印的发展加速了脊柱模拟器的开发过程（https://www.synaptivemedical.com/products/simulate/）。此外，Synaptive Medical（2016年12月2日）利用3D打印来创建解剖精确的大脑模型，模仿真实大脑的触觉特性（图17.5）。3D打印还为医院提供了创建基于患者数据的颅脑模型工具，可用于术前训练。例如，多伦多儿童医院设计了一种用于内镜下第三脑室造瘘的人工脑模拟器，通过将4月龄患儿的CT和MRI数据转换为3D模型，然后用硅酮打印。该合成模型可重复使用、便携、成本低，很好地代表了真实解剖结构。

　　俄勒冈健康和科学大学（OHSU）最近的研究推出了一种新的人工合成模拟器，用于培训神经外科医师，可以在解剖精确的数字模型[33]上完成基本常规手术任务。该模型包括人体头颅模型，以及一套显示训练目标和模拟患者生命体征的数字化系统。

　　此外，OHSU还开发了试点模拟培训课程，利用上述模拟器对神经外科一年级住院医师开展培训，被证实可通过较低的成本有效模拟真实手术条件，提升年轻医生相关技能，降低直接手术风险。

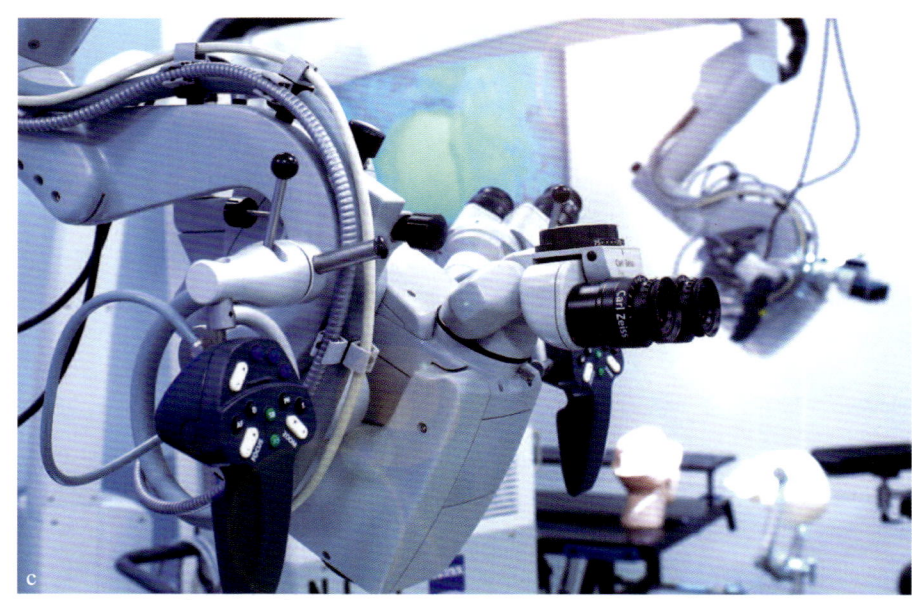

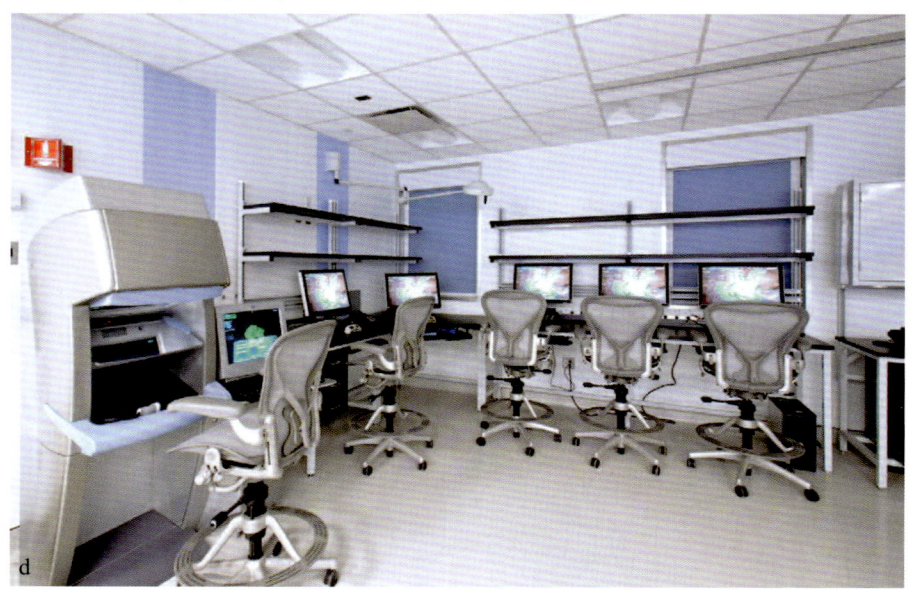

图 17.3（续）

个人表现评估

良好的培训环境对于让住院医师做好临床实践前的准备必不可少，一方面有利于促进其积极学习，同时也为实际的评估和纠偏提供了一种手段。个人表现评估系统有助于评估紧张的外科培训对学员自身的影响，并评估在不同手术过程中学员对心理负荷增加的反应。

为了评估手术中学员的状态，可以在操作过程中记录各种生理参数，包括脑电波、心脏和呼吸频率、肌肉活动、眼睛运动、电偶皮肤反应和皮肤温度，以及手术过程视频和参与者的手部运动。对于这些人为因素，可以在不同时间和不同环境干扰因素下进行评估，以跟踪

17 模拟在神经解剖和手术入路训练中的应用

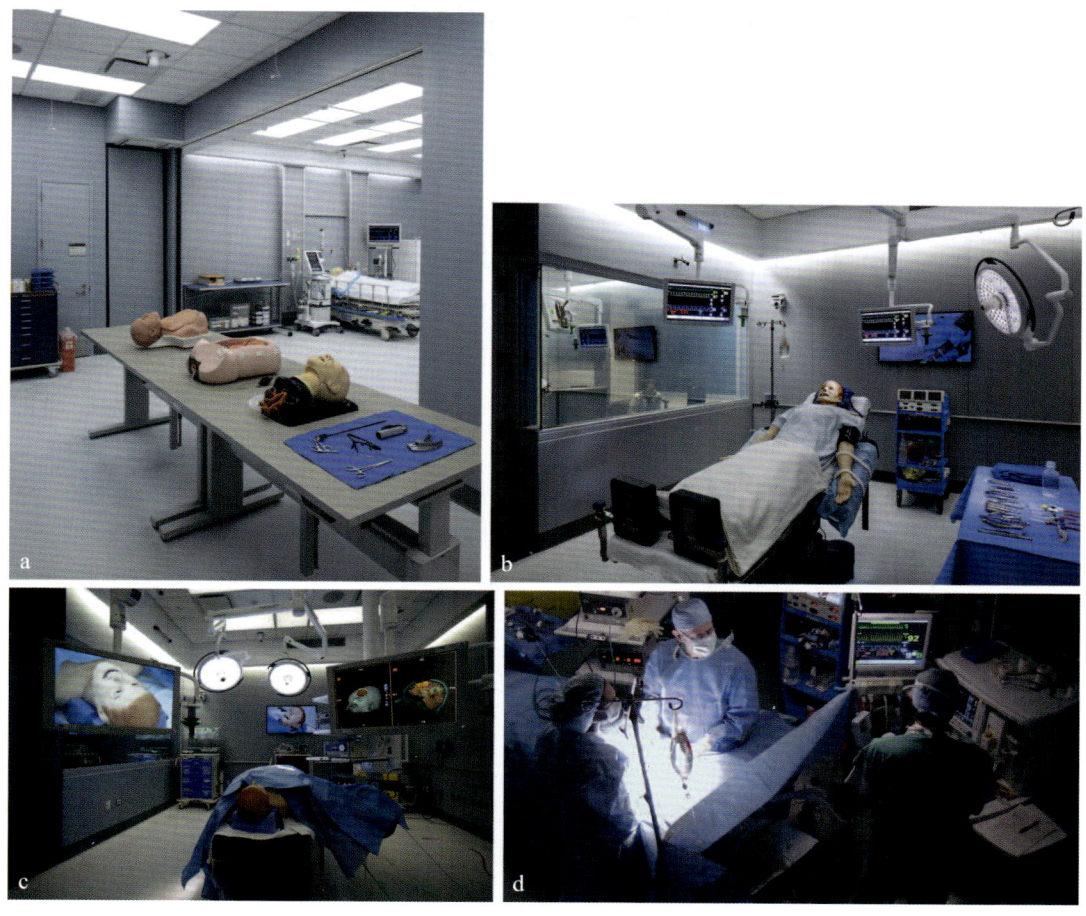

图 17.4　Weill Cornell 技能获取和创新实验室（SAIL）利用现实物理环境中最先进的模拟设备提供完整的沉浸式训练

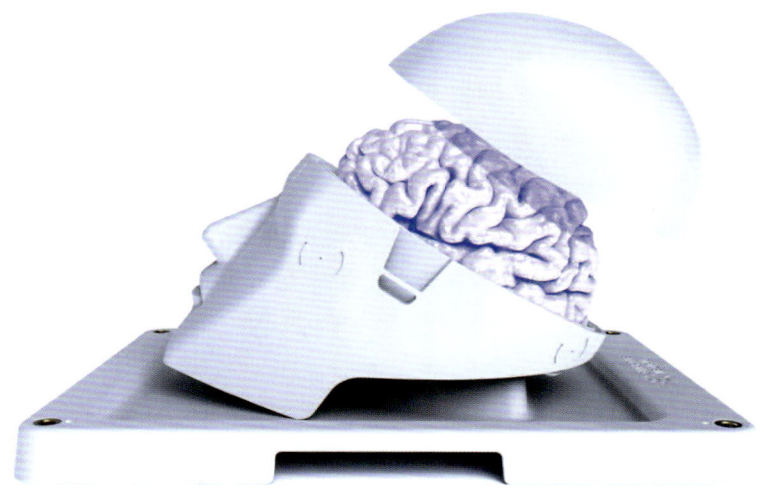

图 17.5　Synaptive Bright Matter™模拟器，一种非常逼真的培训工具，外科医生能够练习微创神经外科手术和包括传统开颅手术在内的各种手术（Synaptive Medical Inc.，多伦多，加拿大）

培训的影响[24, 34-36]。学员手术表现可用于培训效果、培训手术时间、恰当手术步骤选择等指标的评估。在评估结束时也可调查学员，以确定他们对困难的看法和是否存在其他因素，包括环境干扰等。学员还可以在执行不同的培训任务和完成任务后接受评估，以评价疲劳本身对特定任务和手术表现的影响。这种评估有助于验证特定教育课程的有效性，并显示其对个人学习曲线的影响；也有助于确定薄弱领域，用作确定何时需要进一步培训的参考。

压力被认为是外科手术表现的关键部分之一，外科医生经常遇到的压力包括知识不足、并发症、时间限制、环境和情境干扰，以及工作量增加等[37-40]。手术压力过大对技术和非技术因素均有明确干扰。心理负荷和疲劳被认为是手术患者安全的最大威胁之一，因此，确定促进和减轻因素可以帮助减少医疗错误，并确定哪些方式可以有效减少非必要工作量[41~45]。

数字外科模拟

理想的手术模拟器，应该包含逼真的空间还原和有效的触觉反馈，以保证手术练习和演练均能模拟复杂的临床实景[46, 47]。模拟的安全性在神经外科中尤为重要，其中解剖结构的认知错误往往会导致灾难性并发症，也是模拟器发展的关键环节。世界不同地区的多家公司努力研发了各种复杂的VR系统，以在虚拟环境中精准地模拟外科手术。目前的虚拟手术模拟器尽管仍然存在种种问题，但初步成果还是令人鼓舞的，其客观还原了解剖触觉反馈。虽然大多数模拟器都有3D体验，但到目前为止，这些系统受制于昂贵的硬件，推广受到一定限制。目前可用的范围包括心室导管放置、内镜、开颅、经蝶窦、颅底、脊柱和血管内手术。

2008年，加拿大国家研究委员会（NRC）发起了NeuroTouch（现在被称为神经VR）研究项目来进行神经外科模拟培训。他们开发和验证了新的培训模块，使神经外科住院医师能够在无风险环境中练习[48]。目前，这种具有触觉反馈的VR模拟器被用于训练和评估显微外科技能。NeuroTouch通过还原手术室显微镜的立体视图和人机工程学，来实现开放式神经外科手术的工作空间。NeuroTouch有两个触觉装置，允许虚拟软组织与每只手中的手术器械进行触觉交互。神经外科操作工具被调整并固定在每个NeuroTouch的手柄上。脚踏板、工具手柄传感器、拨号旋钮和按钮可用于工具控制和其他实时设置，并通过微控制器连接到主机。该软件允许基于物理反馈的组织质地模拟与操控模拟，可反馈手术器械与脑组织的相互作用，并使用高端计算机模拟血流动力学。

该软件允许使用高端计算机对组织特性和行为、手术器械与脑组织的相互作用，以及出血动力学进行基于物理的模拟。为了在模拟器中生成每幅图像，由组织力学过程使用的低分辨率表面网格创建并更新高分辨率表面网格，利用高分辨率网格变形来表示血液积聚和手术工具的局部影响。解剖血管会导致出血，出血率取决于穿过表面的大血管、与表面相交的组织血管化水平和时间，可以通过烧灼局部控制出血。在显卡上有效地计算出血物理特点，以最大限度地减少CPU负载。使用高分辨率纹理覆盖在网格上以确保真实感，生成的图像会变形和模糊，以模拟镜头不正和暗视野的影响。NeuroTouch允许在模拟开颅切除脑肿瘤中使用手术吸引器、超声波吸引器、双极电凝器和显微剪刀的三个训练任务，在模拟过程中可以随时使用两个旋钮独立调整组织硬度。除了可变形组织外，手术工作区还包含手术巾单、皮肤、颅骨、硬脑膜和拉钩；所有可见表面显示逼真的组织纹理，包括去除组织后出现的新表面；在表面和整个组织中都能显示血管纹理；大脑和肿瘤表面以每分钟60次的速度持续搏动；表面渗血速度与供给组织的血管大小成正比，在重力作用下血液在组织表面流动并在最低处积聚[49]。

ImmersiveTouch 创建于 2005 年，是专门为神经外科培训而研发的模拟器。这种模拟器通过 VR 和触觉反馈重现手术场景沉浸式单元（http://www.immersivetouch.com/ImmersiveTouch.html）。每个模拟器都有一块高分辨率屏幕，带有头部跟踪、触觉设备的 3D 眼镜和一个专门的脚踏板。模拟器通过逼真的力反馈和头部/手部跟踪再现外科手术的视觉、触觉和听觉感觉。用户双手伸入镀银镜后，进入包含患者特定 3D 成像数据以及各种工具的交互式沉浸式立体环境，触觉反馈良好，并提供了高分辨率可视化及头部与手部跟踪。佩戴头部跟踪设备可以让操作者对操作的宏观部分有身临其境的体验，实时触觉反馈可响应用户的动作并提供触觉。通过握住两支称为 Phantom Omni 的触控笔，可以在屏幕上跟踪用户的手势。当屏幕上的手或仪器与患者或组织接触时，用户将体验到生动的触觉反馈。用手术器械操作组织也会产生各种触觉。使用 3D 技术可以更好地沉浸在虚拟环境中，手术室噪音（吸力、钻孔等）的逼真音效也是如此。机器底部有两个脚踏板，并且各配有两种风格的按钮，进一步提高了模拟器的实用性。这些踏板的功能可以根据程序的不同而改变，并可能产生吸力、烧灼、钻孔等。踏板的存在是另一种有机补充，有助于这种虚拟完全沉浸式特点（Geomagic；http://www.geomagic.com/en/products/haptic-applications/haptic-application-gallery/industrial-vrimmersive/）。

ImmersiveTouch 设备提供了多个培训模块，这些模块都是利用真实患者解剖和病理学 MRI 和 CT 成像研发的（图 17.6）。这些模块的可用程度取决于购买的软件包，基础版、专业版和高级版均可用。虽然多数手术模拟都专注于传

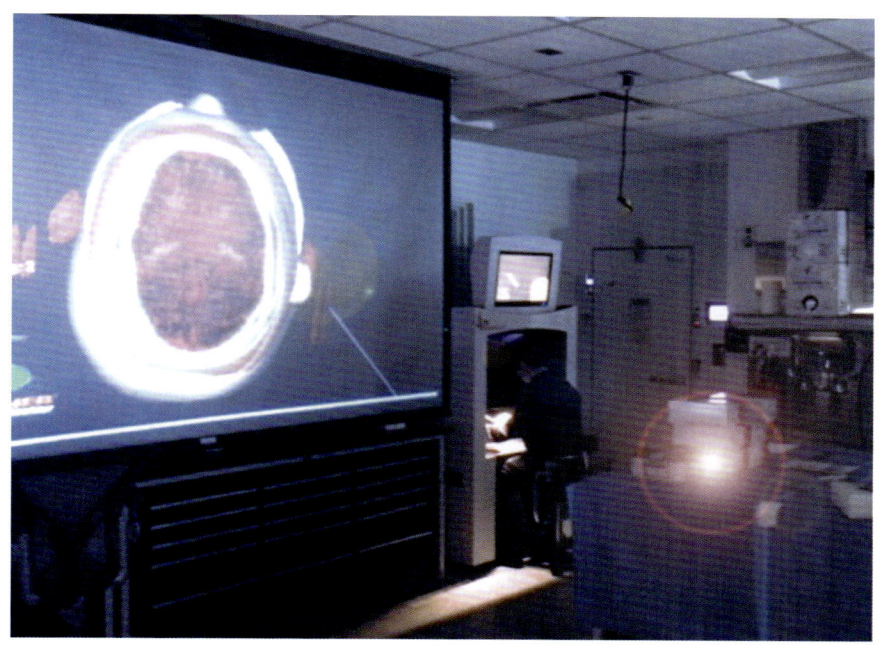

图 17.6 ImmersiveTouch 提供了一种高性能的触觉和 AR 系统，结合触觉、人体跟踪和三维可视化来模拟外科手术。仿真平台能够创建关于患者解剖的虚拟三维模型，外科医生可以在虚拟患者上学习和操作实践（ImmersiveTouch，芝加哥，伊利诺伊州）

授解剖,但 ImmersiveTouch 同时关注解剖和病理,提供了一种独特的视角,通过对每种情况下出现的病变进行清晰的视觉描述,并允许对 3D 图像进行详细操作来实现这一点。如果讲师不在场,ImmersiveTouch 还允许操作员逐步观察讲师将如何执行该程序,这也是美国神经外科医师协会新手训练营提出的理想要素之一,已被证实非常有用。ImmersiveTouch 已经开发了几种手术模块,包括脑动脉瘤夹闭、脊柱手术、颅内止血、经皮脊柱固定和脑室造瘘术[50]。

Procedicus 血管干预模拟训练器(VIST)是瑞典开发的一种模拟器,是由人体模型外壳、台式计算机和屏幕组成的机械单元[51]。使用模拟透视屏幕,外科医生利用触觉交互设备,通过接入端口插入专用器械。VIST 包含心血管疾病、神经介入和静脉过滤器的模拟模块。在每个程序操作之后,会自动生成包含表现结果的报告。该系统利用以下参数评估外科医生的表现:造影剂使用量、总时间、透视时间、使用的血管内工具、支架放置精度和错误。

手术计划、增强现实和计算机模拟

先进的成像模式和算法为神经外科医生提供了可量化的、有意义的患者特定数据的工具,这些数据改变了神经外科手术的实施方式。这些方式用于术前计划和诊断、术中指导和术后监测。多模态成像允许脑内手术目标的可视化[52],以及使用扩散束成像等方式来观察周围大脑的结构和功能,用于推断白质的结构;功能性 MRI(fMRI)可以量化大脑的功能特性;MR 血管造影(MRA)和计算机断层扫描血管造影(CTA)可以实现血管系统的可视化。这些丰富的数据可以通过立体数字显微镜、AR 和 VR 可视化,提升外科医生对手术目标和周围解剖结构的心理重建能力(图 17.7,17.8)。市售的外科计算机辅助导航和机器人系统(如 Medtronic Stealth Station、Stryker NAV3、BrainLab Curve、Medtech ROSA)提供术中图像引导,有助于经皮颅脑和脊髓神经外科手术的实施。这些导航系统利用光学和/或电磁设备实时跟踪手术器械和

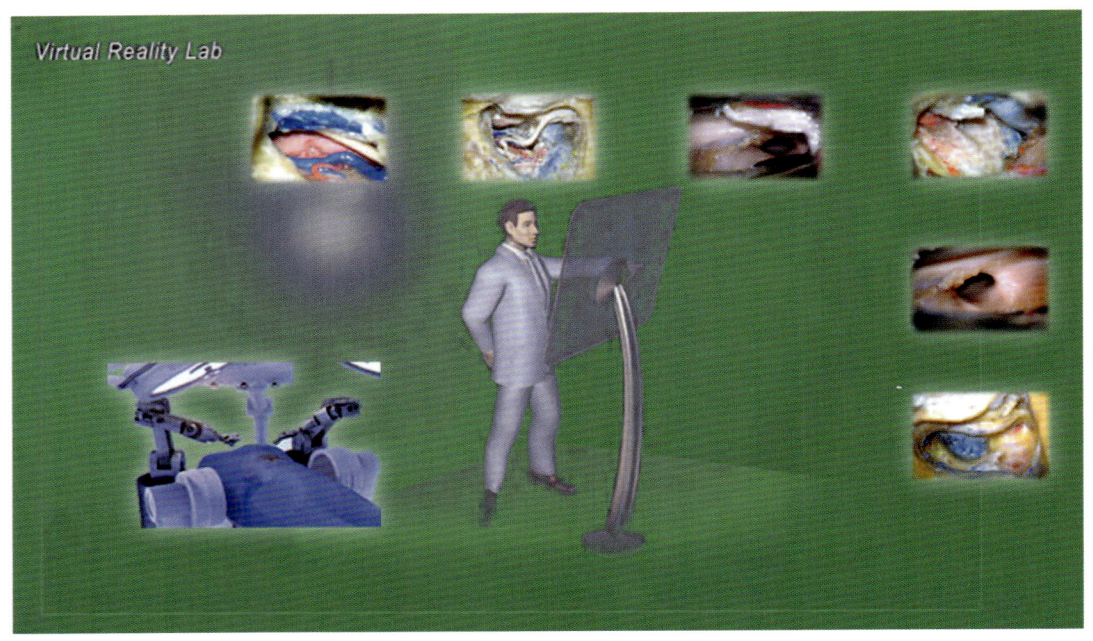

图 17.7 未来综合 VR 工作站的艺术渲染

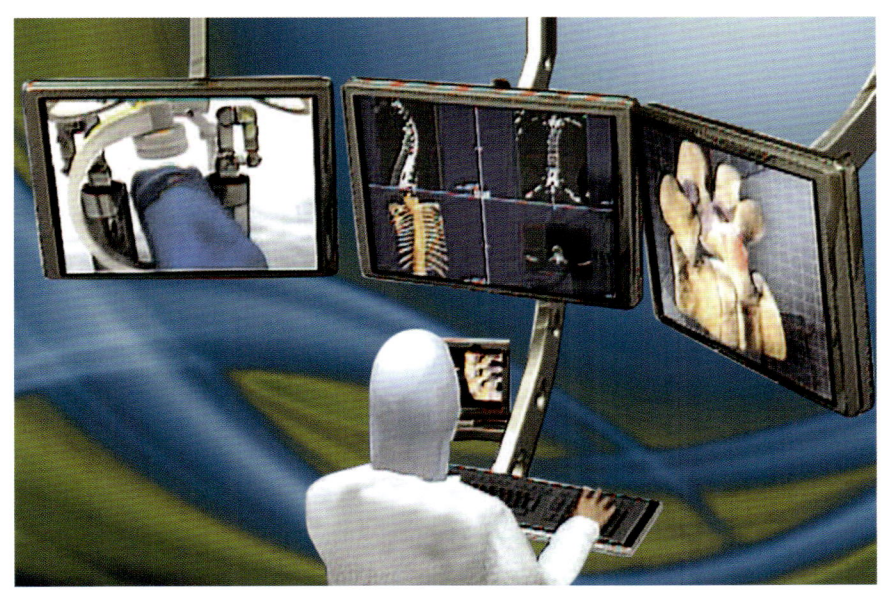

图 17.8　联合手术计划、机器人和图像工作站的艺术渲染

患者，同时显示通过术前和/或术中 CT 及 MRI 获得的患者解剖结构的多个冠状、矢状和轴向视图。与在没有计算机辅助的情况下执行的程序相比，相当多文献证据表明当前的手术导航系统显著提高了手术精准性[53]。然而，该文献也存在以下局限性：

1. 外科医生被迫不断向上观察位于手术室的导航 2D 监视器，并根据导航提供的信息向下看手术区域，以操纵手术器械系统。在导航系统监视器和手术区域之间来回集中注意力的烦琐过程，要求外科医生培养复杂且不自然的手眼协调能力。暂停手术以查看屏幕会降低手术效率，干扰手术操作流程，不必要地延长手术时间，从而大大增加医院、健康保险公司以及患者本身最终的运营成本。

2. 外科医生需要在脑海中解读多个 2D 冠状位、矢状位和轴位视图，并根据手术导航系统提供的 2D 信息想象高度复杂的 3D 患者解剖结构与手术空间中手术器械之间的关系。烦琐且不直观的心理过程增加了发生人为错误的风险以及外科医生的压力，会对手术结果产生负面影响。

先进的术中覆盖或融合成像可以实现与外部导航系统相同的效果，并有可能解决与当前手术导航和机器人系统相关的关键限制[54]。术前放射影像可与在实际手术中采集的 3D 数字影像配准并可叠加，以提供可见的底层架构，融合后可以连续叠加到实时数字显微镜上。这种实时成像中的 3D 融合和叠加，有助于外科医生引导器械、病变可视化、选择最佳轨迹并避开血管或神经等关键解剖结构。

AR 允许外科医生将丰富的虚拟数据实时叠加于现实手术区域，包括来自不同成像模式的不同数据集，如纤维束成像、血管造影或超声成像[5,9,10]。这使得外科医生在处理组织结构时，可以同时考虑避免损伤白质纤维或血管结构。在神经血管手术中，AR 可以让外科医生看见脑表面下方的血管结构，并确定它们是静脉还是动脉，这可能有助于决策、缩短手术时间并提高准确性。通过将术前患者的众多特异性医学影像与手术现场情况相结合，可使经验丰富的外科医生和新手都能提高对空间解剖结构的理解，从而可以确定创伤最小的手术方法[30,55]。

Dextroscope（Bracco）是在立体环境中最早实现外科手术规划和AR的技术之一。该系统已不再商业化，但其工程师开创了一个理念，为随后的研究广为采用[56]。该系统将CT、CTA、MRI和MRA的层析成像数据集成到真实的三维空间中，可以客观、直观地观察和交互。多个数据集和分段卷自动联合注册，用于单独或同时可视化。表面和选定的体积被精确分割，以分离关键结构并确定解剖关系。直观的虚拟控制允许用户调整单个对象的显示，以实现最佳可视化。该系统采用六向控制器和手写笔代替键盘和鼠标，使其能够与体积图像进行精确和灵巧的交互和操作。视觉界面在立体三维和共注册多模态图像中显示复杂的解剖关系和病变，以结合数据更好地分析解剖结构。Dextroscope还利用瞄准患者的立体摄像机，从模拟器上获取实际视觉信息，通过立体图像叠加实现真正的立体增强现实；具有透明定位病变的能力，从而能够准确设计皮瓣和骨瓣[57,58]。

HoloSurgical是目前正在开发的一种具有潜力的增强现实人工智能（ARAI）手术导航系统，能够解决与当前手术导航和机器人系统相关的关键限制性问题（图17.9）。ARAI系统利用最先进的AR技术，将患者内部解剖的三维全息虚拟图像直接覆盖于手术领域。该系统使外科医生能够在经皮手术中，通过患者皮肤直观地可视化复杂三维解剖结构而无须从手术区域进行查找。ARAI还同时使用光学跟踪系统实时跟踪患者的解剖、手术内置物和仪器，同时具有与商业可用系统相同的精度。然而，与传统手术导航系统不同，ARAI系统与外科医生的头部活动保持一致，从而可以显示基于外科医生视角的患者解剖三维视图。除了外科医生习惯于在传统系统中看到的2D视图外，ARAI还显示了一种高度详细的立体三维结构，绘制患者特定的内部解剖结构与其他解剖结构完美结合，不遮挡外科医生的手或手术器械，大大简化了手术操作。

VPI Reveal是一种医学影像数据的三维可视化套件，提供了最新的CT和MRI数据的实时体积绘制，并可以在高端和主流桌面以及移动平台上进行交互式三维显示（图17.10）。用户可以完全控制如何选择感兴趣区域（ROIS）和组织类型。VPI Reveal支持使用3D扫描导航的各种输入设备，包括键盘和鼠标、触摸屏、六向控制器、头部跟踪和手势识别。3D立体显示支持多个显示系统（3D监视器/摄像机，头戴式显示器），能够显示患者全息信息。全息视图创造了一个逼真的感知位置和成比例的组织视图，是传统2D技术无法提供的。

VPI Reveal研发始于2008年。当时，游戏的需求推动的图形硬件发展的巨大力量在很大程度上还没有被用于医学成像。常见的三维可视化解决方案如VTK，主要依赖于CPU计算。VPI看到了GPU在医学成像方面的潜力，是最早为GPU高质量体积计算提供解决方案的公司之一。VPI Reveal最先进的体积渲染器不仅性能高并能够实现实时HD渲染，还能实现许多独特功能：允许体积扫描数据和多边形CAD模型融合在单一图像中，以便快速实施干预或修复；支持用户通过相机像谷歌街景一样导航身体，渲染器提供适当照明、投射阴影和多边形数据，其中阴影为3D场景中物体之间的相对距离提供了重要线索；同样，光源可以在3D场景中任何地方交互放置和移动。简单直观地控制导航和选择ROI非常重要，有助于未接受过3D软件培训的用户掌握所有这些图形功能；这在手术室环境特别重要，因为在手术操作中使用键盘和鼠标手动控制系统显然不大可能，也不太方便。

Surgical Theater开发了一种可以导入和融合任何DICOM文件与体积数据的专利技术，可以将患者特定的二维DICOM图像与多种成像方式（CT、MRI、DTI、血管造影）获得的图像融合，

17 模拟在神经解剖和手术入路训练中的应用

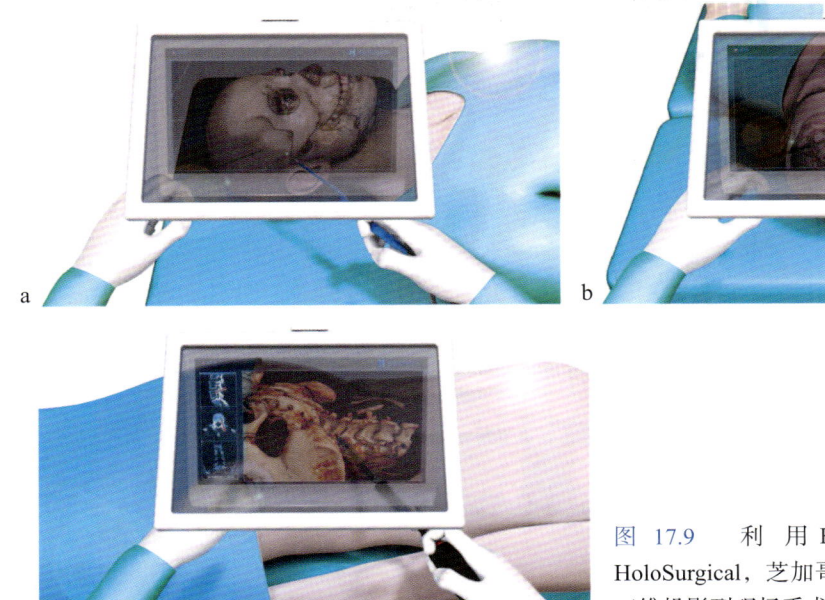

图 17.9 利用 HoloSurgical（Screenshots，HoloSurgical，芝加哥，美国）将内部解剖结构三维投影到现场手术区域

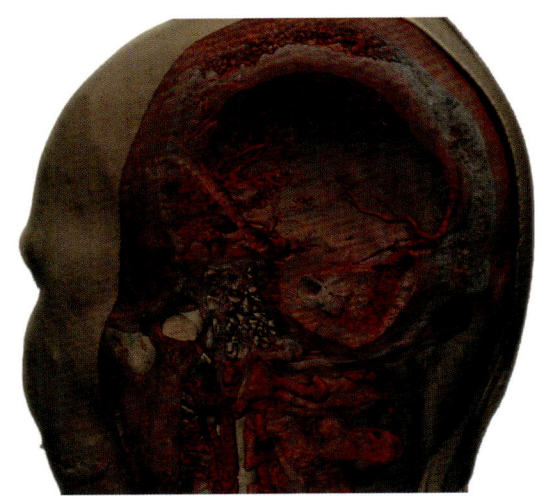

图 17.10 利用 VPI 对颅骨 CT 和 MRI 数据进行实时全息三维绘制，用户可以完全控制感兴趣区域（ROIS）和组织类型的选择（Virtual Proteins 国际公司，埃因霍温，荷兰）

在 VR 中创建体积模型。该软件将扫描切片数据在空间中层叠，精度为扫描切片厚度，然后重建生成模型；同时，可以在任意范围内调整颜色和透明度。DTI 数据通过 DICOM 扫描（由放射科医生导入）或作为 VTK 或 OBJ 对象导入系统。为了创建三维打印解剖和病理模型，模型部分可以保存为一个多边形网格数据，并由医生选择导出（Surgical Theater 是如何改变神经外科医生手术方式的，http://uploadvr.com/surgical-theater-neurosurgeons/;2016，11.12.16.）。

该系统将患者扫描结果写入手术室解剖系统，可实现在二维 DICOM 切片工具上的可视化。Surgical Theater 的三维 VR 技术连接到这些系统，在解剖和病理三维 VR 环境中显示手术工具，并显著增强这种可视化。在三维 VR 场景中，该软件能够定位的外科工具包括显微镜焦点、分流管、内镜和组织切除吸引等。在导航过程中，它可以提供从探针尖端角度来看的整个患者大脑三维 VR 视图。该软件还能够剪辑或使任何感兴趣的组织透明化，从而可以实现"隐藏"结构的可视化（Surgical Theater，外科医生和 VR 在何处结合，http://www.surgicaltheater.net/;2016,11.12.16）。

Synaptive Medical 是一个整合神经外科各种应用的多解决方案平台。Synaptive 的 BrightMatter™ 为外科医生在可视化、评估和修

213

改可能的手术操作轨迹时，提供了更高的清晰度（图 17.11）。通过实时融合高仿真结构的 MR 图像，可以规划多个操作轨迹。通过增强 3D 可视化、更符合工作需求的用户界面、数据自动处理和先进的 3D 渲染技术，简化外科医生复杂空间推理任务，有助于创建手术计划。

VR 和计算机模拟

VR 和计算机模拟是指一种人机交互界面，能够以丰富的细节和较快的速度实现计算机生成的 3D 场景及其相关组件的高度可视化和控制，提供与现实相似的感官体验。在航空和军事领域，VR 训练是一种有吸引力的替代方法，可以替代昂贵设备、危险情况或敏感技术的现场训练[59]。商业飞行员可以在包含虚拟飞行和现场指导的整体培训计划中，使用带有 VR 技术的逼真驾驶舱；而警察和士兵则能够进行虚拟突袭，避免危及生命。

与医学类似，试管和培养皿的微观世界被转化为计算机芯片中的微观世界。在不同的尺度，生物系统模拟可以用于教育工具。在外科培训，通过直觉、重复和客观评估来提高对人体的认识。目前，计算机模拟技术正在取代真实患者，外科医生可以使用虚拟工具和模拟病人进行培训，并将他们的虚拟技能迁移到手术室。医生操控 3D 模型和从不同角度查看解剖结构的能力，在神经外科等复杂外科专业中特别有用；在这些专业中，术前计划和切口选择通常会影响手术方案。模拟器为了产生对虚拟环境的现实感知，必须同步集成许多组件。典型的 VR 手术模拟器由物理模拟引擎以及视觉和触觉界面组成；模拟器提供了一个安全环境，在其中允许通过视觉和触觉反馈对重要器官进行交互式手术操作。外科手术通常有几个主要手术场景，解剖对象位于三维环境里，学员可对对象进行手术操作。因此，解剖对象和进行的操作是构建虚拟手术环境所必需的关键信息。

软组织建模是手术模拟重要组成部分之一，已经提出许多模型（如质量弹簧模型、有限元模型等）并将其应用于不同的场景。切割和消

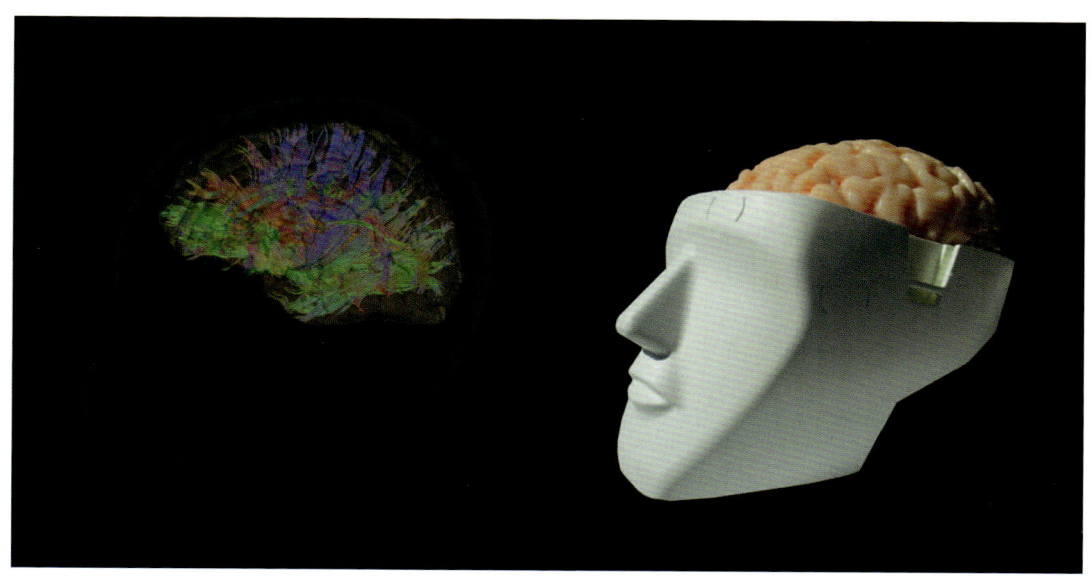

图 17.11 Synaptive BrightMatter™为外科医生在可视化、评估和修改可能的手术操作轨迹时，提供了更高的清晰度；更符合工作需求的用户界面、数据自动处理和先进的 3D 渲染技术有助于创建手术计划（Synaptive 医学公司，多伦多，加拿大）

融操作是破坏性操作，与破坏的确定性方面有很大不同[60-62]（http://www.vascularsimulations.com/About; 2016,13.12.16）。

由于物理模拟需要大量计算资源，准确性和交互性往往需要权衡取舍。模拟模块的计算能力和要求是准确显示组织变形和破坏的关键因素。另外，由于 VR 手术模拟器技术背景要求范围非常广泛（如计算机图形、物理、触觉、实时模拟等），开发模拟模块对开发人员来说需要付出很多努力。最近，若干研究小组提供了开源和仿真库资源，有助于加快开发进度[63]。SSML 是一种外科手术模拟系统，内容包括目标解剖结构、手术操作、初始状态场景、操作目标和需要注意的错误等，能对组织进行切割、缝合、触诊和其他手术操作；该系统的模拟程序可以从手术文件中半自动生成，并在特定手术中很好地模拟真实手术场景[64]。

视觉显示

显示技术往往是沉浸式 VR 系统与传统用户界面最大的区别。头戴式显示器（HMDs）是与 VR 相关最吸引人的显示设备。最常见的 HMD 显示组件是液晶面板。OLED（有机发光二极管）技术刷新率高达 120 Hz，延迟（输入和输出之间的时间）为 20 ms 或更少，目前正变得越来越流行。一些较新的技术，如微软 HoloLens 和谷歌的 Tango 项目，除了用于头部跟踪和位置计算的加速度计外，还可以使用多个传感器来提供全沉浸体验[65, 66]。

最近的发展重点是增强眼睛跟踪功能[67]。通过这种技术，HMD 可能会改变屏幕视觉深度，以更好地模拟自然视觉。音频在虚拟世界中也起着关键作用，沉浸式头戴显示器必须融入复杂的听觉印象。听觉与人的空间感的关系比视觉更密切，人类对音频线索的反应比视觉线索更快。为了创造真正沉浸式 VR 体验，必须要提供准确的环境声音和空间特征，这给虚拟世界提供了一种强大存在感。

与仅在大学和大的实验室中使用的复杂显示系统相比，商业化可穿戴设备更受欢迎。例如，CAVE 自动虚拟环境主动将虚拟内容显示到房间大小的屏幕上[68]。它们由三面墙壁组成，在上面显示立体图像。站在密闭空间中的观察者感知沉浸在三维环境中的错觉。在更简单的设置中，利用成对的 DLP 投影仪也可以显示立体图像。另外，通过被动立体投影，用户可以佩戴轻质偏振眼镜观看场景。为了处理非常复杂的场景，该系统采用了可伸缩的硬件配置。

触觉反馈

触觉的研究与自动化的兴起和发展密切相关。许多科学家积极研究了人类如何体验触觉，以及这种感觉如何难以置信地将人类与环境联系起来。一个科学分支被称为人类触觉学，揭示人类手部与触觉相关的主要结构其实非常复杂。前臂由 27 块骨头和 40 块肌肉构成，功能非常灵巧。科学家用自由度的概念来量化这种灵巧性，一个自由度是由一个关节提供的运动。人手有 22 个关节，允许 22 个自由度的运动。当我们用手探索周围世界时，会收到触觉反馈，通常可以分为两类——触觉和动觉[69]。

动觉反馈给大脑来自外周本体感受器的信息。本体感受器嵌于肌肉、肌腱和关节，产生一组描述关节角度、肌肉长度和张力的独特数据。这些受体携带这些独特的信号到大脑，在那里被大脑皮质体感区域处理。大脑处理这种动觉信息，以提供一个物体的大体大小和感觉形状，以及它相对手、手臂和身体的位置。触觉反馈提供来自皮肤受体的大脑信息。来自这些受体的数据集合帮助大脑理解微妙的触觉细节，如轻触、重触、压力、振动和疼痛。此外，热输入是通过触觉受体感知的。因此，虚拟环境中的触觉反馈是触觉和动觉反馈的结合。

力反馈也是一个术语，通常用来描述触觉和/或动觉反馈。计算机科学家开始研究触觉接口设备，它允许用户通过力反馈感受虚拟物体。早期的尝试并不成功，但新一代的触觉接口设备提供了无与伦比的性能、仿真度和易用性（来自 SensAle Technologies 的 PHANTOM 接口、来自 Immersion 公司的 CyberGhold）[53, 70-72]。触觉系统有两个重要的共同点——软件来确定用户虚拟身份与对象和设备交互时所产生的力量，这些力量可以作用于用户。软件实际执行过程称为触觉渲染。一种常见的渲染方法使用多面体模型来表示虚拟世界中的对象。这些三维模型可以准确地描绘各种形状，并可以通过评估力线如何与物体不同表面相互作用来计算触摸数据。这样可使三维物体感觉坚实，并且有表面纹理。接口设备将触觉图像传递给用户。最先进的触摸技术主要应用于工业、军事和医疗领域，医学生目前可以在电脑上完美地完成精细手术操作，感受缝合血管的感觉。在训练和其他应用中触觉界面也非常重要，传递了关于目标对象的丰富信息。当它与其他感觉特别是视觉相结合时，输送到大脑用于处理的信息量会显著增加。信息增加减少了用户错误以及完成任务所需时间，也降低了能耗。

量化标准

已经有许多研究来评估神经外科模拟的价值和真实世界特性，证实受训人员可以从模拟训练中获益[73, 74]。理想学习包括以下层次与因素：培训期间的反馈、反复实践、课程整合、难度范围、多种学习策略、捕捉临床变异、受控环境、个性化学习、结果定义和有效性[73]。其中，许多因素通过模拟训练得以实现。在基本水平上，模拟仿真度不那么重要，内镜技能获取在盒式训练器和 VR 模拟之间并没有显著差异。盒式内镜模拟器培训更具成本效益，而虚拟现实培训则更有效率。

在操作层面上，可以在许多地方开展模拟，包括专业模拟实验室、手术室，甚至在受训者家里，要么使用廉价的、基本的工具，要么使用日益复杂的计算机设备。理想状况是，VR 系统应该包括跟踪用户表现的措施和在没有教师在场的情况下提供反馈的能力。计算机模拟器用于外科训练的最重要的优点之一是提供独立学习的机会。与解剖实验室或手术室不同，模拟器允许学生在方便时候进行练习，而不需要考虑尸体或患者是否可用。如果模拟器没有向用户提供有用的教学反馈，需要一名教师在使用模拟器时监督和辅导受训人员，其教育价值就会显著降低。因此，高效模拟器应该方便学员，同时尽量减少与教师直接监督相关的费用。此外，评估应该为用户提供建设性反馈，以促进独立学习和改进。在技能培训系统中，熟练程度取决于掌握技能操作的顺序。随着外科模拟器的改进，评估胜任能力不仅可通过对负责培训的外科医生进行主观评估，而且还应利用客观和标准化评估工具。

因此，人们对将客观指标纳入外科模拟器越来越感兴趣，如用户的工具和模拟解剖之间的碰撞次数、任务完成时间和移动效率等若干关键指标，已经被纳入若干现有的内镜模拟器。其他还包括可视化的比表面积百分比、壁面碰撞次数、路径长度、运动平滑度、深度感知和响应方向的度量等[75]。力和扭矩传感器已应用于解剖器和刮刀，并通过矢量量化算法转换为由力、旋转力矩和抓地力组成的连续数据流来分析手势动作。另外，体现良好手术技术的许多重要指标尚需要进一步探索，包括适当显露和识别解剖结构，保持手术领域的适当能见度以及适当的钻孔和抽吸技术。近来，实时视觉反馈和/或触觉反馈也用于外科手术教学。

在一些神经外科领域，有研究证实若干参数在模拟评估颞骨手术中特别有用。骨蚀分析模型已经发展成为可测量钻削力和旋转速度的函数[76]。有研究将钻孔仪器建模，并使用 Voxman Pointshell 算法的修改版本对钻头表面进行采样，在每个采样点产生适当的力[77-80]。Bernardo 等[80]还将一个简单培训融入颞骨手术模拟器的首个实例中，帮助用户识别相关解剖结构（图 17.12）。这些项目多已经将触觉反馈融入体积模拟环境，利用 CT、MRI 数据和体积渲染技术显示图形。通过与度量和反馈机制的结合，模拟器可能很快就能够充当"虚拟教员"，在整个学习过程中，这些"教员"可能会取代真正的教练。

目前，人们对患者特定数据输入模拟器日益重视，因其可以让无论是年轻的外科住院医师还是有经验的外科医生提前预演手术过程。模拟系统必须是结构化课程的基本组成部分，学员可以从程序性和建设性学习过程中受益。

我们研究所创建了一个完全沉浸式的颅底外科培训空间环境，能够让学员在模拟培训环境下练习技能。为了提供足够的术前训练和颅底手术演练机会，课程分为多个模块，每个模块都能让外科医生深入了解颅内不同区域的手术方法，并在此之前提供详细的脑解剖图谱。这些模块相互独立，可以作为独立的学习单元使用，也可以作为整个课程的一部分分步使用。

可以通过小组或大的团队一起完成课程模块，也可以单人完成培训。这些模块包括：3D 解剖学讲座、3D 外科技术讲座、3D 计算机动画交互、计算机模拟以及最终尸体解剖。

整个过程分为三个阶段：学习、实践和能力测试。首先向学员介绍讲师和 3D 教学视频，描述解剖对象目标及过程，说明各个阶段的期望；然后鼓励他们与三维动画模型互动，熟悉解剖空间关系。在模拟器教学之后，学员使用触觉设备和模拟器用户界面反复练习。最后要求受训者执行 2 次相同程序来测试能力表现，记录每位参与者的手部动作、触觉力量和手术互动情况，然后渲染到视频中。老师按随机顺序观看视频，不知道哪个视频来自哪里；由 2 名经验丰富的外科医师在 1~7 的范围内分配一个分数，7 分（最高分）对应有经验的外科医生，而 1 分（最低分）对应新手，并引入多个参数来评估学员综合表现。

基于技能的医学

越来越多的关于实际操作的外科培训课程强调迫切需要更全面的技能培训。然而，这些简单课程不能提供深入的教学，要求学员获得

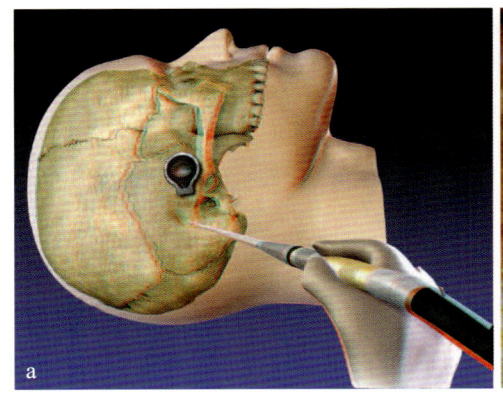
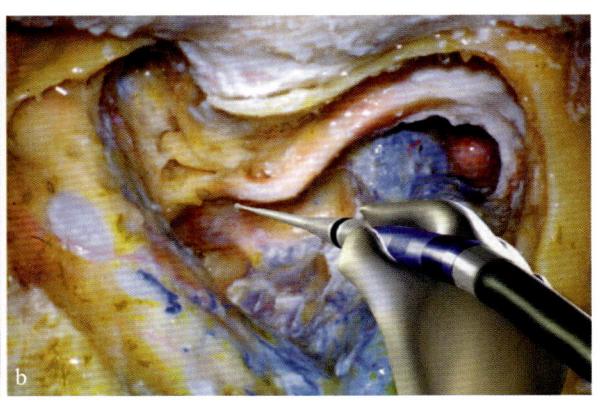

图 17.12 交互式虚拟解剖。一种三维交互式虚拟解剖手术模拟程序，旨在向外科医生传授通过转座标法导航所需的视觉空间技能

熟练技能时缺乏时间和分步指导。通常来说，外科医生有足够信心在手术室开展新手术前必须进行若干次手术演练。由于这一特殊原因，在过去几年里尸体解剖实验室的数量有所增加，以便为外科医生提供更多技能操作机会，并获得外科手术解剖学知识。然而，解剖实验室有局限性，特别是在复杂视觉学习目标方面，通过 2D 图像和平面来传递或教授 3D 解剖关系是一个重大挑战，表达不准确可能导致空间概念不准确和对解剖关系的理解过于简单化。VR 和立体技术，特别在一起使用时，提供了一种准确描述解剖结构空间三维特征和理解执行视觉空间任务的方法。在外科手术规划中，医生具备可视化和理解空间解剖关系的能力至关重要，而立体投影能在其中发挥重要作用[15, 81, 82]。

在过去几年里，医学界越来越重视循证医学。虽然基于证据和科学的医学实践无疑是现代医学的重要支柱，但如果证据来源于不熟练的外科技能或解剖知识，那么在外科手术中就没有什么价值。如果在手术技能和设备使用方面存在显著异质性，我们如何确定一种治疗干预措施优于另一种呢？神经病理学专家永远不会直接承认神经解剖和外科技能在学术上同等重要。如果我们今后仍不能清楚认识神经外科手术技能的重要性，没有充分传授住院医师相关外科技能和解剖知识，那将会给今后的医学生造成可怕伤害，并将影响他们在专业范围内进行独立实践操作的能力。

结论

模拟器在医学上越来越常见的原因有几点：医院可以评估医生能力表现，医生可以更快地学习和提升技能，并且可以降低患者治疗风险。2003 年，在实行每周工作 80 小时之后，住院医师在手术室里的时间比之前减少了约三分之一，有证据表明，这种变化可能会给患者带来不良后果。除了通过传统在尸体和真实患者身上"看一看，做一做"的方法来训练技能，随着对患者安全重视以及新技术的发展，将 VR 和其他形式的模拟作为住院医师的重要教学工具的需求变得越来越迫切。

研究表明，VR 和其他模拟可以通过增强外科医生信心和避免不必要动作，减少手术时间和错误。此外，多数接受调查的住院医师和主任都认为手术模拟是一种有用的工具，是对传统培训模式（患者和尸体标本）的有效补充。尸体标本研究允许学员在非常真实的触觉环境中训练和掌握知识，这种物理反馈对于培养学员的技能来说非常重要。

据报道，与物理模拟器和计算机模型相比，尸体标本模拟效益最高。学员通过尸体标本模型可以针对目标获得 3D 可视化的能力。然而，这种方法最常见的缺点是成本高和一次性使用。尽管有这些障碍，如果可获取尸体标本的话，尸体标本往往还是首选的模拟方法。人工合成物理模拟器是尸体标本训练的替代方案，可以提供相似的物理环境和触觉反馈，但通常更具有成本效益，也容易获得。人工合成物理模拟器已成为继尸体标本之后的次优选模拟方法[83]。虚拟手术模拟器使用的初步结果令人鼓舞，尽管仍然存在一些问题，但能客观再现解剖触觉反馈。虽然多数模拟器有 3D 体验，但到目前为止，由于计算机硬件和软件较为复杂、价格昂贵，并不容易获取。计算机模拟器用于外科训练的最重要优点之一是提供独立学习的机会。与解剖实验室或手术室不同，模拟器允许学生在方便时候练习，而无须考虑是否有尸体标本或患者。模拟器要有价值就必须能够提供真实反馈，允许用户在真实手术流程中使用这个系统。除了这些理想条件，将丰富的数据与模拟相结合有可能进一步改善外科培训。

VR 培训的价值在于提供了一个尽可能类似现实生活场景的环境。在进行医学成像时，外科医生可以看到患者白质传导束或血管解剖。VR 可以作为外科手术计划或导航工具，让医生沉浸在特定患者的三维环境中，以便更好地分析解剖结构，设计理想的手术计划，来减少组织损伤。VR 可以用于训练或作为 3D 可视化解剖的工具（如上所述）练习手术技能。VR 模拟与真实工作之间的转换一直存在争议，因为用户没有获得训练中必需的物理反馈或交互。与尸体标本和物理模型等触觉模拟相比，VR 被认为对提升熟练程度的影响较小。然而与初级用户相比，高级用户报告获得的提升更明显[83, 84]。VR 在血管介入手术中应用最广泛，主要是由于涉及导管的真实手术触觉反馈有限，这意味着 VR 局限性表现得不那么明显[85]，也表明 VR 在训练和技能发展的不同阶段以及在特定应用中可能有价值。

神经外科医生需要仔细了解局部组织解剖和手术目标之间复杂的空间关系，生物技术进步对此有所帮助，能够优化培训和提升能力表现，包括术中可将立体可视化和丰富的成像方式整合到手术中，或者为外科手术规划创造沉浸式 3D 环境。无论是在手术室还是其他形式的触觉模拟训练中，以上这些模式都有助于神经外科培训。

必须指出的是，任何一项单独的孤立模式或丰富的数据集，都不如通过多种模式开展手术和外科训练的价值高。联合使用多项技术具有协同作用，神经外科医生能够由此创建思维空间三维模型，而这是学习和外科手术成功的关键。例如，将功能磁共振成像技术和纤维束成像结合，外科医生能够精确定位脑部关键功能区并了解其相互关系，从而在不损伤重要功能区及尽可能完整切除病变的前提下，改善手术解剖显露[86, 87]。与单独应用纤维束成像和多模态血管成像技术相比，两者结合使用，可使在前庭神经鞘瘤切除时预测重要神经位置的能力得到有效提升[87]。与单独使用任何一种方式相比，这两种方式结合，外科医生可以创建一个更完整的、关于手术目标及周围组织的结构和功能的三维思维图像。

利用触觉学习环境应用 3D 技术，有助于理解空间结构，对于巩固学习非常重要。总之，无论是尸体模拟还是使用物理模拟器，临床医生都可以获得技术、技能并将其用于手术操作。本文综述了多模态集成特别是数字立体显微镜、手术规划、AR 和 VR 等在手术培训中的价值。外科教学和实践中革命性创新的最大潜力在于真实和虚拟信息数据流的动态结合、完全沉浸及多感官融合。然而，我们强调，这样的系统还是不会取代真实的尸体标本解剖；VR 也不能产生实际手术并发症，如大出血或危险的脑水肿，甚至必要时需要治疗干预的相关压力。尽管神经外科医生培训不应将他们转化为计算机化的外科医生，但 VR 技术可以用于明显改善教学过程。

参考文献

1. Cappabianca P, Magro F. The lesson of anatomy. Surg Neurol. 2009;71:597–89.
2. Moon K, Filis AK, Cohen AR. The birth and evolution of neuroscience through cadaveric dissection. Neurosurgery. 2010;67:799–810.
3. Aboud E, Al-Mefty O, Yaşargil MG. New laboratory model for neurosurgical training that simulates live surgery. J Neurosurg. 2002;97:1367–72.
4. Kockro RA, Stadie A, Schwandt E, et al. A collaborative virtual reality environment for neurosurgical planning and training. Neurosurgery. 2007;61:379–91.
5. Kin T, Nakatomi H, Shojima M, et al. A new strategic neurosurgical planning tool for brainstem cavernous malformations using interactive computer graphics with multimodal fusion images. J Neurosurg. 2012;117(1):78–88.

6. Abhari K, Baxter JSH, Chen ECS, et al. Training for planning tumour resection: augmented reality and human factors. IEEE Trans Biomed Eng. 2015;62(6):1466–77.
7. Moisi M, Tubbs RS, Page J, et al. Training medical novices in spinal microsurgery: does the modality matter? A pilot study comparing traditional microscopic surgery and a novel robotic optoelectronic visualization tool. Cureus. 2016;8(1):e469.
8. Ruisoto P, Juanes JA, Contador I, Mayoral P, PratsGalino A. Experimental evidence for improved neuroimaging interpretation using three-dimensional graphic models. Anat Sci Educ. 2012;5(3):132–7.
9. Weigl M, Stefan P, Abhari K. Intra-operative disruptions, surgeon's mental workload, and technical performance in a full-scale simulated procedure. Surg Endosc. 2015;30(2):559–66.
10. Valdés PA, Roberts DW, Lu F-K, Golby A. Optical technologies for intraoperative neurosurgical guidance. Neurosurg Focus. 2016;40(3):E8.
11. Healey AN, Sevdalis N, Vincent CA. Measuring intraoperative interference from distraction and interruption observed in the operating theatre. Ergonomics. 2006;49:589–604.
12. Christian CK, Gustafson ML, Roth EM, et al. A prospective study of patient safety in the operating room. Surgery. 2006;139:159–73.
13. Etchells E, O'Neill C, Bernstein M. Patient safety in surgery: error detection and prevention. World J Surg. 2003;27:936–42.
14. Schreuder HW, Wolswijk R, Zweemer RP, Schijven MP, Verheijen RH. Training and learning robotic surgery, time for a more structured approach: a systematic review. BJOG. 2012;119:137–49.
15. Maertens H, Madani A, Landry T, Vermassen F, Van Herzeele I, Aggarwal R. Systematic review of e-learning for surgical training. Br J Surg. 2016;103:1428–37.
16. Urgun K, Toktas ZO, Akakin A, Yilmaz B, Sahin S, Kilic TA. Very quickly prepared, colored silicone material for injecting into cerebral vasculature for anatomical dissection: a novel and suitable material for both fresh and non-fresh cadavers. Turk Neurosurg. 2016;26(4):568–73.
17. O'Donnell RD, Eggemeier FT. Workload assessment methodology. In: Handbook of perception and human performance. Cognitive processes and performance, vol. 2. New York: Wiley; 1986. p. 42.1–4.
18. Selye H. The evolution of the stress concept. Am Sci. 1973;61:692–9.
19. Satava RM. Historical review of surgical simulation-a personal prospective. World J Surg. 2008;32:141.
20. Hohl BL, Neal DW, Kleinhenz DT, Hoh DJ, Mocco J, Barker FGII. Higher complications and no improvement in mortality in the ACGME resident duty-hour restriction era: an analysis of more than 107.000 neurosurgical trauma patients in Nationwide inpatient sample database. Neurosurgery. 2012;70:1369–82.
21. Selden NR, Barbaro N, Origitano TC, Burchiel KJ. Fundamental skills for entering neurosurgery residents: report of a Pacific region "boot camp" pilot course, 2009. Neurosurgery. 2011;68:759–64.
22. Bohnen HG, Gaillard AW. The effects of sleep loss in a combined tracking and time estimation task. Ergonomics. 1994;37:1021–30.
23. Mascord DJ, Heath RA. Behavioral and physiological indices of fatigue in a visual tracking task. J Saf Res. 1992;23:19–25.
24. Borghini G, Astolfi L, Vecchiato G, Mattia D, Babiloni F. Measuring neurophysiological signals in aircraft pilots and car drivers for the assessment of mental workload, fatigue and drowsiness. Neurosci Biobehav Rev. 2014;44:58–75.
25. Muns A, Meixensberger J, Lindner D. Evaluation of a novel phantom-based neurosurgical training system. Surg Neurol Int. 2014;5:173.
26. Patel A, Koshy N, Ortega-Barnett J, Chan HC, Kuo Y, Luciano C, et al. Neurological tactile discrimination training with haptic-based virtual reality simulation. Neurol Res. 2014;36:1035–9.
27. Ofek E, Pizov R, Bitterman N. From a radial operating theatre to a self-contained operating table. Anaesthesia. 2006;61:548–52.
28. Ganju A, Aoun SG, Daou MR, Ahmadieh TY, Chang Wang L, et al. The role of simulation in neurosurgical education: a survey of 99 United States neurosurgery program directors. World Neurosurg. 2013;80:e1–8.
29. Kshettry VR, Mullin JP, Schlenk R, Recinos PF, Benzel EC. The role of laboratory dissection training in neurosurgical residency: results of a national survey. World Neurosurg. 2014;82:554–9.
30. Wehbe-Janek H, Colbert CY, Govednik-Horny C, White BAA, Thomas S, Shabahang M. Residents' perspectives of the value of a simulation curriculum in a general surgery residency program: a multimethod study of stakeholder feedback. Surgery. 2012;151(6):815–21.

31. Breimer GE, Bodani V, Looi T, Drake JM. Design and evaluation of a new synthetic brain simulator for endoscopic third ventriculostomy. J Neurosurg. 2015;15(1):82–8.
32. Congress of Neurological Surgeons. Congress Quarterly. https://www.cns.org/news-advocacy/congress-quarterly; 2016 Accessed 1 Dec 2016.
33. Cleary DR, Siler DA, Whitney N, Selden NR. A microcontroller-based simulation of dural venous sinus injury for neurosurgical training. J Neurosurg. 2017:1–7.
34. Grandjean E. Fatigue in industry. Br J Ind Med. 1979;36:175–86.
35. Grandjean E. Fitting the task to the man: a textbook of occupational ergonomics. 4th ed: Taylor & Francis; 1988. philadelphia, PA
36. Johns MW, Chapman R, Crowley K, Tucker A. A new method for assessing the risks of drowsiness while driving. Somnologie. 2008;12:66–74.
37. Hull L, Arora S, Kassab E, Kneebone R, Sevdalis N. Assessment of stress and teamwork in the operating room: an exploratory study. Am J Surg. 2011;201:24–30.
38. Arora S, Sevdalis N, Nestel D, Woloshynowych M, Darzi A, Kneebone R. The impact of stress on surgical performance: a systematic review of the literature. Surgery. 2010;147:318–30. e1-e6
39. Wetzel CM, Kneebone RL, Woloshynowych M, et al. The effects of stress on surgical performance. Am J Surg. 2006;191:5–10.
40. Cinaz B, La Marca R, Arnrich B, Tröster G Monitoring of mental workload levels. Proceedings of the IADIS International Conference e-Healt. pp. 189–193. 2010.
41. Yurko YY, Scerbo MW, Prabhu AS, Acker CE, Stefanidis D. Higher mental workload is associated with poorer laparoscopic performance as measured by the NASA-TLX tool. Sim Healthcare. 2010;5:267–71.
42. Zheng B, Cassera MA, Martinec DV, Spaun GO, Swanstrom LL. Measuring mental workload during the performance of advanced laparoscopic tasks. Surg Endosc. 2010;24:45–50.
43. Hart SG, Staveland LE. Development of NASATLX: results of empirical and theoretical research. In: Human Mental Workload. Amsterdam: Elsevier; 1988. p. 139–83.
44. Montero PN, Acker CE, Heniford BT, et al. Single incision laparoscopic surgery (SILS) is associated with poorer performance and increased surgeon workload compared with standard laparoscopy. Am Surg. 2011;77:73–7.
45. Carswell C, Clarke D, Seales W. Assessing mental workload during laparoscopic surgery. Surg Innov. 2005;12:80–90.
46. Carter FJ, Schijven MP, Aggarwal R, et al. Consensus guidelines for validation of virtual reality surgical simulators. Surg Endosc. 2005;19(12):1523–32.
47. Das P, Goyal T, Xue A, Kalatoor S, Guillaume D. Simulation training in neurological surgery. Austin Neurosurg Open Access. 2014;1(1):1004–10.
48. Anichini G, Evins AI, Boeris D, Stieg PE, Bernardo A. Three-dimensional endoscope-assisted surgical approach to the foramen magnum and craniovertebral junction: minimizing bone resection with the aid of the endoscope. World Neurosurg. 2014;82(6):e797–805.
49. Raspelli S, Pallavicini F, Carelli L, et al. Validating the neuro VR-based virtual version of the multiple errands test: preliminary results. Presence Teleop Virt. 2012;21(1):31–42.
50. UIC BVIS Students. Surgical simulation and augmented reality. https://uicbvisstudents.wordpress.com/tag/immersive-touch/; 2016 Accessed 1 Dec 2016.
51. Willaert WIM, Aggarwal R, Van Herzeele I, Cheshire NJ, Vermassen FE. Recent advancements in medical simulation: patient-specific virtual reality simulation. World J Surg. 2012;36(7):1703–12.
52. Kockro RA, Reisch R, Serra L, Goh LC, Lee E, Stadie AT. Image-guided neurosurgery with 3-dimensional multimodal imaging data on a stereoscopic monitor. Neurosurgery. 2013;72:A78–88.
53. Barsom EZ, Graafland M, Schijven MP. Systematic review on the effectiveness of augmented reality applications in medical training. Surg Endosc. 2016;30: 4174–83.
54. Doulgeris JD, Gonzalez-Blohm SA, Filis AK, Shea Thomas M, Aghayev K, Vrionis FD. Robotics in neurosurgery: evolution, current challenges, and compromises. Cancer Control. 2015;22(3):352–9.
55. Goetz J, Engineering. New technology may help surgeons save lives. https://uanews.arizona.edu/story/new-technology-may-help-surgeons-save-lives. Accessed 1 Dec 2016.
56. Espadaler JM, Conesa G. (2011) Navigated repetitive transcranial magnetic stimulation (TMS) for language mapping: a new tool for surgical planning. In: Duffau H.

57. De Notaris M, Palma K, Serra L, et al. A threedimensional computer-based perspective of the skull base. World Neurosurg. 2014;82(6):S41–8.
58. Christian E, Yu C, Apuzzo MLJ. Focused ultrasound: relevant history and prospects for the addition of mechanical energy to the neurosurgical armamentarium. World Neurosurg. 2014;82(3–4):354–65.
59. Robison RA, Liu CY, Apuzzo MLJ. Man, mind, and machine: the past and future of virtual reality simulation in neurologic surgery. World Neurosurg. 2011;76(5):419–30.
60. Hochman JB, Kraut J, Kazmerik K, Unger BJ. Generation of a 3D printed temporal bone model with internal fidelity and validation of the mechanical construct. Otolaryngol Head Neck Surg. 2013;150(3):448–54.
61. Lobel DA, Elder JB, Schirmer CM, Bowyer MW, Rezai AR. A novel craniotomy simulator provides a validated method to enhance education in the management of traumatic brain injury. Neurosurgery. 2013;73(Suppl 1):57–65.
62. Hooten KG, Lister JR, Lombard G, et al. Mixed reality ventriculostomy simulation. Neurosurgery. 2014;10:576–81.
63. Ramaswamy A, Monsuez B, Tapus A. Saferobots: a model-driven approach for designing robotic software architectures. Collab Technolog Syst. 2014:131–4.
64. Dharmendra, La G, Saxena K. AUC based software defect prediction for object-oriented systems. e-Learning. 2016;64(57)
65. Lee B, Liu CY, Apuzzo MLJ. Quantum computing: a prime modality in Neurosurgery's future. World Neurosurg. 2012;78(5):404–8. 3
66. Sabbadin M. Interaction and rendering with harvested 3D data. 2016.
67. Kurzhals K, Burch M, Pfeiffer T, Weiskopf D. Eye tracking in computer-based visualization. Comput Sci Eng. 2015;17(5):64–71.
68. DeFanti TA, Sandin DJ, Cruz-Neira CA. "Room" with a "view". IEEE Spectr. 1993;30(10):30–3.
69. Lemole GM, Banerjee PP, Luciano C, Neckrysh S, Charbel FT. Virtual reality in neurosurgical education. Neurosurgery. 2007;61(1):142–9.
70. Besharati Tabrizi L, Mahvash M. Augmented reality–guided neurosurgery: accuracy and intraoperative application of an image projection technique. J Neurosurg. 2015;123(1):206–11.
71. Pun T, Roth P, Bologna G, Moustakas K, Tzovaras D. Image and video processing for visually handicapped people. EURASIP J Image Video Process. 2007;2007:1–12.
72. Kersten-Oertel M, Gerard I, Drouin S, et al. Augmented reality in neurovascular surgery: feasibility and first uses in the operating room. Int J Comput Assist Radiol Surg. 2015;10(11):1823–36.
73. Barry Issenberg S, Mcgaghie WC, Petrusa ER, Lee Gordon D, Features SRJ. Uses of high-fidelity medical simulations that lead to effective learning: a BEME systematic review. Med Teach. 2005;27(1):10–28.
74. Kirkman MA, Ahmed M, Albert AF, Wilson MH, Nandi D, Sevdalis N. The use of simulation in neurosurgical education and training. J Neurosurg. 2014;121(2):228–46. 6
75. Choudhury N, Gélinas-Phaneuf N, Delorme S, Del Maestro R. Fundamentals of neurosurgery: virtual reality tasks for training and evaluation of technical skills. World Neurosurg. 2013;80(5):e9–e19.
76. Bajka M, Tuchschmid S, Bachofen D, Fink D, Szekely G, Harders M. Hysteroskopie: Operations training in der Virtuellen Realität. Geburtshilfe Frauenheilkd. 2008;68(S 01). S43.
77. Morris D, Sewell C, Barbagli F, Salisbury K, Blevins NH, Girod S. Visuohaptic simulation of bone surgery for training and evaluation. IEEE Comput Graph Appl. 2006;26(6):48–57.
78. Steuer J. Defining virtual reality: dimensions determining telepresence. J Commun. 1992;42(4):73–93.
79. Burdea GC, Lin MC, Ribarsky W, Watson B. Guest editorial: special issue on Haptics, virtual, and augmented reality. IEEE Trans Vis Comput Graph. 2005;11(6):611–3.
80. Bernardo A, Preul MC, Zabramski JM, Spetzler RF. A three-dimensional interactive virtual dissection model to simulate Transpetrous surgical avenues. Neurosurgery. 2003;52:499–505.
81. Evans CH, Schenarts KD. Evolving educational techniques in surgical training. Surg Clin North Am. 2016;96:71–88.
82. Willis RE, Van Sickle KR. Current status of simulation-based training in graduate medical education. Surg Clin North Am. 2015;95:767–79.
83. Gasco J, Holbrook TJ, Patel A, et al. Neurosurgery simulation in residency training. Neurosurgery. 2013;73:

S39–45.
84. Schirmer CM, Mocco J, Elder JB. Evolving virtual reality simulation in neurosurgery. Neurosurgery. 2013;73:S127–37.
85. Dimou S, Battisti RA, Hermens DF, Lagopoulos JA. Systematic review of functional magnetic resonance imaging and diffusion tensor imaging modalities used in presurgical planning of brain tumour resection. Neurosurg Rev. 2012;36(2):205–14.
86. Romano A, D'Andrea G, Minniti G, et al. Pre-surgical planning and MR-tractography utility in brain tumour resection. Eur Radiol. 2009;19(12):2798–808.
87. Yoshino M, Kin T, Ito A, et al. Combined use of diffusion tensor tractography and multifused contrastenhanced FIESTA for predicting facial and cochlear nerve positions in relation to vestibular schwannoma. J Neurosurg. 2015;123(6):1480–8.

18

VR模拟技术在脊柱外科中的应用

Ben Roitberg

在对患者实施手术前对外科医师进行模拟操作训练并非新鲜事物，尤其目前通过手术实践来掌握基本手术技能对公众来说是难以接受的。除了获得基本手术技能外，在传统的住院医师培训过程中，老旧的带教模式并不能帮助外科医师克服实践中的困难，如对复杂的解剖结构和病理情况的认识和理解。通常，外科医师的值班时间有限，而培训时间并不会相应延长，也为其临床训练带来了更多挑战。因此，更多的规范化训练势在必行。目前，项目负责人、带教老师及住院医师均意识到了该教学需求。Kshettry等近期开展了一项研究，对住院医师规范化培训采用了问卷调查，发现尸体解剖实验室长久以来一直备受欢迎。问卷应答率为65%，其中93.8%的住院医师规范化培训项目纳入了实验室解剖，且多数项目每年会举办1~3次（占36.1%）或4~6次（占39.3%）的培训课程。参与学员主要是毕业后2~6年的住院医师(占85.2%~93.4%）[1]。虽然许多实验室包含经典的尸体解剖课程，但过去几十年的技术进步为以实验室为基础的临床前规范化外科培训创造了新环境和新机会。

"模拟"作为医学术语常被很多场合不规范地泛滥使用，包括临床情景讨论、人体模型、动物、动物器官、尸体、人工组织和器官（如"仿真骨"），以及各种类型的计算机辅助模拟。计算机辅助模拟包括将三维导航与尸体解剖课程整合，以及将具有传感器的人工设备与基于计算机的可视化技术相结合，乃至于具有虚拟工具和触觉反馈的三维计算机模型，逐渐接近真正意义上的虚拟现实（Virtual reality，VR）。"模拟"一词的流行可能是因为在军事和民用飞行员培训中计算机化、完全身临其境的模拟训练的广泛使用。与飞行模拟器相比，手术过程的模拟给工学研究人员带来了许多严峻的挑战，如程序和情景的种类繁多、动态情况下解

Electronic supplementary material: The online version of this chapter https://doi.org/10.1007/978-3-319-75583-0_18 contains supplementary material, which is available to authorized users.

B. Roitberg (✉)
Department of Neurological Surgery, Case Western Reserve University School of Medicine, MetroHealth Campus, Cleveland, OH, USA
e-mail: broitberg@metrohealth.org

© Springer International Publishing AG, part of Springer Nature 2018
A. Alaraj (ed.), *Comprehensive Healthcare Simulation: Neurosurgery*,
Comprehensive Healthcare Simulation, https://doi.org/10.1007/978-3-319-75583-0_18

剖建模较为困难、真实的组织反应及不同组织间的交互作用较难模拟，与控制飞机相比操作手术器械需要更大的自由度，以及相当较少的培训预算。此外，在外科培训中，很难评估可用训练工具的实用价值。任何新培训方法的最终目标都是优化医生的学习曲线，并提高患者的安全性。采用随机对照研究方法来获得提高患者安全性的证据，需要将一部分患者分配给接受过培训的医生治疗，而将另一部分患者交由未接受培训的医生进行治疗。现实中，该类研究很难设计，因为在所有的住院医师培训过程中，学员在完全掌握某项技能之前，均不会在没有上级医师指导的情况下独立操作。因此，如果我们在此类研究中将患者视为研究对象，即使模拟确实有利于提高学习效率和熟练度，也很难通过患者的预后反映出来。在神经外科，尤其是脊柱外科，我们很大程度上被限制在模拟环境中衡量训练的表面效果。也就是说，多项研究已证明训练对受训者的学习是有帮助的。学习成绩提高及学习曲线缩短的累积衡量数据可为训练的有效性提供重要证据。尽管在技术、预算及其他方面有诸多困难，但人们推进模拟教学领域进步的热情依然高涨。

本章将重点介绍脊柱手术的模拟训练，即从各种传统的所谓"模拟"训练工具到真正的VR训练的最新进展。

"模拟训练"的内容和受益群体

外科手术过程由多个阶段和步骤组成，其中多数是常规操作并具有可重复性，很多步骤并不构成特定困难，也很少成为困扰外科医师的技术难题。外科实验室训练和任何模拟训练的重点是手术步骤和步骤中的关键要点，解剖学知识、概念性要领和动手能力是主要难点。

脊柱手术特有的困难包括：内置物（如椎弓根螺钉）的解剖学位置；在X线或模拟导航引导下的开放和经皮手术入路；脊柱对线和脊柱畸形矫正；减压或肿瘤切除的程度；神经血管损伤或意外硬膜切开等并发症的处理。

外科实验室本身可以用于任何级别的培训，但根据我们的经验，多数模拟训练都是用于新手和初学者的培训。

强化尸体标本解剖是模拟训练的基本形式

经典的尸体标本解剖永不过时，在当今的模拟训练中仍有一席之地。我们的实验室和其他许多实验室一样大多使用新鲜的人类尸体标本中的头部、颈部或躯干部位进行脊柱手术训练。人类尸体标本在仿真解剖学习和触觉反馈方面具有不可替代的优势，而且在人类尸体标本上可以使用真实的手术器械等，甚至在需要的情况下使用常规的放射设备。以尸体标本解剖为基础的实验室可以很好地进行常规手术入路的模拟培训，用以训练规范的手术步骤和强化解剖知识的学习。然而，尸体标本解剖也存在一定的问题，比如获取尸体标本的成本高、难度大，操作人员存在潜在的感染风险，需要妥善使用防护装备，而且即使有冷藏条件，新鲜标本的保存时间也较短。尸体标本解剖需要专门的实验室，通常仅一些深度筹备的培训课程才有条件使用。将尸体标本解剖作为住院医师培训的常规课程难度很大，且代价昂贵。此外，新鲜尸体标本的稀缺性和高成本使得重复训练非常困难，也很难对组织结构进行多次的解剖显露。脊柱的解剖和病理生理条件是由可用的尸体标本所决定的，因此基于尸体标本解剖的模拟培训并不能涵盖处理并发症、脊柱畸形矫正或处理罕见解剖学变异的训练。

一些可妥善保存尸体标本的技术可在一定程度上解决尸体标本高成本及易腐烂的问题。Tomlinson等尝试改良尸体的防腐处理方法，并评估哪种防腐方法可以提供更好的触觉反馈[2]。视觉和触觉反馈的仿真程度是模拟训练中老生常谈的话题，而优化尸体模型对于获得更好的触觉感受至关重要。然而，目前尚无资料证实完全仿真的触觉反馈可以提供更为显著的学习效果。即使使用防腐标本，上述提及的多数安全和成本困扰仍然是尸体标本解剖所固有的问题。

应用动物进行模拟训练也不失为一种选择，而且在普通外科领域这样的实例并不少见，如应用猪进行腹腔镜手术的训练已经得到广泛应用[3]。但是，目前还很难使用动物模型来完全模拟人类脊柱手术，因为人类的脊柱解剖特征是独一无二的。尽管如此，动物模型乃至动物尸体组织也已被用于模拟手术训练。山羊的脊柱是生物力学研究的常见模型，Suslu 等也将其用于了模拟手术训练[4]。Walker 等于 2009 年报道了一种更为有趣的尝试[5]，将一个结构复杂的管子和框架固定于鹿的头骨和脊柱上，并用其指导住院医师进行微创脊柱手术训练。此外，动物模型也被用于椎板切除和内固定手术的模拟训练，尽管缺乏仿人类脊柱结构会使得内固定的训练并不理想。

经典的尸体组织解剖仍然是主流的模拟训练方式，但对更易处理、更安全、成本更低的模型的诉求，促进了人工仿生模型的开发，这种模型将不再局限于特定的实验室才能使用。所谓的人工仿生模型，除了器械或框架，就连组织本身都是人造的。

人工仿生模型

人工合成的组织或器官，如常见的"仿真骨"脊柱模型或用于显微缝合技术训练的合成血管模型，与传统的尸体或活体动物相比具有极大的便利优势。为了使人工仿生模型具有更逼真的模拟效果，需要开展大量的技术研发工作[6]。与尸体标本相比，合成模型的优点除了更清洁、更易于使用之外，还具有可重复使用的特性（除了在训练中使用的某些消耗性部件）。人工合成模型是标准化的，而且可以根据需要为模拟训练构建渐进式的难度梯度。此外，模型内置的反馈系统便于进行更有效、更一致的训练效果评估[7]。人工合成的实体模型还可以用于儿童脊柱手术的模拟训练，而在该领域尸体标本是极难获取的[8]。

虽然目前包括人工合成的实体模型在内的模拟训练主要用于住院医师培训，但归根结底，与尸体标本解剖相比，这些模型最大的优势是能够利用患者的影像数据进行"任务预演"。利用立体光刻技术生成的三维模型可复现一个非常复杂的病例，从而用于预演和术前规划[9]。目前，生产这种用于训练和术前预演的"快速成型"模型或实体模型既昂贵又耗时，往往只用于极特殊的病例。目前，三维打印技术成本的降低可以有效推动合成模型的应用。针对特定病例构建的专用模型并不能重复使用，因此对于关心垃圾处理和环境保护的呼吁者来说，应用具有重复性和广泛使用性特点的三维打印技术生产一次性使用的模型并不是最佳解决方案。不出意外的话，用于脊柱手术的优良手术模型将会变得很复杂、很昂贵，而且开发过程极富挑战性[6]。人工实体模型仍有其固有的缺陷，因为模型所使用的终极材料所合成的组织需要具有非常真实的"仿生感觉"，而用于提供反馈的电子元件并不便宜，特别是在脊柱手术中，优良模型的尺寸和复杂性都将是技术难题。

混合实体模型 / VR 混合现实模型

从实体模型向未来高级模拟训练设备过渡的产品是基于硬件的混合模型，这类模型将使用人工脊柱和软组织，结合各种传感器和成像设备，并具有不同程度的计算机化。

实体组件提供可实施操作的真实对象，而

带有传感器的计算机可针对训练效果提供有效的反馈，对深部结构实现可视化，呈现更丰富的细节，并对受训者的表现提供客观的评估。

在神经外科医师协会（CNS）模拟委员会的支持下，一种新近开发的颈椎后路手术的混合现实模型可用于椎间孔切开术和椎板切除术的训练。Harrop 等在 CNS 会议上报告了利用该模型对 9 名受训者进行训练的情况，多数受训者是国际访问学者，该课程通过技术及教学评估分数的提高证实了模型的训练效果[10]。该小组还开发了颈前路减压融合术（ACDF）的模拟训练模型，并将其用于对 CNS 模拟课程的少数参与者的培训[11]。对合成模型的精巧设计可用来训练特定的关键手术技能，而这是尸体标本无法实现的。Ghobrial 等使用的人工合成脊柱模型采用人工硬膜模拟硬脑脊膜，并将其用于在 CNS 课程中训练脑脊液漏修补手术。此外，他们还报道了对 6 名受训者的培训经验[12]。CNS 模拟课程的经验展示了神经外科医师和工程技术人员在开发新模拟模型方面的辛苦付出和奉献精神，同时也表现了实体模型所固有的困难。高成本、受训人员数量有限、相关经验难以输出并推广到每个培训项目，均是比较明显的缺点。然而，CNS 培训课程需要直面这些挑战，建立模拟训练的必要试验台，并服务于训练课程的开发以及对训练效果的客观评估。在课程设计方面的经验教训对于未来模拟训练的发展至关重要。国家性或区域性的模拟训练课程必定会更为普及，而且 Ghobrial 等还认为，国家层面上对模拟训练模块的开发可以转化为针对个体的住院医师培训项目[13]。

混合现实模型具有很多实体模型的优缺点。每个步骤都需要具有独特设计的专用硬件耗材，这些耗材会在训练过程中全部或部分消耗。包含电子元件的模型会增加相关成本，取决于模拟训练中计算机技术的整合程度。与纯粹基于计算机的模拟技术相比，混合现实模型的主要优点是可以获得更逼真的触觉反馈以及与真实三维对象的交互，同时电子元件可以辅助实现可视化、统一评分和附加反馈。然而，这种模型的成本居高不下，如果没有经费支持，很难投入广泛使用。模拟课程和设备有时是与营利性硬件公司联合研发的，而且会获得这些公司的经费支持[10, 11]。住院医师培训是院校机构与培训项目的计划内支出，目前的制度规定住院医师的工资由各个院校支付，而一些或大部分住院医师职位由政府机构提供经费支持。但是，这方面的财政支持却仅仅局限于住院医师的工资收入，而教育预算在多数住院医师培训项目中却非常有限。当我们考虑提升规范化培训或实验室训练水平时，缺乏教育资金或培训收入是一个核心问题。因此，在综合考虑成本控制的情况下，人们开发了一些混合现实模拟模型。

三维打印与使用现有设备的影像引导相结合，可以降低获取计算机化的实体脊柱手术模型的门槛，而不再需要仅用于模拟的昂贵设备[14]。该系统还可被灵活运用于模拟训练。然而，当模型需要包括多个层面和组织时，如包括骨骼和各种软组织的完整脊柱模型，单纯通过 3D 打印可能不能完全实现。

最近的两项研究证明了一种简单的混合现实模型的实用性，这种模型不需要复杂的独特设计。一项骨科住院医师培训项目比较了用或不用导航引导的情况下置入颈椎侧块螺钉的效果[15]。预试验是在尸体标本上进行的，没有收集反馈。然后其中一些受训者在尸体标本或仿真骨模型上进行模拟训练，并使用三维导航反馈置钉轨迹。结果显示模拟训练具有显著效果，而且仿真骨模型与尸体的训练效果大致相当。结果耐人寻味，既反映出有反馈的训练至关重要，又表明具体的模型类型可能并不那么重要，因为训练过程仅利用了人工仿真骨模型，与应用尸体标本并无本质区别。Sundar 等在最近的一项针对神经外科住院医师和学生的单一培训项目中再现了上述结果[16]。他们在导航辅助下的尸体标本和仿真骨模型上进行了脊柱螺钉的置钉训练，包括椎弓根螺钉。他们并没有对尸体标本和仿真骨模型的训练效果进行比较，但是经历过实践课程的受训者比那些只接受理论指导的受训者表现更佳。虽然结果看似可预期，但这样的模型验证对于证明模拟训练方面的投资价值至关重要[16]。

这些研究表明，使用仿真骨结合三维导航可能是一种物美价廉的模拟训练方法，然而这种方法仅限于脊柱螺钉置入的基本手术训练，更复杂的手术步骤（如经皮置钉、软组织的处理、解剖变异的处理）则需要更复杂的模拟训练模型。此外，最理想的训练方式需要从初步接触解剖和手术技术向情景依赖性训练拓展[17]。上述混合现实模型都不足以应对这样的训练，因此，Aderman等开发了一套更为复杂的系统，将实体模型与传感器和训练评估相结合[17]。该模拟系统由合成的骨骼结构、合成的软组织和先进的血管系统组成，还包含人工神经根及硬脑脊膜上的压力和牵引力感受器。研究发现该模拟系统具备较好的仿真度、客观评价体系和训练纠正效果[17]。混合现实模型的密集开发保证了良好的真实感和触觉反馈，但仍需要开发各种软硬组织的模拟材料[6, 17]。然而，更复杂的系统往往价格更高，重复实践的成本也会很高，然而这种重复实践正是掌握手术技能的核心内容。此外，当需要设计和制造新的硬件时，每个训练模块的开发成本都很高。目前尚无比较研究证实具有最佳触觉反馈的高度复杂模型相对于简单模型具有显著优势。

计算机模拟

如果模拟训练课程的目的仅仅是可视化和学习手术解剖学，而不需要触觉反馈或与组织进行复杂的交互，那么更简单的计算机模拟就已经足够了。事实上，使用类似游戏软件的计算机程序和高分辨率的影像文件就可以完成很多模拟训练。这种方法的早期尝试是一款桌面软件，可在模拟训练中实现椎弓根螺钉的置入的可视化。它使用预先定义的图像和插入演示，没有触觉反馈，也没有基于患者的真实扫描数据[18]。Podolsky等将三维计算机模拟技术整合到椎弓根螺钉置入尸体的脊柱外科模拟训练中，获得了受训者的肯定，但有限的模拟训练并未转化为广泛的实践技术提高，也并未改善椎弓根螺钉置入的实际效果[19]。

模拟和可视化研究小组在一个骨科住院医师培训项目中进行了相对复杂的、没有触觉反馈的模拟训练[20]。作为迈向虚拟现实（VR）的重要一步，它通过CT扫描生成图像，并引导学员学习使用虚拟生成的二维透视来指导生成正确的椎弓根螺钉置钉路径。该项目主要教授如何使用二维透视引导，作者认为具有积极意义[20]。事实上，这样的模拟有助于训练基于二维透视图像正确调整椎弓根螺钉置钉轨迹所需的关键手术技能。对于那些依赖影像数据进行手术的外科医师来说，这是一个有效的训练平台。该系统不提供三维可视化，不能去除组织影像，也不提供与骨骼或其他组织交互的触觉反馈，无法对复杂病例进行建模或预处理，但其最大的优势是重复操作的成本非常低。尽管其训练效果仍有待进一步证实，但对于一些项目来说，计算机模拟将是重要的培训手段。

走向真实的VR：身临其境的模拟

我们回顾了各种模拟方法，包括培训和教学方法，以及特定手术前的模拟准备。然而，模拟将最终回归到完整的虚拟现实手术体验。现实情况是，术语及概念的使用还比较混乱。完全计算机化的手术体验被称为"VR"（virtual reality）[21] 有时也称为"AR"（augmented reality）。我们认为当前的技术水平由于仿真的程度有限，尚不能实现完全的VR。然而，现在已经存在的一些模拟手段，包括三维视觉、触觉反馈，以及与组织互动（切割或磨削等）的操作，或许可被称为"沉浸式模拟"或"部分/不完美的"VR。在尚无途径实现真正的VR之前，这种技术已经为我们提供了最好的模拟情景。不同于开发针对特定训练项目或特定手术操作的软件或硬件，完全计算机化的VR系统使我们能够设计一套通用的完整模拟课程，既可以模拟脊柱外科手术，也可以模拟其他手术操作，同时适用于开放手术以及内镜和显微镜手术。虚拟现实使我们能够兼顾理想手术模拟系统的各种要求。我们可以明确目标，然后观察虚拟现实技术是在朝着这些目标前进，还是只是停留在未来愿景中的理想主义。

理想的外科手术模拟系统未来将拓展到脊柱外科手术领域，并将在外科手术的培训和认证中扮演重要角色，类似模拟训练在飞行员培训和认证中所扮演的角色。它在可视化和触觉反馈方面将高度仿真，不仅囊括了多样化的模拟程序，还汇集了各种解剖和病理变异。应用者可以通过该模拟系统与组织进行互动，包括切割、磨削、置钉等，还可以进行组织切除或牵拉，从而模拟椎板切除、肿瘤切除或内固定等手术操作。这种设备还能够评价并记录受训者的操作水平，并指导受训者逐步提高。病例库和解剖变异库将被整合入系统。模拟设备不仅能够呈现各种情景或紧急情况，还能够储存情景特征并与导师的指导和评价整合。因此，利用这种模拟系统可以进行无数次操作尝试，而除了时间以外并不需要付出其他额外的成本。

VR面临的挑战主要包括以下几个方面：精度、自然感觉、反馈、评价。在VR应用上，所有的障碍都只是技术问题，并没有理论缺陷。因此，在从改进沉浸式模拟到实现真正VR的道路上，其他模拟手术方式就显得过时了，如人造组织、部分计算机化的系统，乃至基于尸体的外科实验室等。虽然我们在实现真正虚拟现实的路上任重道远，但在过去的10年里，脊柱手术的VR模拟技术也已取得了显著进步。

一个早期的实例是基于视觉和力度反馈的脊柱穿刺活检模拟器[22]。由于技术问题，该模拟器仍有较大的局限性，也没有生成一套更通用的模拟设备。利用计算机三维建模实现丰富且真实的色彩和平滑连续的表面触觉交互是很困难的。利用当前可获取的影像数据，如DICOM文件，即使可生成高分辨率的手术导航图像，仍然不能提供充足的原始内容，模型表面会表现触觉的不连续，脊柱的运动以及其他交互更是需要额外的数据处理和分析。在虚拟空间中移动虚拟手术工具、与组织互动，以及虚拟工具和组织的位置感知都需要深入的计算机科学研究，而椎骨表面网格的产生和图像分割也是如此[23, 24]。

我们小组于2009年开始研究脊柱模拟，并致力于开发沉浸式手术模拟系统，现已在芝加哥伊利诺伊大学（UIC）开发出来并投入使用。该系统包括有高级显卡的计算机、专用软件、一个或两个可用于操作并提供触觉反馈的机械臂，以及一个高分辨率的倒置显示屏。操作员或受训者可通过半透明的眼镜观察三维模型的镜像。观察图像的三维眼镜有位置传感器，能够追踪操作者头部的运动，从而可以从不同的角度观察虚拟模型（图18.1）。该系统在UIC被开发出来后，广泛应用于神经外科、眼科和其他学科的教学，其脊柱模块的开发得到了芝加哥大学和UIC的协助。最早的沉浸式脊柱手术模拟针对的是胸椎椎弓根螺钉置钉术，这是脊柱外科中相对常见且对解剖掌握要求较高的手术操作，也是模拟训练比较理想的案例。外科医生和工程师们拟定了一个初步的思路，利用真实脊柱的影像学资料开发了一个不包含大体病理解剖的模型原型，并且在外科医师和工程师的

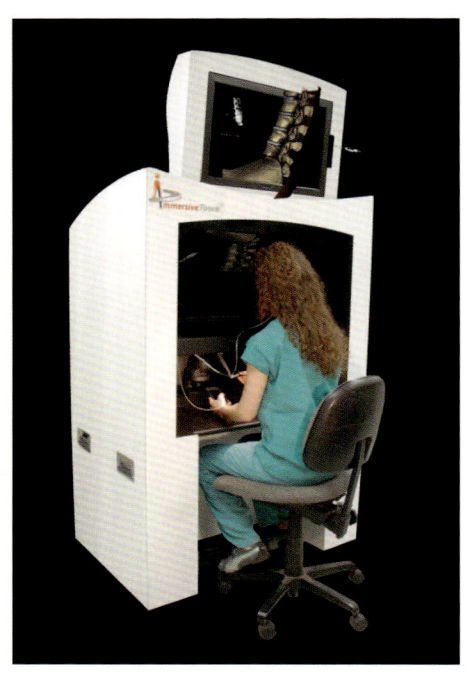

图 18.1 沉浸式模拟设备，设备箱体内包括屏幕和机械臂、脚踏控制器，以及供其他观众观看的顶部三维屏幕（已获 ImmersiveTouch 许可）

参与下不断迭代更新。然后，在当地居民和全国人群样本中验证该教学模型。例如在由美国神经外科医师协会（AANS）举办的 Top Gun 竞赛[25]中，51 名住院医师在模拟器上进行了胸椎椎弓根置钉操作，将虚拟螺钉钻入虚拟的患者胸椎，相关数据均来源于真实患者的计算机断层扫描资料。全色三维影像可以旋转并可从不同方向查看。受训者会将虚拟钻头钻进椎弓根，然后系统会在相同的轨迹和深度上放置一个螺钉。研究发现，操作的失败率约为 12.5%，模拟操作的准确率与文献中回顾性研究所报道的真实置钉准确率相当；同时，课程测试中的失败率较练习中的失败率略有下降（$P=0.08$），也表明模拟训练可以提高置钉成功率；与练习过程相比，最终测试中的操作准确率于平均分数上提高了 15%，而于标准差上降低了 50% 以上，亦即明确的证据表明模拟训练可以提高操作准确性（$P=0.04$）。这项研究证明了手术模拟训练的表面有效性，受训人员进行胸椎椎弓根螺钉置入的成功率与文献报道相似。同时，研究也观察到了初步的结构有效性，即受训者已经形成了操作的学习记忆。然而，由于该学习过程是基于模型的模拟学习，其是否能够应用到实际操作中仍有待证实。早期的模拟训练真实感也不足。因为在现实操作中，椎弓根探针是决定螺钉放置轨道的最常用工具。

下一阶段是建立用虚拟 Jamshidi 探针完成经皮椎弓根螺钉通道的培训模块。与最初的胸椎置钉模块相比，经皮模拟的仿真程度更高，包括用粗针进行皮肤和骨骼穿刺、虚拟透视，并能够改变组织透明度以调整手术操作难度（图 18.2）[26]。在我们的研究中，63 名住院医师在模拟器上进行了置针操作，将虚拟探针经皮插入虚拟病人脊柱中，其中虚拟脊柱是根据真实患者的计算机断层扫描数据合成的。63 名参与者共进行了 126 次置针操作，其中 10 次以失败告终，失败率为 7.93%。在所有 126 次穿刺中，从第一次尝试到第二次尝试，平均误差（15.69∶13.91）、平均透视暴露时间（4.6∶3.92）、平均个人操作得分（32.39∶30.71）都有所改善。该研究表明，从第一次经皮穿刺置针到第二次经皮穿刺置针，操作精度有所提高（$P=0.04$）。这一结果，结合以前使用模拟器进行开放式胸椎椎弓根螺钉置钉训练已证实的学习效果和表面/结构有效性，证明基于触觉的沉浸式模拟是有效的学习工具。

完全计算机化模拟的一个关键优势是能够添加模块并应对课程中的新需求，只需要加载新影像和编写新软件，而无须构建新设备或添加新硬件。因此，计算机模拟的关键内容是课程准备和外科医师与工程师一起参与开发迭代。为了在 SNS Bootcamp 2 软件平台上添加腰椎椎弓根螺钉置入的模拟程序，我们开发了一个用于腰椎的开放式椎弓根螺钉置入模块（图 18.3，视频 18.1）。它需要使用虚拟椎弓根探针以获得更强的真实感，而其他方面均与胸椎模拟模型类似，硬件方面的升级仅为一块更高分辨率的屏幕。在受训人员中进行验证对于新模块的开发至关重要，如 Gasco 等选择了一组医学生志愿者进行验证，而不是举办国家级的神经外科培训[27]。26 名高年级医学生匿名参与该验证，被随机分成两组（A 组不采用模拟训练，B 组采用模拟训练），每组学生利用 15 分钟在仿真骨模型上置入 2 枚椎弓根螺钉。A 组学生仅接受传统的视觉/语言指导，而 B 组学生接受椎弓根螺钉置入的模拟培训。然后，两组学生分别在腰椎仿真骨模型中置入 2 枚椎弓根螺钉，并将模型进行三维薄层计算机断层扫描，分析冠状面置入点、轴向和矢状面偏差、长度误差和椎弓根断裂情况。分别在每组学生中计算每枚螺钉的平均置入误差率，共分析 52 枚椎弓根螺钉。研究发现，经过单节模拟训练后，每枚螺钉的平均置入误差率减少了 53.7%（$P=0.0067$），模拟组每枚螺钉的平均置入误差率为 0.96，而非模

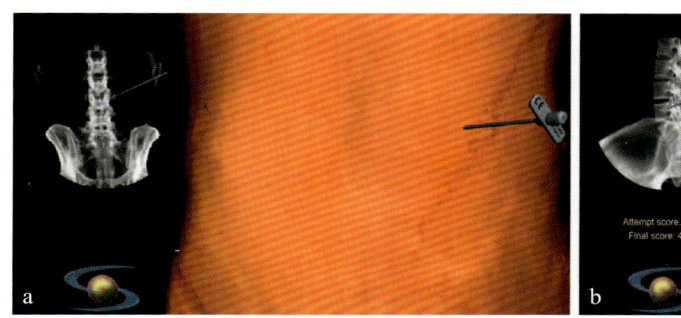
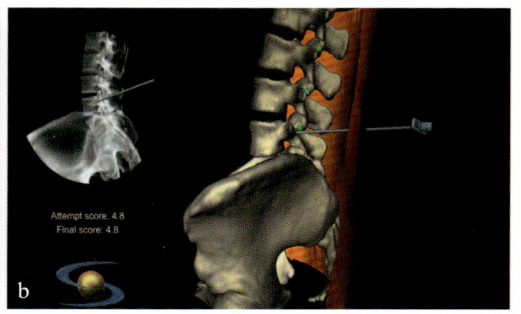

图 18.2　经皮椎弓根放置 Jamshidi 针（与经皮内固定或椎体成形术相关的模拟）。基于真实患者的仿真解剖结构，能够改变组织阻力、着色和透明度，以优化仿真程度，同时允许逐步学习解剖并改变难度等级。a. 显示不透明皮肤的初始图像。b. 用于定位和反馈的侧切可视化（已获 ImmersiveTouch 授权使用）

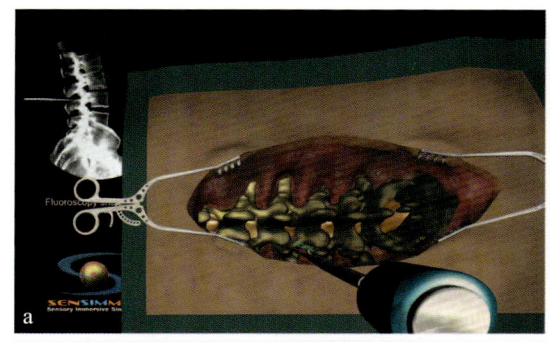
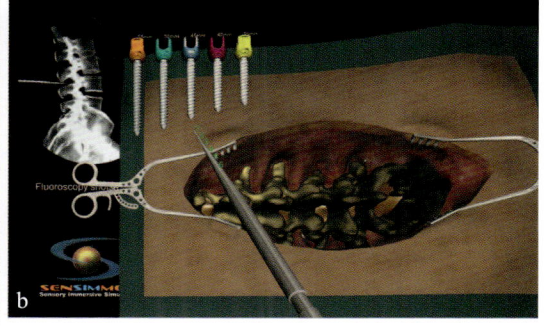
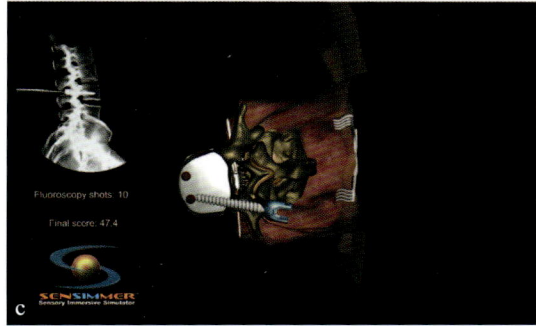

图 18.3　在 SNS 课程中使用的腰椎置钉模块。a. 使用椎弓根探针。b. 选择螺钉。c. 使用虚拟 X 线和横切进行反馈，即用于反馈和定位的虚拟解剖（已获 ImmersiveTouch 授权使用）

拟组为2.08。模拟组在所有分析的参数上均优于非模拟组。最显著的三个测量参数分别是长度误差（86.7%）、冠状面误差（71.4%）和椎弓根断裂率（66.7%）。对于在高技术难度操作（如椎弓根螺钉置入）领域的非专业人士来说，基于计算机的模拟是一种非常有价值的教学工具，涉及序贯式学习、深度感知和对三维解剖学的理解等多个方面。

目前，沉浸式计算机模拟已经可以满足模拟培训所需的部分要求：无限次重复、客观评分、类似游戏的操作环境和参与度、逐步获得的技能，以及代表不同难度等级的案例库。完全计算机化沉浸式模拟的本质是将训练过程"游戏化"，每个模块、每个程序都具有可调的难度水平来保证循序渐进的学习进度。在过渡到库中较难的案例之前，可以通过使用虚拟X线、改变组织的透明度、在屏幕上显示解剖标志和其他指导说明等方法推进训练的逐步深入。所有这些内容都是沉浸式模拟的一部分，还可以编程具有背景历史和复杂性的多情景任务。当前的沉浸式模拟允许在去除骨骼的情况下进行骨骼钻孔训练。完全计算机化的模拟训练平台可以利用高分辨率医学影像（如用于手术导航的MRI或CT）生成虚拟病人，并可用于术前规划。

然而，目前的沉浸式模拟只能被称为部分虚拟现实（partial VR），仍然很难实现良好的真实感，而且许多手术步骤也很难在计算机上模拟。触觉反馈在VR模拟训练中具有重要价值，是实现真正VR的重要元素，但由于需要非常高质量的源图像和机械臂而难以实现。较便宜的机械臂不能自由运动且缺乏组织阻力的真实感，而较先进的机械臂则非常昂贵。在脊柱模拟中，软脂肪、液体、骨骼等不同组织均具有不同的质地，使仿真触觉反馈更难实现。触觉交互与视觉交互不同，从软组织到硬组织的转变很难用电子设备来模拟。目前有限的VR模拟已经具备了一定的可行性、表面有效性和结构有效性，正在进行的工作包括利用虚拟钻头进行六向移动自由度的模拟骨磨削[28]，以及改进触觉反馈和磨钻的视觉纹理[29]。这方面的进展日新月异，当前版本的腰椎板切除和椎弓根螺钉置入的模拟训练已经符合神经外科学会利用Bootcamp 2平台建立的模拟课程标准。

经验教训与未来前景

经过多年的发展，模拟训练在外科培训领域已取得了显著进展。虽然它还没有取代尸体标本解剖，但利用各种形式的模拟方法进行外科手术训练的优势是显而易见的[1]，并且结构化课程的重要性也越来越得到重视[13,30]。我们还了解到，低年资住院医师从模拟训练中获益最多[30]，这是意料之中的，符合我们的培训经验。基于尸体标本解剖的教学将不再是"金标准"，因为它并不符合理想模拟教学的大多数标准。虽然尸体标本解剖代表了真实的人体解剖学，但在其他方面却略显不足。然而，尽管最近新的进展和出版物层出不穷，如果除外基于尸体标本的外科实验室，神经外科的模拟训练仍然处于起步阶段，尤其在脊柱手术领域更是如此。我们还需要进一步的探索，而其中很大一部分将来自完全计算机化的模拟。从技术角度来说，未来的主要发展方向包括：

- 快速构建模拟疑难病例的计算机化VR模型，并能在实际手术之前在VR环境中模拟手术。未来较为理想的是，术前规划的影像和预处理方案能够无缝整合到术中导航中。
- 改善计算机化模型的性能和仿真程度，提高与已开发或正在开发的骨骼模型进行交互的真实感，然后提高与软组织互动的真实感。
- 沉浸式计算机化模拟训练的应用是日积月累的，需要扩增各种解剖变异的数据库，并为各种脊柱手术操作开发详细的模拟课程。

参考文献

1. Kshettry VR, Mullin JP, Schlenk R, Recinos PF, Benzel EC. The role of laboratory dissection training in neurosurgical residency: results of a national survey. World Neurosurg. 2014;82(5):554–9.
2. Tomlinson JE, Yiasemidou M, Watts AL, Roberts DJ, Timothy J. Cadaveric spinal surgery simulation: a comparison of cadaver types. Global Spine J. 2016;6(4):357–61.
3. Lucas SM, Zeltser IS, Bensalah K, Tuncel A, Jenkins A, Pearle MS, Cadeddu JA. Training on a virtual reality laparoscopic simulator improves performance of an unfamiliar live laparoscopic procedure. J Urol. 2008;180(6):2588–91. discussion 2591
4. Suslu HT, Tatarli N, Karaaslan A, Demirel NA. Practical laboratory study simulating the lumbar microdiscectomy: training model in fresh cadaveric sheep spine. J Neurol Surg A Cent Eur Neurosurg. 2014;75(3):167–9.
5. Walker JB, Perkins E, Harkey HLA. Novel simulation model for minimally invasive spine surgery. Neurosurgery. 2009;65(6 Suppl):188–95.
6. Hollensteiner M, Fuerst D, Schrempf A. Artificial muscles for a novel simulator in minimally invasive spine surgery. Conf Proc IEEE Eng Med Biol Soc. 2014;2014:506–9.
7. Woodrow SI, Dubrowski A, Khokhotva M, Backstein D, Rampersaud YR, Massicotte EM. Training and evaluating spinal surgeons: the development of novel performance measures. Spine (Phila Pa 1976). 2007;32(25):2921–5.
8. Mattei TA, Frank C, Bailey J, Lesle E, Macuk A, Lesniak M, Patel A, Morris MJ, Nair K, Lin JJ. Design of a synthetic simulator for pediatric lumbar spine pathologies. J Neurosurg Pediatr. 2013;12(2):192–201.
9. Paiva WS, Amorim R, Bezerra DA, Masini M. Application of the stereolithography technique in complex spine surgery. Arq Neuropsiquiatr. 2007;65(2B):443–5.
10. Harrop J, Rezai AR, Hoh DJ, Ghobrial GM, Sharan A. Neurosurgical training with a novel cervical spine simulator: posterior foraminotomy and laminectomy. Neurosurgery. 2013;73(Suppl 1):94–9.
11. Ray WZ, Ganju A, Harrop JS, Hoh DJ. Developing an anterior cervical diskectomy and fusion simulator for neurosurgical resident training. Neurosurgery. 2013;73(Suppl 1):100–6.
12. Ghobrial GM, Anderson PA, Chitale R, Campbell PG, Lobel DA, Harrop J. Simulated spinal cerebrospinal fluid leak repair: an educational model with didactic and technical components. Neurosurgery. 2013;73(Suppl 1):111–5.
13. Ghobrial GM, Balsara K, Maulucci CM, Resnick DK, Selden NR, Sharan AD, Harrop JS. Simulation training curricula for neurosurgical residents: cervical Foraminotomy and Durotomy repair modules. World Neurosurg. 2015;84(3):751–5. e1-7
14. Bova FJ, Rajon DA, Friedman WA, Murad GJ, Hoh DJ, Jacob RP, Lampotang S, Lizdas DE, Lombard G, Lister JR. Mixed-reality simulation for neurosurgical procedures. Neurosurgery. 2013;73(Suppl 1):138–45.
15. Gottschalk MB, Yoon ST, Park DK, Rhee JM, Mitchell PM. Surgical training using three-dimensional simulation in placement of cervical lateral mass screws: a blinded randomized control trial. Spine J. 2015;15(1):168–75. https://doi.org/10.1016/j.spinee.2014.08.444. Epub 2014 Sep 4
16. Sundar SJ, Healy AT, Kshettry VR, Mroz TE, Schlenk R, Benzel EC. A pilot study of the utility of a laboratory-based spinal fixation training program for neurosurgical residents. J Neurosurg Spine, 2016; 24(5)850–6.
17. Adermann J, Geissler N, Bernal LE, Kotzsch S, Korb W. Development and validation of an artificial wetlab training system for the lumbar discectomy. Eur Spine J. 2014;23(9):1978–83.
18. Podolsky DJ, Martin AR, Whyne CM, Massicotte EM, Hardisty MR, Ginsberg HJ. Exploring the role of 3-dimensional simulation in surgical training: feedback from a pilot study. J Spinal Disord Tech. 2010;23(8):e70–4.
19. Eftekhar B, Ghodsi M, Ketabchi E, Rasaee S. Surgical simulation software for insertion of pedicle screws. Neurosurgery. 2002;50(1):222–3. discussion 223–4
20. Rambani R, Ward J, Viant W. Desktop-based computer-assisted orthopedic training system for spinal surgery. J Surg Educ. 2014;71(6):805–9.
21. Halic T, Kockara S, Bayrak C, Rowe R. Mixed reality simulation of rasping procedure in artificial cervical disc replacement (ACDR) surgery. BMC Bioinformatics. 2010;11(Suppl 6):S11.
22. Ra JB, Kwon SM, Kim JK, Yi J, Kim KH, Park HW, Kyung KU, Kwon DS, Kang HS, Kwon ST, Jiang L, Zeng J, Cleary K, Mun SK. Spine needle biopsy simulator using visual and force feedback. Comput Aided Surg. 2002;7(6):353–63.
23. Ghebreab S, Smeulders AW. Combining strings and

necklaces for interactive three-dimensional segmentation of spinal images using an integral deformable spine model. IEEE Trans Biomed Eng. 2004;51(10):1821–9.
24. Teo JC, Chui CK, Wang ZL, Ong SH, Yan CH, Wang SC, Wong HK, Teoh SH. Heterogeneous meshing and biomechanical modeling of human spine. Med Eng Phys. 2007;29(2):277–90.
25. Luciano CJ, Banerjee PP, Bellotte B, Oh GM, Lemole M Jr, Charbel FT, Roitberg B. Learning retention of thoracic pedicle screw placement using a high-resolution augmented reality simulator with haptic feedback. Neurosurgery. 2011;69(1 Suppl Operative):ons14–9.
26. Luciano CJ, Banerjee PP, Sorenson JM, Foley KT, Ansari SA, Rizzi S, Germanwala AV, Kranzler L, Chittiboina P, Roitberg BZ. Percutaneous spinal fixation simulation with virtual reality and haptics. Neurosurgery. 2013;72(Suppl 1):89–96.
27. Gasco J, Patel A, Ortega-Barnett J, Branch D, Desai S, Kuo YF, Luciano C, Rizzi S, Kania P, Matuyauskas M, Banerjee P, Roitberg BZ. Virtual reality spine surgery simulation: an empirical study of its usefulness. Neurol Res. 2014;36(11):968–73.
28. Eriksson M, Wikander J. A 6 degrees-of-freedom haptic milling simulator for surgical training of vertebral operations. Stud Health Technol Inform. 2012;173:126–8.
29. Tsai MD, Hsieh MS. Accurate visual and haptic burring surgery simulation based on a volumetric model. J Xray Sci Technol. 2010;18(1):69–85.
30. Gasco J, Holbrook TJ, Patel A, Smith A, Paulson D, Muns A, Desai S, Moisi M, Kuo YF, Macdonald B, Ortega-Barnett J, Patterson JT. Neurosurgery simulation in residency training: feasibility, cost, and educational benefit. Neurosurgery. 2013;73(Suppl 1):39–45.

19

模拟在杏仁核－海马激光消融术治疗内侧颞叶癫痫中的应用

Dali Yin, Aviva Abosch, Steven Ojemann, Konstantin V. Slavin

简介

癫痫作为最常见的慢性神经系统疾病，发病率为 0.5%~1%[1,2]。在美国，约有 300 万癫痫患者[3]，在世界范围内癫痫患者可超过 6 500 万人[4]。癫痫的治疗主要依赖于抗癫痫药物，然而 1/3 的癫痫患者对于药物治疗不敏感或不耐受[5~8]，从而需要更有效的神经病学诊疗方案。尽管属于内科疾病，但癫痫依旧有着相当高的发病率和死亡率[9]。目前报道的慢性癫痫患者的猝死率为每年 2‰~5‰，而需要接受手术的癫痫患者的猝死率更是高达 9‰[10]。目前，癫痫的外科治疗方案主要包括开放性病变切除或损毁、经腔隙激光热治疗、脑深部电刺激、反应性神经刺激、迷走神经刺激等。在经过严格术前评估后[11~15]，针对耐药患者或失能发作性癫痫希望根治的患者[16]，外科手术可作为有效治疗手段。因此，神经外科医师迫切需要不断更新癫痫外科治疗的理论和技术。

癫痫的手术方案取决于众多因素，包括是局限性还是广泛性癫痫、癫痫病灶的定位和范围、MRI 结果、术前脑电波监测，以及权衡手术的风险和受益[17]。对于部分因海马硬化导致癫痫的患者，颞叶前部切除可视为根治癫痫的黄金选择[18~20]。然而 5%~11% 的癫痫患者术后会出现并发症，包括吞咽困难、记忆力下降甚至偏瘫[16]。甚至有报道称，在为期 5 年的术后随访过程中，约 1/3 的患者出现了癫痫复发的情况[21]。

随着近年来科学技术的发展，对于癫痫领域的认知及诊疗亦经历了重大变革。磁共振引导下的可视化经腔隙激光热治疗（Magentic resonance-guided laser interstitial thermal therapy，MRgLITT）可潜在减少开颅手术的风险和并发症，现已作

D. Yin · K. V. Slavin (✉)
Department of Neurosurgery, University of Illinois at Chicago, Chicago, IL, USA
e-mail: daliyin@uic.edu; kslavin@uic.edu

A. Abosch · S. Ojemann
Department of Neurosurgery, University of Colorado, Denver, CO, USA
e-mail: aviva.abosch@ucdenver.edu; steven.ojemann@ucdenver.edu

© Springer International Publishing AG, part of Springer Nature 2018
A. Alaraj (ed.), *Comprehensive Healthcare Simulation: Neurosurgery*, Comprehensive Healthcare Simulation, https://doi.org/10.1007/978-3-319-75583-0_19

为内侧颞叶癫痫的极佳微侵袭治疗方案[22, 23]。据报道，杏仁核和海马的立体定向激光消融可减少77%的普通癫痫发作以及54%的失能性癫痫发作[23]。也有临床研究表明，对超过50岁的患者，MRgLITT可提供与手术相近的治疗结果[22]。与开放性手术相比，癫痫病灶的激光治疗有着更小的侵袭性、更精确的靶向性，可最大限度地保护脑组织并显著减少住院时间和费用[24, 25]。MRgLITT作为新型治疗手段，可减少癫痫发作频次，降低癫痫的严重程度，大大提高患者的生存质量[26]。随着MRgLITT的推广应用，需要接受传统颞叶切除来控制癫痫的患者会越来越少。

临床应用MRgLITT时，需要完善的评估、成熟的技术、精确的定位以及不断的练习，从而最大限度地降低手术风险。同时，由于仅有较少的医疗中心开展高水平的激光射频消融治疗，这使得神经外科住院医师们在培养周期内熟练掌握此项技术较为困难。因此，加强神经外科住院医师相关工作的教学和训练是非常有必要的。对住院医师工作时长的要求使得他们能够接受高质量的训练，从而最大限度地保障患者的权益。

仿真模拟训练主要用于练习复杂的手术步骤。在神经外科住院医师的培养中，沉浸式模拟训练为医师们提供在安全环境下练习手术技巧、积累经验的机会。本章节将介绍在内侧颞叶癫痫患者中，应用激光射频消融杏仁核－海马癫痫灶的模拟训练细节，为住院医师提供接近临床的学习环境，提高住院医师在此项操作中的专业技能。

众所周知，住院医师初期学习并加强手术技能（包括MRgLITT）的场所并非是在手术室，扎实的基础知识和技能也是保障医疗安全的必要条件。沉浸式模拟训练确保住院医师在安全环境中反复练习MRgLITT的相关技术。模拟训练可有多种形式，包括计算机VR模拟、大体标本、人工合成标本，以及容纳了各项技艺及知识的混合现实模拟。模拟操作训练可帮助神经外科医师在临床实践之前加强、巩固他们的专业技能，以确保手术过程中的医疗安全。诸如此类的精心设计的模拟课程在MRgLITT的培训中也将大有裨益，同时模拟课程的实际效果也可由学者和训练机构双向反馈。仿真训练的优势之一在于学员可在培训过程中针对某一技巧反复练习，直到他们可以完全驾驭此项技术；同时，模拟还可避免学员遭受因技术失误造成的重大挫折。参与学员的不断反馈也有利于模拟训练的不断精进。

Brainlab软件上设计激光导管轨迹

本节将介绍外科医师如何利用虚拟现实技术制定MRgLITT的手术策略。

由于杏仁核及海马的解剖位置较深，故激光射频消融杏仁核－海马需要及其精准的定位。我们常应用iPLAN Stereotaxy（Guide Rev.1.3 iPlan Stereotaxy Ver 3.0）进行轨迹设计和精准定位。此项治疗较为复杂，需要完善的术前方案，因此功能性方案流程的制订就显得极为重要了。制订功能性方案规划流程的好处之一是患者在立体定位以及最终的治疗过程中仅需要佩戴头架即可。治疗方案的制订流程包括上传影像资料、注册患者的立体定向数据、图像融合、定位前、后联合、确定轨迹以及相关的检测调整等。

立体定向

在立体定向过程中，研究人员可将定位器设置于特定图像并进行随后的定向操作。头部CT及MRI影像资料均可使用，但推荐使用头部CT图像。同时，立体定向也需要适配Leksell或

CRW 头架的操作系统，以便精确计算激光弧形轨迹的参数。立体定向的操作要优先于图像融合和轨迹设计。

在使用头部 CT 定向的过程中，研究者需要进行以下步骤的操作：①在功能区选中"图像集"。②在定位器选项中选择 Leksell 或 CRW 定位器，并确保在 CT 扫描中选择适配的头架。③应用"Assign Localizer"功能定位图像集。④在主视窗中仔细检查每一帧图像，确保定位准确。软件会自动定位有用的图片并报告定位状态。根据定位结果，在目录中相应的图像会以不同的颜色显示以示区分：绿色表示图像定位成功；黄色表示图像已定位，但由于一个或多个标记错位、图像质量较差或定位器位置不精确，导致定位精度较低；红色提示图像定位失败。精确定位与否也取决于定位器的硬件是否可靠。如果定位器的定位装置由于气泡等因素造成缺陷，则精确定位将变得不可能。如果头架的几何结构出现偏倚，也会导致定位失败或结果不准确。如果图像超出了定位器能探测到的范围而导致不能成功定位，可点击"忽略"。"忽略"功能允许研究者定位那些没有足够标记确认的图像，也不会将这些图像从定位中删除。如果定位失败，首先检测定位器及头部 CT 是否正确操作。如果因选择了错误的定位器导致定位失败，则更换定位器并重新定位。

图像融合

自动图像融合功能允许研究者将两张乃至更多的 CT、MRI 图像进行融合。在图像数据融合时，首先选择融合配对，然后开始自动融合模式。此软件可根据设定好的图像参数，自动调整、旋转选中的图像，以达到最佳融合效果。在图像融合完成后，可通过拖拽望远镜光标查看、比对重要的解剖结构来检测融合效果。通常情况下融合效果都是非常理想的。一旦两组影像数据的融合完成，所有的标记及目标轨迹都可以分别在各自影像集中进行查看。

前、后联合定位

在定位前、后联合时，前/后联合系统可在正中矢状位 MRI T_1 像上确定。在系统中定位前/后联合时，可在功能列表中选择"设置前/后联合"，随后默认的前/后联合即在影像视图中自动出现。如想调整前、后联合的位置，可在视图中将鼠标放在前/后联合上，并拖拽其置于指定位置，或可通过旋转图像进行微调。重组图像时，患者定向、基于前/后联合的轨迹设计，以及 Schaltenbrand–Wahren 标准影像资料与患者影像资料的匹配，都需要依赖前、后联合定位。在杏仁核–海马激光射频消融术中，因为可清晰辨认射频目标，所以往往不需要定位前、后联合。

设计立体定向

在杏仁核–海马的立体定向中需要准确了解其解剖位置。通过点击"新建轨迹"并命名、选择颜色并定义轨迹的直径（毫米），来创建轨迹。

为了方便清楚地辨认各个轨迹，最好给每个轨迹加以命名。点击"目标"键来放置轨迹，在图像上点击杏仁核来放置目标点；随后点击"进入"键，在图像中选中枕部头皮来设置进入点。轨迹设定好后，可在视图中检查。点击"轨迹弧设置"来设置弧度参数。可通过点击图中轨迹弧的 X、Y、Z 坐标，以及环角、弧度角等选项来调整相应的参数和角度。轨迹和深部位置可通过探针模式查看，以确保避开重要的脑沟和血管。最后，保存并退出 iPlan 软件。

杏仁核 – 海马射频消融术的手术技巧

杏仁核 – 海马激光射频消融术常用于治疗内侧颞叶癫痫。术前，患者在局部麻醉下被安装 Leksell 立体定向头架，同时接受头部立体定向 CT、MRI 扫描。扫描图像通过质控后，随即被导出至 Brainlab 导航系统并进行融合。图像融合的精度可通过导航关键解剖标记确认。锁定杏仁核 – 海马的手术方案以及激光轨迹可被人工放置在三个相位上（图 19.1）。Brainlab 软件可帮助研究者选择沿着海马体长轴直达杏仁核的最优枕部进入点，同时尽可能避免损伤脑沟内的重要血管及第三脑室的脉络丛结构。同时，Leksell 头架的 X、Y、Z 坐标系以及弧角和环角的精妙设计，亦有助于辐射轨迹的准确设定。

患者进入手术室后首先进行可视喉镜气管插管，同时给予患者一定剂量的静脉抗生素以预防伤口感染。麻醉后，将患者置于半坐位，在身体各个着力点放置棉垫以避免发生压疮，同时对左侧枕部进行常规消毒铺巾。根据术前制订的方案安装 Leksell 头架，同时在枕部头皮标记进入点。在标记点附近予以局部麻醉，随后用尖刀切开一小切口。重新设置弧角和环角后，用磨钻在颅骨进入点处钻孔。当钻孔时感觉阻力锐减时，停止钻孔，手动经过合适的套管插入导丝并电凝硬膜。随后将 Visualase 螺栓通过合适的套管插入术区。在透视引导下，导丝沿 Visualase 螺栓缓慢推进至轨迹弧中央。Visualase 激光纤维的头端在实时透视引导下，沿导丝插入至目标结构附近，尾端与 Visualase 螺栓固定（图 19.2）。

患者随后被推进 MRI 室中，在转运过程中注意保护激光纤维。在过床时，将患者头部偏向右侧并妥善保护受压处。行 MRI 扫描，可获得定位数据和设计数据。将激光系统和冷却系统同时接入工作站。在激光轨迹周围设定安全区和限制温度，从而避免热损伤邻近杏仁核 – 海马区的正常解剖结构，如丘脑、大脑脚等。首先应用 30% 强度的激光测试以确认 MR 图像设置正确，并检测目标结构以及冷却导管的温度。确认无误后，追加 70% 的激光能量用于射频消融。通过 Visualase 软件可检测测试剂量激光，同时目标结构因测试激光会形成一个初始烧灼损伤。对于初始烧灼效果可通过软件中的

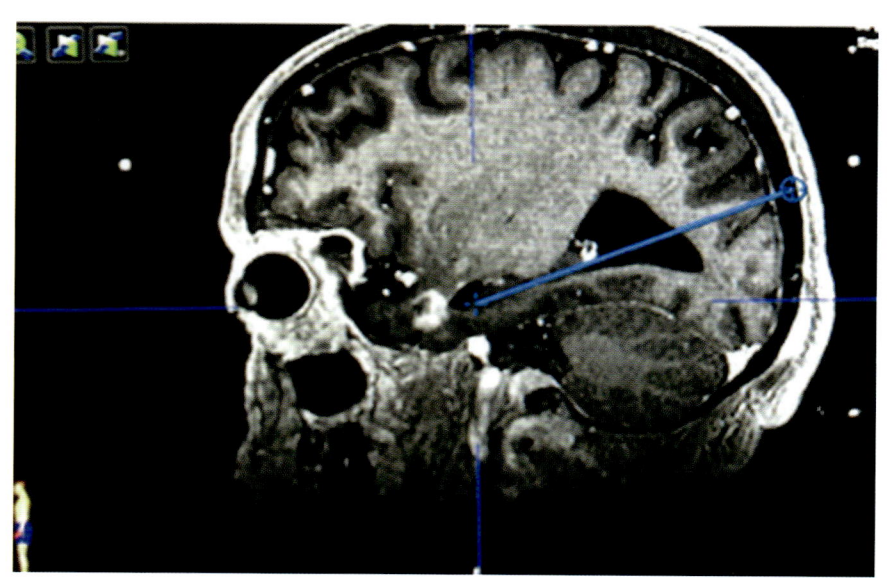

图 19.1 应用 Brainlab 软件设计杏仁核 – 海马激光射频消融轨迹

MRI 热图评价（图 19.3）。初始烧灼后，可在抽出导丝 10 mm 后进行二次烧灼。在随后的视频消融过程中，可进行 4~6 次烧灼，每次烧灼前均需抽出部分导丝。在之后的烧灼中可间断用 MRI FLAIR 序列成像来评估消融效果。射频烧灼的区域常包括杏仁核、海马及海马旁回，烧灼的强度和频次因个体而异。手术结束前，可应用 MRI T_1 增强像、FLAIR 像以及 DWI 像评估手术效果（图 19.4）。若评估后满意，可依次拔出激光导丝，移除螺栓并缝合伤口。患者被转运至麻醉恢复室观察。

上述为应用模拟技术训练杏仁核 – 海马激光射频消融术的相关知识和操作，可使住院医师们在安全环境下进行训练，提高相应技能。

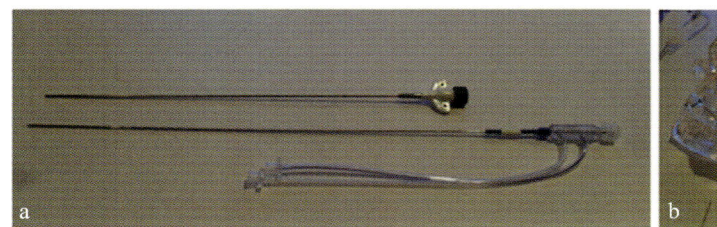
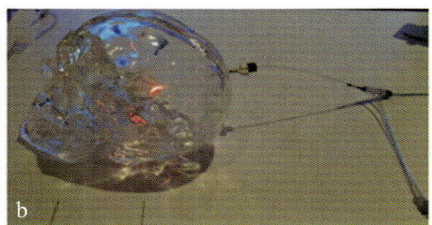

图 19.2　a. 激光冷却导管和导丝。b. 模拟杏仁核 – 海马激光消融术

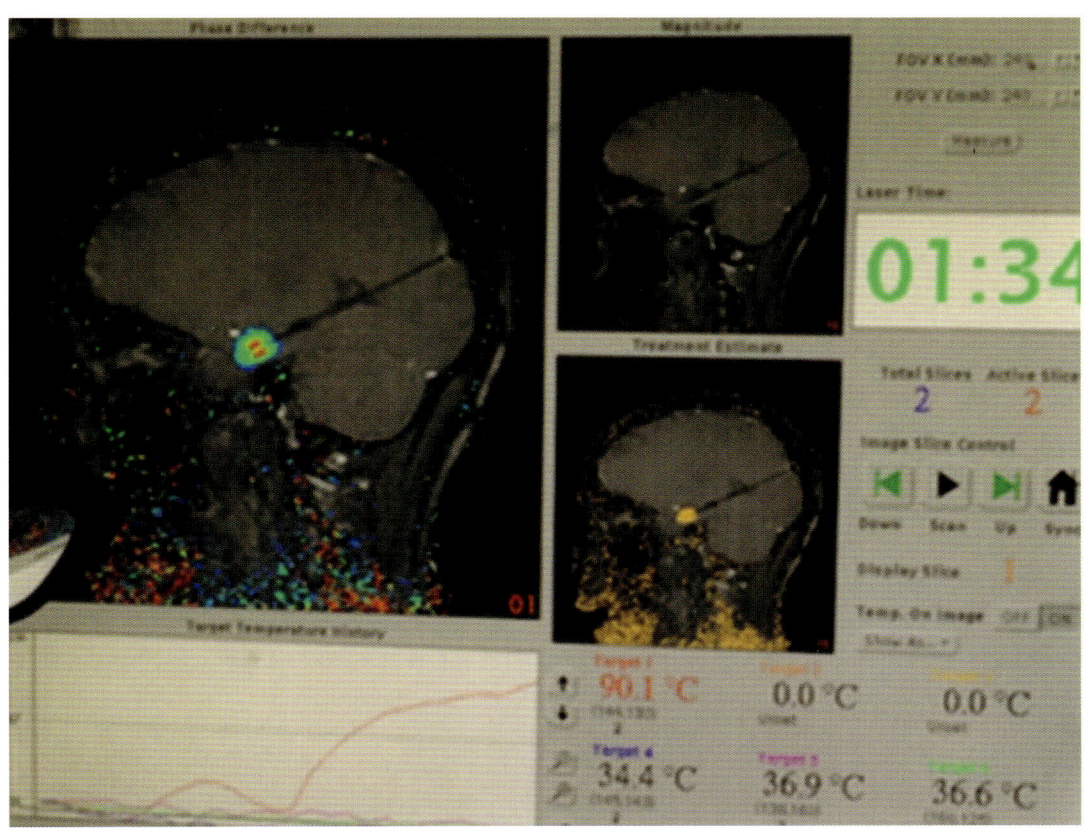

图 19.3　杏仁核 – 海马激光射频消融术中 MRI 热图成像

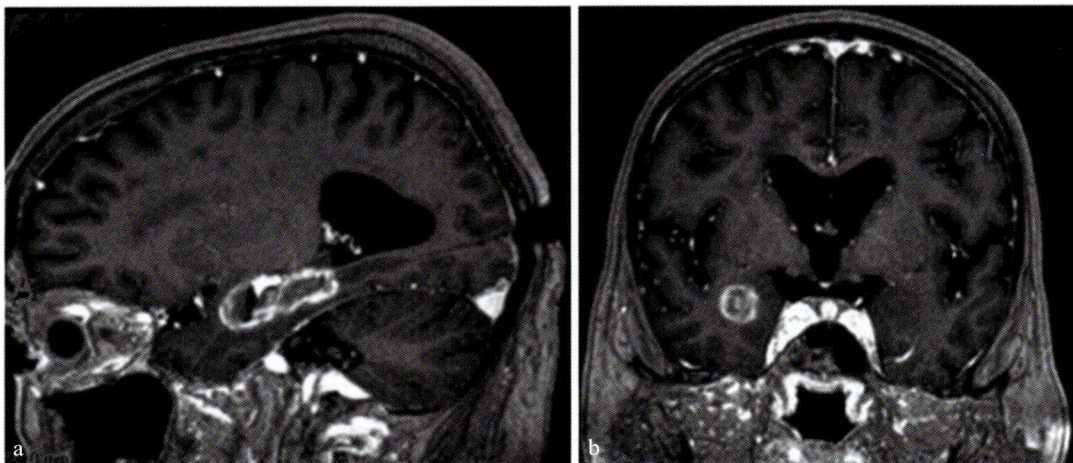

图 19.4 增强 MRI 扫描（a. 矢状位；b. 冠状位）显示在激光射频消融后，术区前至杏仁核下部及海马，后至盖板可见环形强化带

参考文献

1. Wu CY, Sharan AD. Neurostimulation for the treatment of epilepsy: a review of current surgical interventions. Neuromodulation. 2013;16:10–24.
2. Hirtz D, Thurman DJ, Gwinn-Hardy K, Mohamed M, Chaudhuri AR, Zalutsky R. How common are the common neurologic disorders? Neurology. 2007;68:326–37.
3. Salanova V, Witt T, Worth R, Henry TR, Gross RE, Nazzaro JM, Labar D, Sperling MR, Sharan A, Sandok E, Handforth A, Stern JM, Chung S, Henderson JM, French J, Baltuch G, Rosenfeld WE, Garcia P, Barbaro NM, Fountain NB, Elias WJ, Goodman RR, Pollard JR, Troster AI, Irwin CP, Lambrecht K, Graves N, Fisher R. Long-term efficacy and safety of thalamic stimulation for drug-resistant partial epilepsy. Neurology. 2015;84:1017–25.
4. Thurman DJ, Beghi E, Begley CE, et al. And the ILAE commission on epidemiology. Standards for epidemiologic studies and surveillance of epilepsy. Epilepsia. 2011;52(suppl 7):2–26.
5. Kwan P, Brodie MJ. Early identification of refractory epilepsy. N Engl J Med. 2000;342:314–9.
6. Devinsky O, Pacia S. Epilepsy surgery. Neurol Clin. 1993;11:951–71.
7. Engel J Jr. Surgery for seizures. N Engl J Med. 1996;334:647–52.
8. Connor DE Jr, Nixon M, Nanda A, Guthikonda B. Vagal nerve stimulation for the treatment of medically refractory epilepsy: a review of the current literature. Neurosurg Focus. 2012;32(3):E12.
9. World Health Organization. The world health report 2001– mental health: new understanding, new hope. Geneva: World Health Organization; 2001. Available from: http://www.who.int/whr/2001/en/whr01_en.pdf?ua=1. Accessed 18 Sept 2014
10. Tomson T, Nashef L, Ryvlin P. Sudden unexpected death in epilepsy: current knowledge and future directions. Lancet Neurol. 2008;7:1021–31.
11. Engel J, Wiebe S, French J, et al. Practice parameter: temporal lobe and localized neocortical resection for epilepsy. Epilepsia. 2003;44:741–51.
12. Spencer SS, Berg AT, Vickrey BG, et al. For the multicenter study of epilepsy surgery. Initial outcomes in the multicenter study of epilepsy surgery. Neurology. 2003;61:1680–5.
13. McIntosh AM, Kalnins RM, Mitchell LA, Fabinyi GC, Briellman RS, Berkovic SF. Temporal lobectomy: long term seizure outcome, late recurrence, and risks for seizure recurrence. Brain. 2004;127:2018–30.
14. Wallace SJ, Farrell K, editors. Epilepsy in children. 2nd ed. London: Arnold Publishers; 2004.
15. Berg A, Shinnar s, Levy SR, Testa FM, SmithRaport S, Beckerman B. Early development of intractable

epilepsy in children. Neurology. 2001;56:1445–52.
16. Jette N, Reid AY, Wiebe S. Surgical management of epilepsy. CMAJ. 2014;186:997–1003.
17. Elger CE, Schmidt D. Modern management of epilepsy: a practical approach. Epilepsy Behav. 2008;12:501–39.
18. Chang EF, Englot DJ, Vadera S. Minimally invasive surgical approaches for temporal lobe epilepsy. Epilepsy Behav. 2015;47:24–33.
19. Wiebe S, Blume WT, Girvin JP, Eliasziw M. Effectiveness and efficiency of surgery for temporal lobe epilepsy study group. A randomized, controlled trial of surgery for temporal-lobe epilepsy. N Engl J Med. 2001;345:311–8.
20. Duncan JS. Epilepsy surgery. Clin Med. 2007;7:137–42.
21. Schmidt D, Baumgartner C, LoÅNscher W. Seizure recurrence after planned discontinuation of antiepileptic drugs in seizure-free patients after epilepsy surgery: a review of current clinical experience. Epilepsia. 2004;45:179–86.
22. Waseem H, Osborn KE, Schoenberg MR, Kelley V, Bozorg A, Cabello D, Benbadis SR, Vale FL. Laser ablation therapy: an alternative treatment for medically resistant mesial temporal lobe epilepsy after age 50. Epilepsy Behav. 2015;51:152–7.
23. Willie JT, Laxpati NG, Drane DL, Gowda A, Appin C, Hao C, Brat DJ, Helmers SL, Saindane A, Nour SG, Gross RE. Real-time magnetic resonanceguided stereotactic laser amygdalohippocampotomy for mesial temporal lobe epilepsy. Neurosurgery. 2014;74:569–85.
24. Hawasli AH, Bandt SK, Hogan RE, Werner N, Leuthardt EC. Laser ablation as treatment strategy for medically refractory dominant insular epilepsy: therapeutic and functional considerations. Stereotact Funct Neurosurg. 2014;92:397–404.
25. Hawasli AH, Bagade S, Shimony JS, Miller-Thomas M, Leuthardt EC. Magnetic resonance imagingguided focused laser interstitial thermal therapy for intracranial lesions: single-institution series. Neurosurgery. 2013;73:1007–17.
26. Salanova V, Witt T, Worth R, Henry TR, Gross RE, Nazzaro JM, Labar D, Sperling MR, Sharan A, Sandok E, Handforth A, Stern JM, Chung S, Henderson JM, French J, Baltuch G, Rosenfeld WE, Garcia P, Barbaro NM, Fountain NB, Elias WJ, Goodman RR, Pollard JR, Troster AI, Irwin CP, Lambrecht K, Graves N, Fisher R. Longterm efficacy and safety of thalamic stimulation for drug-resistant partial epilepsy. Neurology. 2015;84: 1017–25.

20
神经外科可视化与模拟技术的发展前景

Laura Stone McGuire, Amanda Kwasnicki, Rahim Ismail, Talia Weiss, Fady T. Charbel, Ali Alaraj

简介

技术的进步决定了神经外科的发展，这一点也许比任何其他医学专业都明显。1972年计算机断层扫描（computer tomography，CT）的出现，彻底改变了我们观察神经系统的方式[1]；同样，三维图像重建的发展也使神经外科在教育、手术精确度甚至人工内置物方面发生了戏剧性变化。

也许近代神经外科成像最根本的变化是CT机的发明，在此之前，医生仅限于通过X线片和粗糙的血管造影来观察大脑。最早的CT机是在伦敦南部开始使用的，用于更好地显示潜在的额叶肿瘤。当时的体素尺寸为3 mm×3 mm×10 mm[1]。自1973年在美国安装CT机以来，这项技术得到了显著发展，至2016年，在CT帮助下共完成了8 200万例手术，并且空间分辨率高达0.24 mm[2, 3]。

磁共振成像（MRI）开始用于临床也是在相似的时间段，初衷是用于肿瘤的鉴别诊断。1977年，报道了第一例MRI扫描成像[4]。这是一次胸部扫描，磁共振仪用了两块各0.1T的磁铁，分辨率约为0.25英寸。至2013年，美国共进行了超过3 300万次MRI检查[5]。最新的MRI仪号称具有7T的磁场和0.2 mm的空间分辨率，主要用于脑部扫描[6, 7]。

利用这些高清二维图像顺其自然地就能够进行三维重建，通过数学算法实现三维图像的重建与渲染。三维渲染的常用算法包括最大密度投影、最小密度投影、表面阴影显示和多平面重建[8]。

虚拟与增强现实技术促进了神经外科教育和手术技术的发展，特别是在模拟神经外科病例和手术计划方面。可以说，通过模拟技术的应用，医疗质量和患者安全也会相应得到改善。虚拟模拟器，如ImmersiveTouch®，已开发用于多种

L. S. McGuire · A. Kwasnicki · F. T. Charbel
A. Alaraj (✉)
Department of Neurosurgery, University of Illinois at Chicago, Chicago, IL, USA
e-mail: Alaraj@uic.edu

R. Ismail
Department of Neurosurgery, University of Rochester Medical Center, Rochester, NY, USA

T. Weiss
College of Applied Health Sciences, University of Illinois at Chicago, Chicago, IL, USA

© Springer International Publishing AG, part of Springer Nature 2018
A. Alaraj (ed.), *Comprehensive Healthcare Simulation: Neurosurgery*,
Comprehensive Healthcare Simulation, https://doi.org/10.1007/978-3-319-75583-0_20

手术操作，如脑室造瘘术、颅骨钻孔术、止血、三叉神经根切断术、动脉瘤夹闭术、腰椎穿刺术、椎体成形术和经皮脊柱内固定术[9~19]。住院医师使用这种工具辅助学习的相关研究表明，首次插管成功率、经皮穿刺针的准确性有所提高，透视时间也有所缩短。虽然 ImmersiveTouch® 采用隔间式工作站进行培训，但虚拟现实技术的最新发展更多利用了移动式结构（如 Microsoft HoloLens®）来帮助在床边进行脑室外引流置管[20]。这一领域的快速进步使这种技术与培训和实践的融合即将成为现实。

随着神经外科的进步，可视化技术的需求也在增加。在之前的章节中我们已经介绍了神经外科各种新技术，本章将对其进行回顾，并对可进行手术解剖和手术模拟的可视化系统示例进行讨论，包括三维可视化、立体视法、虚拟现实、增强现实和混合现实平台。通常，这些技术存在重叠，并融合成多模态可视化系统。

三维可视化

二维影像是研究经常用到的传统视图。MRI 成像、CT 扫描、常规血管造影和超声显像都将采集的图像以二维形式显示于计算机屏幕。虽然人类神经系统可视化技术的进步扩展了神经外科医师的本领，但它仍然存在严重的局限性。具体来说就是二维图像没有深度感知，在这种成像模式中对深度的再创造产生了三维重建。

目前已经开发了几种用于 CT 成像后处理（分割和三维渲染）的算法：最大密度投影的多平面重建或后处理重建，如表面渲染、体绘制和电影渲染。MRI 具有用于生成三维重建的后处理技术，三维渲染可改善对病变结构的观察。虽然取得了这些进展，这些重建仍然只是二维工作站上的三维投影。

各种技术，如三维立体视法、虚拟现实、增强现实和混合现实都试图回避这一局限，尽管这些不同的模式也包含了不同程度的沉浸感和交互性。下面的内容将对这些技术进行探索。

图像处理软件：常规血管造影与 MRI

提供自动化、交互式和三维重建可编辑功能的软件示例包括用于常规脑血管造影的西门子® syngo® 和 DynaCT®（西门子，Erlangen，德国）[21]。该软件能够用二维图像几乎瞬时完成三维重建，原因在于此软件是基于清晰、明确的用户预设的，不需要手动后处理。该系统与用于血管造影的双球管套件同步，允许三维重建图像选定的方位投影到每个 C 臂以获得最佳定位。有文献描述了 syngo® 在神经介入中的用途，如低压球囊闭塞试验[22]、支架回收在急性脑卒中中的应用[23]、分流装置治疗脑动脉瘤[24]，以及间接测量动静脉畸形血流动力学（图 20.1）。

与 syngo® 用于常规血管造影的图像处理类似，BrainSuite（加州大学洛杉矶分校和南加州大学洛杉矶分校）是一个能够对人脑磁共振成像（MRI）的数据进行交互式和自动化图像处理的开源软件工具集合[26]。该程序从标准 DICOM 文件中提取和分割大脑皮质的各层，处理这些数据，然后结合表面绘制与体绘制进行深入分析。最后有一个易于使用的界面，允许用户处理、可视化、操作和研究成像数据。BrainSuite 还包含一个统计工具箱，用于研究目的的附加分析。关于 BrainSuite 多种应用，特别是关于癫痫和局灶性皮质发育不良的脑磁图和立体脑电图描记，以及神经疾病进展，如亨廷顿病、阿尔茨海默病和拉斯穆森病的图谱绘制[27-33]的文章，已经有了发表。最近有文章描述了一种以标准 MRI T₁加权序列和 MR 动脉静脉成像为基础，结合 BrainSuite 软件生成的可以将颅内肿瘤和血管系统可视化、交互式三维重建技术[34]。BrainSuite 目前还没有被融合到手术计划或导航系统中。

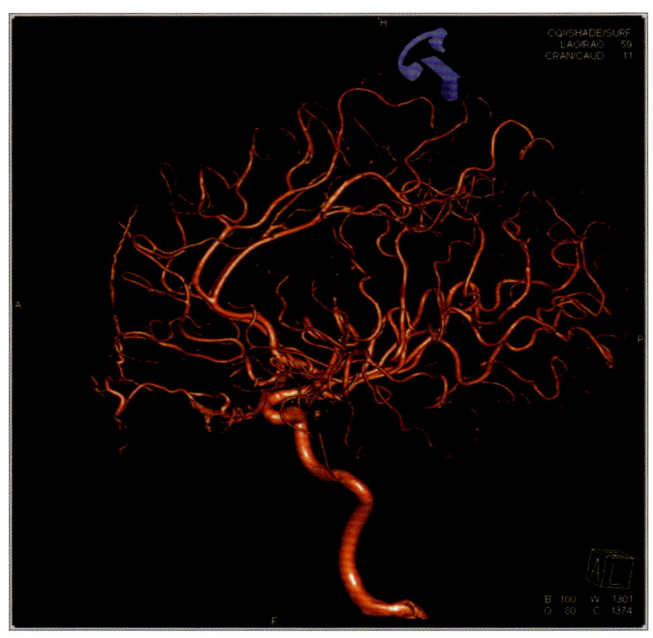

图 20.1　由西门子 syngo® 提供

三维立体视法

立体视法通过双目视觉在图像中产生深度和三维结构的错觉。这项技术起源于 19 世纪初惠斯通立体镜的发明，随着时间的推移，其应用领域已经发展到从娱乐到医疗保健的各个行业。多虚拟现实系统集成立体视觉可以为用户提供所需的深度感知。这种方法利用了人类视觉复杂性特征来形成可视化形式，即立体视觉，通过两眼之间看到的水平差异来产生深度和相对距离的感觉，具体过程是每只眼睛看到的双重的、略有不同的二维图像，经过视觉皮层处理后产生具有深度感知的三维立体图像。然而，这种可视化方式不能完美地产生深度感知，原因包括：首先，观看者观看不同距离的不同物品时可能不能很好地调节图像焦点；其次，由于感知到的物体位置和实际光源的差异，观看者的眼睛对光的会聚和适应二者不匹配。

手术显微镜应用：TrueVision® 和 Trenion®

TrueVision®（加利福尼亚州，圣巴巴拉）是一种立体、三维高清可视化系统，可在平板显示器上实时显示手术视野[35]。TrueVision® 开发了一款用于神经外科显微手术的最新数字手术平台，整合了现有显微镜程序和数字显微镜，以取代传统的光学手术显微镜。TrueVision® 软件创建了数字手术平台，超越了现有的光学显微镜软件，允许外科医师将患者的数据与机器人、精确可视化和术中导航融合在一起。这个软件将现有的通过显微镜看到的手术视野转换到一个三维屏幕上，屏幕上的光学镜头的视野深度是普通屏幕的 2 倍，细小的动作通过软件转化后呈现于屏幕，实现术者对器械的精细控制。外科医师可以对手术过程的三维视频进行录制和编辑，并将图像与患者数据，包括 CT、MRI 和脑血管造影图像进行整合（图 20.2）。

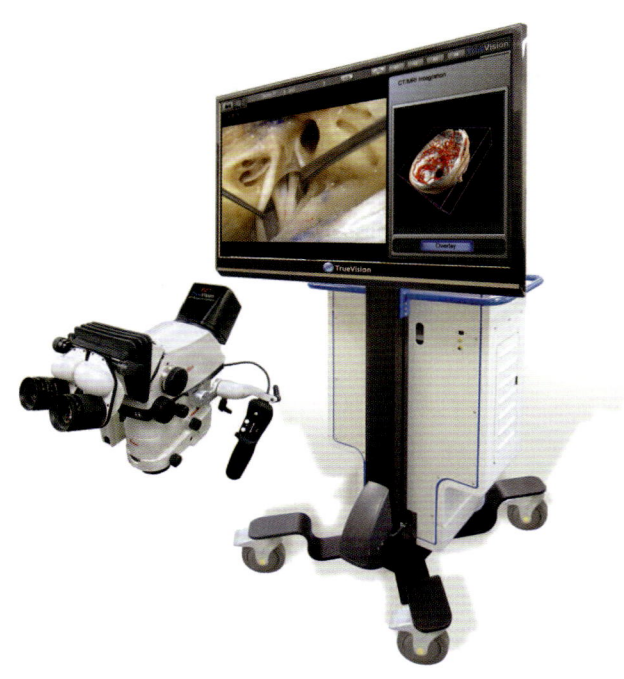

图 20.2 TrueVision® 提供

蔡司 Trenion®（加利福尼亚州，都柏林）是一种类似立体的高清视频系统，与 OPMI®PENTERO®800 或 900 显微镜进行融合，可将通过显微镜目镜看到的现有手术视野转换到三维显示屏上[36]。该软件使外科医师能够与手术室内的所有手术团队成员实时共享三维图像，优化了整体教育体验。手术视野的三维可视化使观看者对复杂的外科解剖和外科技术有了更全面和详细的了解。

立体虚拟现实模拟器：Dextroscope 和 DextroBeam

Dextroscope® 是由 Volume Interaction Ltd（布拉科集团，普林斯顿，新泽西州）开发的一种立体虚拟现实环境，使用者的手可以沉浸在"患者"中，从而实现更精确的手术计划和手术技术练习[37]。虚拟患者由计算机生成的三维多模态图像组成，这些图像来自 DICOM 断层扫描数据，包括 CT、CTA、CTV、MRI、MRA、MRV、PET、SPECT、fMRI 和纤维束成像。使用通过镜子显示的立体可视化，使用者可以看到漂浮在镜子后面的患者，并且能够通过手的运动来操纵和旋转患者。使用者的一只手握住手柄，可以让三维图像在空间中移动；另一只手则握住铅笔形状的触控笔，可以从虚拟控制面板中选择各种器械对三维患者图像进行具体的手术操作。由 Bracco Image 设计的 DextroBeam® 用不同的立体显示器（大显示器或投影仪）取代了 Dextroscope® 的镜面显示，可以实现大小团队之间更多的互动和协作[38]。

自从 Dextroscope® 发布以来，对其在神经外科术中手术计划的应用进行了广泛的探索。Dextroscope® 采用交互式三维界面将患者数据和所选择图像层面配准到颅骨和软组织，这个系统称为虚拟颅内可视化和导航（VIVIAN）系统[39]。部分研究已对虚拟现实生成的解剖结构与尸体标本进行了比较，以验证模拟器并证明其在教学和术前计划中的辅助作用。例如，有文章报道与 20 具尸体标本相比，使用这种立体的虚拟现实设备可以准确地模拟 25 例患者在计划进行跨岩嵴肿瘤切除时的颞叶桥静脉的解剖结构[40]。已在各种神经外科手术情景中对 Dextroscope® 模拟器进行了研究，包括鞍区与颅底肿瘤的手术治疗[41-44]、功能区胶质瘤[45]、动静脉畸形[46,47]、脑动脉瘤[48-51]、癫痫[52]、脑神经减压[53,54]、脊柱病变[55,56]等。

虚拟现实

虚拟现实技术生成逼真的图像、声音以及其他感觉，如触觉反馈，以实现对三维的、真实的或想象的实体环境的模拟。特别是在过去的 10 年里，虚拟现实变得越来越流行，应用越来越多，相关程序也越来越多。此外，多家公司已经生产了虚拟现实头戴式显示器，如 Oculus Rift®、Samsung Gear VR® 和 HTC Vive® 等。这些设备让使用者能够观察和探索虚拟世界、更先进的涉及互动元素的技术，包括游戏和网络连接。

虚拟现实有多种模式的可视化：沉浸式、半沉浸式、非沉浸式以及交互式或非交互式格式。沉浸式技术刺激感官，创造感知上的真实感觉，不仅包括视觉和听觉，还包括触觉和嗅觉信息；而非沉浸式模式仅允许使用者通过门户或窗口观看虚拟世界。重要的是，沉浸与这种环境中常用的另一个术语"临场感"不同。临场感是指使用者沉浸在虚拟环境中的主观感受，将虚拟体验等同于真实体验；虚拟现实的"魔力"在于暂停怀疑。在交互式平台上，使用者可以操纵并参与到虚拟环境中。虚拟现实还包括两个新兴领域——增强现实和混合现实，将虚拟元素与使用者的真实环境分层并融合在一起，这一部分将在后面章节中讨论。

在医疗领域，虚拟现实模拟器已被纳入医学院课程、住院医师培训和患者教育。例如，神经外科培训正在随着虚拟现实的应用而发展，尤其是在面临患者安全和值班时间限制等情况时。有关虚拟模拟器在毕业后医学教育中的应用的文献侧重于基本操作技能的获得[57]，虚拟模拟可以让住院医师在进入手术室前学习解剖、练习手术技术、提高技能和接收反馈[58]。此外，它还可以调整术前计划，这些计划可以整合到术中导航系统中。NeuroTouch® 的虚拟模拟器模块可用于教授"神经外科基本技能"，包括脑室造瘘、鼻内镜导航、肿瘤切除、止血和显微解剖[59]。

虚拟现实和手术计划：Surgery Theater®

当前的虚拟现实模拟软件将患者数据与图谱上的解剖信息相结合，对已知结构进行逐例可视化，为新手和专家提供手术培训、术前规划和术中导航。文献中已经描述了各种虚拟现实平台用于手术计划，包括神经外科开颅手术定位[60]。虽然神经外科已经有了许多模拟器，但其中之一是 Surgical Theater®（俄亥俄州，梅菲尔德市）。Dextroscope® 和 DextroBeam® 在制订手术计划时采用了虚拟现实可视化技术，这在上一节已经对此进行了讨论。

Surgical Theater® 提供手术计划和导航软件，分别命名为手术计划系统（SRP）和高级手术导航平台（SNAP），可生成患者数据生成的交互沉浸式虚拟现实个体化重建影像[61]。Surgery Theater® 将其自己的虚拟现实医学可视化平台，即 Precision VR™，融入这些程序中，后者可从传统二维成像数据（包括 CT、MRI、DTI 等）中生成三维渲染效果。外科医师既可以在术前使用 SRP 研究复杂的解剖学和测试技术，也可以使用 SNAP 将患者个体化的手术计划用于真实手术。这些重建影像可以通过平板电脑、壁挂式或虚拟现实头戴式显示器（如 Oculus Rift® 或 HTC Vive®）来观看。Surgical Theater® 的另一个平台，称之为 Selman 手术预演平台，也已经开发用于显微手术,如动脉瘤夹闭[62]。

沉浸式虚拟现实环境：CAVE ™

CAVE ™已经是第二代,最初的 CAVE 是世界上第一个房间大小的虚拟沉浸式环境[63]。第一代 CAVE 是 1991 年由芝加哥伊利诺伊大学电子可视化实验室发明的高分辨率三维视听环境。图案被投影到三面墙和地板上,并通过佩戴配备有位置传感器的活动立体眼镜观看。随着使用者将在显示边界内移动,准确的透视图将实时显示出来,以实现身临其境的体验。该系统采用基于 InterSense IS-900 型超声/加速度传感器的跟踪系统,由一台装有快速英特尔 CPU 和 NVIDIA Quadro Plex 图形引擎的单一 Windows 机驱动。

2012 年推出的 CAVE2 混合现实环境,也称为第二代 CAVE,极大地扩展了初代 CAVE 的功能[64,65]。与初代 CAVE 中使用的投影技术相比,CAVE2 采用平铺 LCD 显示屏。由初代 CAVE 升级后的三面墙,围成了一个长为 24 英尺（1 英尺约 0.3 米）、高约 8 英尺的全景圆形房间,4 个 46 英寸（1 英寸约 3 厘米）LCD 屏幕为 1 列,房间内共有 18 列,由连接高速网络的 36 节点计算机集群供电,周围有 20 个扬声器。此外,通过可伸缩自适应图形环境,CAVE2 的墙可以作为单个屏幕或多个较小的分区窗口运行。该环境允许同时查看二维和三维信息。

在过去十余年,CAVE 和基于 CAVE 的系统已经进入医学领域,虽然它在神经外科领域还没有得到广泛应用,但总体上在神经科学领域已经有了一些突破。在芝加哥伊利诺伊大学,CAVE2 已经显示了作为一种新的可视化方法用于预防和治疗卒中的潜力[66]。该学院进一步的工作还包括利用神经网络定位,确定与抑郁症的关系[67]。基于 CAVE 的系统还用于电子显微镜,研究神经组织的亚细胞结构,以识别糖原的非随机分布情况,这有助于进一步推动糖原

聚集分析工具的发展[68]。此外,CAVE 还与行走的虚拟现实系统相结合,用于神经康复[69]。最近有专家将 CAVE 与皮质脑电图记录仪相结合,以第一人称视角评估虚拟化身的脑电信号监测错误情况,特别是能够微调的运动技能学习目标导向行为。这项研究显示 CAVE 在未来脑机接口领域有应用潜力[70]（图 20.3）。

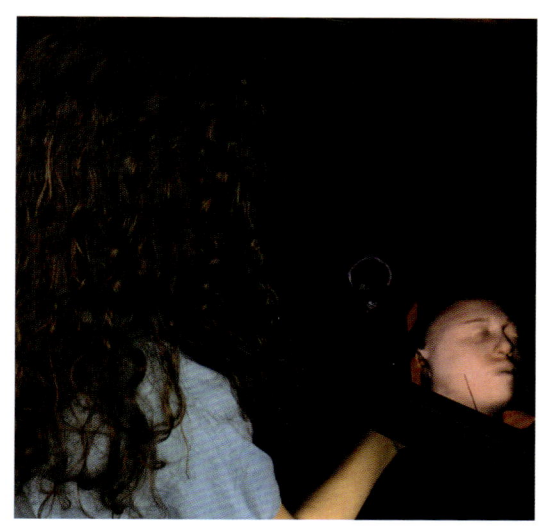

图 20.3　ImmersiveTouch® 提供

虚拟现实模拟的可触摸用户界面：基于道具的界面和 Angio Mentor®

弗吉尼亚大学于 1995 年首次报道了基于道具的界面,代表可触摸用户界面（TUI）,是依赖于在自由空间中手持物品或"道具"的实物操作,这些动作随后与虚拟现实元素同步。最初的可视化技术,称为 Netra,是将人体交互与实体工具和计算机软件结合在一起,通常用于手术计划。在道具界面内,用户一只手持一微型头选择工具,如触笔,另一只手与头部交互,通过横切头部观察影像用于研究；计算机软件则将双手动作融合,并将其与微型头部上的相对位置相关联[72]。这个特殊的模型允许 6 个自由度的运动,可以让神经外科医师从多个有利位置视察复杂的解剖结构（图 20.4）。

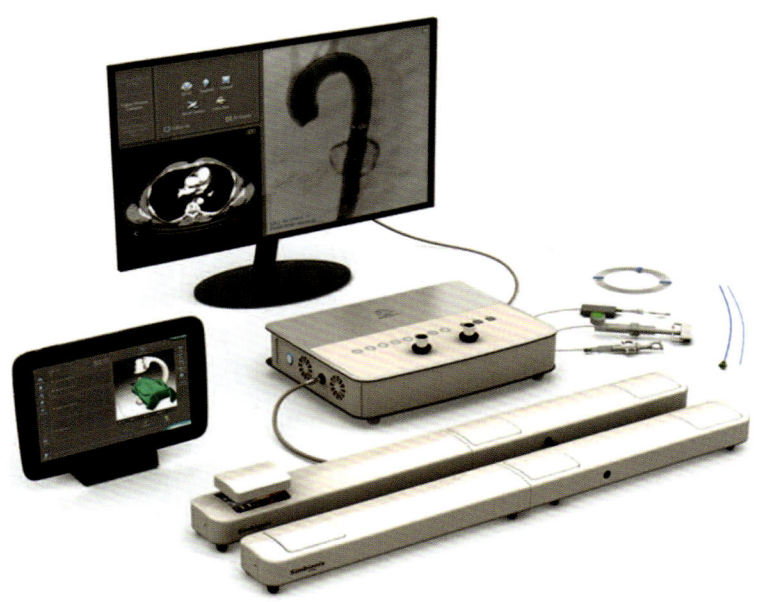

图 20.4 由 ANGIO Mentor® 提供

自 Netra 发布后，其他触控用户系统也相继推出。3D Systems®（俄亥俄州克利夫兰），前身为 Simbionix®，有多种手术模拟器；尤其是 ANGIO Mentor™，它复制了血管造影设备，并提供了大量可用于练习的各种介入手术[73]。ANGIO Mentor™模拟器使用真实的导管和导丝，这些导管和导丝通过一个类似于动脉鞘带膜端口进入仪器，然后与内部的滚轮接合，该滚轮模拟了介入手术存在的力矢量，并允许使用者练习（导管导丝）前进和导引所需的精细运动。然后，通过操纵杆和控制面板移动床位并控制模拟透视。ANGIO Mentor™提供超过 23 个模块和 158 个临床案例情景。随着 PROcedure Rehearsal Studio™的加入，通过显示患者个体影像，可以用于术前预演，这使得培训模块的数量大大增加。最近的一项研究表明，受训者在诊断性脑血管造影、动脉瘤弹簧圈栓塞和机械取栓术方面的技能均有所提高[74]。

具有触觉反馈的沉浸式虚拟现实模拟：ImmersiveTouch® 和 NeuroTouch®

ImmersiveTouch®（伊利诺伊州，芝加哥）是于 2005 年发明的第一个在既有增强虚拟现实中增加触觉和运动觉反馈的系统，提供了一系列供使用者操作的神经外科手术模拟器。该系统具有立体护目镜、电磁手跟踪和触觉触笔等独特功能，这些功能提供了进行交互式三维培训的可能。与手术不同，学生能够使用客观指标来跟踪他们的学习进度，如颜色指示器、数值评分和术后解剖，可以评估受训人员的准确性、可靠性和进度。已发表的模拟模块（手术）包括脑室造瘘术、颅骨钻孔、止血、三叉神经根切断术、动脉瘤夹闭术、腰椎穿刺术、椎体成形术和经皮脊柱内固定术[9~19]，并且已经在多种不同的模拟中证明了模拟具有区分技能水平差异的能力。

NeuroTouch® 是由加拿大国家研究委员会开发的虚拟现实医学模拟平台，目前授权给 CAE Inc 并称为 CAE NeuroVR ™（加拿大，魁北克）[75, 76]。NeuroVR ™可以让神经外科医师和住院医师练习各种开颅和内镜手术，涉及肿瘤摘除、软组织解剖、双极止血和经鼻蝶窦入路，以及器械使用、成像和手术技术。该系统包括两个并排放置的可以实现立体显示的监视器，两个模拟各种手术器械的触觉反馈设备。NeuroVR ™记录客观的操作指标，如解剖标记，以便操作者可以追踪并提高他们的技能。有两项研究通过评估双手操作手术表现和肿瘤切除精确程度来区分培训水平的差异[77, 78]。

头戴式虚拟现实显示器：Oculus Rift®、HTC Vive®、Samsung Gear VR® 等

虚拟现实头戴式显示器（HMDs）由一个包含眼前屏幕的头盔或一条固定眼前屏幕的带子组成，称为单目显示器；或双眼前均有屏幕，称为双目显示器。双目 HMDs 提供计算机生成的视觉数据形成的立体三维画面。从游戏和工程到医学，HMDs 在各种领域的应用越来越受欢迎，成了主流趋势。有几家公司已经生产供应了自己的设备，包括 Facebook 现有的 Oculus Rift®、HTC Vive®、Samsung Gear VR® 和 Sony PlayStation VR®。HMDs 同时提供创造了沉浸式虚拟现实环境的视频和音频组件，以及可以远程控制的交互式组件。新一代的 HMD 可以与用户的智能手机相连，使大众更容易应用。HMDs 通常提供由用户驱动的个人体验，但协作查看和组间交互迭代目前正在进行中。既是优势也可以说是局限性的是，HMDs 通常会完全将沉浸式虚拟环境与实体世界隔绝，从而产生无与伦比的临场感，但这往往也会阻碍其在增强现实中的应用。

这些设备在医疗领域的应用仍处于初级阶段，特别是在神经外科领域。一种基于计算机的系统通过多个深度摄像机记录手术过程，随后进行三维重建并用更多信息进行注释，从而为外科教育提供沉浸式学习体验，所有这些都可以通过虚拟现实头盔观看[79]。Surgery Theater® 主要用于手术计划，它将传统的 CT 或 MRI 数据转换为患者个体化需求的三维再现，这种交互式重建可以在触摸屏或通过虚拟现实头盔，如 Oculus Rift® 或 HTV Vive® 观看。BRAINtrinsic 是一个用于探索中枢神经系统的开源虚拟现实可视化系统，也是一个与 Oculus Rift® 兼容的探索人类连接的新型系统[80]。有试验性观察队列研究调查了三星 Gear VR® 在减轻住院患者疼痛和焦虑方面的作用[81]。还有研究人员使用 Oculus Rift® 为脊髓损伤患者设计了以用户为中心的沉浸式轮椅训练系统[82]。

增强现实

增强现实将实体环境的实时视图与计算机生成的内容（包括视频、图形、声音等）相结合。从本质上来说，增强现实将用户对现实世界的观感融入其中，并通过投影仪或屏幕将数字信息分层；然而，从原则上来说，现实世界和计算机生成的内容并不相互作用。增强现实技术在医学中的应用范围很广，从用于静脉注射的静脉寻找，到用于微创癌症筛查的光学活检绘图[83, 84]。西门子公司早期曾采用增强现实技术设计了立体视频系统，实现了三维医学成像数据的交互式可视化[85]。在神经外科领域，增强现实技术已被用于术中导航、远程示教、实习医生技能培训和患者教育[86~88]。在临床实践中，增强现实被引入一个称为虚拟交互呈现和增强现实（VIPAR）的平台，以实现与术后患者的互动[89]，用于远程实时虚拟手术辅助[90]。

头戴式增强现实显示器：Google Glass®

Google Glass® 可以说是在医疗领域，特别

是神经外科领域里知名度最高的头戴式增强现实显示器[91]。Google Glass® 是 X 公司（前身为 Google X）开发的一款头戴式光学显示器，为用户提供了类似智能手机的轻便、免提的语音激活系统，外观就像是一副眼镜。Google Glass® 原型发布于 2013 年 4 月 15 日，但出于对隐私和安全的考虑，该产品停产了。目前的版本是 2017 年重新发布的，允许用户通过 WiFi 或蓝牙连接访问互联网，包括图像和视频等，然后在用户视野右上角将这些信息覆盖在现实世界的实体上。它还包括一个触摸屏，允许在有时间轴的显示屏上滑动。

Google Glass® 的应用已经在各种神经外科临床情景中进行了测试，并开发了若干临床、教育和手术方面的应用程序，可以访问电子病历、实验室检查分析结果，免提拍照和录像[92]。此外，它还作为教学工具，可在术中进行视频直播，术后观看手术及血管造影视频，有助于住院医师和学生的教学[93, 94]。在一项研究中，Google Glass® 通过 HMD 获得的实时视频记录进行了彻底的复盘，从而显著提高了神经外科住院医师的舒适度和对手术步骤的理解[93]。Google Glass®[95, 96] 还可以让手术医师术中无须将头从术野转向导航显示器就可以完成导航。

基于增强现实的神经导航

与标准的图像引导神经导航类似，增强现实系统通过记录患者特定的解剖标记或基准进行注册，然后将信息投射到实体结构上，无论是真实的患者头部还是头颅模型。值得注意的是，神经导航中使用的增强现实技术也与混合现实类似，因为它可以通过患者注册将计算机生成的信息锚定于实体，这将在下一节进行讨论。然而，它缺乏虚拟内容本身和现实世界之间实时反应和交互，这是与混合现实的关键区别点。

手术所使用增强现实技术需要将成像数据与真实患者进行高度精准的融合。研究人员已经开发了各种增强现实图像导航系统。有研究人员设计了一种用于图像引导神经手术的增强现实系统，用投影仪将图像直接投影到头部虚像上。在后续研究中，该技术被用于 5 名肿瘤患者的手术，平均投影误差为 1.20 mm ± 0.54 mm[97, 98]。最近还介绍了一款称为术中脑成像系统（IBIS），是一个新型的开源图像引导平台，使用连接到摄像机的光学跟踪设备、用于计算脑移位的术中超声，以及增强现实等来提高神经导航信息可视化的质量[99]。基于增强现实的图像引导进一步融入于平板电脑和移动设备，以提高手术室的可访问性和便用性[100-105]。

对增强现实在神经导航中的应用，已经在特定的神经外科亚专业中进行了测试，主要有（脑）血管手术、肿瘤切除、内镜或颅底手术、脊柱融合等。

血管疾病

早期系统生成的三维血管模型是从 CT 或 MR 血管成像重建而来的，然后通过使用基准标记的二维/三维注册将这些重建图像叠加在 X 线透视下的动态图像上[106]。最近在大鼠身上进行的一项迭代和概念验证研究中，通过在传统手术显微镜的白光视野内叠加实时荧光血管造影信息，方便了神经血管手术[107]。进一步的研究更开发了一套在动静脉畸形切除[108-110]、颅内外血管旁路移植术[111, 112] 和动脉瘤夹闭手术[113] 中融入增强现实的系统。

肿瘤

目前，一种使用连接红外光学跟踪传感器的网络摄像机的增强现实神经导航系统，已经在 1 例胶质母细胞瘤和 2 例脑膜瘤患者身上进行了试验[114]。还有一款平台，带有 DEX-Ray 手持摄像探头，可将视频叠加在通过 Dextroscope®

工作站重建的患者个体化透明MRI和MRV图像上。这一系统成功应用于5例矢状窦旁脑膜瘤、镰旁脑膜瘤和脑膜瘤患者肿瘤切除手术中[115,116]。智能手机的一些应用程序也可以用于对幕上浅表肿瘤进行高精度的定位，可为无框架神经导航提供低成本的图像增强现实的替代方案[101,103]。此外，还有一种基于平板电脑的平台，名为Trans-Visible Navigator，实现了容积导航，而不是标准的点对点导航，并已在6例肿瘤患者中进行了测试[105]。

颅底与内镜入路

在本书中已经描述了内镜增强现实导航。早期的系统将根据患者个体化的MRI或CT数据重建的肿瘤及其周围结构的三维虚拟图像投射于实时内镜术野，其可行性在12例接受经鼻-蝶窦内镜垂体瘤切除的患者身上得到了验证[117]。另一种最新的增强导航已开发用于内镜和颅底手术，将内镜图像与三维虚拟图像融合，如在叠加血管结构，通过尸体标本测试的目注册误差为1.28 mm ± 0.45 mm[118]。此外，基于增强现实的神经导航也被报道用于斜坡脊索瘤的切除[119]。带有增强现实导航的神经内镜还用于脑室内病变（切除），由此术中可以将包括定义入颅点、感兴趣区和轨迹的手术计划以增强现实的形式叠加于内镜视频上[120]。作为这项技术在实践中的另一个例子，是研究人员使用名为Sina神经外科助手的Android®应用程序，对25例自发性幕上颅内出血患者进行内镜下血肿清除[121]；还有一款类似的iPhone®应用程序，用于在内镜下基底节区对脑出血进行定位和清除[102]。

脊柱病变

关于增强现实神经导航在脊柱手术中应用的文献不多，目前只有一项实验室研究报道了采用术中三维重建和基于光学导航的增强现实技术，在尸体标本上徒手置入胸椎椎弓根螺钉[122]。

混合现实

与增强现实类似，混合现实也是将虚拟元素与现实世界中的元素相融合；但不同的是，混合现实技术是从用户的视角将虚拟对象锚定于现实空间中的某个点。还有一个重要区别就是，混合现实产生了一种实体和数字对象彼此实时交互的可视化，虚拟元素接收到反馈后根据其编程目的进行响应。例如，一些系统跟踪用户的眼球运动，那些不在视野内的虚拟物体可能会变得模糊。某些虚拟元素还可以与真实环境分层，使得随着用户移动和视角改变，如放置在房间角落中的全息图将看起来在家具后面。混合现实的目标是在虚拟和实体环境之间实现无缝融合，创造最真实的体验。最新发布的混合现实设备是Microsoft HoloLens®，本节将对其进行讨论。其他头戴式显示器，包括宏碁（Acer®）和惠普（HP®）的设备，也已在2017年夏季上市。

头戴式全息混合现实显示器：Microsoft HoloLens® 及其他

2015年1月发布的Microsoft HoloLens®为神经外科的技术进步提供了一个新的、尚未探索的机会。该混合现实全息计算系统可以让用户探索和操作交互式全息图。Microsoft HoloLens®将用户生成的虚拟元素融合到周围实体环境中，特色是任何通用Windows平台应用程序都可以在增强现实操作系统中运行（图20.5）。

这项技术在医学上的应用还处于早期发展阶段。凯斯西储大学率先使用了HoloLens®，他们的医学院将这项技术融入他们的解剖学课程和小组报告中。Stryker通信公司使用HoloLens与其客户一起设计手术室，并建造"未来手术室"[123]。杜克大学是已知第一个将HoloLens应用于神经外科的机构，将脑室系统的全息投影应用于脑室造瘘培训的患者模型上[20]。HoloLens®最近还作为一种新的图像引导系统应

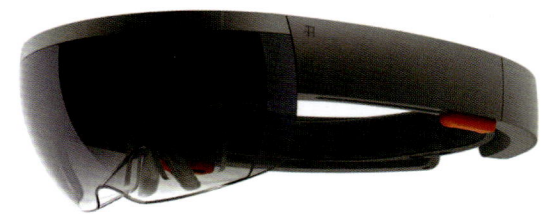

图 20.5 © 微软 HoloLense® 提供（https://news.microsoft.com/imageGallery/?filter_cats%5B%5D=2843#72QKI9r2kgsigYLo.97）

用于椎弓根螺钉置入[124]。

微软 HoloLens® 在神经外科领域具有巨大的应用潜力。交互式全息图可用于住院医师放射学、解剖学和外科手术入路研究的教学，以及患者的诊疗计划和决策和手术室中的图像引导。

还有一些公司也即将发布混合现实头戴式显示器，包括惠普、宏碁和联想等。与微软 HoloLens® 相比，这些设备也将参照微软设计的混合现实软件[125]，但价格却大幅降低，开发者版的价格将在 300~400 美元，而 HoloLens® 则报价 3 000 美元。

未来方向

三维可视化和虚拟、增强和混合现实的未来迭代将扩宽当前的应用范围，以改善患者安全、住院医师教育、手术计划和外科技术，并进一步开发新的用途。就像航空培训一样，医学培训项目将发展为模拟培训，不仅允许使用者建立和练习手术轨迹，还可以培训使用者如何处理紧急情况，如静脉窦损伤伴空气栓塞或术中动脉瘤破裂。此外，虚拟和增强现实可能会成为相关研究报告中不可或缺的一部分，就像最近在期刊上发表的融合操作视频一样。

这些可视化策略可能会融入快速增长的远程医疗领域。虚拟现实可以将急诊和脑卒中神经科医师连接起来，并通过网络连接合适的卒中综合中心，加上可以显示患者的检查结果和三维影像的设备，会进一步补充相关神经外科疾病的诊疗过程，最终提高脑卒中的诊断和治疗水平。远程医疗通过向全球观众直播或者录制视频的方式，将异地观众带到手术室，使其了解罕见疾病或新技术。此外，由于虚拟交互演示将实时远程手术辅助带入手术室[90]，从理论上来说，远程操作甚至可以通过集成的机器人来实现。

随着这项技术交互性的改进，通过 Xbox Kinect® 或类似产品，这些基于手势的导航平台也可以整合到手术室中，并允许对这类增强或混合现实设备进行无菌操作。还有一些具有非接触式界面的设备已经在导航放射学研究中得到了应用[126-129]。将所有这些技术进一步结合在一起，为在手术室中实现多种设备之间的无缝融合提供了巨大的潜力，以同时查看手术计划、影像、生命体征并进行交互式操作。

神经外科中的机器人技术是该领域的另一个新兴方向，具有巨大的发展潜力，并代表着另一种可能的融入增强现实的技术。一篇关于这个主题的最新综述讨论了迄今为止关于机器人神经外科的文献，脊柱方面的应用包括置入椎弓根螺钉，颅脑方面则包括 DBS 电极置入、激光热凝消融、肿瘤和内镜导航[130]。可以预见的是，随着可视化技术的进步，机器人技术也会进步。

视界是神经外科未来可视化和模拟的限制因素之一。本章不仅回顾了到目前为止可用的多种可视化方式，而且回顾了尚未面世的新技术的发现和发展。虽然这篇综述比较全面，但目前正在开发的各种设备和软件还没有被讨论，这可能会为未来神经外科领域的发展提供机会。但是，该领域仍存在一些挑战，包括如何使虚拟现实或增强现实既逼真又精确、改善深度感知、增强交互性和易用性、推进硬件的人体工程学、简化三维重建的自动化、尺寸重构，以及降低该技术的开发和分发成本等。我们一直致力于应对所有这些挑战，以期制造出能够实时再现患者信息且价格实惠的沉浸式交互设备。

参考文献

1. Beckmann EC. CT scanning the early days. Br J Radiol. 2006;79(937):5–8.
2. CT market outlook report. In: IMVinfo. http://www.imvinfo.com/index.aspx?sec=ct&sub=dis&ite mid=200081. 2016. Accessed 3 Jul 2017.
3. SOMATOM Force. In: Siemens. https://www.healthcare.siemens.com/computed-tomography/dual-source-ct/somatom-force/use. Accessed 25 Jan 2017.
4. Damadian R, Goldsmith M, Minkoff L. NMR in cancer: XVI. FONAR image of the live human body. Physiol Chem Phys. 1977;9(1):97–100, 108.
5. Magnetic resonance imaging (MRI) exams (indicator). In: OECD-iLibrary. https://doi.org/10.1787/1d89353f-en. Accessed 5 Jan 2017.
6. MAGNETOM Terra. In: Siemens. https://usa.healthcare.siemens.com/magnetic-resonance-imaging/7tmri-scanner/magnetom-terra/features. Accessed 25 Jan 2017.
7. Van der Kolk AG, Hendrikse J, Zwanenburg JJ, Visser F, Luijten PR. Clinical applications of 7T MRI in the brain. Eur J Radiol. 2013;82(5):708–18.
8. Perandini S, Faccioli N, Zaccarella A, Re T, Mucelli RP. The diagnostic contribution of CT volumetric rendering techniques in routine practice. Indian J Radiol Imaging. 2010;20(2):92–7.
9. Alaraj A, Charbel FT, Birk D, Tobin M, Luciano C, Banerjee PP, Rizzi S, Sorenson J, Foley K, Slavin K, Roitberg B. Role of cranial and spinal virtual and augmented reality simulation using ImmersiveTouch modules in neurosurgical training. Neurosurgery. 2013;72(Suppl 1):115–23.
10. Alaraj A, Luciano CJ, Bailey DP, Elsenousi A, Roitberg BZ, Bernardo A, Banerjee PP, Charbel FT. Virtual reality cerebral aneurysm clipping simulation with real-time haptic feedback. Neurosurgery. 2015;11(Suppl 2):52–8.
11. Banerjee PP, Luciano CJ, Lemole GM, Charbel FT, Oh MY. Accuracy of ventriculostomy catheter placement using a head – and hand-tracked highresolution virtual reality simulator with haptic feedback. J Neurosurg. 2007;107(3):515–21.
12. Gasco J, Holbrook TJ, Patel A, Smith A, Paulson D, Muns A, Desai S, Moisi M, Kuo YF, Macdonald B, Ortega-Barnett J, Patterson JT. Neurosurgery simulation in residency training: feasibility, cost, and educational benefit. Neurosurgery. 2013;73(Suppl 1):39–45.
13. Gasco J, Patel A, Luciano C, Holbrook T, OrtegaBarnett J, Kuo YF, Rizzi S, Kania P, Banerjee P, Roitberg BZ. A novel virtual reality simulation for hemostasis in a brain surgical cavity: perceived utility for visuomotor skills in current and aspiring neurosurgery resident. World Neurosurg. 2013;80(6):732–7.
14. Gasco J, Patel A, Ortega-Barnett J, Branch D, Desai S, Kuo YF, Luciano C, Rizzi S, Kania P, Matuyauskas M, Banerjee P, Roitberg BZ. Virtual reality spine surgery simulation: an empirical study of its usefulness. Neurol Res. 2014;36(11):968–73.
15. Lemole GM, Banerjee PP, Luciano C, Neckrysh S, Charbel FT. Virtual reality in neurosurgical education: part-task ventriculostomy simulation with dynamic visual and haptic feedback. Neurosurgery 2007; 61(1): 142–8; discussion 148–9.
16. Luciano CJ, Banerjee PP, Bellotte B, Oh GM, Lemole M, Charbel FT, Roitberg B. Learning retention of thoracic pedicle screw placement using a high-resolution augmented reality simulator with haptic feedback. Neurosurgery 2011;69(1 Suppl Operative):ons14–9; discussion ons19.
17. Luciano C, Banerjee P, Lemole GM, Charbel F. Second generation haptic ventriculostomy simulator using the ImmersiveTouch system. Stud Health Technol Inform. 2006;119:343–8.
18. Luciano CJ, Banerjee PP, Sorenson JM, Foley KT, Ansari SA, Rizzi S, Germanwala AV, Kranzler L, Chittiboina P, Roitberg BZ. Percutaneous spinal fixation simulation with virtual reality and haptics. Neurosurgery. 2013;72(Suppl 1):89–96.
19. Shakur SF, Luciano CJ, Kania P, Roitberg BZ, Banerjee PP, Slavin KV, Sorenson J, Charbel FT, Alaraj A. Usefulness of a virtual reality percutaneous trigeminal rhizotomy simulator in neurosurgical training. Neurosurgery 2015;11(Suppl 3):420–5; discussion 425.
20. Manke K (2016). Brain surgery may get a bit easier, with augmented reality. In: Duke Today. https://today.duke.edu/2016/10/brain-surgery-may-get-bit-easier-augmented-reality. Accessed 3 Jul 2017.
21. Syngo Dyna3D. In: Siemens. https://www.healthcare.siemens.com/angio/options-and-upgrades/clinical-

software-applications/syngo-inspace-3d/features. Accessed 3 Jul 2017.
22. Yang M, Wu J, Ma L, Pan L, Li J, Chen G, Struffert T, Sun Q, Beilner J, Deuerling-Zheng Y. The value of syngo DynaPBV neuro during neuro-interventional hypotensive balloon occlusion test. Clin Neuroradiol. 2015;25(4):387–95.
23. Wenger KJ, Berkefeld J, Wagner M. Flat panel detector computed tomography for the interaction between contrast-enhanced thrombi and stent retrievers in stroke therapy: a pilot study. Clin Neuroradiol. 2014;24(3):251–4.
24. Faragò G, Caldiera V, Tempra G, Ciceri E. Advanced digital subtraction angiography and MR fusion imaging protocol applied to accurate placement of flow diverter device. J Neurointerv Surg. 2016;8(2):e5. https://doi.org/10.1136/neurintsurg-2014-011428.
25. Shakur SF, Brunozzi D, Hussein AE, Linninger A, Hsu CY, Charbel FT, Alaraj A. Validation of cerebral arteriovenous malformation hemodynamics assessed by DSA using quantitative magnetic resonance angiography: preliminary study. J Neurointerv Surg 2017. pii: neurintsurg-2017-012991.
26. BrainSuite. In: BrainSuite. http://brainsuite.org/. Accessed 3 Jul 2017.
27. Phillips OR, Joshi SH, Piras F, Orfei MD, Iorio M, Narr KL, Shattuck DW, Caltagirone C, Spalletta G, DiPaola M. The superficial white matter in Alzheimer's disease. Hum Brain Mapp. 2016;37(4):1321–34.
28. Phillips OR, Joshi SH, Squitieri F, SanchezCastaneda C, Narr K, Shattuck DW, Caltagirone C, Sabatini U, Di Paola M. Major superficial white matter abnormalities in Huntington's disease. Front Neurosci. 2016;10:197.
29. Wang ZI, Jones SE, Ristic AJ, Wong C, Kakisaka Y, Jin K, Schneider F, Gonzalez-Martinez JA, Mosher JC, Nair D, Burgess RC, Najm IM, Alexopoulos AV. Voxel-based morphometric MRI post-processing in MRI-negative focal cortical dysplasia followed by simultaneously recorded MEG and stereoEEG. Epilepsy Res. 2012;100(1–2):188–93.
30. Wang ZI, Krishnan B, Shattuck DW, Leahy RM, Moosa AN, Wyllie E, Burgess RC, Al-Sharif NB, Joshi AA, Alexopoulos AV, Mosher JC, Udayasankar U, Pediatric Imaging, Neurocognition and Genetics Study, Jones SE. Automated MRI volumetric analysis in patients with Rasmussen syndrome. AJNR Am J Neuroradiol. 2016;37(12):2348–55.
31. Wang ZI, Ristic AJ, Wong CH, Jones SE, Najm IM, Schneider F, Wang S, Gonzalez-Martinez JA, Bingaman W, Alexopoulos AV. Neuroimaging characteristics of MRI-negative orbitofrontal epilepsy with focus on voxel-based morphometric MRI postprocessing. Epilepsia. 2013;54(12):2195–203.
32. Wang ZI, Suwanpakdee P, Jones SE, Jaisani Z, Moosa AN, Najm IM, von Podewils F, Burgess RC, Krishnan B, Prayson RA, Gonzalez-Martinez JA, Bingaman W, Alexopoulos AV. Re-review of MRI with postprocessing in nonlesional patients in whom epilepsy surgery has failed. J Neurol. 2016;263(9):1736–45.
33. Kakisaka Y, Alkawadri R, Wang ZI, Enatsu R, Mosher JC, Dubarry AS, Alexopoulos AV, Burgess RC. Sensitivity of scalp 10-20 EEG and magnetoencephalography. Epileptic Disord. 2013;15(1):27–31.
34. Neyaz Z, Phadke RV, Singh V, Godbole C. Threedimensional visualization of intracranial tumors with cortical surface and vasculature from routine MR sequences. Neurol India. 2017;65(2):333–40.
35. TrueVision is 3D HD visualization for microsurgery. In: TrueVision. http://www.truevisionsys.com/visualization-neuro.html. Accessed 3 Jul 2017.
36. Trenion SD HD from Zeiss. In: Zeiss. https://www.zeiss.com/meditec/us/products/spine-surgery/visualization-systems/trenion-3d-hd.html. Accessed 3 Jul 2017.
37. Gerweck K. Dextroscope changes the neurosurgical planning paradigm 3D virtual reality system. In: Bracco Imaging Inc. http://www.braccoimaging.com/us-en/dextroscope-changes-neurosurgicalplanning-paradigm-3d-virtual-reality-system. 2006. Published August 16, 2006. Accessed 3 Jul 2017.
38. Gerweck K. Interactive virtual reality environment transforms surgical group collaboration and education. In: Bracco Imaging Inc. http://www.braccoimaging.com/us-en/interactive-virtual-reality-environment-transforms-surgical-group-collaboration-and-education. 2006. Accessed 3 Jul 2017.
39. Kockro RA, Serra L, Tseng-Tsai Y, Chan C, YihYian S, Gim-Guan C, Lee E, Hoe LY, Hern N, Nowinski WL. Planning and simulation of neurosurgery in a virtual reality environment. Neurosurgery 2000;46(1):118–35; discussion 135–7.
40. Gu SX, Yang DL, Cui DM, Xu QW, Che XM, Wu JS, Li WS. Anatomical studies on the temporal bridging veins with Dextroscope and its application in tumor surgery across the middle and posterior fossa. Clin Neurol

Neurosurg. 2011;113(10):889–94.
41. Stadie AT, Reisch R, Kockro RA, Fischer G, Schwandt E, Boor S, Stoeter P. Minimally invasive cerebral cavernoma surgery using keyhole approaches – solutions for technique-related limitations. Minim Invasive Neurosurg. 2009;52(1):9–16.
42. Wang SS, Li JF, Zhang SM, Jing JJ, Xue LA. Virtual reality model of the clivus and surgical simulation via transoral or transnasal route. Int J Clin Exp Med. 2014;7(10):3270–9.
43. Wang SS, Zhang SM, Jing JJ. Stereoscopic virtual reality models for planning tumor resection in the sellar region. BMC Neurol. 2012;12:146.
44. Yang DL, Xu QW, Che XM, Wu JS, Sun B. Clinical evaluation and follow-up outcome of presurgical plan by Dextroscope: a prospective controlled study in patients with skull base tumors. Surg Neurol 2009;72(6):682–9; discussion 689.
45. Qiu TM, Zhang Y, Wu JS, Tang WJ, Zhao Y, Pan ZG, Mao Y, Zhou LF. Virtual reality presurgical planning for cerebral gliomas adjacent to motor pathways in an integrated 3-D stereoscopic visualization of structural MRI and DTI tractography. Acta Neurochir. 2010;152(11):1847–57.
46. Ng I, Hwang PY, Kumar D, Lee CK, Kockro RA, Sitoh YY. Surgical planning for microsurgical excision of cerebral arterio-venous malformations using virtual reality technology. Acta Neurochir 2009;151(5):453–63; discussion 463.
47. Wong GK, Zhu CX, Ahuja AT, Poon WS. Stereoscopic virtual reality simulation for microsurgical excision of cerebral arteriovenous malformation: case illustrations. Surg Neurol 2009;72(1):69–72; discussion 72–3.
48. Di Somma A, de Notaris M, Stagno V, Serra L, Enseñat J, Alobid I, San Molina J, Berenguer J, Cappabianca P, Prats-Galino A. Extended endoscopic endonasal approaches for cerebral aneurysms: anatomical, virtual reality and morphometric study. Biomed Res Int. 2014;2014:703792.
49. Guo YW, Ke YQ, Zhang SZ, Wang QJ, Duan CZ, Jia HS, Zhou L, Xu RX. Combined application of virtual imaging techniques and threedimensional computed tomography angiography in diagnosing intracranial aneurysms. Chin Med J. 2008;121(24):2521–4.
50. Kockro RA, Killeen T, Ayyad A, Glaser M, Stadie A, Reisch R, Giese A, Schwandt E. Aneurysm surgery with preoperative three-dimensional planning in a virtual reality environment: technique and outcome analysis. World Neurosurg. 2016 Dec;96:489–99.
51. Wong GK, Zhu CX, Ahuja AT, Poon WS. Craniotomy and clipping of intracranial aneurysm in a stereoscopic virtual reality environment. Neurosurgery 2007;61(3):564–8; discussion 568–9.
52. Serra C, Huppertz HJ, Kockro RA, Grunwald T, Bozinov O, Krayenbühl N, Bernays RL. Rapid and Accurate anatomical localization of implanted subdural electrodes in a virtual reality environment. J Neurol Surg A Cent Eur Neurosurg. 2013;74(3):175–82.
53. Du ZY, Gao X, Zhang XL, Wang ZQ, Tang WJ. Preoperative evaluation of neurovascular relationships for microvascular decompression in the cerebellopontine angle in a virtual reality environment. J Neurosurg. 2010;113(3):479–85.
54. González Sánchez JJ, Enseñat Nora J, Candela Canto S, Rumià Arboix J, Caral Pons LA, Oliver D, Ferrer Rodríguez E. New stereoscopic virtual reality system application to cranial nerve microvascular decompression. Acta Neurochir. 2010;152(2):355–60.
55. Archavlis E, Schwandt E, Kosterhon M, Gutenberg A, Ulrich P, Nimer A, Giese A, Kantelhardt SR. A modified microsurgical endoscopic-assisted Transpedicular Corpectomy of the thoracic spine based on virtual 3-dimensional planning. World Neurosurg. 2016;91: 424–33.
56. Stadie AT, Kockro RA, Reisch R, Tropine A, Boor S, Stoeter P, Perneczky A. Virtual reality system for planning minimally invasive neurosurgery. Technical note. J Neurosurg. 2008;108(2):382–94.
57. Schirmer CM, Mocco J, Elder JB. Evolving virtual reality simulation in neurosurgery. Neurosurgery. 2013;73(Suppl 1):127–37.
58. Alaraj A, Lemole MG, Finkle JH, Yudkowsky R, Wallace A, Luciano C, Banerjee PP, Rizzi SH, Charbel FT. Virtual reality training in neurosurgery: review of current status and future applications. Surg Neurol Int. 2011;2:52.
59. Choudhury N, Gélinas-Phaneuf N, Delorme S, Del Maestro R. Evolving virtual reality simulation in neurosurgery. Neurosurgery. 2013;73(Suppl 1):127–37.
60. Stadie AT, Kockro RA, Serra L, Fischer G, Schwandt E, Grunert P, Reisch R. Neurosurgical craniotomy localization using a virtual reality planning system versus intraoperative image-guided navigation. Int J Comput Assist Radiol Surg. 2011;6(5):565–72.

61. Surgical Theater: Precision virtual reality. In: Surgical Theater http://www.surgicaltheater.net/. Accessed 3 Jul 2017.
62. Bambakidis NC, Selman WR, Sloan AE. Surgical rehearsal platform: potential uses in microsurgery. Neurosurgery. 2013;73(Suppl 1):122–6.
63. The CAVE Virtual reality theater. In: Electronic Visualization Laboratory. https://www.evl.uic.edu/entry.php?id=1769. Accessed 3 Jul 2017.
64. Brown M. CAVE2: an advanced cyberworld for data exploration. In: Electronic Visualization Laboratory https://www.evl.uic.edu/entry.php?id=1078. Accessed 3 Jul 2017.
65. Brown M. University of Illinois at Chicago: virtual reality's CAVE pioneer. In: Electronic Visualization Laboratory. https://www.evl.uic.edu/entry.php?id=1093. Accessed 3 Jul 2017.
66. State-of-the-art virtual reality system is key to medical discovery. In: National Science Foundation. https://www.nsf.gov/news/news_summ.jsp?cntn_id=126209. 2012. Accessed 3 Jul 2017.
67. Brown M. UIC/EVL's CAVE2 featured in discover magazine, July/Aug 2014 issue. In: Electronic Visualization Laboratory. https://www.evl.uic.edu/entry.php?id=1165. 2014. Accessed 3 Jul 2017.
68. Calì C, Baghabra J, Boges DJ, Holst GR, Kreshuk A, Hamprecht FA, Srinivasan M, Lehväslaiho H, Magistretti PJ. Three-dimensional immersive virtual reality for studying cellular compartments in 3D models from EM preparations of neural tissues. J Comp Neurol. 2016;524(1):23–38.
69. Borrego A, Latorre J, Llorens R, Alcañiz M, Noé E. Feasibility of a walking virtual reality system for rehabilitation: objective and subjective parameters. J Neuroeng Rehabil. 2016;13(1):68.
70. Pavone EF, Tieri G, Rizza G, Tidoni E, Grisoni L, Aglioti SM. Embodying others in immersive virtual reality: electro-cortical signatures of monitoring the errors in the actions of an avatar seen from a firstperson perspective. J Neurosci. 2016;36(2):268–79.
71. Goble J, Hinckley K, Snell J, Pausch R, Kassell N. Two-handed spatial interface tools for neurosurgical planning. IEEE Comput. 1995:20–6.
72. Hinckley K, Pausch R, Downs JH, Proffitt D, Kassell NF. The props-based interface for neurosurgical visualization. Stud Health Technol Inform. 1997;39:552–62.
73. ANGIO Mentor: The most advanced endovascular training. In: Simbionix http://simbionix.com/simulators/angio-mentor/. Accessed 3 Jul 2017.
74. Pannell JS, Santiago-Dieppa DR, Wali AR, Hirshman BR, Steinberg JA, Cheung VJ, Oveisi D, Hallstrom J, Khalessi AA. Simulator-based angiography and endovascular neurosurgery curriculum: a longitudinal evaluation of performance following simulator-based angiography training. Cureus. 2016;8(8):e756.
75. CAE NeuroVR. In: CAE Healthcare Inc. https://caehealthcare.com/surgical-simulation/neurovr. Accessed 3 Jul 2017.
76. Delorme S, Laroche D, DiRaddo R, Del Maestro RF. NeuroTouch: a physics-based virtual simulator for cranial microneurosurgery training. Neurosurgery. 2012;71(1 Suppl Operative):32–42.
77. Alotaibi FE, AlZhrani GA, Mullah MA, Sabbagh AJ, Azarnoush H, Winkler-Schwartz A, Del Maestro RF. Assessing bimanual performance in brain tumor resection with NeuroTouch, a virtual reality simulator. Neurosurgery 2015;11(Suppl 2):89–98; discussion 98.
78. AlZhrani G, Alotaibi F, Azarnoush H, WinklerSchwartz A, Sabbagh A, Bajunaid K, Lajoie SP, Del Maestro RF. Proficiency performance benchmarks for removal of simulated brain tumors using a virtual reality simulator NeuroTouch. J Surg Educ. 2015;72(4):685–96.
79. Cha YW, Dou M, Chabra R, Menozzi F, State A, Wallen E, Fuchs H. Immersive learning experiences for surgical procedures. Stud Health Technol Inform. 2016;220:55–62.
80. Ye AQ, Ajilore OA, Conte G, GadElkarim J, Thomas-Ramos G, Zhan L, Yang S, Kumar A, Magin RL, G Forbes A, Leow AD. The intrinsic geometry of the human brain connectome. Brain Inform. 2015;2:197–210.
81. Mosadeghi S, Reid MW, Martinez B, Rosen BT, Spiegel BM. Feasibility of an immersive virtual reality intervention for hospitalized patients: an observational cohort study. JMIR Ment Health. 2016;3(2):e28.
82. Nunnerley J, Gupta S, Snell D, King M. Training wheelchair navigation in immersive virtual environments for patients with spinal cord injury – end-user input to design an effective system. Disabil Rehabil Assist Technol. 2017;12(4):417–23.
83. Miyake RK, Zeman HD, Duarte FH, Kikuchi R, Ramacciotti E, Lovhoiden G, Vrancken C. Vein imaging: a new method of near infrared imaging, where a processed image is projected onto the skin for

the enhancement of vein treatment. Dermatol Surg. 2006;32(8):1031–8.
84. Mountney P, Giannarou S, Elson D, Yang GZ. Optical biopsy mapping for minimally invasive cancer screening. Med Image Comput Comput Assist Interv. 2009;12(Pt 1):483–90.
85. Vogt S, Khamene A, Niemann H, Sauer F. An AR System with intuitive user interface for manipulation and visualization of 3D medical data. Stud Health Technol Inform. 2004;98:397–403.
86. Meola A, Cutolo F, Carbone M, Cagnazzo F, Ferrari M, Ferrari V. Augmented reality in neurosurgery: a systematic review. Neurosurg Rev 2016. [Epub ahead of print].
87. Barsom EZ, Graafland M, Schijven MP. Systematic review on the effectiveness of augmented reality applications in medical training. Surg Endosc. 2016; 30(10):4174–83.
88. Pelargos PE, Nagasawa DT, Lagman C, Tenn S, Demos JV, Lee SJ, Bui TT, Barnette NE, Bhatt NS, Ung N, Bari A, Martin NA, Yang I. Utilizing virtual and augmented reality for educational and clinical enhancements in neurosurgery. J Clin Neurosci. 2017;35:1–4.
89. Ponce BA, Brabston EW, Shin Z, Watson SL, Baker D, Winn D, Guthrie BL, Shenai MB. Telemedicine with mobile devices and augmented reality for early postoperative care. Conf Proc IEEE Eng Med Biol Soc. 2016;2016:4411–4.
90. Shenai MB, Dillavou M, Shum C, Ross D, Tubbs RS, Shih A, Guthrie BL. Virtual interactive presence and augmented reality (VIPAR) for remote surgical assistance. Neurosurgery 2011;68(1 Suppl Operative): 200–7; discussion 207.
91. Businesses have been getting hands-on with Glass Enterprise Edition. In: X Company. https://x.company/glass/. Accessed 3 Jul 2017.
92. Mitrasinovic S, Camacho E, Trivedi N, Logan J, Campbell C, Zilinyi R, Lieber B, Bruce E, Taylor B, Martineau D, Dumont EL, Appelboom G, Connolly ES Jr. Clinical and surgical applications of smart glasses. Technol Health Care. 2015;23(4):381–401.
93. Nakhla J, Kobets A, De la Garza Ramos R, Haranhalli N, Gelfand Y, Ammar A, Echt M, Scoco A, Kinon M, Yassari R. Use of Google glass to enhance surgical education of neurosurgery residents: "proof-ofconcept" study. World Neurosurg. 2017;98:711–4.
94. Porras JL, Khalid S, Root BK, Khan IS, Singer RJ. Point-of-view recording devices for intraoperative neurosurgical video capture. Front Surg 2016;3:57. eCollection 2016.
95. Yoon JW, Chen RE, Han PK, Si P, Freeman WD, Pirris SM. Technical feasibility and safety of an intraoperative head-up display device during spine instrumentation. Int J Med Robot 2016. [Epub ahead of print].
96. Yoon JW, Chen RE, ReFaey K, Diaz RJ, Reimer R, Komotar RJ, Quinones-Hinojosa A, Brown BL, Wharen RE. Technical feasibility and safety of image-guided parieto-occipital ventricular catheter placement with the assistance of a wearable head-up display. Int J Med Robot 2017. [Epub ahead of print].
97. Besharati Tabrizi L, Mahvash M. Augmented reality-guided neurosurgery: accuracy and intraoperative application of an image projection technique. J Neurosurg. 2015;123(1):206–11.
98. Mahvash M, Besharati Tabrizi L. A novel augmented reality system of image projection for image-guided neurosurgery. Acta Neurochir. 2013;155(5):943–7.
99. Drouin S, Kochanowska A, Kersten-Oertel M, Gerard IJ, Zelmann R, De Nigris D, Bériault S, Arbel T, Sirhan D, Sadikot AF, Hall JA, Sinclair DS, Petrecca K, DelMaestro RF, Collins DL. IBIS: an OR ready opensource platform for image-guided neurosurgery. Int J Comput Assist Radiol Surg. 2017;12(3):363–78.
100. Deng W, Li F, Wang M, Song Z. Easy-to-use augmented reality neuronavigation using a wireless tablet PC. Stereotact Funct Neurosurg. 2014;92(1):17–24.
101. Eftekhar B. A smartphone app to assist scalp localization of superficial supratentorial lesions: technical note. World Neurosurg. 2016;85:359–63.
102. Hou Y, Ma L, Zhu R, Chen X. iPhone-assisted augmented reality localization of basal ganglia hypertensive hematoma. World Neurosurg. 2016;94: 480–92.
103. Hou Y, Ma L, Zhu R, Chen X, Zhang JA. Lowcost iPhone-assisted augmented reality solution for the localization of intracranial lesions. PLoS One. 2016;11(7):e0159185.
104. Kramers M, Armstrong R, Bakhshmand SM, Fenster A, de Ribaupierre S, Eagleson R. Evaluation of a mobile augmented reality application for image guidance of neurosurgical interventions. Stud Health Technol Inform. 2014;196:204–8.
105. Watanabe E, Satoh M, Konno T, Hirai M, Yamaguchi T. The trans-visible navigator: a see-through

106. Masutani Y, Dohi T, Yamane F, Iseki H, Takakura K. Augmented reality visualization system for intravascular neurosurgery. Comput Aided Surg. 1998;3(5):239–47.
107. Martirosyan NL, Skoch J, Watson JR, Lemole GM Jr, Romanowski M, Anton R. Integration of indocyanine green videoangiography with operative microscope: augmented reality for interactive assessment of vascular structures and blood flow. Neurosurgery 2015;11(Suppl 2):252–7; discussion 257–8.
108. Cabrilo I, Bijlenga P, Schaller K. Augmented reality in the surgery of cerebral arteriovenous malformations: technique assessment and considerations. Acta Neurochir. 2014;156(9):1769–74.
109. Kersten-Oertel M, Chen SS, Drouin S, Sinclair DS, Collins DL. Augmented reality visualization for guidance in neurovascular surgery. Stud Health Technol Inform. 2012;173:225–9.
110. Kersten-Oertel M, Gerard I, Drouin S, Mok K, Sirhan D, Sinclair DS, Collins DL. Augmented reality in neurovascular surgery: feasibility and first uses in the operating room. Int J Comput Assist Radiol Surg. 2015;10(11):1823–36.
111. Almefty RO, Nakaji P. Augmented reality-enhanced navigation for extracranial-intracranial bypass. World Neurosurg. 2015;84(1):15–7.
112. Cabrilo I, Schaller K, Bijlenga P. Augmented realityassisted bypass surgery: embracing minimal invasiveness. World Neurosurg. 2015;83(4):596–602.
113. Cabrilo I, Bijlenga P, Schaller K. Augmented reality in the surgery of cerebral aneurysms: a technical report. Neurosurgery 2014;10(Suppl 2):252–60; discussion 260–1.
114. Inoue D, Cho B, Mori M, Kikkawa Y, Amano T, Nakamizo A, Yoshimoto K, Mizoguchi M, Tomikawa M, Hong J, Hashizume M, Sasaki T. Preliminary study on the clinical application of augmented reality neuronavigation. J Neurol Surg A Cent Eur Neurosurg. 2013;74(2):71–6.
115. Kockro RA, Tsai YT, Ng I, Hwang P, Zhu C, Agusanto K, Hong LX, Serra L. Dex-ray: augmented reality neurosurgical navigation with a handheld video probe. Neurosurgery 2009;65(4):795–807; discussion 807–8.
116. Low D, Lee CK, Dip LL, Ng WH, Ang BT, Ng I. Augmented reality neurosurgical planning and navigation for surgical excision of parasagittal, falcine and convexity meningiomas. Br J Neurosurg. 2010;24(1):69–74.
117. Kawamata T, Iseki H, Shibasaki T, Hori T. Endoscopic augmented reality navigation system for endonasal transsphenoidal surgery to treat pituitary tumors: technical note. Neurosurgery. 2002;50(6):1393–7.
118. Li L, Yang J, Chu Y, Wu W, Xue J, Liang P, Chen L. A novel augmented reality navigation system for endoscopic sinus and skull base surgery: a feasibility study. PLoS One. 2016;11(1):e0146996.
119. Cabrilo I, Sarrafzadeh A, Bijlenga P, Landis BN, Schaller K. Augmented reality-assisted skull base surgery. Neurochirurgie. 2014;60(6):304–6.
120. Finger T, Schaumann A, Schulz M, Thomale UW. Augmented reality in intraventricular neuroendoscopy. Acta Neurochir. 2017;159(6):1033–41.
121. Sun GC, Chen XL, Hou YZ, Yu XG, Ma XD, Liu G, Liu L, Zhang JS, Tang H, Zhu RY, Zhou DB, Xu BN. Image-guided endoscopic surgery for spontaneous supratentorial intracerebral hematoma. J Neurosurg. 2017:127(3):537–542. https://doi.org/10.3171/2016.7.JNS16932.
122. Elmi-Terander A, Skulason H, Söderman M, Racadio J, Homan R, Babic D, van der Vaart N, Nachabe R. Surgical navigation technology based on augmented reality and integrated 3D intraoperative imaging: a spine cadaveric feasibility and accuracy study. Spine (Phila Pa 1976). 2016;41(21):E1303–11.
123. Bardeen L. Stryker chooses Microsoft HoloLens to bring operating room design into the future with 3D. In: Microsoft Devices Blog. https://blogs.windows.com/devices/2017/02/21/strykerchooses-microsoft-hololens-bring-operating-roomdesign-future-3d/#bO8jgYtmDfSqUyzf.97. 2017. Published February 21, 2017. Accessed 3 Jul 2017.
124. Robertson A. Microsoft HoloLens could help surgeons operate on your spine. In: The Verge. https://www.theverge.com/2017/5/5/15557790/scopismedical-microsoft-hololens-ar-spine-surgery. 2017 Accessed 3 Jul 2017.
125. Ackerman D. HP's mixed reality headset gets ready for holiday wishlists. In: CNET. https://www.cnet.com/products/hp-windows-mixed-reality-headset/preview/. 2017. Accessed 25 Jul 2017.
126. Jacob MG, Wachs JP, Packer RA. Hand-gesturebased sterile interface for the operating room using contextual

cues for the navigation of radiological images. J Am Med Inform Assoc. 2013;20(e1):e183–6.
127. Ma M, Fallavollita P, Habert S, Weidert S, Navab N. Device- and system-independent personal touchless user interface for operating rooms : one personal UI to control all displays in an operating room. Int J Comput Assist Radiol Surg. 2016;11(6):853–61.
128. Park BJ, Jang T, Choi JW, Kim N. Gesture-controlled interface for contactless control of various computer programs with a hooking-based keyboard and mouse-mapping technique in the operating room. Comput Math Methods Med. 2016;2016:5170379.
129. Wachs JP, Stern HI, Edan Y, Gillam M, Handler J, Feied C, Smith M. A gesture-based tool for sterile browsing of radiology images. J Am Med Inform Assoc. 2008;15(3):321–3.
130. Madhavan K, Kolcun JPG, Chieng LO, Wang MY. Augmented-reality integrated robotics in neurosurgery: are we there yet? Neurosurg Focus. 2017;42(5):E3.

第五部分

模拟培训课程

21
NREF 神经血管外科模拟培训课程

Jay Vachhani, Jaafar Basma, Erol Veznedaroglu, Michael Lawton, Emad Aboud, Adam Arthur

简介

在现代军事和航空训练时，一个简单错误都可能导致灾难性后果。因此，模拟演练已经成为其日常训练的一个重要组成部分。相对而言，外科手术模拟培训还不完善，没有经过充分验证，但正在不断发展中。外科手术模拟在需要专业技术知识的领域尤其需要，但如果没有涉及患者危机状态，医务人员将很难从中获得真正有意义的实践经验。所有神经外科血管手术（包括神经血管介入和开放显微神经外科手术）都需要通过模拟训练来提升临床操作技能和情境意识。

J. Vachhani (✉) · J. Basma · A. Arthur
University of Tennessee Health Sciences Center and Semmes-Murphey Neurologic and Spine Institute, Memphis, TN, USA

E. Veznedaroglu
Drexel Neurosciences Institute,
Philadelphia, PA, USA

M. Lawton
Barrow Neurologic Institute, Phoenix, AZ, USA

E. Aboud
Arkansas Neurologic Institute, Little Rock, AR, USA

© Springer International Publishing AG, part of Springer Nature 2018
A. Alaraj (ed.), *Comprehensive Healthcare Simulation: Neurosurgery*,
Comprehensive Healthcare Simulation, https://doi.org/10.1007/978-3-319-75583-0_21

神经血管介入外科是一门年轻的技术导向型学科。在发展早期，教师主要对学员讲授大量的理论知识。随着学科的发展，基于尊重患者个人选择、合理的手术计划和使用高新技术手段的教学模式逐步受到推崇，并且公认这些内容有必要持续进行。特别是快速发展的新技术将教学手段提升到新的高度，教师可以通过各种仿真模型开展血管介入教学。

然而，技术快速发展产生了新的问题。随着越来越多的患者选择血管介入治疗，可用于开放性显微神经外科手术的病例越来越少。另外，血管介入手术通常能够适用于大量普通病例，这意味着学习者现在没有机会通过普通病例手术来提升其开放性显微神经外科手术技能，从而导致掌握这项技能的难度增大。

本章节将回顾美国神经外科研究与教育基金会（Neurosurgery Research and Education Foundation，NREF）模拟培训课程内容及发展历史，并重点介绍在医学教育研究所举办的神经血管手术模拟培训课程。另外，本章节还将从住院医师的满意度、外科专业知识的掌握度及手术技能的提高度等方面来探讨课程培训效果。

AANS/NREF 模拟培训课程发展历史

1980年，美国神经外科医师协会（American Association of the Neurological Surgeons，AANS）创建了NREF，目的是推动神经外科领域的各项研究，为该学科的教育培训提供财政和学术资源支持。自成立以来，NREF已经获得超过1 800万美元的资金资助，为135项住院医师科研项目提供了经费，设置了76项住院医师实习后临床奖学金，在神经外科亚专科的不同领域组织了70项住院医师教育培训课程，这些课程涵盖脊柱外科（基础和畸形）、周围神经、血管介入、开放性血管外科、颅底外科、立体定向放射外科、儿科住院医师审查、总住院医师培训出科机制、实践科学、立体定向和功能神经外科等（表21.1）。自2006年NREF和AANS合作开发这些课程以来（图21.1），目前已有约1 700名住院医师参加过课程培训，这些课程涵盖了美国多数神经外科手术培训项目（图21.2）。随着神经外科手术和培训技术的发展，越来越多的模拟技术融入这些课程体系，增强了课程的互动性和趣味性，有效提升了课程满意度和培训效率。AANS培训课程证实了神经外科手术培训中使用模拟技术的可行性。

2006年，Robert Rosenwasser博士针对多数培训项目不能为住院医师提供神经血管介入手术培训的问题，专门为中、高级神经外科住院医师创建了首个神经血管手术模拟培训课程（图21.2），此后，田纳西州孟菲斯市的医学教育研究所每年举办一次课程培训。授课教师为神经血管介入领域专家，他们和参与课程培训的住院医师一起进行互动式教学和实操，包括使用活体动物、硅胶模型及电子模拟器等一系列模拟设备进行训练。

随着血管介入技术的迅猛发展，医生对开放性血管神经外科手术模拟训练的需求变得更加迫切。2011年，Adam Arthur和Michael Lawton率先开展了开放性血管神经外科手术培训课程。神经外科住院医师有机会在"活尸"上开展颈动脉内膜切除和动脉瘤夹闭等手术，并在经验丰富的血管神经外科医师的指导下，在火鸡翅膀上练习显微血管吻合术。该课程受到住院医师的热烈欢迎，课程培训供不应求。

2013年，基于对住院医师需求和期望的持续评估结果，两门课程合并，包括开放性显微外科手术和血管介入手术模拟培训课程，为期2天。课程的目的是为住院医师提供接触先进技术的环境，促进其与专家的互动。每年由住院医师对教师进行评分，评分结果用于调整教师，获得最高评分的教师将被邀请在第二年再次授课。

表21.1 AANS住院医师和专科医师教育培训课程一览表

培训课程	年份
住院医师血管介入技术	2006–2017
微创脊柱技术	2006–2008
社会经济问题	2006–2008
小儿神经外科回顾	2007，2008，2011，2013
脊柱基础	2007–2017
脊柱畸形/PN	2008–2017
周围神经	2008
脑血管神经外科	2009–2017
立体定向放射外科	2009，2010，2012，2014，2017
颅底外科	2010–2012，2014–2017
疼痛管理	2010–2011
专科医师血管介入技术	2012–2017
退出机制	2013–2014
实践科学	2014–2015
立体定向功能外科	2015–2016

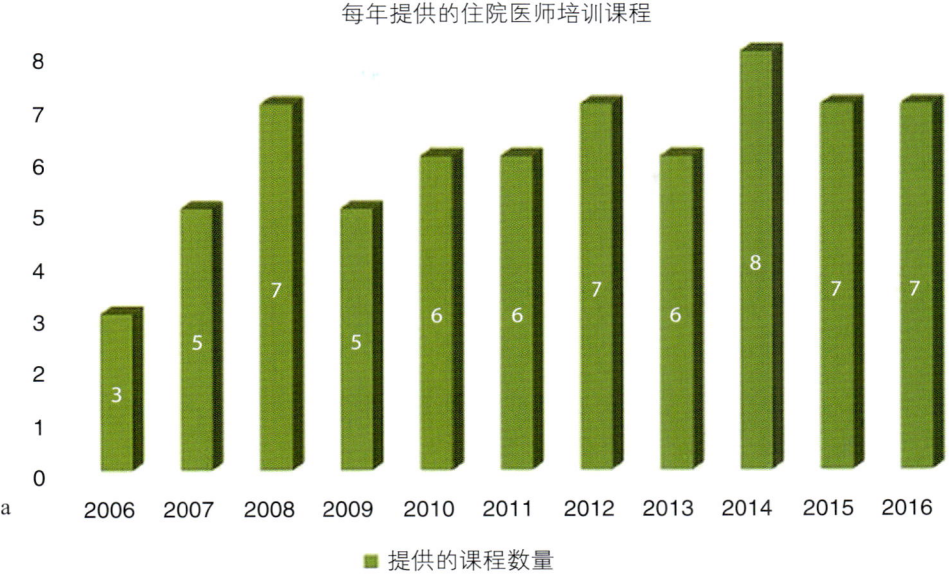

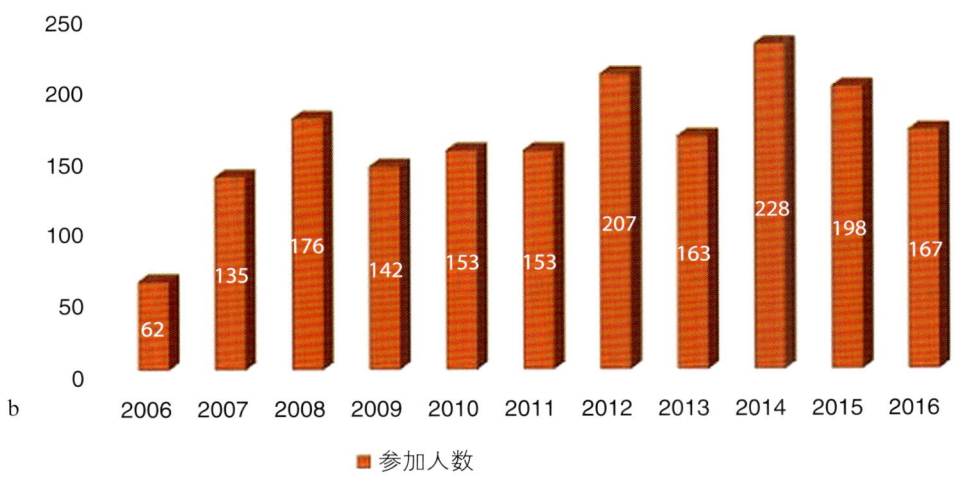

图 21.1　a. 每年提供的住院医师培训课程（N=68）。b. 住院医师培训课程：每年总出勤率（N=1 700）

2012 年，Erol Veznedaroglu 和 Adam Arthur 为专科医师开设了 NREF 血管介入手术模拟培训课程，采用了类似的形式和理念，包括三个专科（神经内科、神经外科和放射科）。第一年评分最高的讲师是作为课程参与者和教师的 Alejandro Berenstein。他随后被邀请担任课程主任，延续至今。

课程作用和评估

神经外科自诞生以来，实验室研究和训练就与临床实践紧密联系在一起。著名神经外科专家 Harvey Cushing 曾在约翰·霍普金斯医院负责神经外科实验室，专注于教学、生理学研究和外科技术培训。他描述了垂体的解剖特征，在该领域开展了内分泌和神经外科方面的研究。

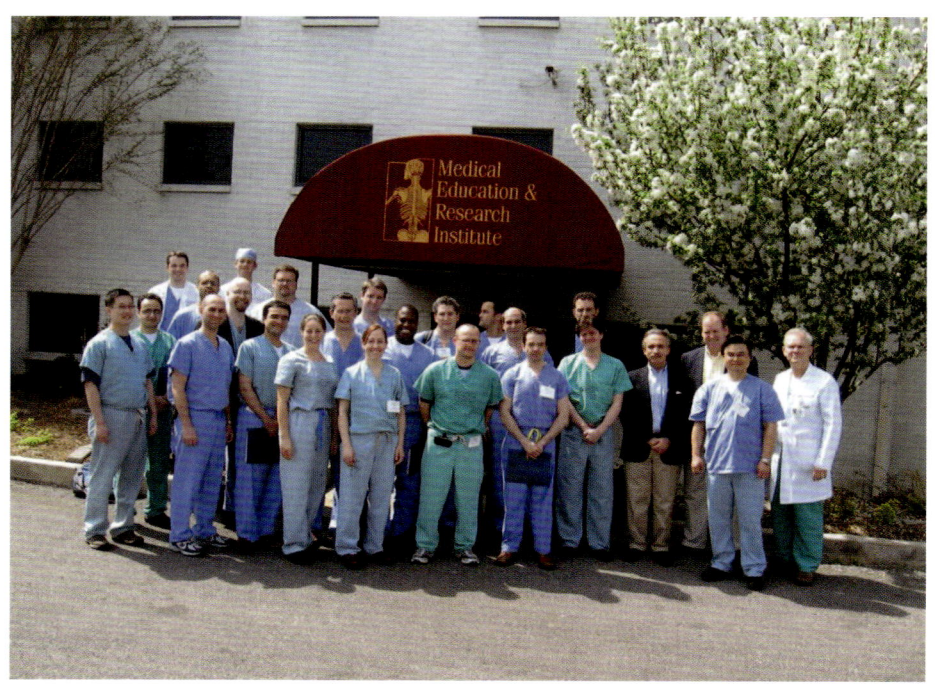

图21.2 2006年首届AANS血管介入手术培训课程的教师和参与者

Alexis Carrel率先在犬身上开展动静脉瘘实验，基于在动物模型上的实践经验，完善了神经血管外科手术技术。Walter Dandy在实验室的工作以及对脑积水和脑脊液循环的关注，为气脑造影术的发展铺平了道路。Yasargil教授利用动物和尸体标本，在实验室花费大量时间发展显微外科技术，创建了一所现代化的神经外科医师学校，在这里可以经常利用尸体标本解剖教授解剖学、显微外科手术方法以及显微解剖学。模拟技术也扩展到血管介入手术、立体定向功能手术、放射外科和脊柱外科等现代神经外科领域。当代神经外科医师必须不断培训、更新和完善技能，以适应技术快速发展的需要。由于工作时间的限制和医疗法律的要求，受训人员可能会面临实际手术操作机会减少的问题。模拟技术的发展为没有经验的住院医师提供了很好的替代方案，使他们能更容易适应真实情况下的外科手术。

NREF神经血管外科模拟培训课程可以使住院医师和专科医师明显获益。作为试点研究的一部分，7名没有脑血管造影经验的神经外科住院医师参加了为期2天的培训课程。该课程首先是讲座，随后开展多次模拟培训和实践练习。课程结束后，教师发现住院医师的专业知识和技能都得到了明显提升。住院医师对模拟技术的评价也非常高，许多参与者都认为培训极大提升了解剖学知识、操作技能和自信心[1]。由于试点项目的成功，美国神经外科医师大会又两次专门开设该模拟培训课程（120分钟），总共37名神经外科住院医师参加该课程培训，课程前、后分别设计有一次测试。最终，统计学表明学员参加课程后的笔试和实践成绩比参训前显著提高（$P<0.001$）[2]。

在普通外科专业，模拟训练营已经存在了相当长一段时间。参加这种模拟训练营可以显著提高低年资住院医师的临床、解剖及操作技能[3,4]。2010年，AANS开发了模拟训练营基础技能培训课程，主要面向第一年的神经外科住院医师，学习神经外科护理的重要原则。约94%的神经外科住院医师参加了此课程，其中约 99% 的神经外科住院医师认为从该培训中受益匪浅，显著提高了其处理患者的水平。课后 6 个月的调查表明，已教授的课程知识被运用的概率远高于未教授的知识（$P<0.001$）[5]。

在过去几年，脊柱模拟手术得以迅速发展。密西西比大学神经外科发明了一种价格低廉的微创脊柱手术模拟器，能明显提升住院医师开展微创椎板切除术的信心[6]。为验证模拟训练在椎弓根和侧块螺钉内固定术中的实用性，Sundar 等发表了前瞻性随机单盲研究结果，8 名低年资住院医师和 2 名医学生参加了脊柱解剖术和侧块螺钉内固定术的有指导训练，每组随机选取一半人员参加导航软件结合尸体标本和外科模型的额外模拟训练。结果表明，参加额外训练组医生的手术失误率明显减少[7]。在对低年资骨科住院医师进行的类似研究中，通过讲座、外科模型和尸体标本培训，结果显示在后续测试中所表现出的胸椎椎弓根螺钉置入的准确性有所提高[8]。

"活尸"模型可练习颅内动脉瘤夹闭术和术中动脉瘤破裂处理（图 21.3）。从 2009 到 2014 年，"活尸"模型被应用于 13 个神经外科手术模拟培训课程，总共使用了 23 具包含 59 个动脉瘤（57 个人工动脉瘤和 2 个真实动脉瘤）的尸体标本。91 名参与者（教师和住院医师）填写了用户体验调查问卷，多数同意或强烈同意该模型有效

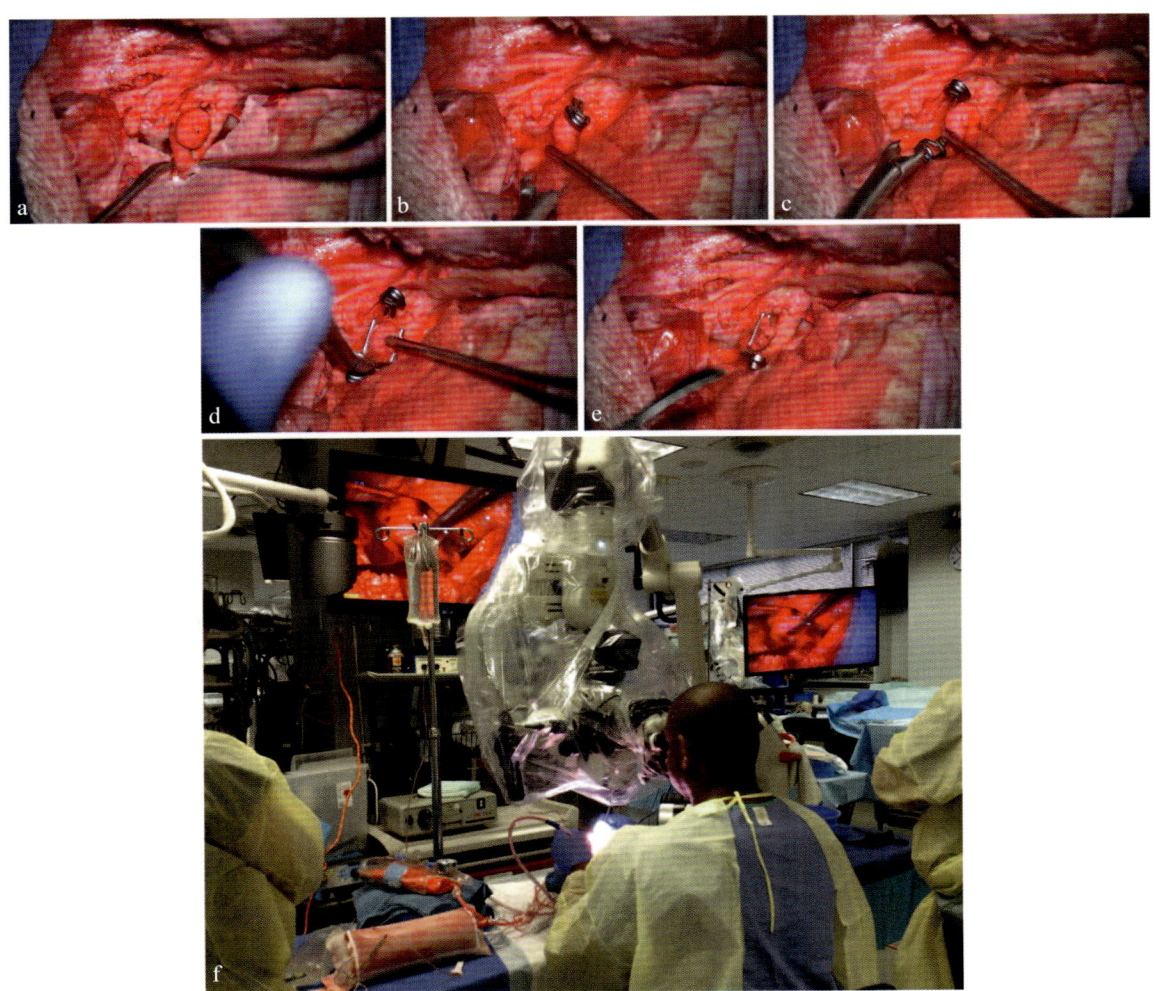

图 21.3　"活尸"模拟术中"出血"，通过临时夹闭血管或动脉瘤夹闭术进行控制

创建了脑动脉瘤夹闭和术中破裂的真实情况，超过 90% 的人认为该模拟培训有助于显微外科操作技能水平提升，并具备其他现有培训模式所没有的优点[9]。

未来方向

2012 年 6 月，得克萨斯大学医学院神经外科组织了一次外科手术模拟课程培训，结果表明，该培训显著提高了住院医师、尤其是缺乏经验的低年资住院医师的工作效率。针对住院医师的调查显示，多数人认为尸体模拟的效果最好（72%），其次是模拟器（64%）和触觉/计算机技术（59%）。初步费用估计为 342 000 美元，年度费用为 27 900 美元。尽管开发者表示课程能满足住院医师的培训需求，但他们也承认，鉴于不同的培训环境，开发一套正式批准的课程将是一项挑战[10]。

在一项针对全国神经外科住院医师的调查中，有 95% 的医生认为实验室解剖是技能训练的一个组成部分，其中 94% 的医生已经将此纳入培训课程体系。没有人认为模拟目前能比实验室解剖带来更大的教育效益，即使有 48% 的医生将模拟器训练融入课程体系。其中，内镜检查最常见（15.4%），其次是微血管吻合（13.8%）和血管内吻合（10.8%）。89% 的医生支持国家"建议"的解剖课程和手册。由此证明，即使虚拟现实和其他形式的医学模拟技术在迅速发展，但仍不足以取代传统的住院医师教育形式[11]。

NREF 模拟课程将继续为血管外科、显微神经外科及其他领域的研究提供一个结构化和连贯性的课程体系。尽管模拟技术案例量较低，但仍不失为新技术教育的重要组成部分。

致谢：最后要向 Joni Shulman 医生表示感谢。他孜孜不倦地工作，以极大的毅力和灵活的应变能力使得 NREF 模拟培训课程变成可能，许多住院医师、专科医师和教师都对他感激不尽。

参考文献

1. Fargen KM, Siddiqui AH, Veznedaroglu E, Turner RD, Ringer AJ, Mocco J. Simulator based angiography education in neurosurgery: results of a pilot educational program. J Neurointerv Surg. 2012;4(6):438–41.
2. Fargen KM, Arthur AS, Bendok BR, Levy EI, Ringer A, Siddiqui AH, et al. Experience with a simulator-based angiography course for neurosurgical residents: beyond a pilot program. Neurosurgery. 2013;73(suppl_1):S46–50.
3. Fernandez GL, Page DW, Coe NP, Lee PC, Patterson LA, Skylizard L, et al. Boot camp: educational outcomes after 4 successive years of preparatory simulation-based training at onset of internship. J Surg Educ. 2012;69(2):242–8.
4. Fonseca AL, Evans LV, Gusberg RJ. Open surgical simulation in residency training: a review of its status and a case for its incorporation. J Surg Educ. 2013;70(1):129–37.
5. Selden NR, Anderson VC, McCartney S, Origitano TC, Burchiel KJ, Barbaro NM. Society of Neurological Surgeons boot camp courses: knowledge retention and relevance of hands-on learning after 6 months of postgraduate year 1 training. J Neurosurg. 2013;119(3):796–802.
6. Walker JB, Perkins E, Harkey HL. A novel simulation model for minimally invasive spine surgery. Neurosurgery 2009;65(6 Suppl):188–95; discussion 95.
7. Sundar SJ, Healy AT, Kshettry VR, Mroz TE, Schlenk R, Benzel EC. A pilot study of the utility of a laboratory-based spinal fixation training program for neurosurgical residents. J Neurosurg Spine. 2016;24(5):850–6.
8. Tortolani PJ, Moatz BW, Parks BG, Cunningham BW, Sefter J, Kretzer RM. Cadaver training module for teaching thoracic pedicle screw placement to residents. Orthopedics. 2013;36(9):e1128–33.
9. Aboud E, Aboud G, Al-Mefty O, Aboud T, Rammos S, Abolfotoh M, et al. "Live cadavers" for training in the management of intraoperative aneurysmal rupture. J Neurosurg. 2015;123(5):1339–46.
10. Gasco J, Holbrook TJ, Patel A, Smith A, Paulson D, Muns A, et al. Neurosurgery simulation in residency training: feasibility, cost, and educational benefit. Neurosurgery. 2013;73(suppl_1):S39–45.
11. Kshettry VR, Mullin JP, Schlenk R, Recinos PF, Benzel EC. The role of laboratory dissection training in neurosurgical residency: results of a National Survey. World Neurosurg. 2014;82(5):554–9.

22

欧洲神经外科模拟培训经验

Nabeel Saud Alshafai, Wafa Alduais, Maksim Son

简介

本章节的目的是总结从过去、现在到未来，欧洲神经外科模拟培训的发展状况，不涉及欧洲以外的地区。

欧洲模拟医学的发展展望

模拟在医学实践中的价值

部分专家认为，作为秉承"避免危害患者为先"理念的医学专业人士，研发和使用各种模拟器是保护患者免受伤害的一种重要手段，是必要的伦理思维[1]。神经外科是所有学科中最容易发生医疗事故的，每年约有19.1%的神经外科医师面临索赔[2]。研究表明，在随机选择的1 108例神经外科医疗事故中，78.5%的错误实际上是可以预防的，最常见的是技术性失误[3]。然而，在这样一个既需要高水平的专业技术，失误后果又相当严重的领域，年轻医生可以在最复杂病例上进行实践的机会少之又少，除非是能独立完成手术操作的主治医师级别人员[4]。

从历史上看，医生遵循"看一例患者，做一次手术，教授一种病例"的古训学习神经外科手术操作技能[5]。然而，近年来许多因素对这种传统学徒模式提出了挑战：

- 1984年，一名18岁的女性患者在医院去世。在随后的诉讼中，陪审团多数成员认定导致事故的部分原因是无监督实习生和住院医师工作时间过长。因此，美国开始限制医生每周工作时间[6]。《欧洲工作时间指令》将初级医生的每周工作时间限制在48小时内，出台后也导致了类似的变化[6]。
- 外科执业助理医师的出现减少了在手术室的学习机会[7]。
- 医疗行业现代化技术和亚专业的引入进一步减少了神经外科医师的工作量[5]。
- 带教中存在一个典型的伦理标准：即使有专科医师在旁指导学员，也应由专科医师亲自进行手术[8]。
- 提升患者安全感是非常重要的终极目标。然而，即使模拟技术发展趋势良好，也没有足够的研究表明其可以影响患者预后[9~11]。

N. S. Alshafai (✉) · W. Alduais · M. Son
Alshafai Neurosurgical Academy A.N.A,
Toronto, ON, Canada

© Springer International Publishing AG, part of Springer Nature 2018
A. Alaraj (ed.), *Comprehensive Healthcare Simulation: Neurosurgery*,
Comprehensive Healthcare Simulation, https://doi.org/10.1007/978-3-319-75583-0_22

一些作者将《欧洲工作时间指令》描述为阻碍高质量研究生培训的官僚式约束[12]。因为在训练时间减少和科学研究复杂性增加的矛盾情况下，想提高神经外科医师的水平几乎变得不可能[8]。

在《异类》一书中，Malcolm Gladwell 对多个跨学科的专家进行了研究，发现他们的共同特点是可以为一个项目进行长达 1 万小时的反复实践[13]。目前，欧洲住院医师培训计划为 6 年，每周工作时间限定 48 小时，除去每年 1 个月假期，6 年培训时长约 13 824 小时。然而，这些时间基本都花在评估和治疗患者以及手术室外的管理工作上。模拟是在更短的时间内提供适当培训的潜在解决方案，并替代了专家手术绩效指标[14]。

神经外科模拟

欧洲研究生医学教育的发展潮流正在发生改变[8, 15]，神经外科技术的复杂性导致医生很难掌握该专业所有理论和实践技能，推动学员向亚专科方向发展[8]。与此同时，欧盟住院医师/受训人员的工作时间减少到每周 48 小时（包括随叫随到）[16]，这导致培训需求增加[12]。另外，部分欧洲国家的住院医师在实习期间的"实践"经验比其他欧洲国家要少[17]。在一项针对神经外科科室主任的国际调查中，只有 15% 的欧洲科室主任相信他们的住院医师能够掌握开颅动脉瘤夹闭术，而北美同行却有 75% 持肯定意见[17]。另外，一些研究表明，如果在手术室进行传统外科训练，每位即将毕业的住院医师可能会花费 5 万美元以上[18]。模拟培训在包括欧洲在内的世界各地是一种很有吸引力的替代方案。2017 年，俄罗斯的模拟医学中心就从原来 50 家扩展到 80 家[19]。模拟培训课程的标准化和复盘特点，可以有效地将其纳入测试、许可和认证过程[20]。

外科医生需要后天培养

外科医生到底是天生的专家，还是经过后天不断努力工作及实践才能成为的专家？对于这个问题，Sadideen 等对 Galton 的天赋理论提出了质疑。针对外科住院医师和新手进行的两项研究表明，在模拟机上反复训练后，他们均表现出了良好的操作能力[21, 22]。Sadideen 还提到应该对一个人的先天能力进行测试，以确定是否需要额外的训练[23]。总之，尽管先天能力在掌握外科专业技能中扮演着重要角色，但文献表明外科专家实际上是"造就的"而不是天生的，这与 100 年前 Jasper Halpenny 得出的结论相同[24]。

外科医生不是天生的，而是通过后天培养成长起来的，我们将这一过程称为医学教育。教育应该从儿童开始用手的时候开始，应该教导其尽可能双手都要运用良好。随着儿童不断成长，应该具有推理能力，观察能力和记录观察结果的能力，并应鼓励其发展机械操作能力。

熟能生巧

医生为了掌握神经外科专科技能，应该不断重复练习同样的操作，这一点没有人质疑，Ericsson[24] 称之为"刻意练习"。刻意练习的特点是只在"学习区"练习，大量重复训练，持续获得有效的反馈。模拟为神经外科住院医师提供了完美的学习工具，因为它允许重复训练，也可以利用视频记录和其他工具（如帝国理工学院外科评估设备）获得即时反馈，还可以对手术技能的灵巧度进行定量评估[5, 26]。

模拟在神经外科住院医师教育中的应用

由于医学知识正以指数级的速度增长，学生对患者安全的关注度也越来越高，医学教育者面临越来越多的艰难任务[27]。2004 年，一项对 33 名医学生开展的研究表明，医学生非常重视基于模拟的学习机会，尤其重视将理论知识应用在安全、真实工作环境中[28]。模拟可以帮助初级学员掌握每个操作的原理、方法和流程[29]。很多住院医师认为模拟在神经内镜检查[30]、肿瘤切除术[31]和脊柱外科手术中的培训非常有效[32]。

欧洲对神经外科模拟技术发展的贡献

术前规划

早在 1998 年，德国 Hassfeld 等发表了一篇论文，探讨关于立体光刻模型在颌面畸形的诊断和制订手术计划中的价值，结果证实使用计算机辅助模拟和导航系统可以提升手术质量，降低后期干预风险[33]。

另一项研究证明，模拟的三维虚拟内镜图像与术中内镜图像在畸变和解剖学方面具有可比性。根据这项研究，虚拟内镜检查在术前可用于：①分析鼻部解剖及其变异，以选择手术入路；②分析蝶窦和鞍隔结构，提高术中定位精确度；③由于垂体、肿瘤和与蝶窦相关的邻近解剖结构实现了透明三维模拟可视化，可以规划如何打开鞍底。最后的结论提示，虚拟内镜有可能成为内镜垂体瘤手术前用于训练和术前规划的有价值工具，并且在解剖结构变异的情况下可以增加手术的安全性[34]。

众所周知，在神经外科临床实践中，医生会根据每位患者病变的解剖学和病理学特点量身定制手术方案。因此，为达到最佳的治疗效果，医生非常有必要在术前设计精准的手术计划，通过多种影像方式来描述患者的解剖、神经功能和代谢过程。维也纳的 Beyer 等开发了一个由三个主要模块组成的应用程序，该程序允许：①根据病变情况设计最佳的皮肤切口和开颅位置；②浅表脑组织解剖、功能和代谢情况的可视化；③针对患者脑深部病灶，规划手术入路[35]。

立体光刻建模

据我们所知，法国 Bouysie 等发表了最早的一篇关于立体光刻模型的论文。该研究测试了源于 CT 的模型的准确性，被证实非常可靠，可用于手术规划、定制手术内置物和外科解剖教学等[36]。

德国专家开展了另一项研究，评估了在颅颌面外科手术前诊断和术前计划中立体光刻模型的重要性，并检测这些模型与正常 CT 扫描和三维的 CT 图像相比是否提供了有价值的附加信息[37]。

目前，三维打印主要用于神经外科的手术规划、教学、实践和修复等方面。三维打印技术的进步使科学家、工程师和医生能够根据患者特定的影像数据，创建手术计划和住院医师培训模型[38]。高仿真三维打印模型有助于临床决策，并允许外科医师以一种以前不可能的方式对神经外科病例进行模拟手术演练[39]。

虚拟训练应用

虚拟现实是指将环境或物体通过计算机重建为虚拟图像，触觉系统是指复制运动感觉和触觉感知的系统（图 22.1）。虚拟现实和触觉系统通常结合在一起，目前可用于支持血管手术、内镜训练和腹腔镜手术训练等[41]。

德国汉堡 Voxel-Man 集团开发了虚拟现实 CT 图像，该模拟器可用于提高中耳手术训练的真实性，并在手术结束时自动评估参与者的技能水平[42]。Kockro 等来自德国的研究人员开发了一种可以高度互动的虚拟环境，团队可以对三维医学成像数据协同检查，以便讨论或讲授神经外科知识。该系统通过一种高效算法处理三维影像数据，显著提高了神经外科解剖学和术前计划的教育效益[43]。

人类脑计划

21 世纪最令人激动的科学挑战可能是破解人脑密码。人类脑计划（human brain project，

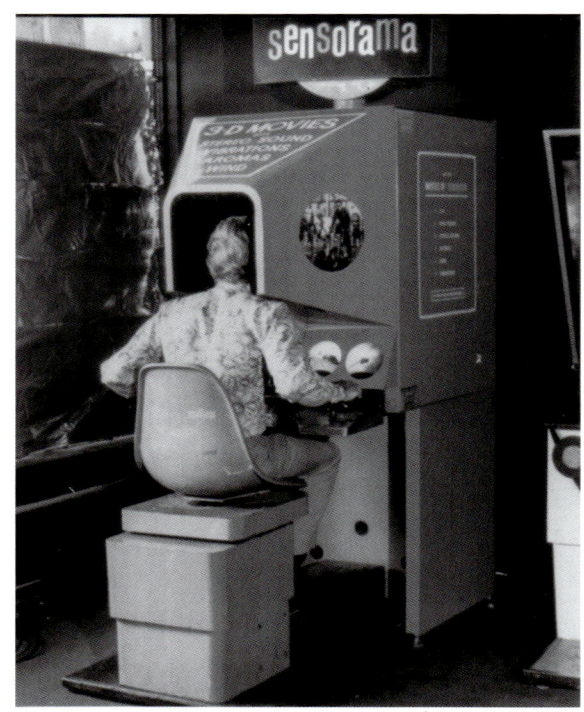

图 22.1 20 世纪 50 年代发布的 Sensorama 模拟器（最早的沉浸式、多感知多模态技术之一）[40]

HBP）作为欧洲科学研究基础设施方向，正在推动大脑研究、医学和脑驱动的信息技术发展[44]。

据我们所知，最早一篇关于人类脑计划的文章发表于1993年，美国国立卫生研究院和其他政府机构开发了一个计算机数据库，允许神经科学家获得从基因到行为的各个层面的整合数据[45]。然而，人类脑计划的核心思想首先是由 Henry Markram 提出，并且是基于蓝脑计划而开展的研究[46]。2005年5月，蓝脑计划由瑞士洛桑理工学院（EPFL）的大脑思维研究所创立，其目的是利用哺乳动物大脑的生物学重建和模拟来确定大脑结构和功能的基本原理[47]。2006年，Markram 发表了一篇论文，提出"现在是时候开始消化过去一个世纪积累的大量数据，并从第一个原理开始建立精确的大脑生物学模型，以帮助我们理解大脑结构和功能"[48]。

Henry Markram 是瑞士联邦理工学院的神经科学教授，也是大脑思维研究所、蓝脑计划以及人类脑计划的创始人[49]。从2010年开始，Markram 与80位国际合作伙伴沟通协调，共同创建了最初的 HBP 计划。HBP 是欧盟委员会于2013年1月选定的两个10年期、耗资10亿欧元的旗舰项目之一，于同年10月开始运营[50]。

HBP 的主要目标如下：
- 创建并运营一个欧洲科学研究基础设施，用于大脑、认知神经科学和其他大脑驱动的科学研究；
- 收集、组织和传播关于大脑及其疾病的数据；
- 模拟大脑；
- 建立大脑的多尺度支架理论和模型；
- 开发大脑驱动的计算、数据分析和机器人技术；
- 确保 HBP 的工作负责任地开展并造福于社会。

这个项目在三个方面非常特殊：它是神经科学领域有史以来持续时间最长（10年）、资金最多（HBP 获得约11亿欧元的资助）以及最具跨学科性质的项目[51]。HBP 有12个子项目（SP），它们都相互关联（表 22.1）。我们在本章中主要讨论的是子项目6和10。

大脑模拟平台 SP6

根据人类脑计划框架合作协议，SP6有三个主要目标。

- 建立一个通用策略，以重建和模拟不同物种和不同脑区域的多层次大脑组织；
- 使用此策略来实现高仿真重建，首先是鼠脑，最后是人脑；
- 支持社区驱动的重建和模拟，并支持基于不同工具和方法的模型之间的比较。

该平台将为重建、模拟不同大脑区域和整个大脑模型（包括在 HBP 之外开发的模型）以及计算机模拟实验提供工具和服务，支持不同模型和方法之间的比较。其主要目标是与 SP1–SP4、SP9 和 SP10 合作开发用于认知、行为和临床研究高仿真脑模型的简化版本，并参与使用这些模型的研究[52]。

表 22.1　人类脑计划子项目[48, 52, 53]

子项目 (SP)	名字	说明
SP 1	鼠脑组织	了解鼠脑的结构及电生理学
SP 2	人脑组织	了解人脑的结构及其电生理学
SP 3	系统与认知神经科学	了解大脑如何执行其系统水平和认知功能活动
SP 4	理论神经生物学	从研究数据中得出高级数学模型，以进行综合结论
SP 5	神经信息学平台	收集、组织和提供大脑数据
SP 6	脑模拟平台	开发数据驱动的脑组织重建和模拟能力，以探索重建效果
SP 7	高性能分析和计算平台	提供 ICT 能力，以前所未有的细节绘制大脑，构建复杂模型，运行大型模拟，分析大量数据
SP 8	医学信息平台	开发共享医院和医学研究数据的基础设施，以了解疾病群及其各自的疾病特征
SP 9	神经形态计算平台	开发和应用大脑感应计算技术
SP 10	神经机器人	开发用于大脑模拟的虚拟和真实机器人和环境
SP 11	中央控制	协调科学路线图，监督 HBP 信息和通信技术平台的里程碑和可交付成果
SP 12	伦理与社会	探索 HBP 工作的伦理和社会影响

与其他国家的合作

在 Amuntus 等撰写的《创建欧洲研究基础设施以解码人类大脑》一文中，作者认为全世界有越来越多的著名脑研究计划正在为神经科学筹集前所未有的资金，人们对最大限度地加强各项倡议之间的合作有着强烈的兴趣，而人类脑项目（HBP）有望为这种互动奠定基础[44]。一项重要的合作是与美国华盛顿西雅图艾伦脑科学研究所的合作，在视觉和运动系统模型的基础上建立小鼠体内的视觉运动行为模型。另一项与脑外伤中心的合作是提供特定创伤性脑损伤的数据和多层次数据，包括电生理学、影像学和认知测量等，用于建立脑损伤模型[52]。

神经机器人 SP10

神经机器人可以定义为由模拟神经系统控制的机器人技术，该神经系统在一定程度上反映了大脑的结构和动力学[54]。Thomas Ross 可能是第一个开发出符合这些标准的机器人研究者。1933 年，他发明了一种具有小型机电大脑的移动机器人，可以实时导航穿过迷宫[55]。研究人员还开发了很多其他机器人，其中最先进的三种是 iCub（图 22.2）（仿真机器人"孩子"）[57]、Kojiro（约有 100 块"肌肉"的仿真机器人）[58] 和 ECCE（试图复制人体内部结构和机制的人形机器人）[59]。

SP10 的总体目标是提供一种工具，使得研究人员能够测试 SP6 开发的大脑模型的认知、行为能力，以及 SP9 开发模型的神经形态。神经机器人平台将为研究人员提供运行速度比真实情况慢的大脑模型[52]（图 22.3）。

欧洲近期对神经外科模拟器的贡献

总体来说，欧洲对模拟训练研究的贡献相对有限。欧盟减少了医生每周工作时间，类似脑动脉瘤夹闭手术等手术操作减少，导致欧洲受训人员在手术室接受血管神经外科手术训练的机会有限[8, 17]，在手术室之外训练这些宝贵技能的需求变得更加迫切。利用动物组织练习神经外科技能是一种重要方法，能为学员提供与真实解剖学非常相似的训练机会[61]。土耳其神经外科医师最近发表了一篇文章，构建了一种使用新鲜绵羊尸体模拟显微椎间盘切除术的模型[62]。然而，保存尸体标本需要使用像甲醛这种会改变组织感觉的化学物质。为了解决这一问题，英国学者描述了一种能够真实模拟椎弓根置入过程中组织或骨骼感觉的防腐方法[63]。然而，建立和维护动物实验室的费用昂贵，导致这种教学方法受限。西班牙的一个研究小组提出利用一种模拟脑灌注的模型，而不是传统的断头人脑[61]。基于以上原因，开发替代性的仿真训练方法变得至关重要（图 22.4）。

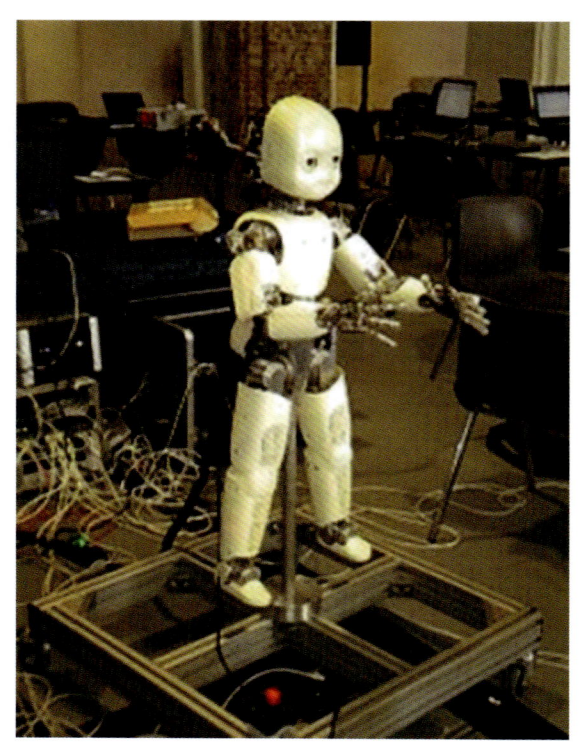

图 22.2　安装在支撑架上的 iCub 机器人，由欧洲几所大学组成的机器人联盟设计，意大利理工学院建造[56]

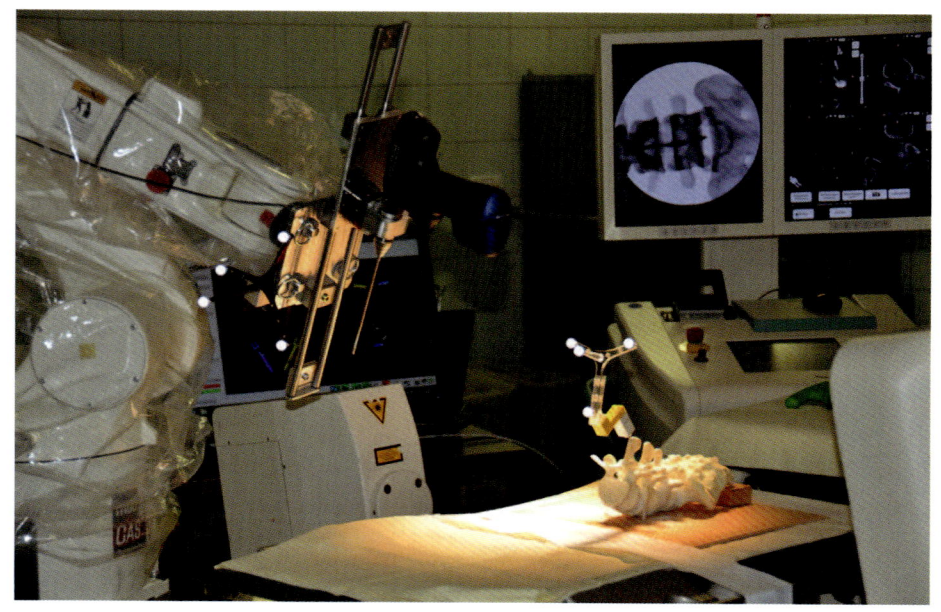

图 22.3　微创脊柱手术辅助系统：机器人辅助在腰椎模型上定位螺钉[60]

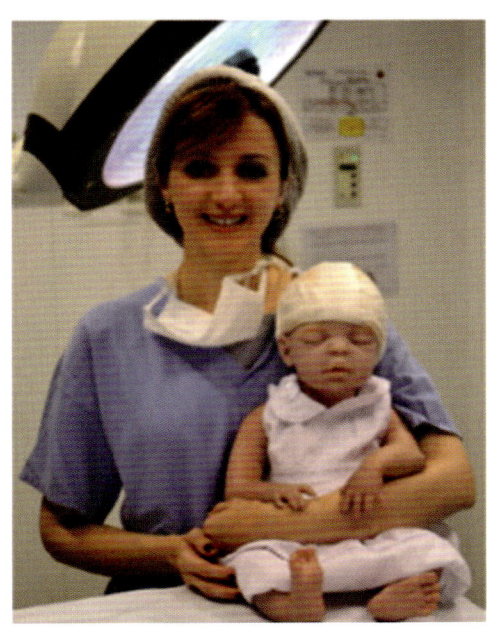

图 22.4　Giselle Coelho 博士和她的仿真模型，一个模拟患有颅缝早闭的婴儿[64]

欧洲住院医师使用模拟器的三种方式

欧洲神经外科住院医师获得的模拟训练机会大多来自他们各自的实习地点。其他来源包括在国际模拟中心进行额外培训，以及参加由国家机构或跨国机构（如欧洲神经外科协会）组织的培训课程。

欧洲使用模拟器的情况多元化。总体趋势表明，尽管越来越多的教师倾向于使用模拟器[6]，但模拟培训在住院医师培训课程中仍然只起到很小的作用[65]。在一项跨国研究中，对 38 个欧洲国家（包括土耳其和以色列）神经外科教育的现状进行了调查。9 个位于西欧的调查中心和 5 个东欧的调查中心都有模拟设施，包括尸体标本实验室、虚拟或模型实验室（图 22.5）。尽管一个国家内不同培训地点之间的情况可能有所不同，但这些初步研究结果为了解整个区

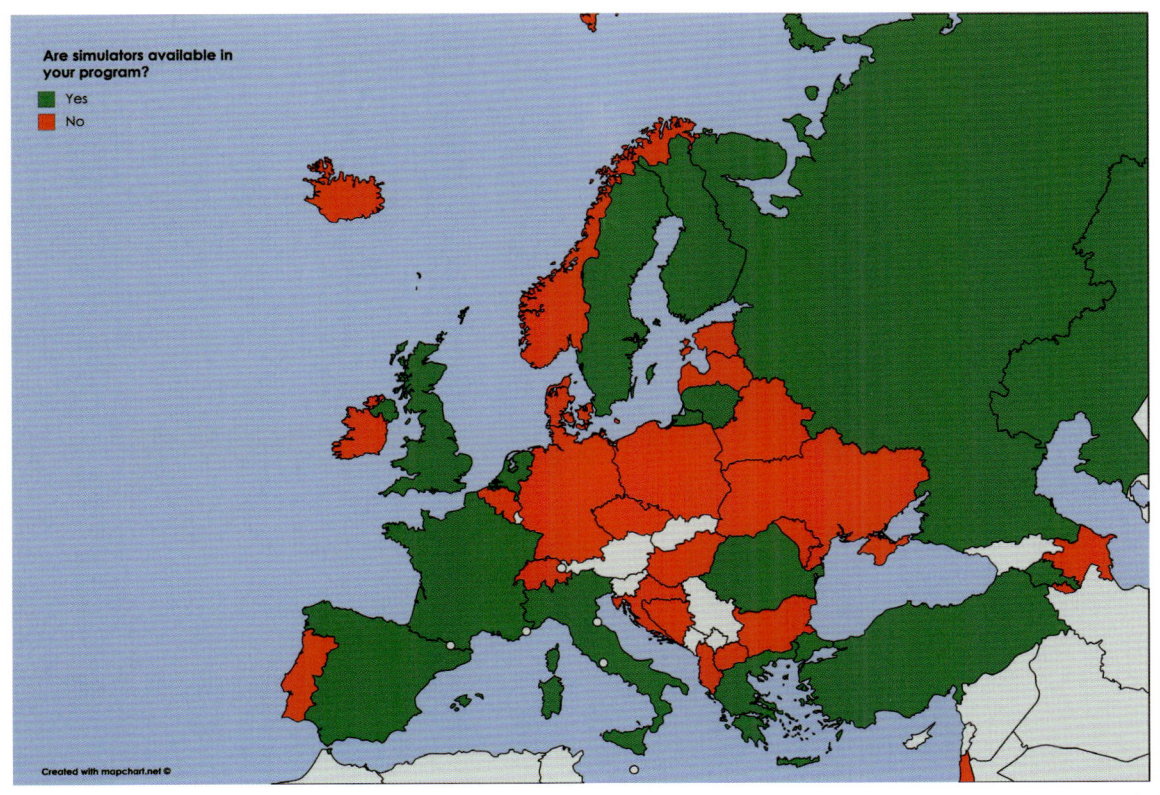

图 22.5　欧洲国家模拟器可用性情况（获得 2016 年欧洲神经外科协会研究生教育委员会开展的调查研究许可）[65]

域教育发展趋势提供了一种思路。一项针对532名欧洲神经外科住院医师的调查结果证实，不到一半的欧洲培训项目有模拟或尸体实验室[12]。不足为奇的是，只有13.4%的受访者对他们的模拟训练感到满意[12]。

Besta神经模拟中心是欧洲唯一一家配备有多个先进神经模拟器的培训中心。该中心位于意大利米兰市，有最新的虚拟现实神经模拟器，包括NeuroTouch、ImmersiveTouch、Surgical Theatre和一台三维解剖模拟器（虚拟蛋白质）[66]，该培训点与加拿大麦吉尔大学有密切合作。Besta神经模拟中心提供住院医师培训、实习外科医生及欧洲医学研究生的继续医学教育课程[44]。

欧洲住院医师模拟培训的第三个来源是参加国家级和国际课程，如EANS培训课程。EANS实践课程创建于2012年，每两年举办一次，为期5天，为学员提供开颅、脊柱手术入路和内镜技术的训练。最近，EANS内部一直在推动将实践操作训练纳入以前仅限于理论的课程体系[67]，甚至为对颅颈交界区域手术感兴趣的高级学员建立了一个特殊的尸体工作室[68]。该课程在西班牙巴塞罗那市每年举办一次，由来自欧洲和北美的神经外科医师授课，为学员提供了一个独特的学习机会。在国际专家的指导下，学员能运用不同的技术，如导航、尸体模型、虚拟现实和实时三维解剖等，练习手术技能。

最后，通过在其国家或整个欧洲范围内进行异地轮换，欧洲受训者可以更多地接触神经外科模拟器[69]。

欧洲模拟医学协会（SESAM）章程

该协会的名称是"欧洲模拟医学协会"，在这里称为"SESAM"（表22.2）。

SESAM的目的是：
- 模拟技术在医药卫生教育、研究和质量管理方面的开发和应用；
- 促进、交流和改进整个欧洲的技术和知识；
- 建立联合研究设施。

SESAM的办事处设在哥廷根，主要由执行委员会和会员大会开展工作，使用的工作语言是英语[71]。

使用模拟进行认证和资格考试

目前，综合临床神经外科（CCN）培训课程正在成为欧洲最重要的考前课程之一。其重要之处在于使用非常睿智和创新的教学方法，利用模拟来帮助高年资神经外科住院医师和专科医师通过资格考试。该课程旨在通过创建所谓的"热座"课程模拟口试环境，让考试对象坐在两位经验丰富的世界级神经外科医师的导师面前，提供给他们情景案例并进行检查，就像在真实的资格考试现场（图22.6）。在每节课结束时，考生将被打分，并会立即得到导师的反馈。课程还会被录像，每位学员也能看到这些录像，并从导师那里得到关于学术知识、传递信息的方式和肢体语言的使用等信息反馈[72]。

在过去4年里，对参加CCN课程考生的研究显示，只要具备一定的理论知识，通过"热座"课程培训，考生表现会有所提高（在该研究中使用MCQ考试题型进行测试）[73]。在欧洲，通过英国皇家学院奖学金考试（FRCS）和欧洲神经外科委员会（EBNS）观察，在接受这种模拟培训后，考生成绩也有所提高。事实上，在这些考试中表现最好的主要是参加模拟"热座"课程的考生。

模拟在欧洲的发展方向

模拟下一步将何去何从？Walsh提出并回答了这个问题，并指出一系列未来可能出现不同的主题内容。

- 首先，模拟在未来很可能会与评估更加紧密地联系在一起。未来的学习者可能会花很多时间在模拟器上，并不断接受评估。评估可

22 欧洲神经外科模拟培训经验

表 22.2 SESAM 成员，获得使用许可[70]

图标	模拟中心名称
	ADAM – Amsterdam Simulation Centre 荷兰阿姆斯特丹
	Alpha Medical Concepts（AMC） Linz, Austria（奥地利） AMC 是位于林茨的一个占地 300 m² 的模拟中心。AMC 每年进行 300 次高仿真度培训，80% 培训课程在现场完成，侧重于跨专业、跨学科的团队培训。AMC 团队由内科医生、护士、心理学家和护理人员组成，大多是执业医师。当然还有经过认证的培训师。除了模拟课程之外，AMC 还经营一家咨询公司，负责将培训或系统检查中发现的问题融入项目中
	Antalya Health Directorate – Region Training, Research and Simulation Centre Antalya, Turkey（土耳其）
	Application of Science to Simulation Education and Research on Training Centre Cork, Ireland（爱尔兰） ASSERT 旨在通过使卫生专业受训人员能够在模拟临床环境中按照预先确定的标准进行有针对性的技能练习，从而减少医疗差错并改善患者护理水平
	Arcada Patient Safety and Learning Centre Helsinki, Finland（芬兰） APSLC 为医疗保健行业的多学科专业人士和学生提供教育服务。该中心的核心能力是患者安全和基于模拟的学习
	Association de cardiologie et de réanimation médicale de Zaghouan（ACRMZ） ACRMZ–Association de cardiologie et de réanimation médicale de Zaghouan
	Besta NeuroSim Milan, Italy（意大利） Besta 神经模拟中心是欧洲首家致力于神经外科模拟创新研究培训的模拟中心。神经外科模拟研究培训的模拟中心，神经外科医师可以在三维虚拟现实环境中练习手术。神经模拟使外科医师能够在实施手术之前规划手术策略，减少医疗错误风险。我们的重点是为新一代神经外科医师提出一种革命性的训练方法，并确定如何在外科手术中取得卓越的表现
	Biomedical Simulation Center, Faculty of Medicine of University of Porto – CSB CSB-FMUP 于 2003 年 12 月成立，是葡萄牙的一个先驱性模拟中心。它的使命是创造一种独特的、安全的、可持续的教育环境，为学生、住院医师和医疗保健专业人员提供技术技能、行为、决策、团队合作和临床交流方面的经验培训。自成立以来，CSB-FMUP 已培训了 3 500 多名学生和 1 200 名医疗专业人员，涉及多个临床领域：生理学、药理学、泌尿科、儿科、产科、新生儿科、麻醉、临床沟通和危机资源管理等。2014 年开始进行临床模拟讲师认证培训

（续表）

图标	模拟中心名称	
CASE	CASE–Centre of Advanced Simulation and Education Istanbul, Turkey（土耳其）	CASE 由临床模拟和高级内镜／机器人手术培训部门组成。凭借其多样化的医学模拟模式和技术培训领域具有特色。CASE 在本科和研究生手术培训领域具有特色。除了医学模拟实验室，CASE 还配有带有 9 个腹腔镜手术工作站的湿式实验室，一个机器人手术培训中心，以及一个用于户体手术培训的解剖实验室
ENSOSP	Centre de SIMulation à l'URGence extra-hospitalière de l'ENSOSP Aix-en-Provence–Les Milles, France（法国）	ENSOSP 培训了 25 000 名专业的法国消防人员、志愿者和卫生服务人员。该中心提供的培训是为了在管理和运作质量及适应性方面满足雇主的要求，以及在规范和预期方面满足民防署的要求，并通过专业大师（风险管理，民事安全法，CBRNE）提供高水平的培训
	Centre de Simulation PRESAGE Lille, France（法国） PRESAGE	
	Centre Lyonnais d'Enseignement par la Simulation en Santé Lyon（CLESS），France（法国）	CLESS 位于里昂东方医学院内。它是 SAMSEI 项目（沉浸式环境中卫生专业人员学习策略）的一部分，其目标是培训卫生专业人员，以提高护理质量和保障患者安全。它同时也是健康产业界的东道主
CUSIM	Centro de Simulacao Biomedica, Faculdade de Medicina da Universidade do Porto Porto（CSB-FMUP），Portugal（葡萄牙）	CSB-FMUP 是波尔图大学医学院医学教育和模拟系统的一个学术中心。CSB-FMUP 于 2003 年 12 月开幕，是葡萄牙的第一个生物医学模拟中心。该中心的目标是创造一个独特的、安全的、可持续的教育环境，为学生、住院医师和医疗保健专业人员提供技术技能、行为和决策、团队合作和沟通方面的体验式培训。以模拟为基础的医学教育的方法和工具的研究也是我们行动计划的一部分，该计划涉及与模拟行业的紧密合作
L&C	Centrul Universitar de Simulare in Instruirea Medicala Chisinau, Republic of Moldova（摩尔多瓦）	
	Clinical Skills Lab of the Faculty of Health Sciences of the University of Beira Interior Covilha, Portugal	唯一一家位于葡萄牙乡村的模拟中心。它与葡萄牙的一所公立医学院相结合，侧重于模拟的本科医学培训。该项目为学生提供从第一学年到最后一学年的全程服务，学生反馈良好
MARITIME A	Danish Maritime Authority, Centre of Maritime Health Service	海事卫生服务中心，培训在船上负责医疗服务的丹麦和外国海员。该中心是丹麦海事局的一部分，位于法诺。海事卫生服务中心随时准备回答有关丹麦船舶上的保健问题并提供指导

(续表)

图标	模拟中心名称
	EduSim Therwil, Switzerland（瑞士） 专门从事院内和院前急救的现场模拟训练。项目涵盖了从人入为因素和患者安全到急救医学的必需技能等广泛领域。所有项目的共同目标是通过发展以个人和团队为导向的知识、技能和能力来提高患者的安全性
	Emergency Services College – Section of Prehospital Emergency Medical Care Kuopio, Finland（芬兰）
	Euregional Patient Safety Simulation Liege, Belgium（比利时） EPaSS Centre
	HELIOS Simulationszentrum Hildesheim Hildesheim, Germany（德国）
	Hospital Virtual Valdecilla S L Santander, Spain（西班牙） 通过使用临床模拟作为教学工具，为卫生专业人员提供创新和高性能培训。中心的培训方法是基于经验学习和实践反思。每位参与者都是自己主动训练过程的主角。项目参与者拥有现代化的设施和技术，以及专门为满足任何医疗组织的需求而设计的各种活动
	Institut Toulousain de Simulation en Santé Toulouse, France（法国）
	Institut Toulousain de Simulation en Santé 专门开展日常课程培训，拥有一个非常多功能的平台。中心与医院、医学院、护士学校和私人医疗机构合作订标准化的患者照护计划
	IrkSTC Irkutsk, Russian Federation（俄罗斯） 该中心是伊尔库茨克地区的主要医疗机构之一，是伊尔库茨克国立高等医学研究所 8 个教席和伊尔库茨克国立高等医学研究所 9 个院系的临床基地。该地区医院开发和引进了大量先进的医疗技术，在提高对人口的护理质量，经验传授给该地区其他医疗机构方面，发挥着重要的组织和协调作用
	Le SIMU de Nantes Nantes Cedex 1, France Le SiMU de Nantes
	Maudsley Simulation 英国伦敦 该中心是英国第一个专注于心理健康的模拟培训中心

(续表)

图标	模拟中心名称
NHS	Medical Education & Simulation Hub (MESH) – Mid Yorkshire NHS Trust 英国韦克菲尔德 该中心有各种虚拟现实模拟器、人体模型和仿真模型。主要设施设在韦克菲尔德菲尔德平德医院的信托总部和教育中心，以及杜斯伯里医院的奥克威尔中心
METS CENTER	Medical Simulation Centre of the Siberian State Medical University 托木斯克，俄罗斯 MS Center SSMU，Tomsk
	Medical Training & Simulation Center Bilthoven, Netherlands（荷兰） 该中心开发并运行模拟培训课程，让医护人员为患者提供最好和最安全的护理服务
MENTOR MEDICUS	MENTOR MEDICUS 俄罗斯莫斯科 2007年由莫斯科第一国立医科大学成立，当时是一个基础医疗技能培训中心。如今是俄罗斯最大的模拟培训机构之一，位于俄罗斯中央医学科学图书馆和服务中心的一层，占地近1 500 m²。模拟中心每年通过CME计划为数千名医学生和医生提供培训。中心建设成了模拟医院，设立了模拟急诊科、休克室、诊断室和手术室、ICU、康复病房和医生办公室，可用于不同专业的技能培训。中心单独的房间专门用于车次难或车祸的伤员培训：在这里，许多实现紧急情况可以在"现场"模拟出来，在院前急救之后，受害者通过救护车运送到虚拟医院
METS CENTER	METS Center Bilthoven, 荷兰 METS Center是荷兰最大的多学科模拟中心，荷兰所有的模拟讲师都知道METS Center，因为该中心用当地语言提供EuSim模拟讲师课程（基础/进修/高级）。中心提供国际EuSim课程，很多外国教师都学习了这些课程
	Royal Free Hospital Simulation 英国伦敦 该中心为本科生和研究生提供跨专业培训。该中心的一部分是多功能用途，专门从事部分任务流程训练（通常使用超声波）以及高仿真的全浸入式模拟和复苏训练。其他区域被预留给最先进的模拟现实模拟器，用于腹腔镜手术和内镜手术的培训
MEDISIM	Royal Surrey County Hospital Simulation Centre（UK） Guildford, United Kingdom 该中心被视为卓越中心，一直致力于提供逼真和身临其境的模拟，并密切关注细节，在高标准的团队推动下不断发展。中心会对参与者的反馈做出回应。模拟训练定期在萨里大学多功能区域内现场进行。未来的计划包括使用高仿真模拟器和移动观测设备，为多学科团队带来模拟，并允许进行实际工作流程和系统分析

（续表）

图标	模拟中心名称	
	Schweizer Institut fur Rettungsmedizin Nottwil, Switzerland SIRMED Scottish Centre for Simulation and Clinical Human Factors	是一家先进的多专业模拟培训机构，为医护人员开设模拟课程，从护理人员到麻醉顾问，以及各行业人员，如海上天然气平台医务人员。该中心还为医护人员、高等教育机构和企业提供非技术技能和人为因素方面的研讨会和讲座。
	SIMNOVA Novara, Italy（意大利） Centro Interdipartimentale di Didattica Innovativa e di Simulazione in Medicina e Professioni Sanitarie	
	Simulatiecentrum Maastricht UMC+ Academie Maastricht, Netherlands（荷兰）	该中心是 MUMC 的设施，为医护人员提供模拟培训
	Simulation and Interactive Learning Centre at Guy's and St Thomas' NHS Foundation Hospital London, United Kingdom（英国）	该中心是一家非常先进的培训中心，致力于为本科生和研究生提供临床技能和高仿真培训。2010 年开业，现已成为伦敦最活跃的医疗机构之一，每年培训 4 000 多名医学生。该中心专注于医疗失误和人为因素/非技术技能，以提高患者的安全性。Peter Jaye 主任是急诊医学顾问，他领导了医院和当地社区的模拟开发项目
	Simulation Centre of ASL Naples 2 North Naples, Italy MedSimNa2North	
	Simulation Training Centre of PFUR Moscow, Russian Federation（俄罗斯）	该中心成立于 2013 年 12 月，占地 1 700 多平方米。中心的主要目标是在"无压力"条件下获得实用技能，无须导师持续监控，也不给患者带来风险。模拟培训课程是本校学生、住院医师及专科教育计划的一部分。模拟培训课程按以下专业进行：外科、血管介入、肾病科、麻醉科、妇产科、泌尿外科、创伤科、牙科、护理、超声诊断、内镜、儿科、新生儿科和眼科
	Simulations & Notfallakademie am HELIOS Klinikum Krefeld – SiNA Krefeld, Lutherplatz 40 47805 Krefeld, Germany（德国）	
	Simulatorcentrum i väst – Simulation Centre West Gothenburg, Sweden（瑞典）	

(续表)

图标	模拟中心名称
	SimulHUG Geneva, Switzerland（瑞士） Simulation Centre of the Geneva University Hospital
	Stavanger Acute Medicine Foundation for Education and Research Stavanger, Norway（挪威） SAFER Simulation Centre
	Swiss Centre for Medical Simulation Basel, Switzerland Swiss Centre for Medical Simulation
	Tbilisi State Medical University Clinical Skills Centre Tbilisi, Georgia（格鲁吉亚） TSMUCSC
	The Simulation Center – Gjøvik University College Gjøvik, Norway（挪威） The Simulation Center – Gjøvik University College
	Tupass Centre for Patient Safety and Simulation Tubingen, Germany（德国）
	Unite de Simulation Pedagogique de Strasbourg Strasbourg, France（法国） USP-S
	University of Eastern Finland – Taitostudia Kuopio, Finland（芬兰） 该中心为医疗专业的学生和专业人员设计，专门针对西赫茨大学在模拟教育和复苏方面的本科生
	West Herts Initiative in Simulation Education and Resuscitation–WISER

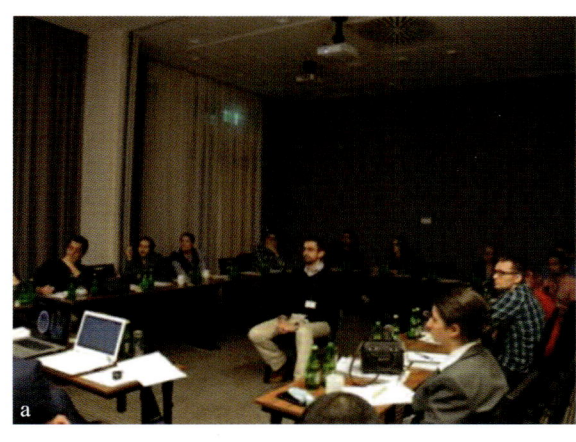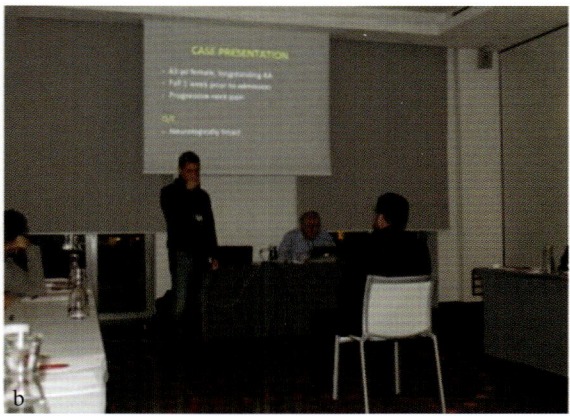

图 22.6 热座课程（模拟考试）（波兰克拉科夫，由 CCN2014 和 2015 年提供）

以由人进行，也可以由机器进行。无论如何，评估将根据重要的、可以测量的性能指标进行。为了与评估中的最佳实践结果保持一致，将持续进行反馈，并且是针对手头任务的具体反馈[74]。

- 其次，我们对模拟的看法在未来将发生根本变化。目前，模拟常被视为一种由时间和空间定义的学习方法。因此，学习者可能会花半天时间在本地模拟设备上学习一项技能。在未来，模拟的概念将变得更加广泛，从而涵盖一系列定义不太明确但同样有效的活动。例如，利用移动模拟设备可以在病房或门诊部进行模拟[75]。在线模拟将使学习者可以在适合自己的时间和地点与模拟进行交互[76]。模拟中心将可能完全开放，以便学习者可以在需要时使用它们。
- 再次，模拟医学教育的未来将与医疗保健的未来走同样的道路[77]。
- 最后，我们是否正在实现模拟人脑的终极梦想？这将是一个有待回答的问题。

欧洲模拟培训实施的障碍

尽管使用模拟器进行教学和评估有明显的好处，但仍存在一些较大障碍。首先，启动模拟项目相对较高的资金成本，可能会成为部分欧洲国家发展模拟医学的最大障碍[18]。其次，促成有效的培训需要一个详细的操作过程：设计/规划有效的模拟培训涉及很多步骤[69]。再次，教师对于在住院医师实习课程中增加模拟训练可能存在犹豫。一篇综述强调，为了达到模拟培训的最好效果，模拟器应该成为教学课程体系的一部分[69]。相反，一些受训人员可能会认为模拟训练的价值或用处不如更多的手术经验[69]，最后，现有模拟设施的可及性尚存很大不足[64]。

参考文献

1. Ziv A, Wolpe PR, Small SD, Glick S. Simulationbased medical education: an ethical imperative. Acad Med. 2003;78(8):783–8.
2. Jena AB, Seabury S, Lakdawalla D, Chandra A. Malpractice risk according to physician specialty. N Engl J Med. 2011;365(7):629–36.
3. Stone S, Bernstein M. Prospective error recording in surgery: an analysis of 1108 elective neurosurgical cases. Neurosurgery. 2007;60(6):1075–82.
4. Cobb MI, Taekman JM, Zomorodi AR, Gonzalez LF, Turner DA. Simulation in neurosurgery—a brief review and commentary. World Neurosurg. 2016;89:583–6.
5. Marcus H, Vakharia V, Kirkman MA, Murphy M, Nandi D. Practice makes perfect? The role of simulation-based deliberate practice and script-based mental rehearsal in the

acquisition and maintenance of operative neurosurgical skills. Neurosurgery. 2013;72:A124–30.
6. Spritz N. Oversight of physicians' conduct by state licensing agencies: lessons from New York's Libby Zion case. Ann Intern Med. 1991;115(3):219–22.
7. McManus IC, Richards P, Winder BC, Sproston KA, Vincent CA. The changing clinical experience of British medical students. Lancet. 1993;341(8850):941–4.
8. Brennum J, van Loon J. Neurosurgical education in Europe. Acta Neurochir. 2016;158:1–2.
9. Smith A, Siassakos D, Crofts J, Draycott T. Simulation: improving patient outcomes. In Seminars in perinatology 2013;37(3):151–156. WB Saunders.
10. Nishisaki A, Keren R, Nadkarni V. Does simulation improve patient safety?: self-efficacy, competence, operational performance, and patient safety. Anesthesiol Clin. 2007;25(2):225–36.
11. Green M, Tariq R, Green P. Improving patient safety through simulation training in anesthesiology: where are we? Anesthesiol Res Pract. 2016;1:2016.
12. Stienen MN, Netuka D, Demetriades AK, Ringel F, Gautschi OP, Gempt J, Kuhlen D, Schaller K. Neurosurgical resident education in Europe—results of a multinational survey. Acta Neurochir. 2016;158(1):3–15.
13. Gladwell M. Outliers: the story of success. New York: Hachette; 2008.
14. Kirkman MA, Ahmed M, Albert AF, Wilson MH, Nandi D, Sevdalis N. The use of simulation in neurosurgical education and training: a systematic review. J Neurosurg. 2014;121(2):228–46.
15. Trojanowski T. Certification of competence in neurosurgery–the European perspective. World Neurosurg. 2010;74(4–5):432–3.
16. Stienen MN, Netuka D, Demetriades AK, Ringel F, Gautschi OP, Gempt J, et al. Working time of neurosurgical residents in Europe–results of a multinational survey. Acta Neurochir. 2016;158(1):17–25.
17. Alshafai N, Falenchuk O, Cusimano MD. International differences in the management of intracranial aneurysms: implications for the education of the next generation of neurosurgeons. Acta Neurochir. 2015;157(9):1467–75.
18. Zanello M, Zerah M, Sainte-Rose C, Di Rocco F. Virtual simulation in neurosurgery: a comparison between pediatric and general neurosurgeons. Acta Neurochir. 2014;156(11):2215–6.
19. Byvaltsev VA, Belykh EG, Konovalov NA. New simulation technologies in neurosurgery. Zh Vopr Neirokhir Im N N Burdenko. 2016;80(2):102–7.
20. Arora S, Darzi A. Introducing technical skills assessment into certification: closing the implementation gap. Ann Surg. 2016;264(1):7–9.
21. Alvand A, Auplish S, Gill H, Rees J. Innate arthroscopic skills in medical students and variation in learning curves. J Bone Joint Surg Am. 2011;93(19):e115.
22. Grantcharov TP, Funch-Jensen P. Can everyone achieve proficiency with the laparoscopic technique? Learning curve patterns in technical skills acquisition. Am J Surg. 2009;197(4):447–9.
23. Sadideen H, Alvand A, Saadeddin M, Kneebone R. Surgical experts: born or made? Int J Surg. 2013;11(9):773–8.
24. Halpenny J. The training of the surgeon. Can Med Assoc J. 1918;8(10):896.
25. Ericsson KA, Krampe RT, Tesch-Römer C. The role of deliberate practice in the acquisition of expert performance. Psychol Rev. 1993;100(3):363.
26. Spiteri A, Aggarwal R, Kersey T, Benjamin L, Darzi A, Bloom P. Phacoemulsification skills training and assessment. Br J Ophthalmol. 2010;94(5):536–41.
27. Okuda Y, Bryson EO, DeMaria S, Jacobson L, Quinones J, Shen B, Levine AI. The utility of simulation in medical education: what is the evidence? Mt Sinai J Med (A Journal of Translational and Personalized Medicine). 2009;76(4):330–43.
28. Weller JM. Simulation in undergraduate medical education: bridging the gap between theory and practice. Med Educ. 2004;38(1):32–8.
29. Limbrick DD Jr, Dacey RG Jr. Simulation in neurosurgery: possibilities and practicalities: foreword. Neurosurgery. 2013;73:S1–3.
30. Cohen AR, Lohani S, Manjila S, Natsupakpong S, Brown N, Cavusoglu MC. Virtual reality simulation: basic concepts and use in endoscopic neurosurgery training. Childs Nerv Syst. 2013;29(8):1235–44.
31. Gélinas-Phaneuf N, Choudhury N, Al-Habib AR, Cabral A, Nadeau E, Mora V, Pazos V, Debergue P, DiRaddo R, Del Maestro RF. Assessing performance in brain tumor resection using a novel virtual reality simulator. Int J Comput Assist Radiol Surg. 2014;9(1):1–9.
32. Harrop J, Rezai AR, Hoh DJ, Ghobrial GM, Sharan A. Neurosurgical training with a novel cervical spine simulator: posterior foraminotomy and laminectomy. Neurosurgery. 2013;73:S94–9.

33. Hassfeld S, Zöller J, Albert FK, Wirtz CR, Knauth M, Mühling J. Preoperative planning and intraoperative navigation in skull base surgery. J Cranio-Maxillofac Surg. 1998;26(4):220–5.
34. Wolfsberger S, Forster MT, Donat M, Neubauer A, Bühler K, Wegenkittl R, Czech T, Hainfellner JA, Knosp E. Virtual endoscopy is a useful device for training and preoperative planning of transsphenoidal endoscopic pituitary surgery. Minim Invasive Neurosurg. 2004;47(4):214–20.
35. Beyer J, Hadwiger M, Wolfsberger S, Bühler K. High-quality multimodal volume rendering for preoperative planning of neurosurgical interventions. IEEE Trans Vis Comput Graph. 2007;13(6):1696–703.
36. Bouyssie JF, Bouyssie S, Sharrock P, Duran D. Stereolithographic models derived from X-ray computed tomography reproduction accuracy. Surg Radiol Anat. 1997;19(3):193–9.
37. Sailer HF, Haers PE, Zollikofer CP, Warnke T, Caris FR, Stucki P. The value of stereolithographic models for preoperative diagnosis of craniofacial deformities and planning of surgical corrections. Int J Oral Maxillofac Surg. 1998;27(5):327–33.
38. Rengier F, Mehndiratta A, von Tengg-Kobligk H, Zechmann CM, Unterhinninghofen R, Kauczor HU, Giesel FL. 3D printing based on imaging data: review of medical applications. Int J Comput Assist Radiol Surg. 2010;5(4):335–41.
39. Rehder R, Abd-El-Barr M, Hooten K, Weinstock P, Madsen JR, Cohen AR. The role of simulation in neurosurgery. Childs Nerv Syst. 2016;32(1):43–54.
40. By Minecraftpsyco – Own work, CC BY-SA 4.0, https://commons.wikimedia.org/w/index.php?curid=47304870.
41. Bradley P. The history of simulation in medical education and possible future directions. Med Educ. 2006;40(3):254–62.
42. Nash R, Sykes R, Majithia A, Arora A, Singh A, Khemani S. Objective assessment of learning curves for the Voxel-Man TempoSurg temporal bone surgery computer simulator. J Laryngol Otol. 2012;126(07):663–9.
43. Kockro RA, Stadie A, Schwandt E, Reisch R, Charalampaki C, Ng I, Yeo TT, Hwang P, Serra L, Perneczky A. A collaborative virtual reality environment for neurosurgical planning and training. Operative Neurosurgery. 2007;61(5):379–91.
44. Amunts K, Ebell C, Muller J, Telefont M, Knoll A, Lippert T. The human brain project: creating a European Research Infrastructure to decode the human brain. Neuron. 2016;92(3):574–81.
45. Huerta MF, Koslow SH, Leshner AI. The human brain project: an international resource. Trends Neurosci. 1993;16(11):436–8.
46. Blue Brain and the Human Brain Project. http://bluebrain.epfl.ch/page-52741-en.html.
47. Human Brain Project from Wikipedia. https://en.wikipedia.org/wiki/Human_Brain_Project.
48. Markram H. The blue brain project. Nat Rev Neurosci. 2006;7(2):153–60.
49. Blue Brain/Project Director. http://bluebrain.epfl.ch/projectdirector.
50. Human Brain Project overview. https://www.humanbrainproject.eu/2016-overview.
51. D'Angelo E. The human brain project. Funct Neurol. 2012;27(4):205.
52. Human Brain Project, Framework Partnership Agreement. https://www.humanbrain-project.eu/documents/10180/538356/FPA++Annex+1+Part+B/41c4da2e-0e69-4295-8e98-3484677d661f.
53. Human Brain Project Subproject overview. https://www.humanbrainproject.eu/subprojects-overview.
54. Krichmar JL, Edelman GM. Design principles and constraints underlying the construction of brainbased devices. In International Conference on Neural Information Processing. 2007. Springer Berlin Heidelberg, p. 157–66.
55. Ross T. Machines that think. Health. 1933;243:248.
56. Wikipedia iCub. https://en.wikipedia.org/wiki/ICub.
57. Metta G, Sandini G, Vernon D, Natale L, Nori F. The iCub humanoid robot: an open platform for research in embodied cognition. In: Proceedings of the 8th workshop on performance metrics for intelligent systems; 2008, ACM, p. 50–6.
58. Mizuuchi I, Nakanishi Y, Sodeyama Y, Namiki Y, Nishino T, Muramatsu N, Urata J, Hongo K, Yoshikai T, Inaba M. An advanced musculoskeletal humanoid kojiro. In: Humanoid robots, 2007 7th IEEE-RAS international conference on 2007. IEEE, p. 294–9.
59. Marques HG, Jäntsch M, Wittmeier S, Holland O, Alessandro C, Diamond A, Lungarella M, Knight R. ECCE1: the first of a series of anthropomimetic musculoskeletal upper torsos. In: Humanoid robots (humanoids), 2010 10th IEEE-RAS International Conference on 2010 Dec 6; IEEE, p. 391–6.
60. Health in Europe. Com http://www.healthcare-ineurope.

61. Olabe J, Olabe J, Sancho V. Human cadaver brain infusion model for neurosurgical training. Surg Neurol. 2009;72(6):700–2.
62. Suslu HT, Tatarli N, Karaaslan A, Demirel N. A practical laboratory study simulating the lumbar microdiscectomy: training model in fresh cadaveric sheep spine. J Neurol Surg A Cent Eur Neurosurg. 2014;75(3):167–9.
63. Tomlinson JE, Yiasemidou M, Watts AL, Roberts DJ, Timothy J. Cadaveric spinal surgery simulation: a comparison of cadaver types. Global. Spine J. 2016; 6(4):357–61.
64. Coelho G, Zanon N, Warf B. The role of simulation in neurosurgery. Childs Nerv Syst. 2014;30(12):1997–2000.
65. Alshafai N. European educational survey: results form 38 countries. European Association of Neurosurgical Societies Congress; 2016.
66. NeuroSimulation – Besta Neurosim Center [Internet]. Besta Neurosim Center. 2017 [cited 26 January 2017]. Available from: http://www.bestaneurosim.com/.
67. McGaghie WC, Issenberg SB, Petrusa ER, Scalese RJ. Revisiting 'a critical review of simulation-based medical education research: 2003–2009'. Med Educ. 2016;50(10):986–91.
68. Alshafai N. Cranio Cervical Junction Workshop [Internet]. Craniocervicaljunction.com. 2017 [cited 26 January 2017]. Available from: http://craniocervicaljunction.com/.
69. Stienen MN, Netuka D, Demetriades AK, Ringel F, Gautschi OP, Gempt J, et al. Residency program trainee-satisfaction correlate with results of the European board examination in neurosurgery. Acta Neurochir. 2016;158(10):1823–30.
70. https://www.sesam-web.org/centres/.
71. Society in Europe for Simulation Applied to Medicine SESAM. https://www.sesam-web.org/centres/.
72. Alshafai N. Comprehensive Clinical Neurosurgery Review [Internet]. ccnreview.com. 2017 [cited 26 January 2017]. Available from: http://www.ccnreview.com/.
73. Addressing areas of knowledge gap & oral exam skills deficiencies in Neurosurgical Residents. Al Duais W, Son A, Ulasavets U, Abdulkadir M. The Alshafai lab research day. Krakow, December 3rd; 2016.
74. Walsh K. The future of simulation in medical education. J Biomed Res. 2015;29(3):259.
75. Kneebone R, Arora S, King D, Bello F, Sevdalis N, Kassab E, Aggarwal R, Darzi A, Nestel D. Distributed simulation–accessible immersive training. Med Teach. 2010;32(1):65–70.
76. Walsh K, Dillner L. Launching BMJ learning: online learning resources based on the best available evidence. BMJ. 2003;327(7423):1064.
77. Milburn JA, Khera G, Hornby ST, Malone PS, Fitzgerald JE. Introduction, availability and role of simulation in surgical education and training: review of current evidence and recommendations from the Association of Surgeons in training. Int J Surg. 2012;10(8):393–8.

第六部分
非手术模拟培训

23

神经麻醉高仿真模拟培训

Barbara Stanley

简介

众所周知,在神经外科领域,从麻醉师和神经外科医师的角度而言,就患者围术期危重事件的临床管理达成一致策略(共享心理模型)是至关重要的。在神经外科手术过程中,如果患者脑组织发生出血或缺血,这部分脑组织会在短时间内发生肿胀,渗出的血液将快速覆盖手术视野,神经外科医师将很难进行下一步的手术操作,同时患者会出现急性颅内压增高和全身生理状态不稳定等危急情况。所以,应对神经外科术中的危重事件,需要神经外科医师和麻醉师快速做出正确的判断和有效的管理。培养快速临床管理所需的临床决策、生理操作和非技术性技能,可以通过沉浸式模拟培训技术奠定坚实的基础。不论在技术技能学习、技能示范和非技术技能培训方面,还是在参与者满意度方面,目前已有很多证据证实模拟培训在理论学习和临床实践两方面的实用性和有效性,包括技能获取[1]、技术展示[2]及非技术性的技能训练[3](表23.1)。体验式理论学习是模拟培训的基础[4]。

本章将重点介绍神经麻醉模拟教程。神经麻醉模拟教程是一门高仿真神经麻醉培训教程,源于英国皇家麻醉学院的神经麻醉课程。

模拟培训的背景和依据

针对不同科室的临床医师,"模拟培训"有不同的含义。对于外科医师,"模拟培训"是一个必要环节,医师们需要借助模拟教具(解剖实验室以及模拟训练箱内)进行各种培训,以提高手术操作技能。而对于麻醉师,"模拟培训"需借助一套模拟套件进行。模拟套件是一种具有多种生命体征检测模块的身体模型,通过训练麻醉师的沟通、决策以及情景感知能力(非技术能力),增强麻醉师面对临床急性突发事件时做出正确判断和有效管理的能力。

所以,对于临床医疗人员而言,"模拟培训"是功能强大的训练平台,能够为学习者提供安全(不会危及患者生命)的操作环境,持续巩固理论知识及专业技能。手术室是一个存在多

B. Stanley (✉)
Department of Anaesthetics, Brighton and Sussex
University Hospitals NHS Trust, Brighton, UK

© Springer International Publishing AG, part of Springer Nature 2018
A. Alaraj (ed.), *Comprehensive Healthcare Simulation: Neurosurgery*,
Comprehensive Healthcare Simulation, https://doi.org/10.1007/978-3-319-75583-0_23

种干扰因素的高风险环境，尤其是面对危急事件的情况下，外科医师、麻醉师和手术相关辅助人员应组成一个高效运转的团队。

需要特别指出的是，在情境沟通和感知等非技术技能以及知识交流和组织意识的培训方面，神经外科集体式模拟训练开展相对较晚；同时，神经外科涉及多个专业的共同培训（不是独立的），培训目的要达到不同临床情况下心理模型的共享，形成较为健全的团队解决方法。最终，模拟情景以重点突出、意义明确和关联性强的原则方式为神经外科麻醉提供了一个"良好沟通"的"途径"（P. Weinstock, Boston Sim Peds）。

医疗是一个高风险行业，在临床实践中，许多不良或突发事件的发生都涉及人为以及系统故障因素[5]。对于医疗机构而言，在系统内建立跨学科团队培训计划是十分重要的，包括在急诊科、重症监护病房和手术室等抢救环境，为受训者和经验丰富的从业人员提供模拟训练[6]。在麻醉领域的临床实践中，多学科团队的模拟培训得以更广泛的开展和运用。尽管有多种方式可以实现技术与技能的讲授和练习，但就非技术技能模拟培训来说，麻醉培训是杰出的。需要特别强调指出的是，非技术性技能的模拟培训对保证患者的安全和手术质量是至关重要的。

非技术技能的"粗疏"往往是造成患者围术期严重不良事件的根源。实际情况下，最好的课程是能够提供训练机会，从而练习、探索技术和非技术技能。众所周知，手术室是一个高风险环境，复杂的技术技能操作离不开团队合作交流、理论知识运用和情景意识的互动。通过模拟培训，临床工作者可以提前就应对所有可能出现临床情况做好充分准备。高仿真模拟培训能够使学习者沉浸在模拟情景中，从而引发其在真实临床事件发生时的情绪、反应、注意力和认知投入。所以，模拟培训是优化知识结构、练习和训练在压力下进行复杂决策，

表23.1　7名参与者的单个神经麻醉模拟教程的反馈总结。这是一个标准的神经麻醉模拟教程反馈表

	同意	不同意	
在今天之前已经开始进行我的神经麻醉模块	5	2	
这些情景的目的是明确的，并且已经解决了重要的和相关的问题	7		
报告阐明了作为麻醉师，我可以如何协助解决术中事件	7		
报告对您来说：	技术性太强	太过于注重沟通	合适 7
报告内容全面，回答了我的所有问题	7		
对我的情景进行汇报的人员是可信且经验丰富的	7		
通过今天的实践，我对我的麻醉知识的自信心	增加了 7	下降了	
对于今天的情景或汇报，有无更好的改进意见：			
我会向我的同事推荐"神经麻醉模拟教程"	7		

以及练习和训练所有非技术技能的良好工具。

有关研究发现，在对自信心、知识成果的满意度和自我评估方面，模拟培训的主观价值似乎显高[7]；而在知识评估和执行明确的任务或协议方面，其客观效力中等[2,7]。目前，对与有效学习密切相关的模拟培训特征的研究发现[8]，外科专家团队的形成离不开团队训练、心理模型共享、情景意识和知识交流等重要因素[9]。因此，现有简要的证据显示，尤其是在手术室等高风险环境中，进行有效而功能多元化的模拟培训有着非常重要的作用。

神经麻醉模拟教程

神经麻醉模拟教程是一门涉及神经麻醉和神经危重症处理的模拟课程，也泛指与神经外科相关的临床实践活动。神经麻醉模拟教程是一门基于高仿真模拟培训的课程，神经外科手术团队能够在模拟手术环境中练习危急事件的处理。这是一门涉及多个学科的课程，授课对象主要是实习麻醉医生，培训过程中模拟的术中危急事件和环境对所有神经外科临床工作者都是一个重要的学习机会。神经麻醉模拟教程也是一门技术性很强的课程，首要目的是为学员提供实时的模拟临床体验，在此基础上不断提升学员在特定领域的理论知识水平。此外，教程还是一个分享重大常见病（如颅脑外伤和自发性蛛网膜下腔出血）的心理模型论坛。

神经麻醉模拟教程源于人们 2009 年对一系列极具挑战性的神经麻醉案例的讨论。传统的神经麻醉教学一直围绕着冗长的授课和讨论进行，而神经麻醉模拟教程秉承的是成人学习理论的原则，使学习者沉浸在模拟情景之中，全程模拟体验尽可能接近现实的临床环境。每个临床情景的设计都是为了解决该领域不同方面的相关临床问题，并且能通过巩固基本科学知识来强化临床实践经验。该课程所涵盖的标准临床情景有：

硬脑膜 + 静脉窦出血	静脉空气栓塞
多发伤救治过程中出现创伤性脑损伤	俯卧位心搏骤停
麻醉复苏室中 GCS 评分恶化	
前交通动脉或后交通动脉瘤夹闭	活体患者的不稳定颈椎成像

借助这些模拟情景，学员能够对所有与神经麻醉相关的基本科学知识进行总结和探索。无论是在模拟情景，还是在随后的汇报中，多学科教员在整个情景中扮演着外科医师、麻醉师和器械护士的角色，这会增加课程的有效性和吸引力，对于课程成功至关重要。神经麻醉模拟教程的重点是探索相关领域的技术知识，即模拟情景中管理患者的基础和麻醉知识。除此之外，情景中人为因素探索是必要的，是团队互动的自然结果，是综合汇报中重点介绍的部分。

模拟情景细节

将这些情景设计成可以在任一种模拟技术下运行的，能显示基本生命体征，并允许学员测量生命体征、观察瞳孔大小以及连接呼吸机等。目前使用的模拟套件来自英国 Laerdal Medical 有限公司的"SimMan 3g"。所涉及模拟情景基本结构包括：课程前准备工作，参与者进入模拟情景中，危重事件的发生及管理，汇报。

课程前准备工作：首先向学员提供患者的病史和一些基本信息，接着学员进入模拟情景并从一名教员手中接过工作。然后，他们按照自己的角色行事，诊断和处理不断演变的临床问题。换句话说，他们在模拟情景中所扮演的角色就是在实际临床实践中担任的临床工作。通过这种方式，模拟情景能够维持一定的真实性，学员们利用既有的知识结构和经验来实时探索面对的临床问题。

在神经麻醉模拟教程中，几乎可以模拟任何类型的临床管理困境，既可以模拟患者迅速恶化的危急情况、需要学员在诊断和治疗措施方面不断强化训练的关键事件，也可模拟非常简单的临床实践活动、如病情咨询。这是一个特别有力的工具，有助于人们之间的信息交流和共享，尤其在涉及复杂的临床问题时，如临床失误、不良事件或知情同意等。

神经麻醉模拟教程将按照预先设计好的程序运行，也会提供一个单独的工作表，便于向使用者说明模拟患者的生命体征参数信息，以及这些参数在模拟教学过程中预定范围内的变化情况或响应学员操作而发生的变化。负责向学员介绍模拟前准备工作的教员会和技术人员一起坐在控制室里，观察模拟教程运行时的情景。教员可建议技术人员如何调整模拟患者的参数，来响应学员的操作，并通过耳机与情景中的教员进行沟通。教员可以控制和操纵情景，来确保模拟教程达到预期学习目标。下面的案例通过模拟颅脑外伤合并全身多发伤患者的情景来举例说明如何实现这些目标。

示例情景：颅脑外伤合并全身多发伤患者的处理

图 23.1 给出了包括所述模拟套件以及其中的教员的示意图。其中，"紧张/如坐针毡"的学员位于手术台头端，教员们扮演外科医师和保洁员工的角色，麻醉护士正在打电话。另一名学员正从手术室外观察。

该情景的学习目标包括：简要回顾相关解剖学和生理学知识；了解颅脑外伤发展进程中的病理生理演变过程；了解为什么缺氧和低血压对创伤后的脑组织是不利的；低血压和脑血管反应的意义；管理术中出血控制和颅脑外伤之间的矛盾；建立一个优先管理的共享心理模型，以及如何协调看似合理的管理目标。

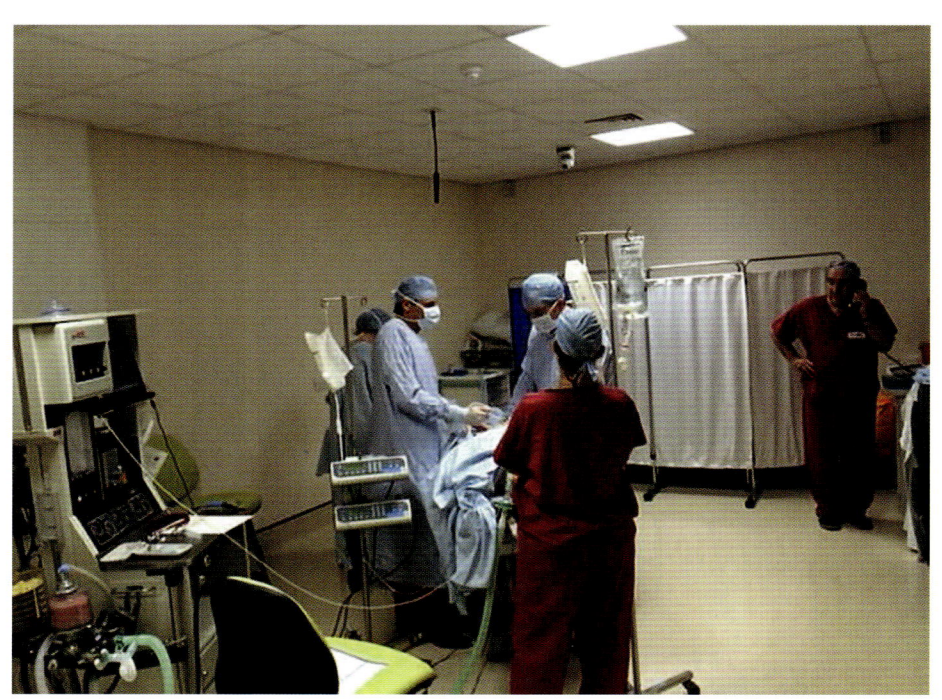

图 23.1　颅脑外伤合并多发伤患者的救治

在多发伤患者情景中，处理颅脑外伤手术过程中的突发事件为学员们提供非常丰富的学习机会，利于他们可以将大量的麻醉知识运用到临床实践中，并与整个手术团队共同探索非技术性技能的应用。

在这个情景中，"患者"已经躺在手术台上，腹部处于开放状态，外科医师在竭尽全力阻止脾脏破裂大出血。学员进入情景，在麻醉师借故离开时，独立负责简单地照看患者。

"患者"出现了心动过速和低血压，外科医师正在努力控制出血。

在接下来的几分钟内，患者心率会缓慢上升，并伴随血压下降。对这一突发情景进行的"正确"临床管理是为了让学员认识到，为了保证脑部充足血供而提升血压，会导致患者失血更多。神经外科医师会呼叫援助并询问患者情况如何，这样做的目的是让学员们注意到"患者"又出现了一个新危急情况：患者瞳孔散大，发生脑疝。医生和麻醉师之间有着良好的沟通，麻醉师会询问是否可以通过腹部填塞控制出血，从而稳定并缓慢提升血压，保证大脑正常供血。学员的沟通、前瞻性规划、融汇相关领域知识的能力，以及情境意识和团队理念都在这一情景中得以展现。

仿真度

模拟的精确度、模拟的情境和经验反馈统称"仿真度"。模拟教程的精确度要由多个因素进行衡量，且高度依赖于情境。例如，在进行突发应急性事件训练时，麻醉师看到与监护仪相连的人体模型，具有类似于真人的生命体征数据和心电波形，觉得这样的人体模型具有较高仿真度。然而在进行技术训练时，出于组织和技术仿真度的缘故，外科医师认为尸体标本和动物模型具有较高仿真度[10]。

对于神经麻醉模拟教程，模拟装置的功能仿真很重要。针对具体的体验来说，情景设计和布局比模拟装置本身更重要。如果学员给患者一剂升高血压的药物却没有产生升压效果，他就会在模拟情景中寻找这种药物没有达到预期治疗效果的原因。假设模拟情景的侧重点不是在提升血压方向上，学员就会偏离预期的训练方向且会感到困惑，无法达到预期学习目标。

此教程的重点是围术期关键事件的技术性管理，如果学员因情景设置不合理而导致错误的判断和结果，继而造成后续的汇报重点偏移，就会影响学员的信任度和训练学习的可信度。我们秉承的理念是模拟物理环境应该有足够的仿真度，使学员有兴趣购买并乐于沉浸其中。情景设计和演示的高仿真度，可确保学员有身临其境的感觉，要避免情景设置方向和学员体会含义的不一致[11]。

影响模拟教程仿真度的另一个重要因素是教员，他们在情景中的作用是控制模拟事件的节奏，处理情景中的设备问题，强调情景中相关的重点方向，扮演临床医师、工作人员或亲属的角色。例如，在静脉窦出血紧急情况下，扮演医师的教员提示患者出现了快速失血，放在脚边的胸腔引流瓶中充满了模拟血液，扮演麻醉助手的学员可以很轻松地进入紧急事件情景中，并适时汇报患者的状态。这样，处于模拟情景中的教员可以控制事件的进度，适当引导学员的注意力，从而达到模拟教学的目的。对于这门围术期紧急事件管理训练的课程，在把握情景的可信度方面，准确表达和良好沟通是非常重要的。

情况汇报

在从高仿真模拟中训练成功的所有要素中，反馈是最重要的[8]。在基于情景模式的模拟训练教程中，学员通过简报形式进行反馈。学员简报的方式有多种，已有大量模拟简报的工作发表，每种简报都各有优点。简报的核心是要进行建设性对话，让参加人员都受到尊重并有安全感。必须培养教员和学员的相互尊重，以提高透明度，并允许所有参加人员将新知识点融入现有学术体系，对业绩进行反省。

神经麻醉模拟教程的反馈风格要求学员以"良好的判断进行汇报"[12]，这种风格源于Donald Schon 提倡的"反省式实践"[13]，旨在让参与者有存在感并保持关联性的沟通，使其内心有安全感，认同学员的汇报立场和价值观。这种风格涉及"紧张、如坐针毡"的学员，以及模拟情景的观摩者。

两名教员主持汇报环节，常要求学员就实践或经验等方面进行汇报。开场就要求学员们描述亲身感知的模拟情景，即刻表达对模拟情景的感触和反馈，让听众充分了解学员关于模拟表现和学习需求的整体思路。接着汇报参加人员针对观察到的系列反馈行为的评价，通过这些评价将讨论议题引向整个模拟训练的预期目标。通常情况下，保证预期的学习目标是容易做到的。但当模拟情景中出现与预期目标不相符的结果时，教员必须对此保持开放和包容的态度。汇报工作应当自然流畅，需要教员有效引导，保证讨论议题的关联性。

通过这种灵活包容的汇报方式，学员能够表达自己的思维过程和心理模型框架，这可以解释他们在模拟情景中的所作所为和有效决定。可能符合，也可能不符合最初的学习目标，但无论结果如何，识别自身所作所为并做出适度反省对学员都将产生积极作用[12]。

总结

模拟培训是重现临床情景的强大工具，能使临床医师适时地沉浸在相关临床环境中，对所掌握的理论知识和非技术技能进行回顾、练习和探索。模拟培训提供了一种源于成人理论学习和反省式实践相结合的真实可靠的学习体验机会，是一门在确保学员心理安全环境下进行的成人教育课程。在模拟培训的辅助下，几乎可以对所有的临床突发事件都实施高仿真模拟，使学习变得极富实践意义和关联性。最后需要强调的是，模拟培训既应针对特定专业进行，也应在多学科教育背景下跨专业实施，以提高团队的总体表现和保证患者的生命安全。

参考文献

1. McGaghie WC, Issenberg SB, Cohen ER, Barsuk JH, Wayne DB. Does simulation-based medical education with deliberate practice yield better results than traditional clinical education? A meta-analytic comparative review of the evidence. Acad Med. 2011;86:706–11.
2. Bruppacher HR, et al. Simulation-based training improves physicians' performance in patient care in high-stakes clinical setting of cardiac surgery. Anesthesiology. 2010;112:985–92.
3. Fletcher G, et al. Anaesthetists' non-technical skills (ANTS): evaluation of a behavioural marker system. Br J Anaesth. 2003;90:580–8.
4. Kolb A, Kolb D. The SAGE handbook of management learning, education and development. London: Sage Publications; 2009. p. 42–68.
5. NHS Institute for Innovation and Improvement. Levels of harm in primary care. NHS Inst Innov Improv. 2011.
6. Kohn LT, Corrigan JM, Donaldson MS. To err is human: building a safer health system. Washington, DC: National Academies Press; 1999.
7. Cook DA, et al. Comparative effectiveness of instructional design features in simulation-based education: systematic review and meta-analysis. Med Teac. 2013;35:e867–98.
8. Issenberg SB, McGaghie WC, Petrusa ER, Lee Gordon D, Scalese RJ. BEME: features and uses of high-fidelity medical simulations that lead to effective learning: a BEME systematic review. Med Teach. 2005;27:10–28.
9. Gardner AK, Scott DJ. Concepts for developing expert surgical teams using simulation. Surg Clin North Am. 2015;95:717–28.

10. Hamstra SJ, Brydges R, Hatala R, Zendejas B, Cook DA. Reconsidering fidelity in simulation-based training. Acad Med. 2014;89:387–92.
11. Dieckmann P, Gaba D, Rall M. Deepening the theoretical foundations of patient simulation as social practice. Simul Healthc. 2007;2:183–93.
12. Rudolph JW, Simon R, Dufresne RL, Raemer DB. There's no such thing as 'nonjudgmental' debriefing: a theory and method for debriefing with good judgment. Simul Healthc. 2006;1:49–55.
13. Schön DA. The reflective practitioner. New York: Basic Books; 1983.

24
神经重症监护模拟

Sabine E. M. Kreilinger

作为神经重症监护基础的普通重症监护模拟

重症监护医学模拟是一个快速发展的领域，目标是加强健康专业人员及其受训者的继续教育。重症监护医师必须精通各种操作步骤和原则，以确保患者的安全。因此，需要对技术性技能和非技术性技能进行妥善的实操培训。有证据表明，基于模拟的培训是重症监护团队教育的重要组成部分，可确保操作技能水平（如气管插管[1~4]，中心静脉置管[5~9]，床旁超声[10, 11]，动态环境中的疾病综合治疗，危机管理[12~18]和心搏骤停的处理[19~22]）（表24.1）。模拟情景的使用在交流技能的教学中也很有价值[23~31]，无论是在多学科重症监护小组中的交流还是面对患者及其家人的交流（表24.2）。通过创建以学习者为中心且无威胁的教育环境，模拟鼓励在现实的非保险环境中进行批判性思考，从而有助于在跨学科环境中促进团队合作和协作，提高

表24.1 技术性技能

气道管理和气管内插管
镇静和药物疗法
动脉和中心静脉置管
颅内压监护探头置入、数据解释及管理
机械通气
床旁超声
支气管镜
穿刺术
胸穿
高级生命支持技术

表24.2 非技术性技能（认知整合技能）

跨学科团队培训
专业与沟通
危机资源管理
临床决策
患者监护的过渡和移交
临终讨论，突发噩耗和道德困境

S. E. M. Kreilinger (✉)
Department of Anesthesiology (MC 515), University of Illinois Health and Sciences System, Chicago, IL, USA
e-mail: sabinek@uic.edu

© Springer International Publishing AG, part of Springer Nature 2018
A. Alaraj (ed.), *Comprehensive Healthcare Simulation: Neurosurgery*,
Comprehensive Healthcare Simulation, https://doi.org/10.1007/978-3-319-75583-0_24

诊疗过程中患者的安全性[17,25,32~34]。通过内容的标准化和重复，受训者能够在不会伤害患者的临床环境中，通过交互式学习来巩固他们的知识并提高他们的信心水平。

神经重症监护专业

神经重症监护是一个开创性的亚专业，主要包括急性复杂神经系统疾病患者的独特管理、神经外科患者的术后医疗管理以及系统性疾病的神经系统表现的管理[35,36]。神经系统疾病的严重性、可能恶化的速度以及与疾病进展相关的深远后果，都使神经疾病重症患者需要在重症监护环境中进行严格的观察和处理。有许多文献谈到了在神经重症监护单元配备经过亚专业培训的医生的好处，包括降低了医院的死亡率和缩短了住院时间[37~39]。特殊的临床专业知识和专门的神经学监测对于照护这部分患者至关重要。神经重症监护独有的专业领域包括颅内压管理、优化脑血流量的血流动力学相关治疗，以及先进的神经监测（如连续脑电图，脑组织氧合和微透析）的应用[40]。神经重症监护医师来自各种背景，包括神经外科、神经内科、麻醉科和内科。他们的培训集中在大脑与其他器官系统之间的生理相互作用，并将神经和其他医学管理的所有方面都纳入重症治疗计划[41]。在神经重症监护室遇到的常见疾病是缺血性脑卒中、颅内出血、蛛网膜下腔出血、颅脑外伤和癫痫持续状态。

为什么在神经重症监护中进行模拟？

神经重症监护模拟是一个新兴领域，为继续研究评估医学教育以及患者预后和安全性的潜在益处提供了平台。该亚专业为面临高水平敏锐度和复杂患者群体的医疗服务提供者提供了难得的挑战性学习机会。涉及神经的紧急情况可以在野外、急诊室、病房、远程位置（例如CT扫描仪或神经介入间）、手术室或重症监护室等任何位置发生。急救人员通常很少接受重症监护培训，而且由于他们很少接触这类紧急情况，因此他们对诊断和处理这些疾病的准备不足。

未经神经重症监护专业培训的工作人员面临陌生情况时会缺乏信心，可能不会意识到这些疾病的紧迫性。在所有重症监护主题中，涉及神经系统的主题对于年轻医师学习和其教育工作者来说可能是最麻烦和最具挑战性的[42]。不幸的是，确实存在误诊或忽视潜在神经病理机制的风险，可能导致严重的神经系统后遗症，增加致病率和死亡率。

时间就是大脑

在神经系统紧急情况发生的最初几个小时内，患者管理的主要目标是避免或减少继发性神经系统损伤，因为这将影响患者的功能结局、发病率和死亡率[43,44]。因此，至关重要的是，在确定诊断、启动神经复苏和分诊过程中就应由熟练的医生提供恰当而有效的监护。这将最大限度地减少宝贵时间的损失，减少医疗错误，在协同的多学科环境中通过有效简洁的沟通加强协作[45]。神经急症的动态变化和及时治疗的必需性为实现模拟提供了巨大的机会，基本目标是减少继发性损伤、改善患者预后并促进医疗团队的良好沟通。

最近的缺血性脑卒中的血管内治疗方案已缩短了时限并标准化了针对这些患者的相关治疗方案，从而更加需要各个监护团队之间有效且简洁的沟通。《美国心脏协会指南》提出了发生自发性脑内出血时新的血压控制目标和凝血纠正建议[49]，应在患者监护的早期致力实现，而这些概念可以应用模拟情景得到有效的教授。

基于仿真/模拟的医学教育

规培和专培计划中的工作时间限制导致临床实践经验减少。多个专业已经成功创建了模拟程序，并将其纳入教学课程[50~54]。现在，通过在神经病学规培课程[54]和重症监护医学专培课程[55]中添加必修节点，人们已经开始重视获得足够神经重症监护经历、理解基本概念原理的重要性。

重症监护受训者需要在时间有限的培训计划中获得各种亚专业的经验以确保临床能力。而对所有疾病有所经历特别是重复性的经历是无法保证的，这对重症监护教育者带来了挑战。而且，接受普通重症监护培训的专培生对神经疾病的经历受到限制，因为患者主要由神经科重症监护人员而不是内外科重症监护人员来照护。

由于急性神经系统疾病及伴发疾病的复杂性，以及多数其他专业人员不熟悉急性神经系统危重症，许多重症监护受训者在治疗这些患者时没有信心。模拟可以潜在地减轻这些恐惧，使医疗提供者对其决策过程更加自信，有助于他们对这些疾病进行循证管理和治疗。重症神经疾病患者的治疗需要特别注意神经生理学目标，以防止原发性病损后的继发性脑损伤，反映在血流动力学管理、呼吸机策略、适当的血糖控制、神经外科干预和颅内高压的高渗治疗等方面。基于这些相对罕见情景进行模拟培训，是一种传统授课之外的有效培训工具[56]。

神经重症监护中的高仿真模拟

普通重症监护教育中的模拟已被广泛采用，情景很容易创建并应用于教授应急管理[12~22]和干预流程[1~11, 57]。可以利用标准化病人、部分任务的人体模型以及具有高仿真性能的全身高级人体模型来实现真实情景。高仿真人体模型能够通过预编程实现相应的情景，并由监理员实时操纵。监理员可以控制人体模型的生命体征，包括心率、血压、呼吸频率、体温、潮气末二氧化碳和颅内压等（图 24.1）。高仿真人体模型还可以显示包括可触知的脉搏、可见的呼吸、瞳孔反应（图 24.2）以及癫痫发作活动等临床体征。

直到最近，关于在神经疾病急症方面使用高级模拟的文献数量才开始增加。神经重症监护模拟中的明显障碍，如高仿真人体模型无法模仿神经功能缺失（例如面部下垂）和神经系统体征（标准化病人和人体模型都难以模仿），对情景创建提出了挑战。模拟仿真技术的一个优势是诊断和治疗决策所需的数据，如脑电图（图 24.3）、经颅多普勒、神经影像（CT、MR等）和颅内压，脑灌注压等，很容易集成到模拟仿真中[58]。

神经重症监护情景模拟的数据和证据

关于神经重症监护教育中模拟效果的数据有限。下面按主题对可获数据进行综述。

急性脑血管痉挛、闭合性颅脑损伤和脊髓休克

迄今为止，在神经重症监护环境中进行模拟的研究很少。Musacchio 等是最早研究并提出基于模拟的神经系统急症教育培训的潜在益处的团队[59]。这些研究人员成功开发了高级高仿真模型用于神经重症监护室的训练，包括急性脑血管痉挛、闭合性颅脑损伤和脊髓休克，在这些特定情景下使用了高仿真人体模型以及颅内压和脑灌注压的实时描记。该模型配备了一个扬声器，供监理员替模拟患者讲话。该小组提出，尽管传统的讲义可以提供扎实的知识基础，但

24 神经重症监护模拟

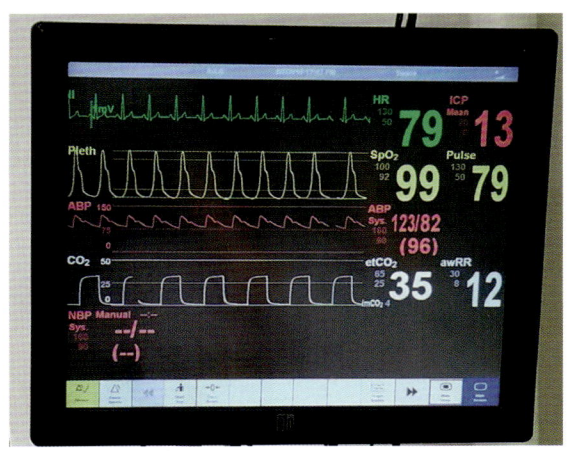

图 24.1　人体模型的生命体征显示

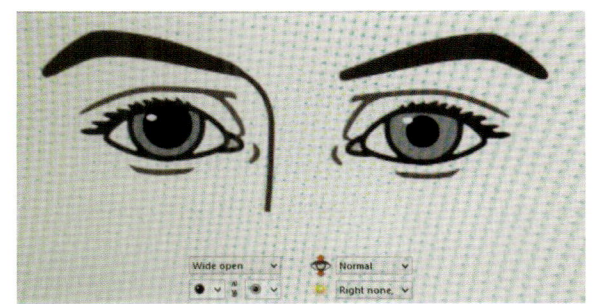

图 24.2　瞳孔反应的高仿真模拟

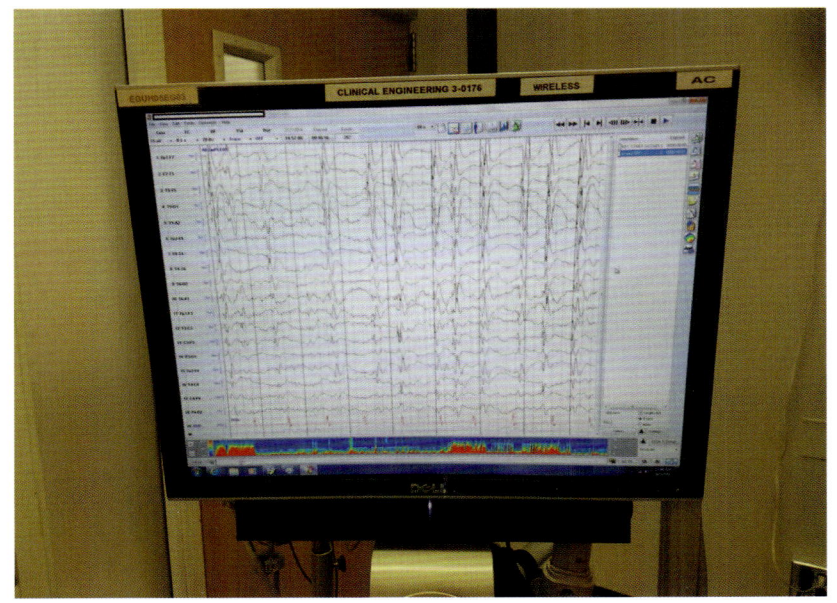

图 24.3　癫痫活动的脑电监测

在受保护的安全环境中进行模拟可以巩固知识，对于确保安全有效的干预措施必不可少。

腰椎穿刺技巧

Barsuk 等[60]用部分任务人体模型作为仿真模型，对腰椎穿刺的模拟进行了调查。他们证明，与传统的临床培训相比，使用模拟技术进行培训使神经科住院医师的腰椎穿刺技巧得到了改善，即使那些先前具有丰富临床腰椎穿刺经验的住院医师也是如此。这再次证实了模拟作为教育课程的辅助手段的潜在收益，增加了患者的安全性和住院医师的信心。

"脑代码"

Papangelou 等[61]的研究集中于伴或不伴难治性颅内高压的脑疝相关的"脑代码"，与高级心脏生命支持情景类似。除了瞳孔不对称以外，这种情景没有局灶性神经功能缺失（图

24.1）。高仿真人体模型目前能够展示瞳孔的反应和癫痫发作。重症监护学员完成预测试后参加了一次教学讲座，随后进行了模拟培训和后测。在模拟情景之后，学员在视频回放的帮助下进行汇报，并以满意度调查表结束。对学员的评分基于"脑代码"情景下的一些关键任务，包括启动基础心肺复苏的"ABCs"、正确摆放患者体位、开始过度通气、使用渗透疗法、预约神经影像检查以及颅内压监测。此外，又将干预前的"时间"作为变量进行记录，然后与3个月后的表现进行比较。Papangelou得出结论认为，鉴于持续增加的临床经验和受训者所接受的教学课程，学员在3个月时间间隔内的提高不能完全归因于模拟的单独作用。该小组认为模拟是劳动密集型的，但具有获得教育收益、提高监护能力和患者安全性的潜力。

急性缺血性脑卒中

急性缺血性脑卒中是神经系统急症，患者预后与初始治疗时间关系密切。Garside 等[62]描述了基于模拟的交互式情景，可以将其与传统教学相结合，对急诊科人员针对急性脑卒中的识别和初始处理进行教育。研究人员成功地将具有局灶性神经功能缺失的真实脑卒中患者的视频片段集成于模拟情景，从而克服了人体模型无法模仿此类缺陷的情况。学员报告说，他们在治疗急性脑卒中方面的自信心得到了提高。然而，对于临床行为的长期变化和持续性尚无研究。

癫痫持续状态和急性脑卒中

Ermak 等[58]将模拟仿真集成于对三、四年级医学生神经病学见习期间的培训。研究人员使用预设特定生命体征和瞳孔反应的高仿真人体模型创建了两个模拟情景，用于癫痫持续状态和急性脑卒中的治疗评估。当学生有要求时，可以进行正规的神经系统评估。在癫痫持续状态情景中，由一名演员扮演家庭成员角色提供相关信息作为补充。情景模拟后，学生查看他们的现场录像以进行自我评估。在汇报过程中，模拟情景的组织者提供进一步反馈并鼓励讨论，重点关注关键任务和基础知识。这样就可以进行个性化指导，有针对性地解决模拟过程中发现的知识不足。研究人员强调了神经系统急症的诊断和处理的重要性，而不是着眼于局灶症状的识别。

创伤性脑损伤

Smith 等[63]在英国普通重症监护室的一项脑外伤患者治疗质量改进项目中证实，基于模拟的培训可以提高重症监护室工作人员在脑外伤管理能力。通过聘用护士配备到普通重症监护室并进行定期和重复的模拟培训，研究人员能够证明他们在照料这些患者时的技能、知识和信心水平都有所提高，而这可以降低成本并改善患者预后[38]。

脑死亡

鉴于美国各机构对脑死亡的确定存在很大差异[64-66]，以及病历中脑死亡的记录不足[67]，MacDougall 等[68]寻求实施一项培训计划，按照2010年更新的美国神经病学会实践规范，通过使用教学和模拟课程来培训专业背景不同的医师[69]。美国神经病学学会推荐使用由医疗提供者宣布脑死亡的四步法（表 24.3），包括启动死亡确定过程的临床先决条件、神经系统检查（包括呼吸暂停试验）、必要时进行辅助测试，以及病历中正确的文书记录[67]。研究人员使用了高仿真人体模型，并要求受训人员完成完整的神经系统检查，包括呼吸暂停测试。潜在的混杂因素，如体温过低、镇静药、与脑死亡不相容的体征等，分布于模拟培训的各个部分。来自非神经科学专业的医师的预测验成绩较差，主治医师的得分高于住院医师，而神经外科医

表 24.3 根据《美国神经病学会指南（2010）》分四步确定脑死亡[69]

启动死亡确定过程的临床先决条件
神经系统查体/评估（包括呼吸暂停试验）
必要时进行辅助测试
医疗记录中的文书

师和神经科医师的成绩明显优于其他专家，这表明他们对脑死亡的熟悉程度更高。这个结果值得关注，因为美国医院中多数脑死亡检查并不是由神经科医师或神经外科医师进行的[66]。受训者的成绩由一份基于美国神经病学会指南的检查表进行评估[69]。一名神经科医师负责组织讲课、模拟训练和汇报会议。这项研究结果显示，受训者经过培训后从预测验到终测验平均得分提高了 27.9%，并且反馈一致良好。MacDougall 等得出结论认为，模拟培训可能的局限性包括缺乏资源和人员配备[68]。一个解决方法是与附近的其他设有模拟中心的机构合作。

另一组研究者[70]测试了一种新的仿真模型，在确定脑死亡时强调准确性和关键陷阱[71]。这项利用事前问卷调查和事后问卷调查进行的单中心、非随机的研究是由两名神经重症监护医师进行的。神经病学和重症监护受训者通过美国神经病学学会检查表进行评估。由于高仿真人体模型在展示神经系统查体结果方面的局限性，因此该小组主要关注了混杂因素，将低血压、镇静药物和呼吸机自动循环等混杂因素纳入情景。在模拟训练前一周进行预汇报，内容包括有关常见急性神经病学主题的文献。即将进行模拟训练之前有一个对模拟中心的简短介绍，并说明如何与人体模型进行交互。共有 41 名受训者完成了 71.5% 的先决条件任务和 71% 的临床查体任务。这项研究表明，经过重症监护和神经病学模拟培训后，受训者的临床成绩和自信心提高，受训者对评估脑死亡和呼吸暂停试验的信心大大增强，证明了模拟的价值。

该模拟培训的其他报告成果包括评估表现、受训者看法以及在重复测试中临床成绩的客观提高。神经内科的受训者在神经科查体和获取临床病史方面表现更好，而普通重症监护的受训者在机械通气和呼吸暂停试验中对自主呼吸的测试时感受更为舒适。标准化的汇报内容包括对模拟情景的初步反应、借助视频回放讨论个人表现以及关键要点摘要[70]。

重症肌无力危象、癫痫持续状态和脑死亡推定

Braksick 等[72]使用三情景高仿真模拟课程，针对重症肌无力危象、癫痫持续状态和脑死亡推定问题，对具有不同专业背景的重症监护专培人员（fellows）进行神经病学教育。在模拟培训前一周，为专培人员（fellows）分配了预读材料。在即将进行模拟培训之前，还为他们举办了有关神经系统查体的讲座。在模拟培训过程中，他们分别看了 3 例患者，以做出诊断并开始治疗计划。模拟过程中的关键人员包括扮演患者、护士、患者家属、呼吸治疗师的演员和情景模拟组织者。专培人员应达到明确设定的个性化情景方案目标。

汇报会议由神经重症监护医师在小组内以视频会议的形式进行，内容包括讨论模拟情景关键学习要点及神经系统检查常见的经验和教训。这些结构化的模拟训练有助于纠正错误概念并向受训人员提供即时反馈，提高了受训人员的神经系统疾病诊疗能力（$P<0.002$）和自信心（$P<0.0001$）。重症监护专培人员能够在无风险的环境中做出诊断和治疗决策，对该特定课程的满意度很高。Braksick 研究的局限性包括样本量小（仅 16 名受训者），而且其他任务可能影响了受训者为模拟训练所做的准备。

可用的神经系统急症模拟培训课程

急诊神经生命支持（ENLS）课程是由神经科医师 Wade Smith 和专门从事急症重症监护医学的 Scott Weingart 共同开发并首次引入的[73]。ENLS 的认证和培训由神经重症监护协会主持。本课程旨在通过简单的处理算法来解决各种神经系统紧急情况的管理，以最大限度地减少时间浪费并增强沟通技巧[74]。本课程提供了一组协议、简单的清单、各种决策要点以及在患者管理期间使用的建议交流方式，可以作为实时课程或在线课程来完成，课后考试侧重于知识和技能保留。由于缺乏可用数据，因此 ENLS 的建议是基于专家意见的。观众来自不同医疗机构，具有不同的专业背景。2.0 版本提供了 14 个模块，可作为模拟课程中情景开发的指南[75~88]。这为需要紧急关注和适当处理的危机情况的模拟教育提供了一个很好的框架。

克利夫兰诊所的另一门课程[89]是一种基于网络的方法，涵盖了脑死亡确定的所有方面（脑死亡检查、相关合法性和家庭讨论等），约需要 1 小时才能完成。这具有很高的可用性，但是没有动手训练。

从现场研讨会的角度来看，芝加哥大学每年举办一次脑死亡模拟研讨会[90]。该课程将在专家教师的帮助下提供为期一天的模拟站、讲座和案例研究，后者向受训者提供个性化反馈。该研讨会的优势是尽管费用高昂，但可以进行广泛的实践培训。

模拟课程的实施

为了创建有意义的模拟情景，必须定义关键的教育目标、考试重点和潜在的陷阱，以便成功实现知识保留。良好的团队合作、沟通、领导能力、处境意识和临床决策能力，可使患者及护理团队成员均受益。可衡量的潜在成果包括知识的增加、信心的提升以及完成关键任务时间缩短。通过整合技术技能（表 24.1）和非技术技能（表 24.2），如在需要及时进行临床决策时的突发性坏消息干扰，可以使模拟方案更具挑战性。在重症监护室，受训人员必须迅速适应动态环境，尤其是在与其他团队成员、其他服务人员以及家庭成员一起工作时。有证据表明，受训者在模拟课上练习处理突发情况时表现会更好。与家属讨论治疗目标可能会引起其情绪激动，许多受训者不准备进行这些困难而又非常复杂的对话[29, 91, 92]。高仿真模拟的辅助功能可能包括从家庭成员演员或护士处获得的病史，借助视频或演员进行的神经系统检查以及实验室数据、神经影像学、脑电图（图 24.3）和经颅多普勒检查。表 24.4 中列出了神经重症监护模拟课程的可能方案。表 24.5 给出了在癫痫持续状态中可以模拟的实例。表 24.6 根据发布的评估和管理指南，以清单的形式进一步概述了关键目标、行动和陷阱，由神经重症监护学会[93]提供。图 24.4~6 演示了集成了高仿真人体模型的仿真设置。

结论

神经重症或急症的情景模拟方案应面对各专业的医疗提供者，共同目标是用最安全、最省时、最有效的患者监护来避免继发性神经系统损伤。尽管当前的技术仍存在不足，但基于模拟的培训会提高受训者的技术水平和非技术素质，如自信心、知识储备，以及重症监护团队成员、跨学科团队及家庭成员之间的沟通技巧。需要考虑实施的特定模拟方案，包括急性缺血性脑卒中、癫痫持续状态、颅脑外伤和脑死亡确定问题。即使资源有限也可以成功实现仿真模拟，此时可以选择与其他单位进行协作来开展模拟培训项目。

表 24.4　可能的神经危重症监护模拟情景

颅脑损伤
外伤性脊柱损伤和脊髓压迫
蛛网膜下腔出血和急性脑血管痉挛
颅内高血压和脑疝
昏迷
脑死亡和器官捐赠管理
癫痫持续状态 – 抽搐与非抽搐性
急性非创伤性乏力
脑膜炎/脑炎
急性缺血性脑卒中
脑出血
休克状态复苏

表 24.5　癫痫持续状态可以模拟哪些内容

现病史	通过演员（患者、家庭成员、护士）、视频或人体模型：癫痫发作史、抗癫痫药物依从性，通过家庭成员获得癫痫发作时间和发作时长等信息
	混乱、注意力不集中、注视
	事件记忆受损
	临床自动症（如反复唇吻、摸索、吞咽动作）
查体	偏瘫、注视偏移
	轻微眼球震颤
	持续全身紧张性或强直 – 阵挛发作性癫痫
	低血压和心律失常

表 24.6　癫痫持续状态模拟情景核查表

目标	行为	隐患
ABCs	评估和管理呼吸道并充足供氧 监测关键生命体征 评估和支持通气 必要时气管内插管 手指血糖监测 检查或建立血管补液通路 补液复苏 记录发作时间和时长	未认识到需要用高级气道保障通气 颈托需要中立位固定 无法获得静脉通路 必要时进行侵入性血流动力学监测
控制癫痫发作	5 分钟： 开始应急使用苯二氮䓬类药物 适当选择药物和剂量 如果持续时间超过 5 分钟，诊断癫痫持续状态： 抗癫痫药物紧急控制发作 根据指南使用静脉注射抗癫痫药物[93] 诊断难治性癫痫持续状态： 开始持续输注如异丙酚、戊巴比妥、咪达唑仑	延误处理和治疗 药物选择错误 未意识到药物不良反应（如低血压、心电图异常、异丙酚输注综合征、心律失常等）

(续表)

目标	行为	隐患
进行抽搐检查，确定抽搐病因	获取或回顾既往史并询问关键病史（如癫痫或酗酒史） 神经系统查体 要求相应的实验室和影像学检查： 　实验室检查，包括血糖、毒理学检查和抗癫痫药物浓度、完整的血细胞计数、基础代谢情况、血钙（总量和离子状态）、血镁 颅脑 CT，脑电图 取决于临床实际情况要求：血培养、尿液分析、脑脊液分析、脑磁共振成像	不进行毒理学和葡萄糖检查 关键检查：诊断的金标准是持续脑电图检查 无法获得影像 只有在神经影像排除潜在脑疝风险后才能行腰椎穿刺检查
如果患者处于昏迷状态，需要考虑无抽搐性癫痫持续状态，并控制发作	持续脑电图检查	无法识别和治疗无抽搐性癫痫持续状态 在难治性癫痫持续状态下，不升级医疗救治方案
处理药物不良反应，了解正确的静脉抗癫痫药物治疗方案（依据现行指南）	知道药代动力学和药物动力学知识 知道癫痫持续状态处理标准流程 判断和处理抗癫痫药物不良反应	治疗药物选择不当 抑制脑电图药物滴度
沟通能力	寻求帮助 与主要团队沟通 以专业的方式与患者家人沟通	没有求助 没有处理好家人的问题和担心

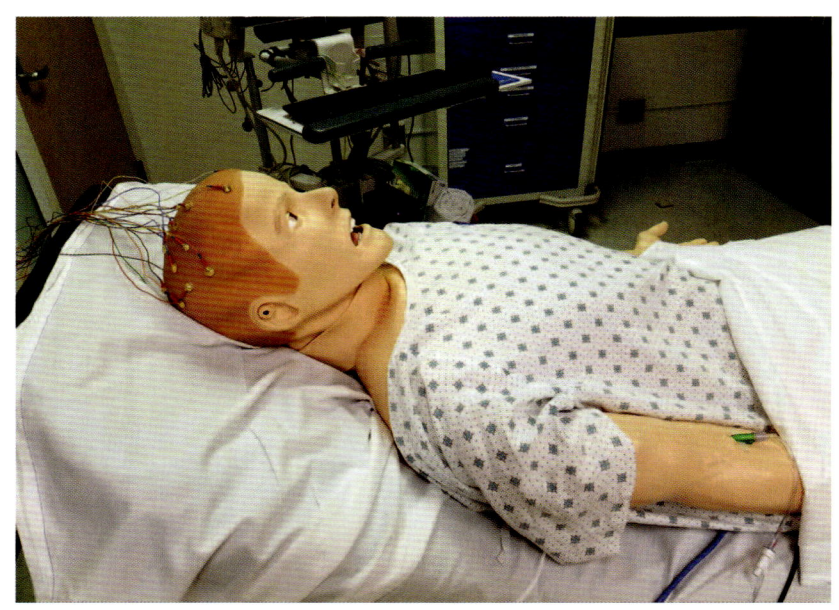

图 24.4　EEG 诊断癫痫持续状态

24 神经重症监护模拟

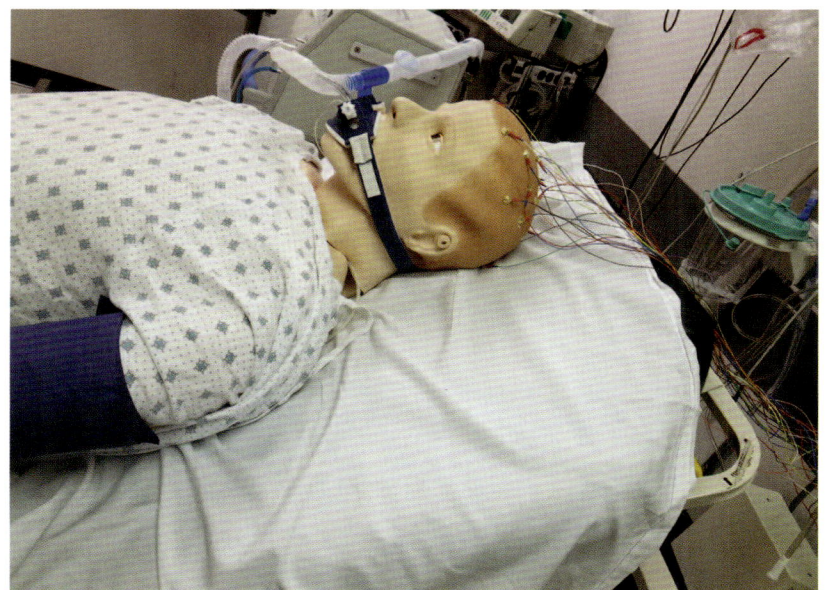

图 24.5 气管插管后状态

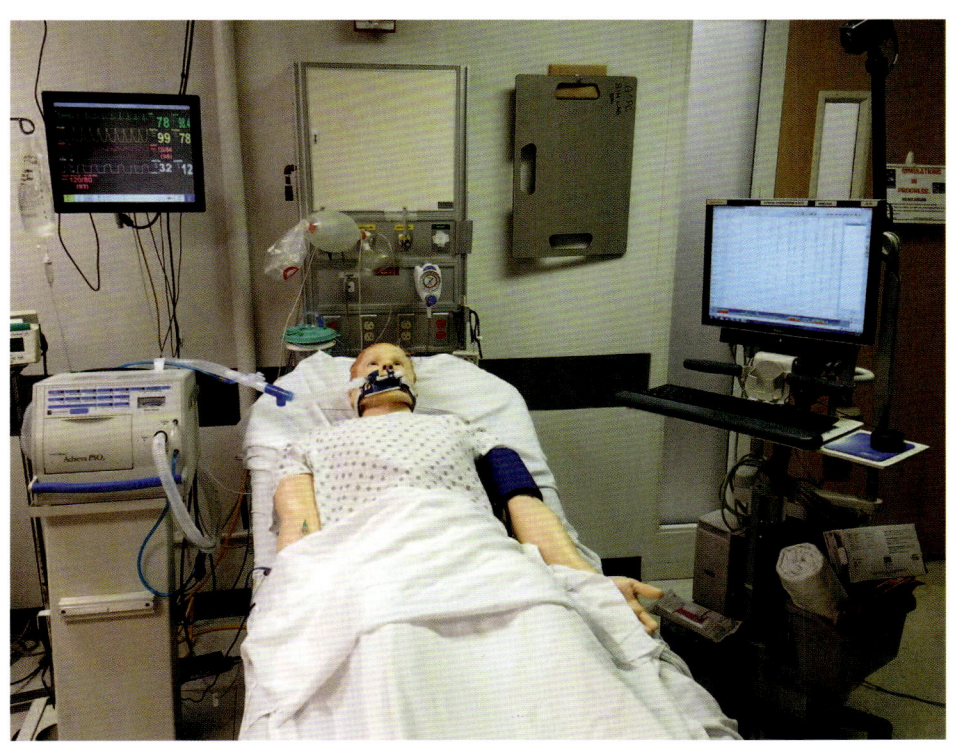

图 24.6 癫痫持续状态模拟情景设置

305

下一步需要找到进一步的效果评价手段，并有必要进行持续研究以确定模拟情景对学员培训和患者预后的有效性。鉴于神经重症监护中的模拟培训尚处于起步阶段，有望得到更进一步的研究和突破性进展。

参考文献

1. Mayo PH, Hackney JE, Mueck JT, Ribaudo V, Schneider RF. Achieving house staff competence in emergency airway management: results of a teaching program using a computerized patient simulator. Crit Care Med. 2004;32(12):2422–7.
2. Kuduvalli PM, Jervis A, Tighe SQ, Robin NM. Unanticipated difficult airway management in anaesthetised patients: a prospective study of the effect of mannequin training on management strategies and skill retention. Anaesthesia. 2008;63(4):364–9.
3. Rosenthal ME, Adachi M, Ribaudo V, Mueck JT, Schneider RF, Mayo PH. Achieving housestaff competence in emergency airway management using scenario based simulation training: comparison of attending vs housestaff trainers. Chest. 2006;129(6):1453–8.
4. Kory PD, Eisen LA, Adachi M, Ribaudo VA, Rosenthal ME, Mayo PH. Initial airway management skills of senior residents: simulation training compared with traditional training. Chest. 2007;132(6):1927–31.
5. Ma IW, Brindle ME, Ronksley PE, Lorenzetti DL, Sauve RS, Ghali WA. Use of simulation-based education to improve outcomes of central venous catheterization: a systematic review and meta-analysis. Acad Med. 2011;86(9):1137–47.
6. Smith CC, Huang GC, Newman LR, Clardy PF, Feller-Kopman D, Cho M, et al. Simulation training and its effect on long-term resident performance in central venous catheterization. Simul Healthc. 2010;5(3):146–51.
7. Barsuk JH, McGaghie WC, Cohen ER, O'Leary KJ, Wayne DB. Simulation-based mastery learning reduces complications during central venous catheter insertion in a medical intensive care unit. Crit Care Med. 2009;37(10):2697–701.
8. Britt RC, Novosel TJ, Britt LD, Sullivan M. The impact of central line simulation before the ICU experience. Am J Surg. 2009;197(4):533–6.
9. Barsuk JH, Cohen ER, Potts S, Demo H, Gupta S, Feinglass J, et al. Dissemination of a simulation-based mastery learning intervention reduces central line-associated bloodstream infections. BMJ Qual Saf. 2014;23(9):749–56.
10. Sekiguchi H, Bhagra A, Gajic O, Kashani KB. A general critical care ultrasonography workshop: results of a novel web-based learning program combined with simulation-based hands-on training. J Crit Care. 2013;28(2):217.e7–12.
11. Clau-Terré F, Sharma V, Cholley B, Gonzalez-Alujas T, Galiñanes M, Evangelista A, et al. Can simulation help to answer the demand for echography education. Anesthesiology. 2014;120:32–41.
12. Shukla A, Kline D, Cherian A, Lescanec A, Rochman A, Plautz C, et al. A simulation course on lifesaving techniques for third-year medical students. Simul Healthc. 2007;2:11–5.
13. Hammond J, Bermann M, Chen B, Kushins L. Incorporation of a computerized human patient simulator in critical care training: a preliminary report. Trauma. 2002;53(6):1064–7.
14. Nishisaki A, Hales R, Biagas K, Cheifetz I, Corriveau C, Garber N, et al. A multi-institutional high-fidelity simulation "boot camp" orientation and training program for first year pediatric critical care fellows. Pediatr Crit Care Med. 2009;10(2):157–62.
15. Freeman J, Dobbie A. Simulation enhances resident confidence in critical care and procedural skills. Fam Med. 2008;40(3):165–7.
16. Hedrick TL, Young JS. The use of "war games" to enhance high-risk clinical decision-making in students and residents. Am J Surg. 2008;195(6):843–9.
17. Steadman RH, Coates WC, Huang YM, Matevosian R, Larmon BR, McCullough L, et al. Simulation-based training is superior to problem-based learning for the acquisition of critical assessment and management skills. Crit Care Med. 2006;34(1):151–7.
18. Holcomb JB, Dumire RD, Crommett JW, Stamateris CE, Fagert MA, Cleveland JA, et al. Evaluation of trauma team performance using an advanced human patient simulator for resuscitation training. J Trauma. 2002;52(6):1078–85. [discussion:1085–6]
19. Wayne DB, Didwania A, Feinglass J, Fudala MJ, Barsuk JH, McGaghie WC. Simulation-based education improves quality of care during cardiac arrest team responses at an academic teaching hospital: a case-control study. Chest. 2008;133(1):56–61.

20. Wayne DB, Butter J, Siddall VJ, Fudala MJ, Wade LD, Feinglass J, et al. Mastery learning of advanced cardiac life support skills by internal medicine residents using simulation technology and deliberate practice. J Gen Intern Med. 2006;21(3):251–6.
21. Wayne DB, Butter J, Siddall VJ, Fudala MJ, Linquist LA, Feinglass J, et al. Simulation-based training of internal medicine residents in advanced cardiac life support protocols: a randomized trial. Teach Learn Med. 2005;17(3):210–6.
22. Andreatta P, Saxton E, Thompson M, Annich G. Simulation-based mock codes significantly correlate with improved pediatric patient cardiopulmonary arrest survival rates. Pediatr Crit Care Med. 2011;12(1):33–8.
23. DeVita MA, Schaefer J, Lutz J, Dongilli T, Wang H. Improving medical crisis team performance. Crit Care Med. 2004;32(Supplement):S61–5.
24. Jankouskas T, Bush MC, Murray B, Rudy S, Henry J, Dyer AM, et al. Crisis resource management: evaluating outcomes of a multidisciplinary team. Simul Healthc. 2007;2(2):96–101.
25. Lighthall GK, Barr J, Howard SK, Gellar E, Sowb Y, Bertacini E, et al. Use of a fully simulated intensive care unit environment for critical event management training for internal medicine residents. Crit Care Med. 2003;31(10):2437–43.
26. Reznek M, Smith-Coggins R, Howard S, Kiran K, Harter P, Sowb Y, et al. Emergency medicine crisis resource management (EMCRM): pilot study of a simulation-based crisis management course for emergency medicine. Acad Emerg Med. 2003;10(4):386–9.
27. Yee B, Naik VN, Joo HS, Savoldelli GL, Chung DY, Houston PL, et al. Nontechnical skills in anesthesia crisis management with repeated exposure to simulation-based education. Anesthesiology. 2005;103(2):241–8.
28. Roberts NK, Williams RG, Schwind CJ, Sutyak JA, McDowell C, Griffen D, et al. The impact of brief team communication, leadership and team behavior training on ad hoc team performance in trauma care settings. Am J Surg. 2014;207(2):170–8.
29. Schmitz CC, Chipman JG, Luxenberg MG, Beilman GJ. Professionalism and communication in the intensive care unit: reliability and validity of a simulated family conference. Simul Healthc. 2008;3(4):224–38.
30. Gisondi MA, Smith-Coggins R, Harter PM, Soltysik RC, Yarnold PR. Assessment of resident professionalism using high-fidelity simulation of ethical dilemmas. Acad Emerg Med. 2004;11(9):931–7.
31. LeBlanc VR, Tabak D, Kneebone R, Nestel D, MacRae H, Moulton CA. Psychometric properties of an integrated assessment of technical and communication skills. Am J Surg. 2009;197(1):96–101.
32. Croley WC, Rothenberg DM. Education of trainees in the intensive care unit. Crit Care Med. 2007;35(2):S117–21.
33. Grenvik A, Schaefer JJ 3rd, DeVita MA, Rogers P. New aspects on critical care medicine training. Curr Opin Crit Care. 2004;10:233–7.
34. Eisold C, Poenicke C, Pfältzer A, Müller MP. Simulation in the intensive care setting. Best Pract Res Clin Anaesthesiol. 2015;29(1):51–60.
35. Rincon F, Mayer SA. Neurocritical care: a distinct discipline? Curr Opin Crit Care. 2007;13(2):115–21.
36. Smith MI. Neurocritical care: has it come of age? Br J Anaesth. 2004;93(6):753–5.
37. Suarez JI. Outcome in neurocritical care: advances in monitoring and treatment and effect of a specialized neurocritical care team. Crit Care Med. 2006;34(9 Suppl):S232–8.
38. Mirski MA, Chang CW, Cowan R. Impact of a neuroscience intensive care unit on neurosurgical patient outcomes and cost of care: evidence-based support for an intensivist-directed specialty ICU model of care. J Neurosurg Anesthesiol. 2001;13:83–92.
39. Diringer MN, Edwards DF. Admission to a neurologic/neurosurgical intensive care unit is associated with reduced mortality rate after intracerebral hemorrhage. Crit Care Med. 2001;29:635–40.
40. Le Roux P, Menon DK, Citerio G, Vespa P, Bader MK, Brophy GM, et al. Consensus summary statement of the international multidisciplinary consensus conference on multimodality monitoring in Neurocritical care: a statement for healthcare professionals from the Neurocritical Care Society and the European Society of Intensive Care Medicine. Neurocrit Care. 2014;21(Suppl 2):S1–26.
41. Goodman DJ, Kumar MA. Evidence-based Neurocritical care. Neurohospitalist. 2014;4(2):102–8.
42. Boulet JR, Murray D, Kras J, Woodhouse J, McAllister J, Ziv A. Reliability and validity of a simulation-based acute care skills assessment for medical students and residents. Anesthesiology. 2003;99(6):1270–80.
43. Saver JL. Time is brain – quantified. Stroke. 2006;37(1):263–6.
44. Schwamm L, Fayad P, Acker JE 3rd, Duncan P, Fonarow

GC, Girgus M, et al. Translating evidence into practice: a decade of efforts by the American Heart Association/American Stroke Association to reduce death and disability due to stroke. A presidential advisory from the American Heart Association/American Stroke Association. Stroke. 2010;41(5):1051–65.

45. Herzer G, Illievich U, Voelckel WG, Trimmel H. Current practice in neurocritical care of patients with subarachnoid haemorrhage and severe traumatic brain injury: Results of the Austrian Neurosurvey Study. Wien Klin Wochenschr. 2016 Jul 12.

46. Berkhemer OA, Fransen PS, Beumer D, van den Berg LA, Lingsma HF, Yoo AJ, For the MR CLEAN Investigators, et al. A randomized trial of intraarterial treatment for acute ischemic stroke. N Engl J Med. 2015;372(1):11–20.

47. Goyal M, Demchuk AM, Menon BK, Eesa M, Rempel JL, Thornton J, For the ESCAPE Trial Investigators, et al. Randomized assessment of rapid endovascular treatment of ischemic stroke. N Engl J Med. 2015;372(11):1019–30.

48. Campbell BC, Mitchell PJ, Yan B, Parsons MW, Christensen S, Churilov L, for the EXTEND-IA Investigators, et al. A multicenter, randomized, controlled study to investigate extending the time for thrombolysis in emergency neurological deficits with intra-arterial therapy (EXTEND-IA). Int J Stroke. 2014;9(1):126–32.

49. Hemphill JC 3rd, Greenberg SM, Anderson CS, Becker K, Bendok BR, Cushman M, et al. Guidelines for the management of spontaneous intracerebral hemorrhage: a guideline for healthcare professionals from the American heart association/American stroke association. Stroke. 2015;46:2032–60.

50. Dagnone JD, McGraw R, Howes D, Messenger D, Bruder E, Hall A, et al. How we developed a comprehensive resuscitation-based simulation curriculum in emergency medicine. Med Teach. 2014; 38:1–6.

51. Laack TA, Dong Y, Goyal DG, Sadosty AT, Suri HS, Dunn WF. Short-term and long-term impact of the central line workshop on resident clinical performance during simulated central line placement. Simul Healthc. 2014;9:228–33.

52. Miyasaka KW, Martin ND, Pascual JL, Buchholz J, Aggarwal R. A simulation curriculum for management of trauma and surgical critical care patients. J Surg Educ. 2015;72:803–10.

53. Murray DJ. Progress in simulation education: developing an anesthesia curriculum. Curr Opin Anaesthesiol. 2014;27:610–5.

54. Lewis SL, Józefowicz RF, Kilgore S, Dhand A, Edgar L. Introducing the neurology milestones. J Grad Med Educ. 2014;6(1 Suppl 1):102–4.

55. Fessler HE, Addrizzo-Harris D, Beck JM, Buckley JD, Pastores SM, Piquette CA, et al. Entrustable professional activities and curricular milestones for fellowship training in pulmonary and critical care medicine: executive summary from the Multi-Society Working Group. Crit Care Med. 2014;42(10):2290–1.

56. McGaghie WC, Issenberg SB, Cohen ER, Barsuk JH, Wayne DB. Does simulation-based medical education with deliberate practice yield better results than traditional clinical education? A meta-analytic comparative review of the evidence. Acad Med. 2011;86(6):706–11.

57. Cooke JM, Larsen J, Hamstra SJ, Andreatta PB. Simulation enhances resident confidence in critical care and procedural skills. Fam Med. 2008;40(3):165–7.

58. Ermak DM, Bower DW, Wood J, Sinz EH, Kothari MJ. Incorporating simulation technology into a neurology clerkship. J Am Osteopath Assoc. 2013;113(8):628–35.

59. Musacchio MJ Jr, Smith AP, McNeal CA, Munoz L, Rothenberg DM, von Roenn KA, et al. Neuro-critical care skills training using a human patient simulator. Neurocrit Care. 2010;13(2):169–75.

60. Barsuk JH, Cohen ER, Caprio T, McGaghie WC, Simuni T, Wayne DB. Simulation-based education with mastery learning improves residents' lumbar puncture skills. Neurology. 2012;79(2):132–7.

61. Papangelou A, Ziai W. The birth of neuro-simulation. Neurocrit Care. 2010;13(2):167–8.

62. Garside MJ, Rudd MP, Price CI. Stroke and TIA assessment training: a new simulation-based approach to teaching acute stroke assessment. Simul Healthc. 2012;7(2):117–22.

63. Smith M, Jankowski S. Simulation-based training improves ITU staff knowledge in the management of head injuries. BMJ Qual Improv Rep. 2014;3(1): pii: u201041–w972.

64. Greer DM, Varelas PN, Haque S, Wijdicks EF. Variability of brain death determination guidelines in leading US neurologic institutions. Neurology. 2008;70:284–9.

65. Shappell CN, Frank JI, Husari K, Sanchez M, Goldenberg F, Ardelt A. Practice variability in brain death determination: a call to action. Neurology. 2013;

81:2009–14.
66. Greer DM, Wang HH, Robinson JD, Varelas PN, Henderson GV, Wijdicks EF. Variability of brain death policies in the United States. JAMA Neurol. 2016;73(2):213–8.
67. Wang M, Wallace P, Gruen JP. Brain death documentation: analysis and issues. Neurosurgery. 2002;51:731–6.
68. MacDougall BJ, Robinson JD, Kappus L, Sudikoff SN, Greer DM. Simulation-based training in brain death determination. Neurocrit Care. 2014;21:383–91.
69. Wijdicks EF, Varelas PN, Gronseth GS, Greer DM. Evidence based guideline update: determining brain death in adults: report of the quality standards subcommittee of the American Academy of Neurology. Neurology. 2010;74:1911–8.
70. Hocker S, Schumacher D, Mandrekar J, Wijdicks EF. Testing confounders in brain death determination: a new simulation model. Neurocrit Care. 2015;23:401–8.
71. Wijdicks EF. Pitfalls and slip-ups in brain death determination. Neurol Res. 2013;35(2):169–73.
72. Braksick SA, Kashani K, Hocker S. Neurology Education for Critical Care Fellows Using High-Fidelity Simulation. Neurocrit Care. 2017;26(1):96–102.
73. Smith WS, Weingart S. Emergency Neurological Life Support (ENLS): what to do in the first hour of a neurological emergency. Neurocrit Care. 2012;17(Suppl1):S1–3.
74. Miller CM, Pineda J, Corry M, Brophy G, Smith WS. Emergency Neurologic Life Support (ENLS): evolution of management in the first hour of a neurological emergency. Neurocrit Care. 2015;23(Suppl 2):S1–4.
75. Stein DM, Pineda JA, Roddy V, Knight WA 4th. Emergency neurological life support: traumatic spine injury. Neurocrit Care. 2015;23(Suppl 2):S155–64.
76. Garvin R, Venkatasubramanian C, Lumba-Brown A, Miller CM. Emergency neurological life support: traumatic brain injury. Neurocrit Care. 2015;23(Suppl 2):S143–54.
77. Edlow JA, Figaji A, Samuels O. Emergency neurological life support: subarachnoid hemorrhage. Neurocrit Care. 2015;23(Suppl 2):S103–9.
78. Claassen J, Riviello JJ Jr, Silbergleit R. Emergency neurological life support: status epilepticus. Neurocrit Care. 2015;23(Suppl 2):S136–42.
79. O'Phalen KH, Bunney EB, Kuluz JW. Emergency neurologic life support: spinal cord compression. Neurocrit Care. 2015;23(Suppl 2):S129–35.
80. Rittenberger JC, Friess S, Polderman KH. Emergency neurological life support: resuscitation following cardiac arrest. Neurocrit Care. 2015;23(Suppl 2):S119–28.
81. Flower O, Wainwright MS, Caulfield AF. Emergency neurological life support: acute non-traumatic weakness. Neurocrit Care. 2015;23(Suppl 2):S23–47.
82. Stevens RD, Cadena RS, Pineda J. Emergency neurological life support: approach to the patient with coma. Neurocrit Care. 2015;23(Suppl 2):S69–75.
83. Jauch EC, Pineda JA, Hemphill JC. Emergency neurological life support: intracerebral hemorrhage. Neurocrit Care. 2015;23(Suppl 2):S83–93.
84. Stevens RD, Shoykhet M, Cadena R. Emergency neurological life support: intracranial hypertension and herniation. Neurocrit Care. 2015;23(Suppl 2):S76–82.
85. Gross H, Guilliams KP, Sung G. Emergency neurological life support: acute ischemic stroke. Neurocrit Care. 2015;23(Suppl 2):S94–102.
86. Gaieski DF, Nathan BR, O'Brien NF. Emergency neurologic life support: meningitis and encephalitis. Neurocrit Care. 2015;23(Suppl 2):S110–8.
87. Brophy GM, Human T, Shutter L. Emergency neurological life support: pharmacotherapy. Neurocrit Care. 2015;23(Suppl 2):S48–68.
88. Seder DB, Jagoda A, Riggs B. Emergency neurological life support: airway, ventilation, and sedation. Neurocrit Care. 2015;23(Suppl 2):S5–22.
89. The Cleveland Clinic Death by Neurologic Criteria course website: https://www.cchs.net/onlinelearning/cometvs10/dncPortal/default.htm.
90. University of Chicago International Brain Death Simulation Workshop website: http://events.uchicago.edu/cal/event/showEventMore.rdo;jsessionid=C50E5D92211CB65C99BED86509B148FB.
91. Efstathiou N, Walker WM. Interprofessional, simulation-based training in end of life care communication: a pilot study. J Interprof Care. 2014;28(1):68–70.
92. Schmitz CC, Braman JP, Turner N, Heller S, Radosevich DM, Yan Y, et al. Learning by (video) example: a randomized study of communication skills training for end-of-life and error disclosure family care conferences. Am J Surg. 2016;212:996–1004.
93. Brophy GM, Bell R, Claassen J, Alldredge B, Bleck TP, Glauser T, et al. Neurocritical care society status epilepticus guideline writing committee. Guidelines for the evaluation and management of status epilepticus. Neurocrit Care. 2012;17(1):3–23.